中国科学院教材建设专家委员会规划教材
全国高等中医药院校规划教材
北京高等教育精品教材

案例版™

供中医药学各专业使用

生 理 学

第 2 版

主　　编 李国彰
副 主 编 苗维纳　邓冰湘　蔡圣荣　郭　健
编　　委（以姓氏笔画为序）

王　勇（北京中医药大学）　　尤行宏（湖北中医药大学）
邓冰湘（湖南中医药大学）　　朱庆文（北京中医药大学）
刘志敏（北京中医药大学）　　刘建鸿（甘肃中医学院）
闫福曼（广州中医药大学）　　李国彰（北京中医药大学）
张　胜（北京中医药大学）　　陈　懿（湖南中医药大学）
陈凤江（黑龙江中医药大学）　苗　戎（天津中医药大学）
苗维纳（成都中医药大学）　　周乐全（广州中医药大学）
郑　梅（云南中医学院）　　　赵铁建（广西中医药大学）
饶　芳（浙江中医药大学）　　倪　磊（北京中医药大学）
徐慧颖（长春中医药大学）　　高治平（山西中医学院）
郭　健（北京中医药大学）　　程　薇（北京中医药大学）
储利胜（浙江中医药大学）　　蔡圣荣（安徽中医学院）
谭俊珍（天津中医药大学）

学术秘书 倪　磊

科学出版社
北　京

· 版权所有　侵权必究 ·

举报电话:010-64030229;010-64034315;13501151303(打假办)

内 容 简 介

本书是全国高等中医药院校规划教材案例版《生理学》的第2版,力求简明、扼要、准确地介绍生理学理论和概念等基本内容。本书的特色是选取了一些常见疾病和综合征,以案例、临床联系等形式,简明介绍其生理学基础,在阐明生理学理论和概念的同时强化了与临床的联系,使学生能进一步学习理论知识在实践中的运用。本书共分11章,包括绪论、细胞的基本功能、血液、血液循环、呼吸、消化与吸收、能量代谢与体温、肾脏的排泄功能、内分泌、神经系统、感觉器官等章节。本次修订补充了本学科部分新理论、新观点和新方法,并更新了部分案例和临床联系。

本书可供高等医药院校中医学、中药学、针灸学等各专业教学使用,也可供临床工作者和其他生理学工作者参考。

图书在版编目(CIP)数据

生理学 / 李国彰主编.—2版.—北京:科学出版社,2013.1
中国科学院教材建设专家委员会规划教材　全国高等中医药院校规划教材　北京高等教育精品教材
ISBN 978-7-03-036532-3

Ⅰ.生… Ⅱ.李… Ⅲ.人体生理学-高等学校-教材 Ⅳ.R33

中国版本图书馆CIP数据核字(2013)第012731号

责任编辑:陈　伟　曹丽英 / 责任校对:张怡君
责任印制:肖　兴 / 封面设计:范璧合

版权所有,违者必究。未经本社许可,数字图书馆不得使用

科学出版社出版
北京东黄城根北街16号
邮政编码:100717
http://www.sciencep.com

三河市骏杰印刷有限公司印刷
科学出版社发行　各地新华书店经销
*

2007年1月第　一　版	开本:850×1168　1/16
2013年1月第　二　版	印张:19 1/2
2014年12月第十一次印刷	字数:456 000

定价:39.80元
(如有印装质量问题,我社负责调换)

前　言

科学出版社为推进和深化教育改革、提高我国高等中医药教育的教学质量，组织出版了一套面向21世纪的全国高等中医药院校本科案例式教改教材，案例版《生理学》是其中之一。

案例版《生理学》教材以本科五年制《生理学》教学大纲为准绳，以"三基"（即基本概念、基本理论和基本技能）为主线，系统介绍人体功能活动的基本规律。

作为改革教学方法与教学模式的配套教材，案例版《生理学》的特色是以案例为引路，强化生理学与临床的联系，在阐明生理学理论和概念时注意向临床作过渡性介绍，并辟出临床联系一栏，选取一些疾病和综合征，简明介绍其生理学基础。

2009年，案例版《生理学》获得北京市教育委员会"北京高等教育精品教材"立项，历经4年的教学实践，获得广大师生的肯定。作为课题成果，根据教学实践反馈的信息，编委会确定了案例版《生理学》（第2版）编写原则：

（1）继续坚持教材编写贯彻以"三基为核心"的基本原则。生理学理论和概念的阐述力求简明、扼要、准确。

（2）继续坚持教材的改革特色。

（3）继续坚持科学性和先进性原则。注意理论观点和概念的科学性，立论客观公允，避免牵强附会。与此同时，注意把近年来生理学的新理论、新观点和新方法吸收进教材。

（4）继续坚持精编的原则，力求内容简明扼要，字斟句酌。在第一版教材基础上，边缩水、边增容；缩水是指消除冗长的文字，代之以言简意赅精练表述，及时去除过时的陈旧的内容；增容是指增入各器官系统的最新研究进展。

案例版《生理学》（第2版）贯彻了编写原则，在2008年案例版《生理学》的基础上，把握生理学基本理论和基本概念，保持教材的改革特色；增加了生理学新理论、新概念、新观点，以力求保持生理学科学性和先进性；增加了插图和附表，以有益于教学活动。

本书中部分插图引自姚泰主编的《生理学》（第3版，北京，人民卫生出版社，2011），姚泰主编的《人体生理学》（第3版，北京，人民卫生出版社，2001），韩济生主编的《神经科学原理》（第2版，北京，北京医科大学出版社，2001）等书，重新绘制，特表感谢，其余由编者自己绘制。

本教材内容丰富，涉及学科领域较多，但由于水平和时间的限制，不足之处在所难免，恳请读者在使用过程中提出宝贵意见，以便再版时修正。

案例版《生理学》编委会
2012年12月

目 录

第一章 绪论 …………………………………… (1)
  第一节 生理学研究的内容和方法 ……… (1)
    一、生理学研究的内容 ………………… (1)
    二、生理学研究的方法 ………………… (2)
  第二节 生命活动的基本特征 ……………… (3)
    一、新陈代谢 …………………………… (3)
    二、兴奋性 ……………………………… (3)
    三、适应性 ……………………………… (4)
    四、生殖 ………………………………… (4)
  第三节 人体功能活动的调节方式 ………… (4)
    一、神经调节 …………………………… (4)
    二、体液调节 …………………………… (5)
    三、免疫调节 …………………………… (5)
    四、自身调节 …………………………… (5)
  第四节 生理功能的调节控制 ……………… (6)
    一、反馈控制系统 ……………………… (6)
    二、前馈控制系统 ……………………… (7)
  第五节 稳态与生物节律 …………………… (8)
    一、体液与内环境 ……………………… (8)
    二、稳态 ………………………………… (8)
    三、生物节律 …………………………… (9)

第二章 细胞的基本功能 …………………… (10)
  第一节 细胞的基本结构和功能特点 …… (10)
    一、细胞的结构和化学组成 ………… (10)
    二、细胞稳态 ………………………… (12)
  第二节 细胞的跨膜物质转运功能 ……… (13)
    一、被动转运 ………………………… (13)
    二、主动转运 ………………………… (15)
    三、胞纳与胞吐 ……………………… (16)
  第三节 细胞的跨膜信号转导功能 ……… (17)
    一、G蛋白偶联受体介导的跨膜信号
       转导 ………………………………… (17)
    二、酶偶联受体介导的跨膜信号转导… (18)
    三、离子通道介导的跨膜信号转导 … (19)
  第四节 细胞的生物电现象 ……………… (20)
    一、静息电位及其产生原理 ………… (20)
    二、动作电位及其产生原理 ………… (22)
    三、细胞的兴奋与兴奋性 …………… (24)
  第五节 肌细胞的收缩功能 ……………… (27)
    一、骨骼肌的收缩功能 ……………… (27)
    二、平滑肌的收缩功能 ……………… (34)

第三章 血液 ………………………………… (36)
  第一节 概述 ……………………………… (36)
    一、血液的组成及血量 ……………… (36)
    二、血液的生理功能 ………………… (36)
    三、血液的理化特性 ………………… (37)
  第二节 血浆 ……………………………… (37)
    一、血浆的主要成分及其功能 ……… (37)
    二、血浆的理化特性 ………………… (38)
  第三节 血细胞 …………………………… (39)
    一、红细胞 …………………………… (39)
    二、白细胞 …………………………… (43)
    三、血小板 …………………………… (45)
  第四节 血液凝固和纤维蛋白溶解 ……… (46)
    一、血液凝固 ………………………… (46)
    二、抗凝系统与纤溶系统 …………… (49)
  第五节 血型 ……………………………… (50)
    一、红细胞血型 ……………………… (51)
    二、白细胞和血小板血型 …………… (53)

第四章 血液循环 …………………………… (54)
  第一节 心肌细胞的生物电现象 ………… (54)
    一、工作心肌细胞的跨膜电位及其形
       成原理 ……………………………… (55)
    二、自律细胞的跨膜电位及其形成原理
       …………………………………………(56)
    三、心肌细胞的电生理类型 ………… (57)
  第二节 心肌的生理特性 ………………… (58)
    一、自律性 …………………………… (59)
    二、兴奋性 …………………………… (60)
    三、传导性 …………………………… (62)
    四、收缩性 …………………………… (64)
  第三节 心脏的泵血功能 ………………… (65)
    一、心动周期 ………………………… (65)
    二、心脏的泵血过程与泵血功能的评价
       ………………………………………… (65)
    三、影响心泵功能的因素 …………… (68)
  第四节 心音与心电图 …………………… (70)
    一、心音与心音图 …………………… (70)
    二、心电图 …………………………… (71)
  第五节 血管生理 ………………………… (74)
    一、各类血管的结构和功能特点 …… (75)
    二、血管系统中的血流动力学 ……… (76)

三、动脉血压 …………………………（78）
四、动脉脉搏 …………………………（80）
五、静脉血压和静脉回流 ……………（81）
六、微循环 ……………………………（82）
七、组织液 ……………………………（84）
八、淋巴液 ……………………………（85）
第六节　心血管活动的调节 ……………（86）
一、神经调节 …………………………（86）
二、体液调节 …………………………（92）
三、自身调节 …………………………（96）
四、动脉血压的长期调节 ……………（96）
第七节　器官循环 ………………………（97）
一、冠脉循环 …………………………（97）
二、肺循环 ……………………………（99）
三、脑循环 …………………………（100）

第五章　呼吸 ………………………………（102）
第一节　肺通气 …………………………（102）
一、肺通气功能的结构基础 ………（102）
二、肺通气的原理 …………………（105）
三、肺通气功能的评价 ……………（108）
第二节　呼吸气体的交换 ………………（110）
一、气体交换的原理 ………………（111）
二、肺换气 …………………………（112）
三、组织换气 ………………………（113）
第三节　气体在血液中的运输 …………（113）
一、氧的运输 ………………………（114）
二、二氧化碳的运输 ………………（116）
第四节　呼吸运动的调节 ………………（118）
一、呼吸中枢与呼吸节律的起源 …（118）
二、呼吸运动的反射性调节 ………（120）

第六章　消化与吸收 ………………………（124）
第一节　概述 ……………………………（124）
一、消化道平滑肌的生理特性 ……（124）
二、消化腺的分泌功能 ……………（125）
三、胃肠的神经支配 ………………（125）
四、消化道的内分泌功能 …………（127）
第二节　口腔内消化 ……………………（128）
一、唾液分泌 ………………………（128）
二、咀嚼 ……………………………（129）
三、吞咽 ……………………………（129）
第三节　胃内消化 ………………………（130）
一、胃液的分泌 ……………………（130）
二、胃的运动 ………………………（134）
第四节　小肠内消化 ……………………（136）
一、胰液的分泌 ……………………（136）
二、胆汁的分泌与排出 ……………（137）
三、小肠液的分泌 …………………（138）
四、小肠的运动 ……………………（139）
第五节　大肠内消化 ……………………（141）
一、大肠液的分泌及肠内细菌的作用
　　…………………………………（141）
二、大肠的运动和排便反射 ………（141）
第六节　吸收 ……………………………（142）
一、概述 ……………………………（142）
二、小肠内主要营养物质的吸收 …（143）

第七章　能量代谢与体温 …………………（146）
第一节　能量代谢 ………………………（146）
一、机体能量的来源、转化与平衡 …（146）
二、能量代谢的测定 ………………（147）
三、影响能量代谢的主要因素 ……（148）
四、基础代谢 ………………………（149）
第二节　体温 ……………………………（150）
一、人体正常体温及其生理变动 …（150）
二、体热平衡 ………………………（151）
三、体温调节 ………………………（154）

第八章　肾脏的排泄功能 …………………（157）
第一节　概述 ……………………………（157）
一、肾脏的生理功能 ………………（157）
二、肾脏功能的结构基础 …………（158）
三、肾脏的血液循环 ………………（159）
第二节　肾小球的滤过功能 ……………（160）
一、肾小球滤过率与滤过分数 ……（161）
二、滤过膜及其通透性 ……………（161）
三、肾小球有效滤过压 ……………（162）
四、影响肾小球滤过率的因素 ……（163）
第三节　肾小管和集合管的重吸收功能
　　………………………………………（164）
一、概述 ……………………………（165）
二、几种重要物质的重吸收 ………（166）
第四节　肾小管和集合管的分泌功能 …（169）
一、K^+的分泌 ……………………（170）
二、H^+的分泌 ……………………（170）
三、NH_3的分泌 …………………（170）
第五节　肾脏泌尿功能的调节 …………（171）
一、肾内自身调节 …………………（171）
二、神经调节 ………………………（172）
三、体液调节 ………………………（172）
第六节　肾脏的浓缩与稀释功能 ………（175）
一、尿液的浓缩 ……………………（176）
二、尿液的稀释 ……………………（179）
第七节　清除率 …………………………（179）
一、血浆清除率的概念及计算 ……（179）
二、血浆清除率的应用及其意义 …（179）
第八节　尿液的排放 ……………………（181）
一、膀胱与尿道的神经支配 ………（181）
二、排尿反射 ………………………（181）

第九章　内分泌 …………………………… (183)
第一节　概述 ………………………………… (183)
一、内分泌与内分泌系统 ……………… (183)
二、激素 ………………………………… (184)
第二节　下丘脑与垂体的内分泌功能 … (189)
一、下丘脑的内分泌功能 ……………… (189)
二、腺垂体激素 ………………………… (191)
三、神经垂体激素 ……………………… (194)
第三节　甲状腺 ……………………………… (194)
一、甲状腺激素的合成与代谢 ………… (194)
二、甲状腺激素的生理作用 …………… (195)
三、甲状腺功能的调节 ………………… (197)
第四节　调节钙、磷代谢的激素 ………… (197)
一、甲状旁腺激素 ……………………… (198)
二、降钙素 ……………………………… (198)
三、维生素 D_3 …………………………… (198)
第五节　胰岛 ………………………………… (199)
一、胰岛素 ……………………………… (200)
二、胰高血糖素 ………………………… (203)
第六节　肾上腺 ……………………………… (204)
一、肾上腺皮质 ………………………… (204)
二、肾上腺髓质 ………………………… (206)
第七节　性腺与生殖 ………………………… (207)
一、男性性腺与功能 …………………… (207)
二、女性性腺与功能 …………………… (208)
第八节　其他激素 …………………………… (211)
一、松果体激素 ………………………… (211)
二、前列腺素 …………………………… (211)
三、瘦素 ………………………………… (213)
四、胸腺激素 …………………………… (213)

第十章　神经系统 ………………………… (214)
第一节　神经元与神经胶质细胞 ………… (214)
一、神经元 ……………………………… (214)
二、神经胶质细胞 ……………………… (216)
第二节　突触的信息传递 ………………… (218)
一、经典的突触传递 …………………… (218)
二、电突触传递 ………………………… (220)
三、神经-肌肉接头传递 ………………… (220)
第三节　神经递质和受体 ………………… (222)
一、神经递质 …………………………… (222)
二、神经递质的受体 …………………… (224)
第四节　神经中枢活动的一般规律 ……… (227)
一、反射与反射中枢 …………………… (227)
二、中枢神经元的联系方式 …………… (228)
三、神经中枢内兴奋传递的特征 ……… (228)
四、突触传递的抑制与易化现象 ……… (229)
第五节　神经系统的感觉功能 …………… (231)
一、躯体感觉传导通路 ………………… (231)
二、大脑皮层的感觉分析功能 ………… (233)
三、痛觉生理 …………………………… (234)
第六节　神经系统对姿势和运动的调节 … (235)
一、脊髓对躯体运动的调节 …………… (235)
二、脑干对肌紧张的调节 ……………… (238)
三、小脑对躯体运动的调节 …………… (239)
四、基底神经节对躯体运动的调节 …… (240)
五、大脑皮层对躯体运动的调节 ……… (242)
第七节　神经系统对内脏活动的调节 …… (243)
一、自主神经系统的结构特征 ………… (244)
二、自主神经系统的功能特点 ………… (245)
三、内脏活动的中枢调节 ……………… (246)
第八节　脑的高级功能 ……………………… (247)
一、大脑皮层的生物电活动 …………… (247)
二、睡眠 ………………………………… (249)
三、学习和记忆 ………………………… (250)
四、语言中枢和大脑皮层功能的一侧优势 ………………………………… (252)

第十一章　感觉器官 ……………………… (253)
第一节　概述 ………………………………… (253)
一、感受器和感觉器官 ………………… (253)
二、感受器的分类 ……………………… (253)
三、感受器的一般生理特性 …………… (254)
第二节　视觉器官 …………………………… (255)
一、折光系统的功能 …………………… (255)
二、感光系统的功能 …………………… (257)
三、与视觉有关的其他现象 …………… (260)
第三节　听觉器官 …………………………… (261)
一、人耳的听阈和听域 ………………… (261)
二、传音系统的功能 …………………… (262)
三、感音系统的功能 …………………… (263)
第四节　前庭器官功能 ……………………… (265)
一、前庭器官的感受细胞及适宜刺激 ………………………………… (265)
二、前庭器官的功能 …………………… (265)
三、前庭反应与眼震颤 ………………… (266)
第五节　嗅觉与味觉 ………………………… (267)
一、嗅觉 ………………………………… (267)
二、味觉 ………………………………… (268)

主要参考文献 ……………………………… (270)
附录一　《生理学》课程教学大纲 ……… (272)
一、课程的性质与目的 ………………… (272)
二、教学内容和要求 …………………… (272)
附录二　生理学名词缩写对照表 ………… (275)
附录三　生理学名词中英文对照表 ……… (278)
附录四　生理学名词英中文对照表 ……… (290)

第一章 绪论

生理学（physiology）是生物学的一个分支，是研究生物体生命活动规律的科学。根据研究对象不同，生理学相应地分化为许多分支学科（如动物生理学、植物生理学，以及细菌和病毒生理学等）。**人体生理学**（human physiology）以人体正常生命活动为研究目标，而且与医学实践密切地联系着，故通常将人体生理学简称为生理学。人体生理学的任务是研究人体正常功能活动的发生过程和变化规律，并揭示其发生原理，从而为后继基础医学和临床医学学科的学习奠定必要的理论基础。

医学（medical science）的任务是防治疾病和促进健康，医学中关于疾病问题的理论研究是以人体生理学的基本理论为基础的；同时，通过医学实践还可以验证生理学理论是否正确。因此，生理学是医学的基础学科之一。任何一个医学科学工作者都必须学习和熟悉生理学，充分了解人体正常功能活动规律，为临床医学的学习和实践奠定必要的理论基础。对于中医院校的学生来说，学习并掌握坚实的生理学理论和熟练的生理学实验技能，有利于日后进行中医药和中西医结合的研究。本书在阐明正常人体功能活动规律的同时，着意向临床医学作必要的延伸和联系，以利于医学生日后临床学科的学习和实践。

第一节 生理学研究的内容和方法

一、生理学研究的内容

人体是一个统一的整体，在不同的时空条件下，其功能活动是以整个机体作出适应性反应的。人体的功能活动与结构有着密切的相依关系，在结构上，人体是由器官系统组成的，器官系统是由组织细胞所构成，细胞主要是由生物分子（糖、脂肪、蛋白质和核酸）构成。人体的各种功能活动是以相应结构为基础的，因此，对机体功能活动的研究也就是在这几个层次上进行的。

（一）整体水平

整体水平的研究属于宏观研究，以完整机体为对象，研究其功能活动规律，以及机体与环境之间的相互联系和相互影响。

以"整体观念"和"天人相应"为基本理论的中国古代生理学是典型的整体水平研究。在"整体观念"下，采用内揣法（"黑箱"方法），以"藏象"学说和"阴阳五行"学说为理论基础，对机体功能活动规律进行了整体性阐释。在"天人相应"理论指导下，系统阐释了在不断变化的外界环境影响下，人体的适应性变化。

现代生理学在整体水平进行了广泛的研究，获取了丰富的信息和资料。采用整体无创性检测方法，系统研究了不同时态（觉醒、睡眠、运动等）和空间（高原、潜水、航空等）条件下，人体生理功能的变化规律，获得了不同时空条件下机体的生理指标。

（二）器官、系统水平

长期以来，生理学研究基本是器官、系统水平的，其主要任务是研究各器官、系统的功能活动规律，以及各器官、系统在整体生命活动中的作用。生理学器官、系统水平研究，揭示了人体各个系统和各种器官功能活动的基本规律，为药理学、病理生理学，乃至临床学科的发展奠定了理论基础。

（三）细胞、分子水平

细胞是人体最基本的结构和功能单位，而生物分子是细胞的基本组成成分，故细胞的生理特性是由构成细胞的各种生物分子的理化特性决定的。细胞、分子水平的研究属于微观水平的研究，其主要任务是研究细胞内各亚微结构的功能和生物分子的理化变化过程，探讨各种细胞、生物分子在器官、系统，以及整体生命活动中的作用。因此，细胞、分子水平的研究可分属于细胞生理学和分子生理学（或分子生物学）范畴。

20世纪后叶，细胞分子水平的研究成果如雨后春笋，使寻找和诠释机体各种生命活动的"细胞、分子，以及基因"的基础成为可能。20世纪末，在反思了"基因决定论"和"还原论"的局限性后，生物学研究转向整体整合性研究，提出系统生物学概念，旨在细胞、组织、器官和整体水平上，研究结构和功能各异的生物分子及其相互作用，并通过计算生物学定量阐明和预测生物功能、表型和行为。1999年世界上第一个系统生物学研究所诞生，Hood L 指出"过去30年生物学家已习惯于对个别基因或个别蛋白质进行研究，而系统生物学则用综合方法研究系统的所有元素并追踪这些元素在系统发挥功能时的行为"。

二、生理学研究的方法

生理学研究是以动物为主要实验材料，只有在不影响健康的前提下，才允许在人体进行无创性实验观察。通常动物实验都是在特定条件下进行的，因此不能把实验结果简单地引申为普遍性规律，也不能把动物实验的资料不加区别地移用于人体。根据实验进程，可将生理学研究的方法分为两类：

（一）急性实验法

急性实验法（acute experiment）实验周期比较短，根据实验设计又可分为在体实验和离体实验两种。

1. 在体实验（in vivo experiment） 是指在动物失去知觉（麻醉或损毁大脑）的条件下，通过手术观察某一器官或几个器官的功能活动，故称之为**活体解剖法**。例如家兔麻醉后，手术暴露迷走神经和心脏，然后电刺激迷走神经，观察心脏收缩频率和收缩强度的变化。

2. 离体实验（in vitro experiment） 是将动物的某一器官、组织或细胞游离出来，置于适宜的人工环境条件下进行实验。例如家兔麻醉后，手术摘除心脏并置入心脏营养液中，通过改变心脏营养液温度和酸碱度的方法，观察心脏收缩频率和收缩强度的变化。

急性实验法的优点是实验条件易于控制，可对研究对象进行直接的观察和细致的分析；但其缺点是实验结果未必能如实反映正常完整机体功能活动的规律。

（二）慢性实验法

慢性实验法（chronic experiment）是以完整健康的机体为研究对象，并使其与外界环境保持比较自然的关系条件下，观察机体功能活动的变化。实验需在无菌条件下，通过手术制备各种瘘管，破坏或摘除某些器官，或将刺激电极与引导电极埋置在体内，待手术创伤恢复后，在清醒条件下进行实验观察。例如，观察胃液分泌调节的实验，需先行在狗上进行无菌手术制备"食管瘘"和"胃瘘"，待恢复健康后，即可进行胃液分泌的研究。

慢性实验法的优点是可以在清醒条件下，长期观察某一功能活动，所获实验结果接近于自然整体状态；缺点是整体条件下影响因素较多，结果不易分析。

随着现代科学技术的飞速发展，遥控检测技术、无创伤检测技术、脑电图、心电图、心电向量图、超声多普勒技术、磁共振技术等应用于生理学研究，使生理学研究可以在受试者任意活动条件下，同步观测整体内各器官系统的功能状态，以及环境变化（如潜水、航空等特殊环境）时机体功能状态和生理指标的相应变化。

第二节 生命活动的基本特征

在整个生命自然发展过程中，生长与发育、成熟与生殖、衰老与死亡等是所有生物共同的特征，但是，新陈代谢、兴奋性和适应性等基本特征是生命现象共同的基础。

一、新陈代谢

在生命活动中，生物体与环境之间不断地进行物质和能量交换，自我更新的过程称为**新陈代谢**（metabolism），它包括同化作用和异化作用两个方面。新陈代谢是生命现象的本质特征，贯穿在生命的全过程，新陈代谢一旦停止，生命也就完结了。

（一）同化作用和异化作用

在新陈代谢过程中，机体从外界摄取各种营养物质，经过改造、转化而成为机体自身所固有的成分，称为**同化作用**（assimilation）。在同化过程中，包括物质和能量的合成与储存；机体的固有成分经过分解，释放能量，并形成代谢产物的过程称为**异化作用**（dissimilation）。在异化过程中，包括物质和能量的分解与转化。

（二）物质代谢和能量代谢

物质代谢（material metabolism）包括合成代谢和分解代谢，这一切过程都是在水溶液中进行的酶促生物化学反应。在物质代谢过程中，所伴随的能量的合成、储存、释放、转移和利用，称为**能量代谢**（energy metabolism）。物质代谢和能量代谢二者具有密不可分的关系，在物质进行合成代谢时，是吸能耗能的过程；而在物质进行分解代谢时，则伴随着能量的释放与转化。

二、兴奋性

人体生活在不断变化的自然环境和社会环境之中，其中某些内、外环境变化的因素可被机体感受，并引起新陈代谢和功能活动的改变，说明机体发生了**反应**（response）。一般来说，内、外环境的变化并非都能被机体所感受，只有那些能够被机体所感受，并引起反应的环境变化才称为**刺激**（stimulus）。

（一）兴奋与抑制

机体对刺激发生的反应有两种形式：一种是由相对静止状态转变为活动状态，或者由活动较弱转变为活动较强，称为**兴奋**（excitation）；另一种是由活动状态转变为相对静止状态，或者由活动较强转变为活动较弱，称为**抑制**（inhibition）。

抑制并不是无反应，而是与兴奋相反的一种主动活动，它意味着兴奋趋势减弱或不易发生兴奋。例如心跳和呼吸的加快、加强，消化液的分泌增多，属于兴奋；相反，心跳和呼吸的减慢、减弱，消化液的分泌减少，则属于抑制。整个生命活动是由无限多样的兴奋与抑制表现出来，并通过兴奋和抑制过程互相配合、协调，以适应环境因素的各种变化。应指出，上述兴奋与抑制表述的是整体条件下的概念，若以单个细胞而言，则兴奋的唯一的标志是动作电位。

（二）兴奋性

机体接受刺激发生反应的能力和特性称为**兴奋性**（excitability）。通常，以阈值大小反映兴奋性的高低，所谓**阈值**（threshold）是指能够引起机体发生反应的最小刺激（强度或时间）。阈值与兴奋性成反变关系，阈值越小（很小的刺激就能引起反应），则兴奋性越高。机体各种组织、细胞都有不同程度的兴奋性，其中以神经、肌肉和腺体等组织（细胞）的兴奋性较高，统称为**可兴奋组织、细胞**（excitable tissue，excitable cell）。可兴奋组织（细胞）构成了人体最主要的器官和系统，例如调控系统（神经细胞、内分泌细胞）、内脏器官（心肌细胞、平滑肌细胞），以及运动系统（骨骼肌细胞）。可兴奋组织细胞，以及由其构成的器官系统的高度兴奋性，是保证机体能够进行快捷有效的调控和功能活动的物质基础。

三、适 应 性

机体对内、外环境变化所发生的各种各样的反应，都具有一种特性，即调整机体与环境之间的关系，以保护机体不受损害，并保持机体正常生存和种族绵延，这种特性称为**适应性**（adaptability）。

适应性是生物进化过程中，逐渐发展和完善起来的。高等动物，特别是人类，由于神经系统和内分泌系统的高度进化，适应性明显增强，机体的适应性调节反应既迅速，又广泛而持久。人体的高度适应性，使机体在遇到各种突然而强烈的环境变化时，产生大量适应性代偿反应，以保护机体免受损害。

但是，机体的适应性还是有一定限度的，超过此限度，机体就会产生适应不全，甚至导致病理损害。人类是恒温动物，能够对外界环境温度的变化及时作出相应的适应性调节反应，以维持体温的稳定。

四、生 殖

生物体生长发育到一定阶段后，能够产生与自己相似的子代个体，这种功能称为**生殖**（reproduction）。人类的生殖活动经历着从男性和女性个体发育成熟的生殖细胞结合、子宫内孕育乃至分娩等一系列过程，可产生与父母相似的子代个体。人类生殖的生物学意义是繁衍后代，延续种族。因此，生殖也是人体生命活动的基本特征之一。

第三节　人体功能活动的调节方式

人体是由各器官系统有机组合而构成的结构和功能性整体，这些系统可大致分为两类：一类是基本功能系统，如血液循环、呼吸、消化，及泌尿、生殖系统；一类是调控系统，如神经系统、内分泌系统、免疫系统，参与对各基本功能系统的调节。人体对内外环境变化所产生的适应性反应，都是以一个统一、协调的整体来进行的。这是由于人体具有完整而极其复杂的调节机制，通过信息联系，调节着各器官、系统的功能。使它们的活动在时间上和空间上严密组织起来，互相配合，互相制约，从而达到稳态。这种整体性的调节作用称为**整合**（integration）。在整合调控中，包括多种调节机制，分述如下。

一、神 经 调 节

神经调节（neuroregulation）是指中枢神经系统的活动，通过神经纤维的联系，对机体各部分的功能活动发生调节作用。在全身各种调节机制中，神经调节是主导调控机制，其他调节机制都直接或间接地与神经调节发生着联系。神经调节的基本方式是反射，反射的结构基础是反射弧，包括感受器、传入神经、神经中枢、传出神经、效应器5个基本环节。感受器是接受刺激的器官，效应器是产生效应的器官，神经中枢包括脑和脊髓，传入神经和传出神经是将中枢神经与感受器和效应器联系起来的通路。反射弧的任何一个环节遭受损害和发生障碍，反射就不能实现。

19世纪俄罗斯生理学家巴甫洛夫（Pavlov）提出了条件反射学说，将反射分为**非条件反射**（unconditioned reflex）和**条件反射**（conditioned reflex）两种类型。非条件反射是先天的、生来就有的，同种属个体所共有，反射弧固定的一种初级神经反射活动。相对来说，其数量是有限的；而条件反射是建立在非条件反射的基础上，通过后天训练而获得的。由于可任意设定训练条件，因此所形成的条件反射是无限多样的。条件反射必须有神经系统的高级部位参与，因此是一种高级神经活动。

一般来说，神经调节发生效应迅速，而且产生的效应精确，但效应持续时间较为短暂。

二、体液调节

体液调节（humoral regulation）是指体内的一些化学物质通过细胞外液或血液循环，作用于机体的某些组织或器官，对其活动起促进或抑制作用。参与体液调节的化学物质基本可分为两大类：一类是由各种**内分泌细胞**（endocrine cell）所分泌的**激素**（hormone）；另一类是各种组织的代谢产物，包括CO_2、乳酸、H^+、组胺、5-羟色胺（5-HT）等。通常，绝大多数激素是通过血液循环，选择性地作用于靶细胞；而组织细胞产生的某些化学物质、代谢产物往往是在局部组织液内扩散，改变附近组织细胞的功能活动。这种调节作用可看作是局部性体液调节，或称为**旁分泌**（paracrine）调节。体液调节的特点是效应发生缓慢，但效应持续时间较为长久，而且作用范围广泛。

某些内分泌腺直接或间接受神经系统的控制和调节，如交感神经直接支配肾上腺髓质，促使其分泌激素，经血液循环运送至全身各处，调节其功能活动。因而体液调节便成为神经调节的一个传出环节，这种调节方式称为**神经-体液调节**（neurohumoral regulation），神经-体液调节可发挥两种调节的优点，优势互补，从而使产生的效应既迅速，又广泛而持久。

三、免疫调节

免疫调节（immune regulation）是指免疫细胞及其释放的细胞因子、免疫激素，通过血液循环或细胞外液，作用于机体的某些组织或器官，对其活动起促进或抑制作用。社会环境的精神和心理的刺激，自然环境的光、声、气味、味道，以及触、温、痛、压等躯体刺激，都可以由神经系统和相应的感受器所接收，通过神经系统和内分泌系统的调控作用，促使各功能系统作出适应性反应；但是，细菌、病毒、毒素、肿瘤和异体蛋白等刺激是神经系统无法感受的，而免疫系统则非常敏感。免疫细胞接受这些刺激后，释放免疫调节物——"细胞因子"和"免疫激素"，促使组织或器官作出适应性反应，以便及时清除病因，恢复和维持稳态（图1-1）。可见，免疫系统不仅是一种防卫系统，而且是机体的感受和调节系统。由于免疫细胞可以随血液循环运行全身，因而免疫系统起到了"**游动脑**"的作用。

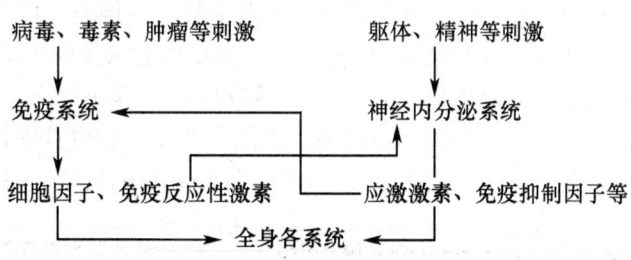

图1-1 神经-内分泌-免疫调控示意图

四、自身调节

自身调节（autoregulation）是指不依赖于神经、体液和免疫调节，机体组织、细胞自身对刺激所发生的一种适应性反应。例如在一定范围内，心肌收缩强度与初长度成正比；在一定的动脉血压范围内，脑血流量、肾血流量保持相对稳定等，均属自身调节。

自身调节是低等动物比较主要的调节形式，但是对高等动物来说，自身调节是生物进化过程中的一种残留，因而对于神经系统特别是大脑非常发达的人类来说，在总体调节机制中，自身调节所占比例极少，自身调节的幅度较小，但对于生理功能的调节仍有一定的意义。

第四节　生理功能的调节控制

20世纪50年代以来，应用工程学中**控制论**（cybernetics）原理的广泛运用，推动了人体生理功能调控机制的研究。人体功能活动的调节过程与工程技术中的控制过程有许多共同的运行规律和特点。人体功能活动的调节中，存在着各种各样的程序化控制系统，从而使机体的适应性反应迅速而准确。控制系统由控制部分和受控部分组成，控制系统主要有反馈控制系统和前馈控制系统。

一、反馈控制系统

反馈控制系统（feedback control system）具有比较器、控制系统和受控系统等三个环节；输出变量的部分信息经监测装置检测后转变为反馈信息，并回输给比较器，由此构成闭合回路，其控制部分不断接受受控部分的影响，即受控部分不断有反馈信息回输给控制部分，改变着它的活动（图1-2）。

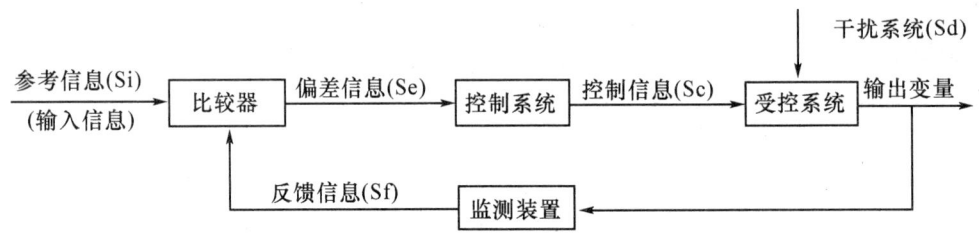

图1-2　反馈控制系统示意图

根据控制论的原理，将受控系统的信息回授给控制系统的过程称为**反馈**（feedback），根据反馈信息作用效果可将反馈分为负反馈和正反馈两种类型。

（一）负反馈

负反馈（negative feedback）是指反馈的结果制约了输入对输出的影响，即反馈信息的作用制约了控制信息，其意义是维持机体功能活动的稳态。

负反馈时，反馈控制系统平时处于稳定状态。如出现一个干扰信号作用于受控系统，则输出变量发生改变，导致反馈控制系统发生扰乱，这时反馈信息与参考信息发生偏差，偏差信息作用于控制系统使控制信息发生改变，以对抗干扰信息的干扰作用，使输出变量尽可能恢复到扰动前的水平。生理条件下，人体动脉血压能够维持相对稳定，就是借助于具有负反馈特点的"降压反射"实现的。如图1-3所示，当动脉血压升高时，对动脉内压力感受器的刺激加强，经传入神经至心血管中枢，降低其活动，从而抑制心血管活动，使动脉血压回降；反之，动脉血压降低时，则以相反的机制，促使动脉血压回升。

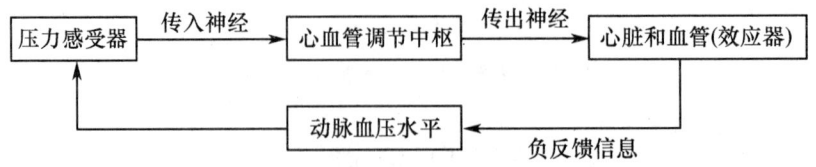

图1-3　负反馈控制系统示意图

负反馈调节机制是在机体受外界环境刺激，导致内环境扰动后才发生的校正性调控反应，因此有"反应滞后"的缺陷；而且负反馈调节在纠正偏差的过程中，会因"矫枉过正"而产生一系列波动。负反馈机制对偏差的敏感程度越高，波动愈大；敏感程度越差，则反应滞后愈持久。

（二）正反馈

正反馈（positive feedback）是指反馈的结果增强了输入对输出的影响，即反馈信息的作用促进或加强了控制信息。其功能是促使机体某些生理过程逐步加强直至完成，如分娩过程、血液凝固过程、排便反射及排尿反射等均属于正反馈。

正反馈时，反馈控制系统平时处于再生状态。正反馈控制系统一般不需要干扰信息就可进入再生状态，但有时也可因出现干扰信息而触发再生状态。如图1-4所示。当膀胱内尿液充盈达400~500ml，而使膀胱内压升高达一定限度（大于10cmH$_2$O）时，膀胱壁上的牵张感受器受刺激而兴奋，其信息经传入神经至排尿中枢。排尿中枢发出排尿指令，经传出神经促使膀胱平滑肌收缩和尿道括约肌舒张，迫使尿液由膀胱进入尿道而排出。而尿液流经尿道时，刺激尿道后壁感受器，再次经传入神经将信息传至排尿中枢，进一步加强排尿活动。如此反复循环再生，正反馈地促使排尿活动不断加强，直至尿液排净为止。

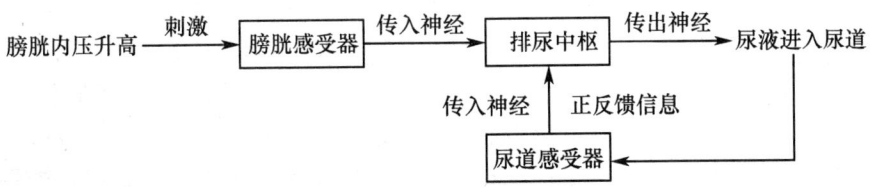

图1-4 正反馈控制系统示意图

二、前馈控制系统

前馈控制系统（feed-forward control system）是一开放回路控制系统，输出变量不发出反馈信息，监视装置在检测到干扰信息后发出**前馈**（feed-forward）信息，作用于控制系统调整控制信息，以对抗干扰信息对受控系统的作用（图1-5）。某些条件反射活动可以认为是一种前馈控制系统活动。例如，动物见到食物就引起唾液分泌，而且比食物进入口腔引起的唾液分泌来得快，具有适应性意义。

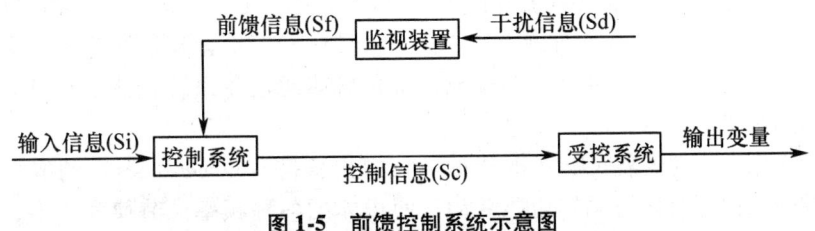

图1-5 前馈控制系统示意图

前馈调控系统可在预期发生的环境变化到来之前，就预先调整生理系统的调定点，以最大效率启动稳态调控机制。因此，其功能是预先监视干扰，超前洞察动因，及时作出调节反应，从而使输出变量保持稳定。因而前馈调控可以避免负反馈调节"反应滞后"和产生波动的缺陷。以神经系统对骨骼肌随意运动的控制为例，如果没有前馈控制而仅有负反馈控制，那么中枢只能在接到肌肉运动发生偏差的反馈信息后，再发出纠正肌肉运动的指令，而此时动作的偏差已经发生，所以运动时可能出现震颤，动作不能快速、准确、协调地完成。

前馈控制往往与负反馈调节互相联系和配合，构成复合调控系统。例如，在躯体运动的整合调控过程中，肌肉与关节的感受器将肌肉活动的信息反馈到脑，脑对肌肉活动的实际情况与原先脑设计的动作要求之间存在的偏差进行分析，再对前馈信号进行调整，运行新的指令信号下的肌肉活动；经过多次同样的动作后，在以后再次指令做该动作时，发出的前馈信号就更加准确，因此动作能完成得更快、更准确。

第五节 稳态与生物节律

一、体液与内环境

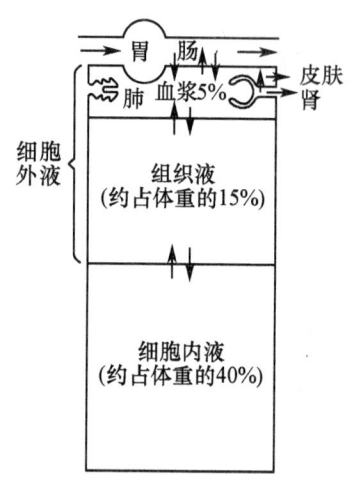

图 1-6 体液的分布与其相互关系示意图

人体内的所有液体总称为**体液**（body fluid），体液是人体的重要组成部分，约占体重的 60% 左右（图 1-6），其中 2/3 为细胞内液（约占体重的 40% 左右），1/3 为细胞外液（约占体重的 20% 左右）。细胞外液主要包括组织间液和血浆，前者约占体重的 15%，后者约占体重的 5%。此外，淋巴液、脑脊液、关节腔液等也属于细胞外液，但所占比例甚少。

细胞是进行新陈代谢的基本单位，细胞浸浴在细胞外液中。细胞内液为细胞新陈代谢提供了进行各种生物化学反应的场所；而细胞外液则是细胞直接接触的液体环境，细胞外液即为机体的**内环境**（internal environment），以区别个体生存的自然外环境。

在细胞外液，血浆是重要的媒介，它既可以通过毛细血管壁与组织液进行物质交换，又可通过周而复始地循环，成为沟通内环境与外环境、进行物质交换的中间环节。可见，血浆是内环境中最为活跃的部分。

二、稳　态

19 世纪中叶，法国生理学家**伯尔纳**（C. Bernard）首先提出内环境恒定性的概念。内环境是细胞赖以生存的环境。各种细胞内液在进行新陈代谢过程中所需要的各种物质及氧气，必须直接从细胞外液中摄取，而细胞内生成的多种产物及代谢废物也要排放到细胞外液中去。因此，细胞外液是细胞获得营养物质、排放代谢产物的公共环境。由于组织细胞与内环境之间不停地进行着多种物质交换，因而内环境各种物质的量、组成成分及理化特性等将不断发生改变。因此，机体将通过多种调节机制，使内环境的各种化学成分（如水、各种营养物质、电解质等）和理化特性（酸碱度、温度、渗透压等）保持相对稳定，即保持**内环境稳态**。内环境稳态是机体通过各系统、器官和细胞的活动，以及机体与环境相互作用的结果。

20 世纪 20 年代美国生理学家**坎农**（B. Cannon）提出**稳态**（homeostasis）的概念。稳态是指机体在一定的时空范围内，通过有序协调的功能活动，使机体的各种频率、节律和水平，在相对狭窄的范围内保持稳定状态。广义上说，稳态不仅是机体某些参数的稳定，而且包括稳定状态建立和维持的那些协调的生理过程。稳态是整合调控机制的作用目标。

稳态有不同的层次和水平，例如整体稳态、各器官系统稳态、细胞稳态和内环境稳态等。机体在感知外界环境因素变化的同时，通过整合与调控，作出整体性的适应性反应，以维持整体稳态。整个生命活动即是在稳态不断遭受破坏，而又得到恢复的过程中得以维持和进行的。

1953 年控制论创始人**维纳**（N. Wiener）在 "医学中的稳态概念" 的讲演中，进一步扩展了稳态概念。至今稳态已成为生理学乃至整个生命科学中具有普遍意义的基本概念，稳态已扩展到机体的各级水平，凡是能保持协调、有序和相对稳定的各种生理过程均属稳态。在稳态的整合与调控中，神经系统（主要是中枢神经系统）为主导整合调控单元，内分泌系统和免疫系统是辅助调控单元。

1977 年 Besedovsky 首次提出体内存在神经-内分泌-免疫网络的假说之后，机体调控机制研究取得了重大进展，明确了神经系统、内分泌系统和免疫系统彼此之间存在着双向传递机制，这种相互作用是通过神经、内分泌、免疫三大调节系统共有的化学信号分子（如神经递质/神经肽、激素、细胞因子等）和受体共同实现的。免疫系统不仅具有神经递质和内分泌激素的受体，还能合成神经递质和内分泌激素并对其发生反应。免疫系统产生的细胞因子能影响中枢神经系统，中枢神经系统也能合成细胞因子，并存在其受体，对其发生反应。由此构成**神经、内分泌、免疫调节网络**（neuroendocrine-immunoregulatory network）（图1-7）。人体是一个统一的整体，在中枢神经系统的主导控制下，通过神经、内分泌、免疫网络的整合，协调有序地调控机体的功能，使机体对内外环境的刺激产生统一的适应性反应，以维持稳态。

三、生物节律

生物体内各种生理功能活动按照一定的时间顺序周而复始地发生周期性变化，这种节律性变化称为**生物节律**（biorhythm）。生物节律存在于机体各级水平，按频率可分为高频、中频和低频等三种生物节律；按时间可具体分为**近年**（circannual）节律、**近月**（circalunar）节律、**近周**（circaseptin）节律、**昼夜或近日**（circadian）节律，以及**近小时**（circhoral）节律等。其中近日节律（中频）是机体最常见、也是最重要的生物节律。

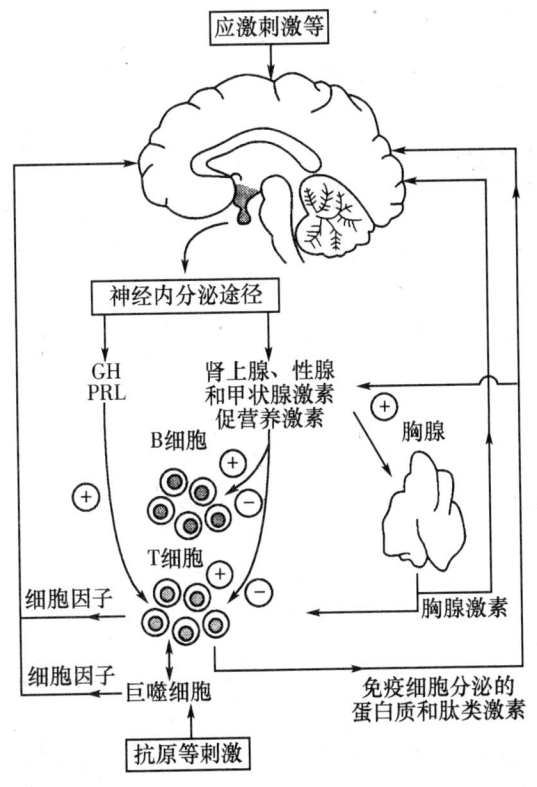

图1-7 神经、内分泌和免疫三大调节系统之间的相互关系
GH：生长激素；PRL：催乳素

人体内各种生理功能几乎都有昼夜节律性的变化，例如体温、脉搏、动脉血压、激素水平、血细胞数目等指标，以及睡眠-觉醒的更替、感觉/感知、精神、记忆、运动等功能的波动。

生物节律是长期的生物进化过程中逐渐形成的，是机体内部遗传性周期和人对环境的高度适应性反应结合而成。既往的研究结果表明，日节律是由生物节律控制中心—所谓"生物钟"控制的，而下丘脑视交叉上核可能起着日节律控制中心的作用（图1-8）。生物钟长期处于紊乱状态，就容易产生各种不适或疾病。

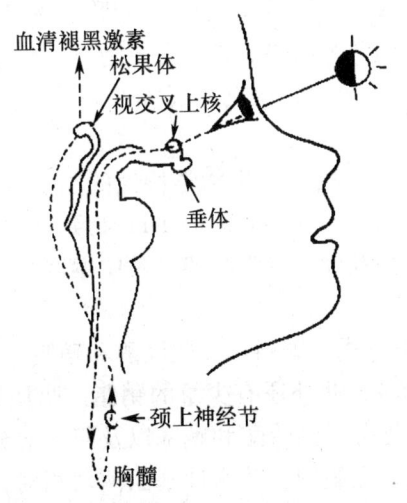

图1-8 人类松果体部位及神经调节通路

（李国彰　郑　梅）

第二章

细胞的基本功能

细胞是人体最基本的结构和功能单位,体内所有的生理活动都是在细胞及其产物的基础上进行的。人体有 200 多种高度分化的细胞,每种细胞分布于机体的特定部位,执行特定的功能。例如神经细胞有接受、整合和传导信息的功能,腺细胞有分泌功能,肌细胞有收缩功能,红细胞有运输 O_2 和 CO_2 功能,中性粒细胞和巨噬细胞有吞噬功能,淋巴细胞有特异性免疫功能等等。

第一节 细胞的基本结构和功能特点

一、细胞的结构和化学组成

虽然细胞的形态和功能千差万别,但细胞都是由细胞膜、细胞质以及其内的细胞器、细胞核等结构组成。

(一) 细胞膜

细胞被**细胞膜**(cell membrane)或**质膜**(plasma membrane)所包被,构成细胞独立于其生存环境的屏障。在透射电镜下,细胞膜厚约 7.5nm,影像呈三层结构,即内外两侧各有一层致密带,中间夹着一层透明带,每层厚约 2.5nm。此种结构不仅见于质膜,亦见于细胞内各种细胞器膜(包括核膜)。因此,这种膜结构又被统称为**单位膜**(unit membrane),或称**生物膜**。

细胞膜主要由蛋白质、脂类和糖类等组成。蛋白质与脂质的比例约在 4:1~1:4,比例大小与膜的种类和功能活动有关。一般功能活跃的膜比例高(如线粒体膜可达 3:1),功能简单的膜比例低(如神经纤维的髓鞘膜为 1:4)。

各种物质分子在膜中的排列形式是决定膜生物学特性的关键因素。Singer 和 Nicholson 在 20 世纪 70 年代初期提出的**"液态镶嵌模型"**(fluid mosaic model)得到许多研究结果的支持而被公认。该模型的基本内容为:细胞膜是以液态脂质双分子层为基架,其中镶嵌着许许多多结构和功能不同的蛋白质(图 2-1)。

1. 脂质双分子层 膜的脂质有三类,即磷脂、胆固醇和鞘脂。其中磷脂占脂质总量的 70% 以上,其次是胆固醇(不超过总量的 30%),此外还有少量的鞘脂。脂质以双分子层的形式存在于细胞膜。磷脂和胆固醇都是双嗜性分子,磷脂分子的磷酸和碱基以及胆固醇分子中的羟基是亲水性基团,而分子中的酯酰基烃链形成疏水性基团。在膜中,疏水性基团两两相对,形成膜内部的疏水区,而亲水性基团朝向膜的内表面或外表面。脂质双分子中的脂质成分分布不对称,如膜的外层主要含磷脂酰胆碱和含胆碱的鞘脂,而膜的内层则有较多的磷脂酰乙醇胺、磷脂酰丝氨酸和少量的磷脂酰肌醇。胆固醇含量在两层脂质中无大差别。

脂质的熔点较低,这决定了膜中脂质分子在体温条件下是液态的,即膜具有某种程度的流动性。但这种流动性仅限于脂质分子作横向运动,而不能掉头。膜脂质的流动性使细胞能进行变形运动;使

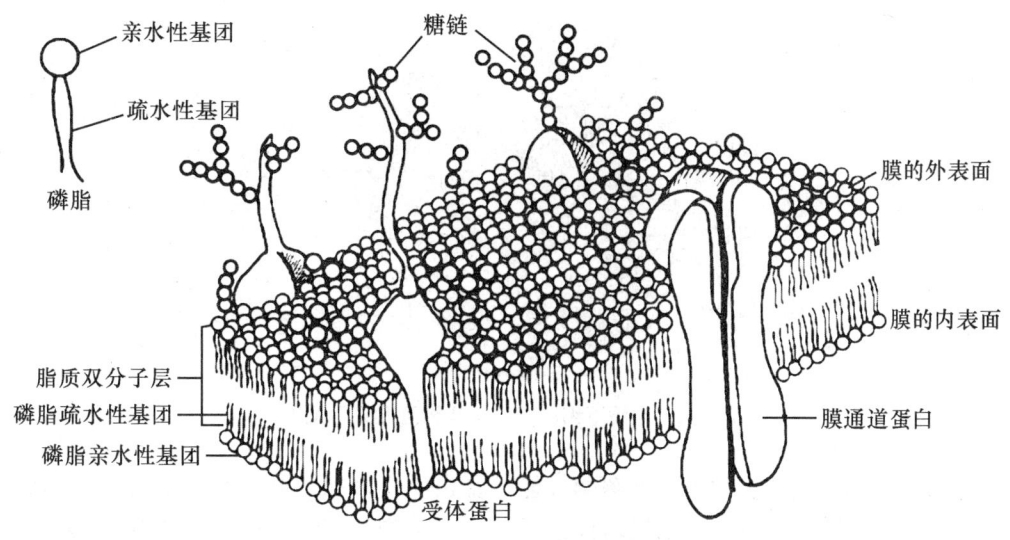

图 2-1 细胞膜的液态镶嵌模型

嵌入膜中的蛋白质也可移动。膜结构即使发生一些较小的断裂，也可因脂质的流动性而自动融合修复，保持膜的完整性。水和溶质不能自由跨过，因此脂质双分子层既是细胞膜的基架，也是物质通过细胞膜的主要屏障。

2. 细胞膜的蛋白质 细胞膜的主要功能是通过膜蛋白来完成的。根据膜蛋白在细胞膜上存在的形式，可分为**表面蛋白**（peripheral protein）和**整合蛋白**（integral protein）两种。表面蛋白以其肽链中带电的氨基酸残基与膜两侧的脂质亲水性基团相互吸引，或以离子键与膜中的整合蛋白结合，附着在膜的表面。整合蛋白约占膜蛋白的 70%~80%，其肽链一次或多次贯穿脂质双分子层。肽链中的跨膜段含有由 20~30 个疏水性氨基酸残基形成的 α 螺旋片段。疏水性片段以外的亲水性肽链部分则构成胞内环和胞外环，分别与细胞内液或细胞外液接触。

膜蛋白的功能包括：①参与物质跨膜转运，如载体、通道、离子泵和转运体等转运蛋白；②参与信息传递，如受体蛋白、G 蛋白；③参与能量转化，如 ATP 酶。

3. 细胞膜的糖类 细胞膜含有少量的糖类，主要是一些寡糖和多糖链。它们以共价键形式与膜的脂质或蛋白质结合，形成糖脂和糖蛋白。膜上的糖链仅裸露于细胞膜的外侧，糖链中单糖分子的排列顺序起着"分子语言"的功能，使其所在的细胞或所结合的蛋白质具有某种特异性，极大地丰富了细胞膜表面的信息。有些作为所在细胞或所结合蛋白质的抗原，表示某种免疫信息，为机体免疫系统所识别（如红细胞表面抗原）；有的则作为膜受体的"可识别"部分，能特异性地识别环境中的化学信号分子（如递质、激素等），并与信号分子特异性地结合而发挥生物效应；有些则参与细胞的黏附、分化、老化、吞噬等过程。

（二）细胞器

细胞器是体现细胞功能的重要部分，其种类因细胞而异。每个细胞器都是相对封闭的区室，区室之间为细胞质溶胶。由于细胞器在结构、功能及发生上有一定联系，相对质膜而言，将细胞器称为细胞的内膜系统（图 2-2）。

1. 线粒体 线粒体为 0.5~1.0μm 粗细的杆状小体，被外膜和内膜分隔成内外两个封闭的腔隙。线粒体内含有许多与物质氧化有关的酶体系，如电子传递呼吸链酶体系、氧化磷酸化酶体系、三羧酸循环及脂肪酸氧化酶体系等。线粒体能摄取氧和氧化各种能源物质，并把氧化产生的能量转换成 ATP。因此，它是细胞呼吸和产生能量的场所。细胞生命活动所需能量的 80% 是由线粒体合成的 ATP 提供的。线粒体也是细胞的一个 Ca^{2+} 库，可以从胞质中摄入或向胞质释放 Ca^{2+}，调节胞质的 Ca^{2+} 浓度。

2. 溶酶体 溶酶体是由一层单位膜包围而成的圆形或卵圆形囊状结构，直径在 0.2~0.8μm。溶

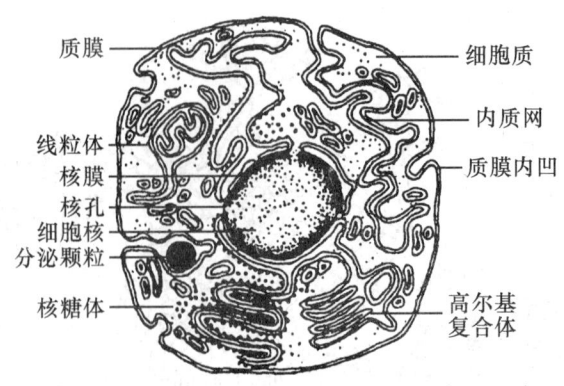

图 2-2 电镜下细胞膜相结构相互联系示意图

酶体是细胞内的消化器，内含多种酸性水解酶，能将蛋白质、多糖、脂类和核酸等物质水解成能被细胞重新利用的小分子物质，从而为细胞代谢提供原料。当异物被细胞吞噬后，则与溶酶体融合并被溶酶体酶分解。

3. 内质网

（1）**粗面内质网**：呈扁囊状，表面附有大量的核糖体，为细胞内蛋白质合成的场所。

（2）**滑面内质网**：常由分支的管道形成较为复杂的立体结构，膜表面没有核糖体附着，是一种多功能结构。在一些脂质代谢细胞中，它是脂质合成的场所；在肌细胞中称为肌浆网，是 Ca^{2+} 贮存库，可通过释放和回收 Ca^{2+} 来调节肌肉的收缩和舒张。

4. 高尔基复合体 是由一层单位膜构成的膜性结构，由扁平囊、小囊泡和大囊泡三部分组成。在具有分泌机能的细胞较为发达，其主要作用是加工、浓缩合成物，如粗面内质网合成的蛋白质在此组装成囊泡，而后分泌到细胞外。

5. 过氧化物酶体 是由单层膜包围而成的一种特殊细胞器，一般呈球形、椭圆形。过氧化物酶体含 40 多种酶，大致可分为两类：即氧化酶和过氧化氢酶。其主要功能是氧化和解毒作用。

（三）细胞核

细胞核呈球形或卵圆形，其表面覆盖一层具有许多小孔的核膜，小孔是核内外物质交换和信息交流的通道。核内的主要成分是染色质，它是由 DNA 与组蛋白等物质所构成。DNA 是遗传因子或基因的载体。因此，细胞核是细胞内最大、最重要的细胞器，是细胞内遗传信息贮存、复制和转录的场所，也是细胞功能、生长、增殖、分化、衰老的控制中心。

二、细 胞 稳 态

细胞为维持正常的新陈代谢，一方面从内环境摄取营养物质，同时又排出代谢产物。细胞在营养物质和代谢产物不断进出细胞的同时，又能维持自身的内部稳定，称为细胞**稳态**（homeostasis）。细胞稳态依赖于细胞膜和各转运系统的功能正常。

细胞内液与细胞外液中的物质成分与浓度有很大的差别（表 2-1），但若分别视之，细胞外液中的物质成分是相对稳定的，而细胞内液的成分也是相对稳定的。如通常情况下，细胞外液与细胞内液中的正电荷和负电荷的总量是相等的，保持电中性状态。但静息状态下，膜内外存在电位差，即膜内为负电位，膜外为正电位。就离子而言，细胞外液的 Na^+ 和 Cl^- 浓度明显高于细胞内液，而细胞内液中 K^+ 浓度明显高于细胞外。当内环境稳态和细胞稳态被扰动时，通过各种调节机制恢复稳态。例如，当细胞内液 Na^+ 浓度明显升高，或细胞外液中 K^+ 浓度明显升高时，细胞膜 Na^+-K^+ 泵启动，将细胞内液中多余的 Na^+ 泵出。同时将细胞外液中多余的 K^+ 运回细胞内，以恢复细胞内液与细胞外液之间 Na^+-K^+ 离子平衡。又如，当细胞内液与细胞外液的水平衡受到扰动时，以渗透压差为动力，水分自由出入，以恢复细胞内液与细胞外液之间水的平衡。

表 2-1 细胞内液与细胞外液中的主要化学成分比较

成分	细胞内液	细胞外液	成分	细胞内液	细胞外液
Na^+	10mmol/L	142mmol/L	氨基酸	10mmol/L	1.5mmol/L
K^+	140mmol/L	4mmol/L	固醇		
Ca^{2+}	0.00005mmol/L	1.2mmol/L	磷脂	30~1425mmol/L	7.5mmol/L
Mg^{2+}	29mmol/L	0.6mmol/L	中性脂肪		
Cl^-	4mmol/L	103mmol/L	PO_2	20mmHg	35mmHg
HCO_3^-	10mmol/L	28mmol/L	PCO_2	50mmHg	46mmHg
磷酸盐	37.5mmol/L	2mmol/L	pH	7.0	7.4
SO_4^{2-}	1mmol/L	0.5mmol/L	蛋白质	5.6mmol/L	0.7mmol/L
葡萄糖	0~1.1mmol/L	4.95mmol/L		(160g/L)	(20g/L)

第二节 细胞的跨膜物质转运功能

在细胞水平，细胞膜是物质、能量和信息交流的中介。细胞膜的物质转运功能对维持细胞正常代谢，保障细胞各项功能活动的顺利进行具有重要意义。在细胞膜的两侧，如果物质浓度分布不均，会产生浓度梯度差；如果电荷分布不均，会产生电位梯度差，两者合称为电-化学梯度差。电-化学梯度差是势能，是物质跨膜扩散的一种动力。

根据小分子物质转运的方向以及物质转运过程中消耗的能量是电-化学势能，还是 ATP 分解额外提供的能量，物质转运可分为被动转运和主动转运两大类（图2-3）。某些大分子物质或物质团块的跨膜转运（胞纳和胞吐），虽为主动转运范畴，但涉及更为复杂的细胞膜运动过程。

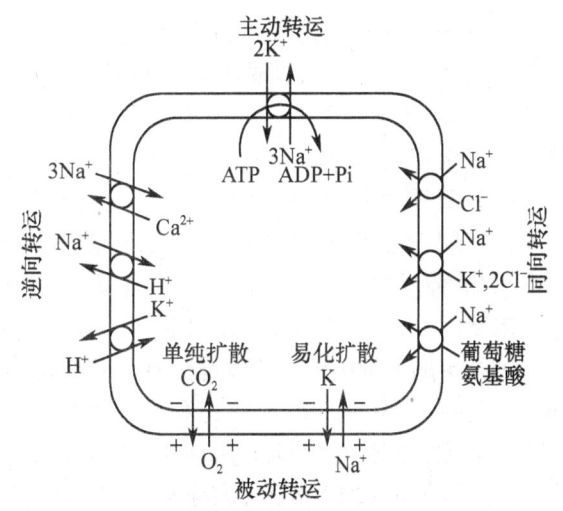

图 2-3 被动转运与主动转运模式图

一、被动转运

被动转运（passive transport）是指溶质顺**电-化学梯度**的跨膜转运形式，其主要特点是消耗电-化学势能而不需要 ATP 分解供能，直至电-化学势能消耗为零，被动转运停止。物理学上将这种现象称为**扩散**（diffusion）。物质的跨膜扩散受多种因素的影响，其中膜对该物质的通透性是扩散的先决条件，膜两侧该物质的电-化学梯度差是扩散的动力，两者是决定溶质扩散速率的重要因素。被动转运分为单纯扩散和易化扩散两种形式。

（一）单纯扩散

单纯扩散（simple diffusion）是一种简单的物理扩散。扩散的速率和扩散量多少，取决于物质在膜两侧浓度差和膜对该物质的通透性。细胞膜是以脂质双层为基架的，因此，膜的通透性又取决于物质的脂溶性程度和分子量大小。通常，脂溶性越高而分子量越小的物质，越容易单纯扩散，如 O_2、CO_2、NO、乙醇等是通过单纯扩散跨膜转运的。

体内一些甾体（类固醇）类激素也是脂溶性的，理论上它们也能够靠单纯扩散由细胞外液进胞浆，但近来认为它们也可以在膜上某些特殊蛋白质的"帮助"下较快地进入细胞。

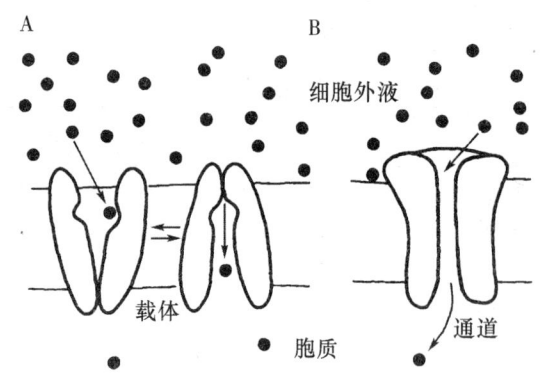

图 2-4 易化扩散示意图
A：载体介导的易化扩散；B：通道介导的易化扩散

（二）易化扩散

细胞内外一些带电离子和小分子水溶性物质，如葡萄糖、氨基酸、核苷酸、Na^+、K^+、Ca^{2+}、Cl^-等，不能直接跨膜转运，但在细胞膜中某些蛋白质"帮助"下能顺电-化学梯度跨膜扩散，这种由膜蛋白介导的被动转运称为**易化扩散**（facilitated diffusion）。根据参与转运活动的膜蛋白不同，易化扩散可分为两种类型（图2-4）：

1. 载体介导的易化扩散 是指借助于**载体**（carrier）蛋白顺电-化学梯度转运物质的形式。载体转运的物质主要是一些小分子有机物，如葡萄糖、氨基酸等，转运速率为 $10^3 \sim 10^5$ 个分子/s。载体介导的易化扩散特点如下：

（1）**化学结构特异性**：即一种载体只能选择性地转运一种具有特定结构的物质。

（2）**饱和现象**：载体和载体结合位点数目都是有限的，当被转运物质全部占据了载体结合位点时，转运即达饱和。

（3）**竞争性抑制**：通常为化学结构相似的物质竞争同一载体。

2. 通道介导的易化扩散 是指借助于**通道**（channel）蛋白顺电-化学梯度转运物质的形式。一般情况下，通道是指**离子通道**（ion channel），是一类贯穿膜脂质双层、内部带有一条水相孔道的整合蛋白。当水相孔道开放时，亲水性离子可经孔道迅速地（10^8 个离子/s）穿越细胞膜。

（1）**离子通道选择性**：通常，每种离子通道对一种或几种离子有较高的通透性，而对其他离子则不易或不能通过。根据选择性通透离子的不同，将离子通道分为 Na^+通道、K^+通道、Ca^{2+}通道、Cl^-通道、非选择性阳离子通道等。决定离子选择性通透的因素主要是孔道的口径、孔道内壁的化学结构和带电状况等。

（2）**离子通道的门控特性**：离子通道水相孔道的开放和关闭与离子通道分子内部某些称为"闸门"的基团运动有关，而闸门的运动受到许多因素的调控，这一过程称为**门控**（gating）。根据引起通道水相孔道开放的门控机制，离子通道又可分为以下三种：

电压门控通道（voltage-gated ion channel）的开、闭受膜两侧电位差控制。每一种电压门控通道都有一个特定的激活电位，当膜电位变化到此电位时，离子通道构型改变即闸门打开引起水相孔道开放，如电压门控的 Na^+通道、K^+通道和 Ca^{2+}通道。

化学门控通道（chemically-gated ion channel）又称**配体门控通道**（ligand-gated ion channel），其开、闭受某些化学物质（如激素、递质等配体）控制。这类离子通道本身既是通道又是受体，配体与受体结合后离子通道即开放或关闭。如乙酰胆碱（acetylcholine，ACh）激活终板膜上的 N_2 型 ACh 受体阳离子通道。

机械门控通道（mechanically-gated ion channel）的开、闭受机械牵张刺激的控制。近年来采用膜片钳技术研究，发现耳蜗基底膜毛细胞顶膜上的机械门控通道（也称机械电换能通道），对机械牵张刺激非常敏感。

（3）**非门控离子通道**：除上述门控离子通道外还有一类被称为非门控离子通道。非门控离子通道总是处于开放状态，外在因素对之无明显影响。这类通道在维持静息膜电位上起重要作用，如**钾漏通道**（K^+ leak channel）。

（4）**离子通道阻断剂**：是指能够选择性阻断离子通道的某些化学物质（药物或毒物），如 Na^+通道阻断剂**河豚毒**（tetrodotoxin，TTX），K^+通道阻断剂**四乙胺**（tetraethylammonium，TEA），Ca^{2+}通道阻断剂**维拉帕米**（virapamil，又称异搏定）。

（5）**膜电导**：离子通道介导的易化扩散的速率取决于膜对离子的通透性，以及膜两侧离子浓度差和电位差。膜对离子的通透性则取决于通道开放的数目和程度。开放通道的数目愈多，通道开放的愈充分，通透性愈大。膜对离子的通透性称为**膜电导**（membrane conductance），以 G 表示。例如当 Na^+

通道充分开放时，膜对离子的通透性最大，钠电导（gNa）也最大。

（6）**水通道**：水的跨膜转运是由渗透压差所驱动的。水分子由渗透压低的一侧向渗透压高的一侧移动，水分子的这种运动称为**渗透**，渗透是细胞内外水转运的一种重要生理过程。由于细胞膜是脂质双分子层组成，脂质分子间的空隙很小，对水的通透性非常低，所以在大部分细胞内外，水的跨膜转运速率比较缓慢。

在某些组织，水能快速跨膜转运与该细胞膜上存在被称为**水通道**（water channel）的特殊膜蛋白结构有关。自1992年完成水通道分子克隆和功能鉴定后，目前至少已鉴定出十多种**水孔蛋白**（aquaporin，AQP）。每种水通道都有不同的组织分布和功能特点，如 AQP_1 主要分布在红细胞，参与渗透压调节；位于近曲小管和髓袢的 AQP_1，参与重吸收功能；AQP_2 和 AQP_3 位于集合管，参与尿液浓缩与稀释；AQP_4 位于星型胶质细胞的足突，参与脑组织血管外水的调节；AQP_5 主要分布在泪腺和颌下腺，参与分泌功能。

二、主 动 转 运

主动转运（active transport）是指通过 ATP 分解耗能，将物质逆电-化学梯度跨膜转运的过程。根据转运过程中利用能量的形式不同，主动转运又分为原发性主动转运和继发性主动转运两种。

（一）原发性主动转运

在物质跨膜转运时，直接利用 ATP 分解提供的能量，将物质逆电-化学梯度转运的过程，称为**原发性主动转运**（primary active transport）。介导这一转运过程的膜蛋白称为**离子泵**（ionic pump），分别有钠-钾泵（Na^+-K^+泵）、钙泵、质子泵等，其中以"钠-钾泵"研究最为充分。

1. 钠-钾泵（sodium-potassium pump） 简称**钠泵**（sodium pump）即 Na^+-K^+-ATP 酶，由 α 和 β 两个亚单位组成。α 亚单位是主要亚单位，具有 ATP 酶活性部位及阳离子结合位点，胞内环上有 1 个 ATP 结合位点、ATP 磷酸化位点和 3 个 Na^+ 结合位点，胞外环上有 2 个 K^+ 结合位点（图 2-5）。

当细胞内 Na^+ 浓度升高或细胞外 K^+ 浓度升高时，均可激活钠-钾泵的 ATP 酶活性和分子构象变换。一般情况下，Na^+-K^+-ATP 酶每分解 1 分子 ATP 可将 3 个 Na^+ 泵出胞外，同时将 2 个 K^+ 泵入胞内。由于钠-钾泵的主动转运，从而维持膜内外 K^+ 和 Na^+ 稳态，即膜内高 K^+（较膜外高 30 倍左右），膜外高 Na^+（较膜内高 10 倍左右）的离子分布状态；钠-钾泵活动结果导致胞内负电荷多于胞外，因此钠-钾泵也被称为**生电性钠泵**（electrogenic sodium pump）。

钠-钾泵主动转运的生理意义：①钠-钾泵活动造成的细胞内外 Na^+、K^+ 离子分布不均是一种势能贮备。该势能供 Na^+ 和 K^+ 离子易化扩散使用，为可兴奋细胞生物电活动提供基础；而且钠-钾泵的生电作用参与静息电位的形成；②维持胞质晶体渗透压和细胞容积的相对稳定。钠-钾泵及时将进入胞

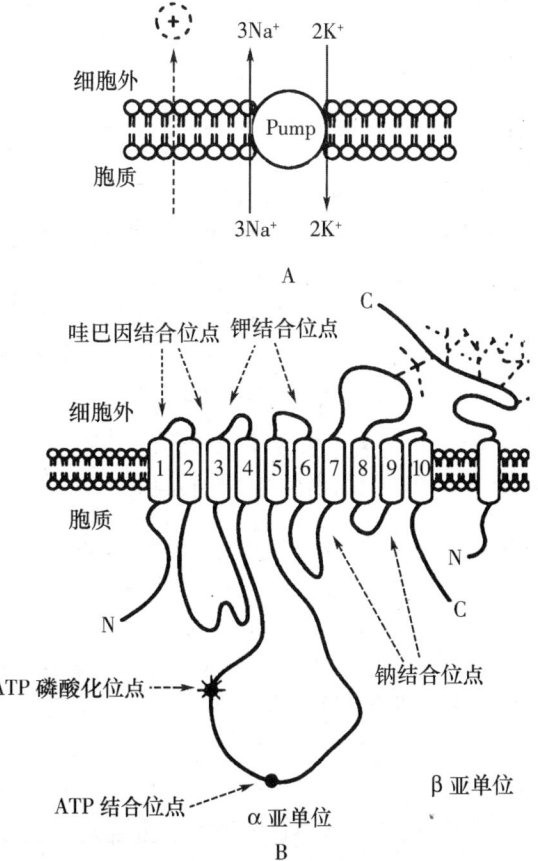

图 2-5 钠-钾泵的功能活动及分子结构示意图
A. 钠-钾泵的 Na^+-K^+ 主动转运形式；B. 钠-钾泵分子的二级结构

内的 Na^+ 排出，稳定胞质渗透压，防止细胞水肿；③为继发性主动转运提供能量；④为细胞代谢提供必需条件。钠泵活动造成的胞内高 K^+ 是许多代谢反应（如蛋白质、糖原合成）的必需条件。

2. 钙泵（calcium pump） 也称 Ca^{2+}-ATP 酶（Ca^{2+}-ATPase）。Ca^{2+}-ATP 酶分子由一条肽链构成，有 10 个跨膜 α 螺旋，其 N 端和 C 端都位于膜的细胞质侧。酶分子的 ATP 结合位点、磷酸化位点和 Ca^{2+} 结合位点也都位于细胞质侧。位于细胞质内的 C 端有一个能与 Ca^{2+} 和**钙调蛋白**（calmodulin, CaM）复合物相结合的结构域，该部位对 Ca^{2+}-ATP 酶自身的活性具有抑制作用。

Ca^{2+}-ATP 酶是广泛分布于质膜、肌质网膜或内质网膜上的 ATP 酶。质膜 Ca^{2+}-ATP 酶（plasma membrane Ca^{2+}-ATPase）和肌质膜网 Ca^{2+}-ATP 酶（sarcoplasmic reticulum Ca^{2+}-ATPase），在转运特性、分子结构和功能调节方面有一定差异。细胞膜钙泵每分解 1 分子 ATP 可将 1 个 Ca^{2+} 由胞内转运至胞外，转运机制与钠泵相似。

当细胞质内 Ca^{2+} 浓度升高时，生成较多的 Ca^{2+}-CaM 复合物，后者可以和 C 端结构域结合，解除其对 Ca^{2+}-ATP 酶活性的抑制作用，从而提高酶蛋白对 Ca^{2+} 的亲和力和转运速率，加速 Ca^{2+} 的外排。这是维持细胞内 Ca^{2+} 稳态的一个负反馈机制。肌质网 Ca^{2+}-ATP 酶也有类似的调节机制。

真核细胞在静息时细胞质中游离 Ca^{2+} 浓度很低（$0.1 \sim 0.2 \mu M$），而细胞外 Ca^{2+} 浓度则比细胞质高 1 万倍以上。细胞质中游离 Ca^{2+} 浓度长时间、不可逆的升高称为**钙超载**（calcium over-load），可对细胞产生毒性作用，甚至可造成细胞死亡。因此，维持细胞质的低钙水平有重要的意义。膜内、外较高的 Ca^{2+} 浓度梯度是通过多种机制得以维持的，包括 Ca^{2+}-ATP 酶、肌浆网（或内质网）Ca^{2+}-ATP 酶和细胞膜上的 Na^+-Ca^{2+} 交换体等功能活动。

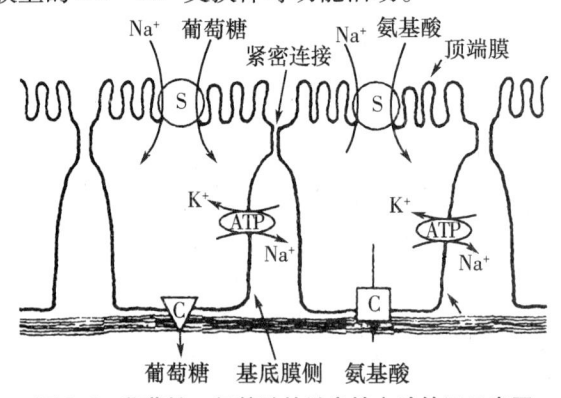

图 2-6 葡萄糖、氨基酸的继发性主动转运示意图
S：Na^+-葡萄糖或 Na^+-氨基酸同向转运体；C：葡萄糖或氨基酸载体

（二）继发性主动转运

细胞膜蛋白利用原发性主动转运产生的膜内外 Na^+ 浓度势能，在 Na^+ 易化扩散的同时，引起其他物质的主动转运。这种间接利用 ATP 能量，伴随 Na^+ 易化扩散的逆电-化学梯度转运称为**继发性主动转运**（secondary active transport），也称为**协同转运**（co-transport）。葡萄糖、氨基酸在小肠黏膜上皮细胞吸收和肾小管上皮细胞重吸收、甲状腺上皮细胞的聚碘、神经递质的重摄取、Na^+-Ca^{2+} 交换、Na^+-H^+ 交换、Na^+-$2Cl^-$-K^+ 同向转运等生理过程，均属继发性主动转运。参与继发性主动转运的膜蛋白称为**转运体**（transporter）。若继发性主动转运的物质与 Na^+ 转运方向相同，称为**同向转运**（symport）（图 2-6）；若继发性主动转运的物质与 Na^+ 转运方向相反则称为**逆向转运**（antiport）。

三、胞纳与胞吐

大分子物质或物质团块进出细胞，需通过膜更为复杂的细胞膜运动才能实现。根据物质进出方向不同，分为胞纳与胞吐。

（一）胞纳

胞纳（endocytosis，入胞）是指细胞外的大分子物质或物质团块（如细菌、病毒、异物、血浆中的脂蛋白颗粒、大分子营养物质等）进入细胞的过程。如果胞纳的物质是颗粒或团块，称为**吞噬**（phagocytosis），如果是液态物质则称为**吞饮**（pinocytosis）。

近年来发现，细胞对吞噬物或吞饮物的辨认与膜上的特异性受体有关，形成**受体介导式胞纳**（receptor-mediated endocytosis）。即大分子物质入胞首先要与膜上特异性受体结合，然后通过膜的内陷形成吞噬泡，吞噬泡脱离膜再与胞浆中的被称为胞内体的膜性结构相融合。随后有些物质（如脂蛋白的颗粒、铁离子等）被转运到能利用它的细胞器中；有些物质（异物、细菌等）则被溶酶体中的各种水解酶所消化。而保留在胞内体膜上的受体，则与一部分膜结构形成循环小泡，待回到细胞膜并与膜内侧接触、融合，成为细胞膜的组成部分，如此可使受体反复利用。目前已知通过受体介导式胞纳的物质不下 50 余种，如血浆低密度脂蛋白颗粒、多种生长调节因子、部分肽类激素、抗体、某些细菌毒素、一些病毒等，通过细胞膜上相应受体识别，并发生特异性结合后再转为细胞内的吞饮泡。

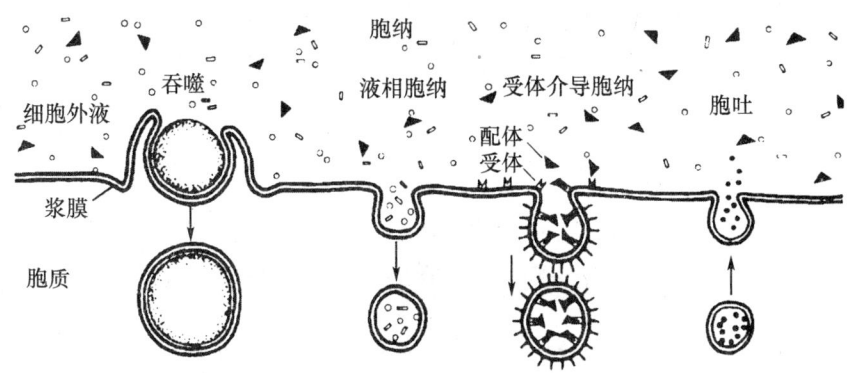

图 2-7　胞纳和胞吐过程示意图

（二）胞吐

胞吐（exocytosis，出胞）是指大分子物质或某些物质团块由细胞排出的过程。胞吐主要见于细胞的分泌活动，如神经末梢释放神经递质，内分泌腺分泌激素，外分泌腺分泌酶原颗粒和黏液等过程都属于胞吐。不同细胞的各种分泌物大多在粗面内质网中合成，然后在高尔基复合体中加工，在输送过程中，逐渐被膜性结构所包被形成**分泌囊泡**（secretory vesicle），囊泡再逐渐移向质膜内侧，囊泡膜和质膜接触，继而融合，并在融合处出现裂口，将囊泡内容物全部排出（图 2-7）。

胞吐有两种形式：一种是持续性胞吐。为细胞本身固有的功能活动，如小肠黏膜杯细胞持续分泌黏液的过程；另一种是调节性胞吐。当细胞受到膜外的特殊化学信号或膜电位改变刺激时，质膜 Ca^{2+} 通道开放，Ca^{2+} 内流，$[Ca^{2+}]_i$ 升高，触发囊泡胞吐，如神经递质的 Ca^{2+} 依赖性释放。

胞纳和胞吐过程不仅是物质转运的一种形式，而且也是细胞膜和细胞内膜性结构生成、移位和更新不可缺少的中间环节。

第三节　细胞的跨膜信号转导功能

细胞的**跨膜信号转导**（transmembrane signal transduction）是指细胞通过细胞表面（或胞内）受体接受配体（如神经递质、激素、细胞因子）等外界信号刺激，经膜结构中相关蛋白的级联反应转导，引发细胞生理反应或诱导基因表达的过程。细胞的跨膜信号转导方式大体上可以分为：① G 蛋白偶联受体介导的信号转导；②酶偶联受体介导的信号转导；③离子通道介导的信号转导。其中，G 蛋白偶联受体介导的信号转导系统是最为庞大，也是研究比较多的一种；酶偶联受体介导的跨膜信号转导主要调节相对缓慢的生物学过程；化学门控离子通道的活动是一种快速跨膜信号转导方式。

一、G 蛋白偶联受体介导的跨膜信号转导

（一）参与 G 蛋白偶联受体信号转导的有关组件及其效应

G 蛋白偶联受体介导的跨膜信号转导由 G 蛋白偶联受体、G 蛋白、G 蛋白效应器、第二信使、蛋白激酶、底物蛋白等构件组成（图 2-8）。

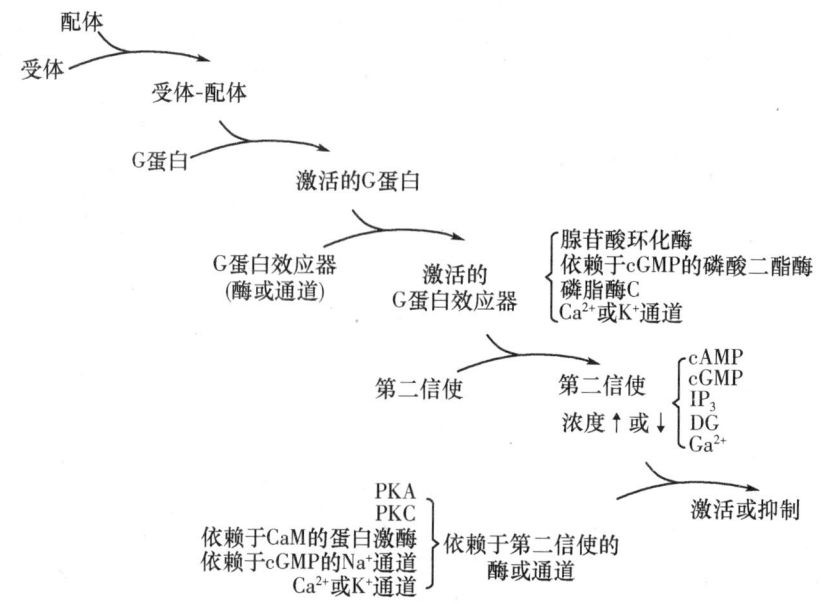

图 2-8 G 蛋白偶联型受体介导的信号转导过程的主要步骤

（二）G 蛋白偶联受体介导的几种主要信号转导方式

1. AC-cAMP-PKA 信号转导通路　因配体、受体、G 蛋白以及效应不同又分为相对应的两条作用途径。

（1）配体（L_s）→受体（R_s）→G 蛋白（G_s）→（+）腺苷酸环化酶（AC）→cAMP↑→（+）蛋白激酶 A（PKA）→（+）蛋白质磷酸化→产生细胞特定的生物学效应。

（2）配体（L_i）→受体（R_i）→G 蛋白（G_i）→（-）腺苷酸环化酶（AC）→cAMP↓→（-）蛋白激酶 A（PKA）→（-）蛋白质磷酸化→（-）细胞特定的生物学效应。

PKA 除了使底物蛋白磷酸化产生细胞特定的生物学效应外，其解离的催化亚基可进入核内，激活 **cAMP 反应元件结合蛋白（CREB）**等转录调节因子，再与基因上的 **cAMP 反应元件（CRE）**结合，调控基因的表达，通过表达的蛋白质产生各种生物学效应。

2. PLC-肌醇磷脂信号转导系统　许多配体与受体结合后可激活 G_q，G_q 可激活膜上的磷脂酶 C（PLC），水解膜脂质中二磷酸磷脂酰肌醇（PIP_2）生成两种第二信使物质，即三磷酸肌醇（IP_3）和二酰甘油（DG）。IP_3 进入胞质，DG 留在膜的内表面，分别通过不同通路转导信号产生效应。

（1）**IP_3-Ca^{2+} 信号转导通路**：IP_3 与 IP_3 受体结合可激活细胞内的钙库，如内质网（肌质网）Ca^{2+} 通道开放，引起内质网（肌质网）的 Ca^{2+} 外流，升高胞质的 Ca^{2+} 浓度。

（2）**DG-PKC 信号转导通路**：在 Ca^{2+} 浓度升高的条件下，DG 可激活蛋白激酶 C（PKC），激活的 PKC 使底物蛋白磷酸化，产生生物效应。PKC 的底物蛋白种类很多，如糖原合成酶、转铁蛋白、Na^+-K^+ATP 酶等，因此，参与的生理过程相当广泛。

3. G 蛋白-离子通道信号通路　G 蛋白可直接地或间接（通过第二信使）调节离子通道的活动，实现信号转导。

少数 G 蛋白可以直接调节离子通道的活动。例如，心肌细胞膜上的 M_2 型 ACh 受体与 ACh 结合后可激活 Gi，Gi 活化后生成的 α-GTP 复合物和 β-γ 二聚体都能激活 ACh 门控 K^+ 通道（K_{Ach} 通道）。

G 蛋白在多数情况下是通过第二信使来影响离子通道活动的。例如，神经细胞和平滑肌细胞中都普遍存在有 Ca^{2+} 激活的 K^+ 通道（K_{Ca} 通道），细胞内 Ca^{2+} 浓度升高时可激活这类通道，导致细胞膜的复极化或超极化。

二、酶偶联受体介导的跨膜信号转导

（一）酪氨酸激酶受体介导的跨膜信号转导

酪氨酸激酶受体（tyrosine kinase receptor，TKR）又称**受体酪氨酸激酶**（receptor tyrosine kinase，

RTK）。当细胞外的配体与受体位点结合时，胞质侧酪氨酸激酶被激活，导致受体本身及（或）细胞内靶蛋白的磷酸化。大部分生长因子和一部分肽类激素都是经过受体酪氨酸激酶将信号转导到细胞核，从而引起基因转录的改变，最终影响细胞的生长和增殖。

（二）鸟苷酸环化酶介导的跨膜信号转导

鸟苷酸环化酶受体（guanylyl cyclase receptor）又称**受体鸟苷酸环化酶**（receptor-guanylyl cyclase），一旦配体与受体结合，将激活 GC 的活性。GC 催化 GTP 生成 cGMP，进而结合并激活 cGMP 依赖性蛋白激酶 G（PKG），使底物蛋白磷酸化（与 AC 激活不同的是此过程不需要 G 蛋白参与），产生生物学效应。受体鸟苷酸环化酶的配体包括**心房钠尿肽**（atrial natriuretic peptide, ANP）、**脑钠尿肽**（brain natriuretic peptide, BNP）和 **C 型钠尿肽**（C-type natriuretic peptide, CNP）。

三、离子通道介导的跨膜信号转导

（一）化学门控通道

化学门控离子通道的活动是一种快速跨膜信号转导方式。化学门控通道为离子通道型受体，也称**促离子型受体**（ionotropic receptor）。乙酰胆碱 N_2 受体、谷氨酸受体、A 型 γ-氨基丁酸受体（$GABA_A$ 受体）等都属于含离子通道受体。受体分子结构中既有使离子通过的水相孔道，又有与配体结合的位点，配体与结合位点的结合能直接操纵离子通道的启闭，引起跨膜离子流动，实现化学信号的跨膜转导。

（二）电压门控通道和机械门控通道

电压门控通道和机械门控通道是接受电信号和机械信号刺激的受体，通过通道的开、闭以及由此造成的离子跨膜流动把信号传递到细胞内部。示例如下：

心肌细胞横管膜上的 L 型 Ca^{2+} 通道是一种电压门控通道。心肌细胞兴奋后，横管膜的动作电位可激活这种 Ca^{2+} 通道，其开放不仅引起 Ca^{2+} 的内流，而且内流的 Ca^{2+} 还作为第二信使，进一步激活肌浆网上的 Ca^{2+} 通道，使肌浆网内的 Ca^{2+} 释放引起胞浆 Ca^{2+} 浓度升高，进而触发心肌细胞的收缩，从而实现电信号（动作电位）的跨膜信号转导。

主动脉内皮细胞受到血流切应力刺激时，可激活两种机械门控通道，即非选择性阳离子通道和 K^+ 选择性通道，两种通道的开放都有助于 Ca^{2+} 进入内皮细胞，胞内增多的 Ca^{2+} 作为第二信使可进一步激活 NOS，促进 NO 生成，NO 扩散到平滑肌细胞，通过 NO-sGC-cGMP-PKG 通路，降低平滑肌细胞 Ca^{2+} 浓度，引发血管舒张，从而实现应力刺激（机械信号）的跨膜转导。

此外，体内还有一种特殊的信息转导方式，即**细胞间通道**（inter-cellular channel）方式。细胞间通道是一种允许相邻细胞之间直接进行物质（包括信息物质）交换的通道，这种通道存在于**缝隙连接**（gap junction）处。缝隙连接或细胞间通道多见于心肌细胞、肠平滑肌细胞、肝细胞、晶状体细胞和一些神经细胞之间。细胞间通道的存在，有利于功能相同而又紧密连接的一组细胞之间进行离子、营养物质乃至一些信息物质的交流（如电突触，图 2-9）。而且，一个细胞的电位变化可经此低电阻的通道迅速传到邻近细胞，使一群相邻近的细胞可进行同步性活动。

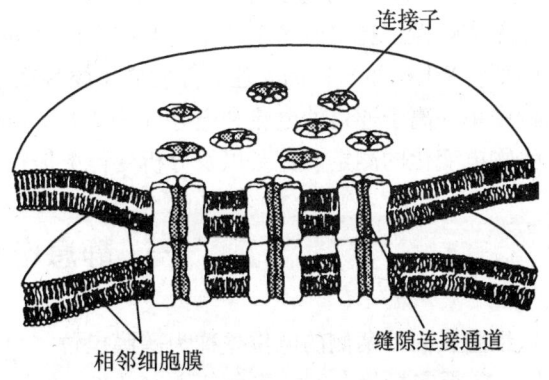

图 2-9 缝隙连接连接形成的电突触模式图

实际上，细胞内效应不是单一信号转导系统完成的，细胞内存在着由多个信号转导系统构成的网络。各条信号转导途径之间，甚至信号分子间都存在着错综复杂的联系。在网络中各条通路相互协调，相互抑制，细胞才能对各种刺激作出完整迅速准确的反应。

第四节 细胞的生物电现象

机体的组织细胞无论在安静时，还是在活动时，都具有电的变化，称为**生物电现象**（bioelectricity phenomenon）。从细胞水平观察和理解生物电的现象及其产生机制，对于了解细胞、器官以及整体机能活动至关重要。

生物电一般在几个微伏到100多个毫伏之间，因此要观测生物电，必须将生物电信号引导、放大，并显示在示波器上，以观测生物电的强度、时间和变化速率等指标。也可用计算机技术对生物电变化信号进行采集、处理并打印出来。

生物电记录方法有两种，即细胞外记录和细胞内记录。细胞外记录是将两个引导电极放在组织细胞或机体表面，记录细胞活动时两电极之间出现的电位差变化。其优点是记录无损伤性，可用于人体重复记录。临床上常用的心电图、脑电图、肌电图、视网膜电图以及胃肠电图等，就是利用细胞外记录方法记录的生物电活动综合表现；细胞内记录是将一尖端直径小于1μm的玻璃微电极刺入细胞内拾取和引导细胞内电信号，另一电极放在细胞外作为参考电极。记录细胞安静或活动时细胞膜内外两侧的电位差，即单一细胞的静息电位和动作电位（图2-10）。

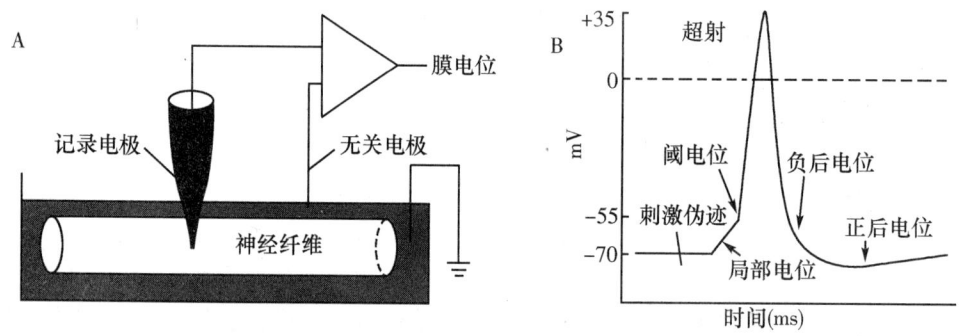

图 2-10　测量单一神经纤维静息电位和动作电位的实验模式图

R 表示记录仪器，S 是电刺激器。当测量电极中的一个微电极刺入轴突内部时，可发现膜内较膜外低 70mV 的负电位状态。但受到一次短促的阈上刺激时，膜内电位迅速上升到+35mV 的水平，约经 0.5~1.0ms 后又逐渐恢复到刺激前的状态

自 20 世纪 50 年代以来，Hodgkin 和 Huxley 在微电极技术的基础上发展了**电压钳技术**（voltage clamp technique），研究了枪乌贼巨轴突电压门控 Na^+ 通道和 K^+ 通道，分析了 Na^+ 电流和 K^+ 电流的时间和电压依赖性，提出生物电产生的**离子学说**（ionic theory），为阐明动作电位的成因作出了贡献。70 年代中期，Neher 和 Sakmann 建立并发展了**膜片钳技术**（patch clamp technique），可以直接记录到细胞膜结构中单一离子通道的电流和电导（图2-11）。随着计算机技术的发展和应用，测量仪器日益精密化，使生物电变化的测定、记录以及分析变得更加精细、准确。

一、静息电位及其产生原理

细胞膜内外两侧的电位差称为**跨膜电位**（transmembrane potential），简称**膜电位**（membrane potential），包括安静状态下的静息电位和兴奋时的动作电位。

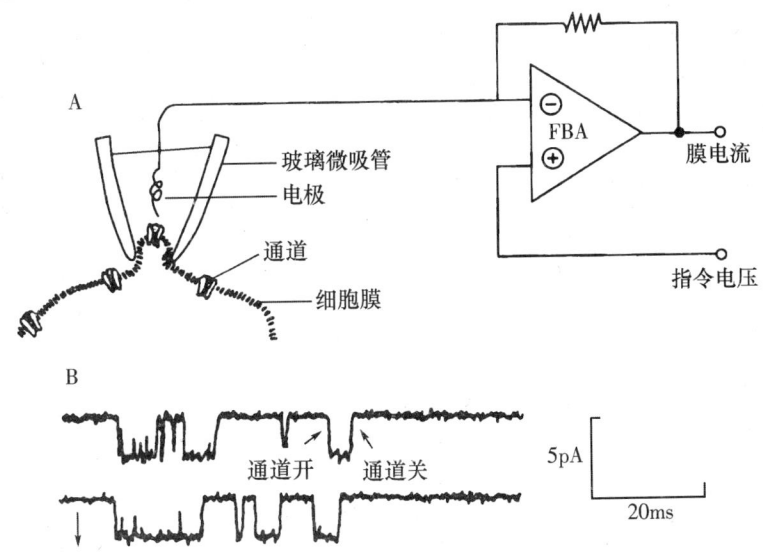

图 2-11 膜片钳方法记录离子通道电流
A：实验布置；B：单通道开放时内向电流

（一）静息电位的基本概念

静息电位（resting potential）是一切活的细胞所共有的生物电现象，是指细胞安静状态（未受刺激）时，存在于细胞膜内外的电位差。通常，细胞的静息电位表现为膜内电位低于膜外，为负电位，而且稳定不变。哺乳动物神经细胞和骨骼肌细胞的膜内静息电位值为 $-70 \sim -90 \text{mV}$，腺细胞为 $-40 \sim -70 \text{mV}$，人的红细胞约为 -10mV。静息电位的大小通常是以膜内电位负值的绝对值大小来判断，例如从 -80mV 变化到 -90mV，称为静息电位增大；反之，则称为静息电位减小。

电生理学把静息电位时细胞膜内负外正的状态称为**极化**（polarization）；在静息电位基础上膜电位增大称为**超极化**（hyperpolarization）；在静息电位基础上膜电位减小称为**去极化**（depolarization）；在去极化过程中，膜内电位表现为正电位时，称为反极化；细胞膜去极化后再向静息电位方向恢复的过程，称为**复极化**（repolarization）（图 2-12）。

（二）静息电位产生原理

细胞膜内外两侧离子分布不均衡和膜对离子的选择性通透是产生膜电位的原因。前已述及，细胞稳态时的膜内外离子分布态势是细胞膜内 K^+ 浓度高于膜外，细胞外 Na^+ 浓度高于膜内。因此，安静状态时，膜对某种离子通透性将决定该离子在静息电位形成中的作用的大小。

1. K^+ 顺浓度梯度向膜外扩散

这是产生静息电位的主要因素。在安静状态时，细胞膜对 K^+ 通透性最大（gK^+ 较高），但对 Na^+ 通透性很小（gNa^+ 小），对细胞内带负电荷的大分子有机物（A^-）几乎不通透。因此，K^+ 浓度梯度作为动力推动 K^+ 向膜外扩散，而 Na^+ 不能或很少内流。而且膜内带负电荷的蛋白质不能跟随外

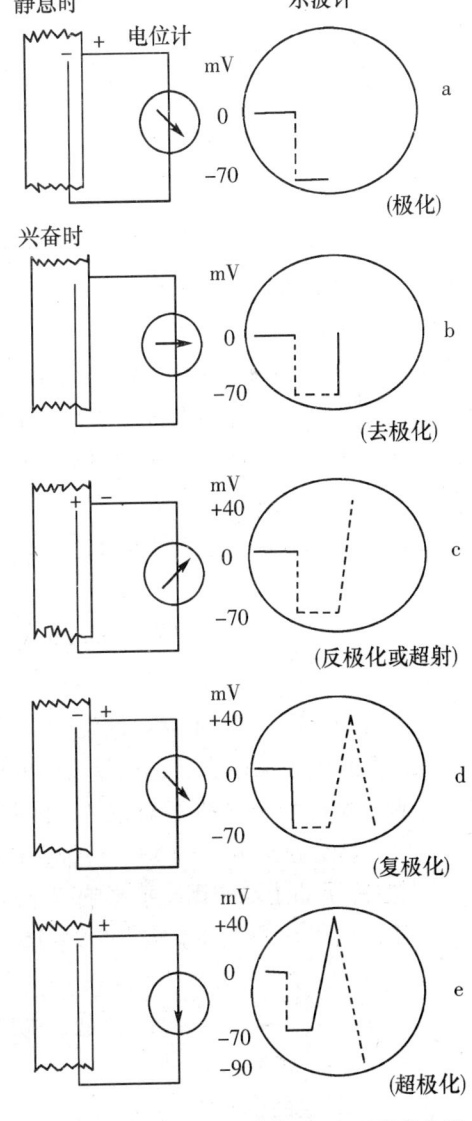

图 2-12 细胞接受刺激发生兴奋后膜状态的转变示意图

出，只能留在细胞膜内侧。结果，形成膜内为负、膜外为正的跨膜电位差。

然而这种内负外正的电位差势能对于 K^+ 外流是一种阻力。因此，K^+ 的电-化学势能会随着 K^+ 外流，逐渐减小。当驱动 K^+ 外流的动力和阻止 K^+ 外流的阻力达到平衡（电-化学势能减小至零）时，K^+ 外流的净通量为零，膜两侧电位差稳定于某一数值。这种单独由于 K^+ 外流达电-化学平衡时所产生的跨膜电位差称为 K^+ **平衡电位**（K^+ equilibrium potential，E_K）。

20 世纪初 Bernstein 提出的膜学说，认为 K^+ 平衡电位是产生静息电位的机制。E_K 的值可用 Nernst 公式计算，即：

$$E_K = \frac{RT}{ZF} \times \ln \frac{[K^+]_o}{[K^+]_i}$$

式中 R 是气体常数，T 为绝对温度，Z 是离子价，F 是法拉第常数（相当于96500C/mol）；式中只有 $[K^+]_o$ 和 $[K^+]_i$ 是变数，分别代表膜外和膜内的 K^+ 浓度。若室温以 27℃ 计算，再把自然对数转换成常用对数，则上式可简化为：

$$E_K = \frac{8.31 \times (27 + 273)}{1 \times 96500} \times 2.3 \lg \frac{[K^+]_o}{[K^+]_i}(V)$$

$$= 0.0595 \lg \frac{[K^+]_o}{[K^+]_i}(V)$$

$$= 59.5 \lg \frac{[K^+]_o}{[K^+]_i}(mV)$$

根据公式，E_K 的大小决定于膜两侧原有 K^+ 的浓度。由 Nernst 公式计算得到的 E_K 值与实际测得的静息电位的值非常接近（静息电位的绝对值比 E_K 值略小一些）。进一步的实验证明，在人为地改变细胞外液中 K^+ 的浓度后，使 $[K^+]_o/[K^+]_i$ 比值发生改变，结果静息电位的数值也发生相应的变化。这一结果与根据 Nernst 公式计算得到的预期值基本一致。由此证明，K^+ 平衡电位是产生静息电位的主要原因。大多数细胞的静息电位主要是由细胞内 K^+ 的外流所产生的。

应该指出，实验证明安静时膜不仅对 K^+ 有通透性，对 Na^+、Cl^- 也有一定的通透性，如哺乳动物神经纤维对三者的通透性比是 $P_K : P_{Na} : P_{Cl} = 1.0 : 0.01 : 2.0$。考虑到膜两侧是 K^+、Na^+、Cl^- 的混合离子溶液，Goldman 等认为膜两侧所造成的平衡电位（E）可用下式表示。

$$E = 59.5 \lg \frac{P_K[K^+]_o + P_{Na}[Na^+]_o + P_{Cl}[Cl^-]_i}{P_K[K^+]_i + P_{Na}[Na^+]_i + P_{Cl}[Cl^-]_o}$$

一般认为，膜对 Cl^- 不存在原发性主动转运，因此，Cl^- 在膜两侧的分布是被动的，不是由它决定膜电位，而是由膜电位决定它在膜内的浓度。所以 Cl^- 平衡电位总是等于或非常接近静息电位。以上分析也表明，膜对 K^+ 通透性相对较大，因此膜电位较接近 E_K（-90 ~ -100mV）。若膜对 Na^+ 的通透性增大，膜电位就会接近 E_{Na}（+50 ~ +70mV）。

2. 钠-钾泵的生电作用直接影响静息电位形成 钠-钾泵在参与静息电位形成中的作用，往往因细胞的种类和状态有很大的差异，在 2 ~ 16mV。

二、动作电位及其产生原理

（一）动作电位

动作电位（action potential）是指可兴奋细胞在受到一次有效刺激（阈值以上的刺激）后，在静息电位的基础上产生的迅速的、一过性的膜电位波动。这种膜电位波动是各种可兴奋细胞发生兴奋时所具有的特征性表现，因此，动作电位是可兴奋细胞兴奋的标志。

1. 动作电位的波形特征 各种可兴奋细胞动作电位波形的形状、幅度和持续时间各不相同。但动作电位的波形特征是相同的，均可分为去极相和复极相两个部分，以神经纤维动作电位为例（图2-13）介绍如下。

（1）**去极相**：相当于动作电位上升支部分。动作电位上升支最初一部分，上升速度缓慢。当去极化达到一定程度（阈电位水平）时，去极化速度突然加快形成**锋电位**（spike potential）的上升支。快速去极化中的反极化部分称为**超射**（overshoot）。

（2）**复极相**：相当于动作电位下降支部分，大致分为两部分。最初是快速复极化部分，形成锋电位的下降支。当复极化达动作电位振幅70%左右处，紧接

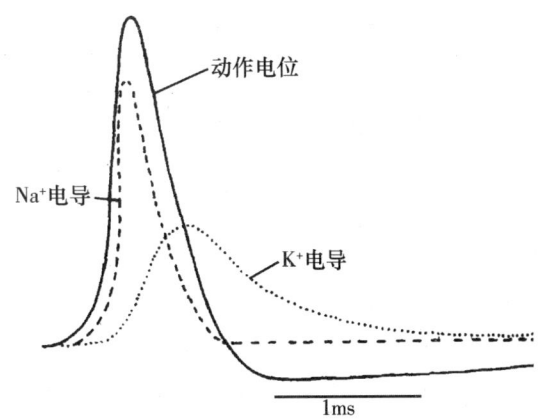

图2-13 神经纤维动作电位和膜 Na^+、K^+ 电导改变的关系

锋电位有一复极化缓慢的**后电位**（after-potential）。后电位有两个成分，即①**负后电位**（negative after-potential），也称**去极化后电位**（depolarizing after-potential）；②**正后电位**（positive after-potential），也称**超极化后电位**（hyperpolarizing after-potential），最后达静息电位水平。

锋电位是由去极相陡峭的上升支和复极相快速下降部分共同构成的。锋电位是动作电位最主要部分，因此，锋电位可看作是动作电位的同义语和象征。

2. 动作电位特性 可兴奋细胞动作电位具有以下共同的特性。

（1）"**全或无**"**特性**：当给予可兴奋细胞的刺激强度太小时，不能引起动作电位；一旦刺激强度达到阈值时，就能引起一个波形和幅度固有大小的动作电位，并不会因再增加刺激强度而改变其波形和幅度，这一现象称为"**全或无**"（all or none）特性。

（2）**不衰减传导**：动作电位可以沿细胞膜向周围迅速传播，直至整个细胞的细胞膜都依次产生动作电位。在动作电位传播过程中，其幅度和波形不会因传播距离的增加而减小，这种特性称为**不衰减传导**。

（3）**不应期**：在动作电位发生及其后的一段时间内，兴奋性会短暂消退或下降，形成绝对不应期和相对不应期。

（二）动作电位产生原理

细胞膜内外两侧 Na^+、K^+ 分布不均和膜电导改变所导致的 Na^+、K^+ 流动是产生动作电位的原因。

1. 去极相 动作电位的去极化过程主要与细胞外 Na^+ 快速内流有关。

安静时，细胞膜两侧 Na^+ 的浓度差以及膜内恒定的负电位形成的电-化学梯度差是 Na^+ 内流的动力。当神经纤维受到有效刺激时，首先激活细胞膜上少量 Na^+ 通道开放，Na^+ 顺浓度梯度少量内流，引起膜缓慢去极化。当去极化使膜电位达到某个临界值（阈电位水平）时，细胞膜上大量的电压门控 Na^+ 通道被快速激活开放，即膜对 Na^+ 的通透性突然增大，Na^+ 迅速大量内流使膜快速去极化。膜的去极化可激活另一些 Na^+ 通道开放，而 Na^+ 内流引起膜进一步去极化，膜的正反馈去极化引起再生性 Na^+ 内流，形成锋电位的升支。

在去极化过程中，当 Na^+ 内流造成膜内正电位时，则是 Na^+ 进一步内流的阻力。随着 Na^+ 内流的增加，Na^+ 电-化学梯度也不断减小，当驱动 Na^+ 内流的动力和阻止 Na^+ 内流的阻力达到平衡（电-化学势能减小至零）时，膜上 Na^+ 内流的净通量为零，膜内的正电位恒定在一个新的水平。这种因 Na^+ 单独内流达电-化学平衡时产生的膜两侧电位差称为 Na^+ **平衡电位**（Na^+ equilibrium potential，E_{Na}）。可将膜内、外 Na^+ 的浓度代入 Nernst 公式计算出 E_{Na} 的数值，该数值与实验中实际测得的动作电位的超射值很

接近。

2. 复极相 动作电位的复极化过程主要由细胞内 K^+ 外流而产生。K^+ 外流的动力是 K^+ 电-化学梯度势能（膜内、外 K^+ 的浓度差以及反极化状态下的电位差）。动作电位上升支达峰值后即转入复极过程。

（1）**锋电位降支形成机制**：①膜钠通道开放时间短暂。钠通道激活快，失活也快，只有瞬间（1～2ms）开放，随后钠通道失活；②与此同时，膜对 K^+ 的通透性进一步增大，膜内 K^+ 在其电-化学梯度势能作用下向膜外扩散。

（2）**后电位产生机制**：有人认为负后电位是膜复极化时 K^+ 迅速外流而积聚于膜外附近，使膜内外 K^+ 浓度差变小，因而暂时阻碍了 K^+ 外流的结果；正后电位则可能由于此时钠-钾泵活动加强，泵出的 Na^+ 超过泵入的 K^+ 而使膜电位出现暂时的轻度的超极化。

复极后，膜电位已恢复到静息电位水平，但是膜内、外的离子分布尚未恢复。此时细胞内 Na^+ 浓度和细胞外 K^+ 浓度均稍增加（据估计，神经纤维每兴奋一次，进入细胞内的 Na^+ 量大约增加膜内 Na^+ 浓度 1/80000，逸出的 K^+ 量也近似这个数值），从而激活细胞膜上的钠-钾泵，使之加速运转，将细胞内多余的 Na^+ 运至细胞外，将细胞外多余的 K^+ 摄回细胞内，使细胞膜内外的离子分布重新恢复到稳态水平。

实验证明，在细胞兴奋时 Na^+ 电导和 K^+ 电导的变化过程与动作电位的变化过程是一致的。因此，膜电导变化与离子通道的活动有关，取决于离子通道开放、关闭状态以及通道开放的数量等。

三、细胞的兴奋与兴奋性

动作电位是一切可兴奋细胞兴奋的指标，可兴奋细胞接受刺激产生动作电位的能力和特性称为兴奋性。

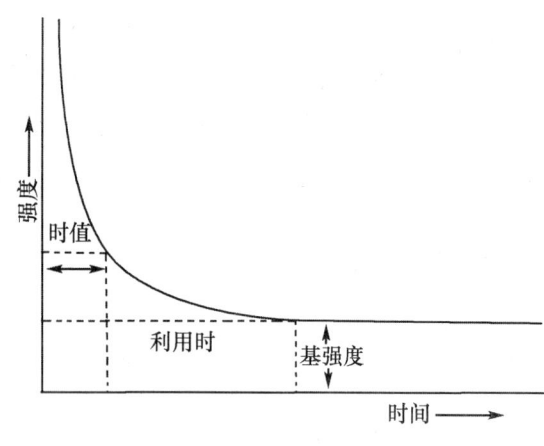

图 2-14 可兴奋组织的强度-时间曲线

（一）刺激与兴奋

1. 刺激引起兴奋的条件 引起细胞兴奋的刺激由 3 个参数组成，即刺激强度、刺激的持续时间和刺激的强度-时间变化率。通常，在实验室研究生物电现象主要采用电刺激手段，以方波脉冲作为刺激，固定强度-时间变化率参数，观察能引起细胞兴奋的刺激强度（方波的幅度）与刺激的持续时间（方波的波宽）二者之间的关系。将实验结果绘成**强度-时间曲线**，在曲线上任何一点代表一个既有一定刺激强度，又有一定刺激持续时间的，能引起组织发生兴奋反应的最小刺激量（图 2-14）。

当刺激强度低于某一临界值时，即使刺激时间无限长，也不能引起细胞兴奋，表现为曲线的右下支与横坐标平行；同样，当作用时间短于某一临界值时，即使刺激强度无限大，也不能引起细胞兴奋，表现为曲线左上支与纵坐标平行。通常将刺激作用时间足够长的条件下，能引起兴奋的最小刺激强度，称为**基强度**（rheobase）。用基强度作刺激能够引起细胞兴奋所需的最短作用时间称为**利用时**（utilization time），而**时值**（chronaxie）是指在保持强度-时间变化率不变的条件下，两倍基强度的刺激引起组织兴奋的最短的刺激持续时间。

衡量兴奋性高低的阈值包括强度阈值（如基强度）和时间阈值（如时值），但时值的测定较为复杂，不便于应用。一般而言，刺激的阈值是指**强度阈值**（threshold intensity），即在刺激作用时间和强度-时间变化率固定不变的条件下，能引起组织细胞兴奋所需的最小强度刺激，称为**阈刺激**（threshold stimulus）。强度小于阈值的刺激称为**阈下刺激**（subthreshold stimulus），它不能引起组织细胞兴奋。

2. 阈电位 神经纤维和骨骼肌细胞膜上的 Na^+ 通道是电压门控 Na^+ 通道。在有效刺激（阈刺激和阈上刺激）作用下，膜电位先缓慢去极化，当去极化到某一临界值时，膜上的电压门控 Na^+ 通道正反馈式开放导致膜再生性 Na^+ 内流直至达到 Na^+ 平衡电位，形成锋电位的升支。这个能够引起膜对 Na^+ 通透性突然增大，产生锋电位（动作电位）的临界膜电位水平称为**阈电位**（threshold potential）。可见，阈电位的本质就是触发电压门控性 Na^+ 通道正反馈式开放的临界膜电位。阈电位一般比静息电位的绝对值小 10~20mV，在神经细胞和肌肉细胞，阈电位为-50~-70mV。

3. 阈下刺激、电紧张电位和局部反应

（1）**膜外电流与电紧张电位**：当两个与直流电源相连的电极与神经纤维相接触时，电极可从正极通过膜外的溶液流向负极；另一方面，电流也可从正极流向膜内，从膜内流向负极处，再从膜内流出膜外而到达负极。这些穿过膜的电流，不仅在电极下的膜上流动，而且还会扩散到电极附近的一定区域，再进行穿膜流动（图 2-15）。

通常在电极下的一点上，电流密度最大；离电极愈远，电流密度愈小。这种电流的流动，即**电容电流**（capacitive current），将会伴随膜电位的改变而改变。在正极，增加了膜外的正电荷，使膜电容充电，增加了膜外的正电位，形成超极化；在负极，相当于在膜内通正电流，使膜电容放电，减少了膜外的正电位，形成去极化；这种外加电流所引起的膜电位的改变，称为**电紧张电位**（electronic potential），前者称为**超极化电紧张电位**（又称阳极电紧张电位），后者称为**去极化电紧张电位**（又称阴极电紧张电位）。电紧张电位幅度很小，向周围扩布时，随着传导距离的增加而电位的幅度逐渐减小以至消失，呈衰减式的传导，这种扩播方式称为电紧张方式扩布。

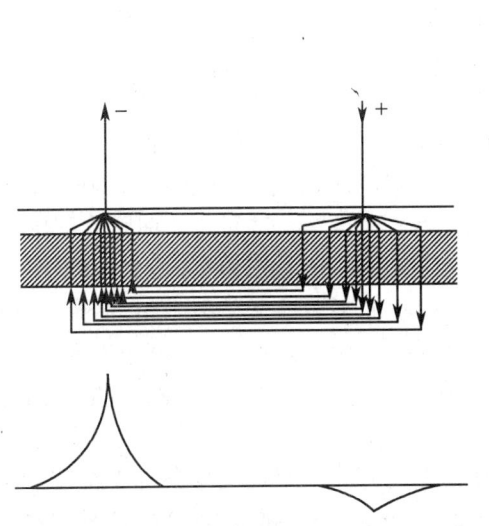

图 2-15 膜外电流与电紧张电位

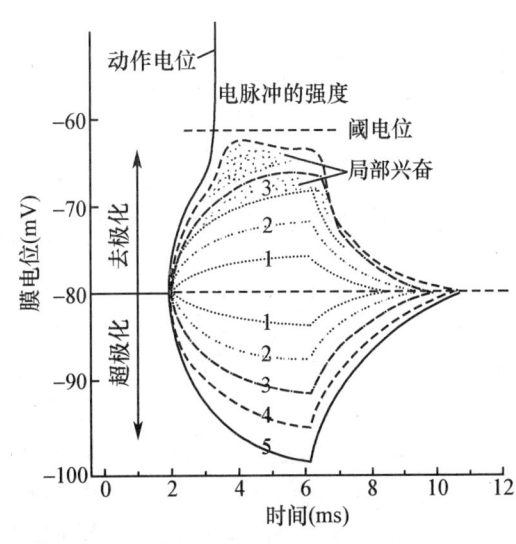

图 2-16 电紧张电位、局部反应与动作电位示意图

如上所述，较小的电流刺激（阈下刺激）作用于神经细胞（或其他可兴奋细胞）时将产生电紧张电位。如图 2-16 所示，在负极处与正极处分别引起大小相等而方向相反的膜电位改变，但是这种镜像式改变，只是在刺激电流较弱的情况下产生。当刺激电流的强度接近于阈值时，两刺激电极处所发生的电位改变的幅度就不再相等，在负极处电位改变（去极化）的幅度，将会明显大于正极处（超极化）改变的幅度。通常将在负极处发生的去极化效应增大时的膜电位改变，称为**局部反应**（local response）或**局部兴奋**（local excitation）。局部反应未达到阈电位水平，因而不能爆发动作电位，但它与阈电位的差值减小，这时膜如果再受到刺激，通过总和就比较容易到达阈电位而发生兴奋，即局部反应可以提高细胞膜的兴奋性，这种效应称为**易化**（facilitation）。

（2）**局部反应特点**：

1）不符合"全或无"定律。在阈下刺激的范围内，局部反应可随刺激的增强而增大。

2）电紧张方式扩布。即随着传导距离的增加而局部反应的幅度逐渐减小以至消失，因此局部反应不能在膜上作远距离传播。

3）总和现象。局部反应是可以叠加的，局部反应没有不应期，而且能持续短暂时间（若干毫秒)。因此，几个阈下刺激所引起的局部反应可以叠加起来，即发生总和。如果在细胞膜的同一部位先后给予两个阈下刺激，当第一个阈下刺激引起的局部反应尚未消失前，紧接着给予第二个阈下刺激，所引起的局部反应可与第一个局部反应叠加起来，这种局部反应的总和称为**时间总和**（temporal summation）；如果在细胞膜相邻的两个部位同时分别给予阈下刺激，这两个相邻的局部反应也可以叠加起来，这种局部反应的总和称为**空间总和**（spatial summation）。如果局部反应经过总和使静息电位减小（去极化）到阈电位时，细胞膜便可产生一次动作电位。

综上所述，细胞的兴奋可由两种方式引起：一种是给予一个阈值以上的刺激，就能使静息电位降低到阈电位，从而爆发动作电位；另一种是给予多个阈下刺激，使局部反应发生总和，从而使静息电位减小到阈电位水平，导致动作电位的爆发。总和现象的生理意义就在于使局部兴奋有可能转化为动作电位。

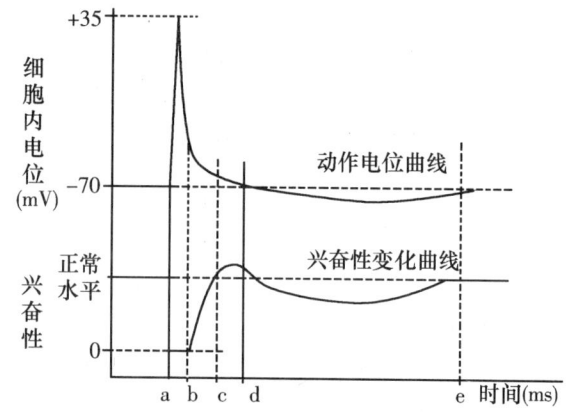

图 2-17　神经纤维动作电位与兴奋性变化的时间关系
ab：锋电位—绝对不应期；bc：负后电位—相对不应期；
cd：负后电位—超常期；de：正后电位—低常期

（二）可兴奋细胞兴奋后兴奋性的周期性改变

可兴奋细胞在其接受一次有效刺激产生动作电位的过程中，兴奋性将会产生一系列的规律性改变，以神经纤维为例，依次分为以下几个时期（图2-17）：

1. 绝对不应期（absolute refractory period）　神经纤维接受一次有效刺激产生兴奋（动作电位）的最初一段时间内，无论给予多么强大的刺激都不能使其再次兴奋，称为绝对不应期（图2-17a-b），此期刺激阈值无穷大，兴奋性为零。

2. 相对不应期（relative refractory period）　绝对不应期之后的一段时间内，细胞受到阈上刺激才能引起兴奋，称为相对不应期（图2-14b-c）。相对不应期细胞的兴奋性在逐渐恢复，但低于正常。

3. 超常期（supranormal period）　相对不应期之后，细胞的兴奋性又稍高于正常的一段时期，此期细胞若接受一个较大的阈下刺激也可产生兴奋（图2-17c-d）。超常期的兴奋性高于正常。

4. 低常期（subnormal period）　超常期之后，细胞的兴奋性又转入低于正常的时期，需用阈上刺激才能引起兴奋，这一时期称为低常期（图2-17d-e）。

神经纤维的绝对不应期约0.5~2.0ms，相当于从动作电位开始直至锋电位下降支结束的时期。绝对不应期长短可决定细胞兴奋的最高频率，若绝对不应期2.0ms，则兴奋频率不超过500次。相对不应期相当于负后电位的早期，超常期相当于负后电位的后期，低常期相当于正后电位的时期。

综上所述，细胞在一次兴奋及其恢复过程中，其兴奋性要经历一个周期性变化的过程，在这些变化之后，细胞的兴奋性才完全恢复正常。

（三）兴奋性的周期性改变的机制

产生兴奋性周期性变化的实质是Na^+通道功能状态的变化。前已述及，Na^+通道存在着备用、激活、失活、复活等不同的功能状态。绝对不应期就是膜上Na^+通道由激活态进入失活态的时期，而失活的Na^+通道不可能被直接激活；相对不应期则是由于膜逐渐复极而使失活的Na^+通道逐渐开始恢复（即复活）到备用态的过程，但尚未全部恢复，因此需要较强的刺激才能引起兴奋；超常期处于负后电位的后期，此时Na^+通道已基本恢复到备用状态，而且由于此时膜电位更靠近阈电位水平，故有较高的兴奋性；低常期是膜出现超极化，离阈电位水平更远些，故其兴奋性低于正常。

（四）兴奋在同一细胞上的传导

可兴奋细胞的细胞膜任何一处受刺激产生动作电位，都可以沿着细胞膜不衰减地传导，直至传遍整个细胞。在动作电位发生的部位,膜内为正,膜外为负,而邻近静息的部位则膜内为负,膜外为正。这样,在膜的兴奋部位与邻近的静息部位之间存在着电位差,由于电位差的驱动使膜外正电荷由静息部位向兴奋部位移动,膜内的正电荷由兴奋部位向静息部位移动,形成**局部电流**(local current)。动作电位通过局部电流在细胞膜上传导下去,使整个细胞膜都依次发生动作电位,完成兴奋在整个细胞上的传导。由于局部电流的刺激作用足以使静息电位去极化到阈电位,而产生的动作电位又是"全或无"性质,足以保证局部电流的强度。所以,动作电位能沿着细胞膜作不衰减的传导。

以上所述的动作电位传导过程和机制是可兴奋细胞兴奋传导的共同原理,但有髓鞘神经纤维传导有其自己的特点。髓鞘在有髓纤维上呈节段性分布,每段约1~2mm,髓鞘电阻很高,少有Na$^+$通道,电流不易通过。两段髓鞘之间有1~2μm的轴突膜裸露区,称为**郎飞结**(node of Ranvier),该处Na$^+$通道密集,容易产生动作电位。所以,有髓纤维的局部电流是在相邻两个郎飞结(发生动作电位的郎飞结和静息的郎飞结)之间发生的。当某一结处产生动作电位时,

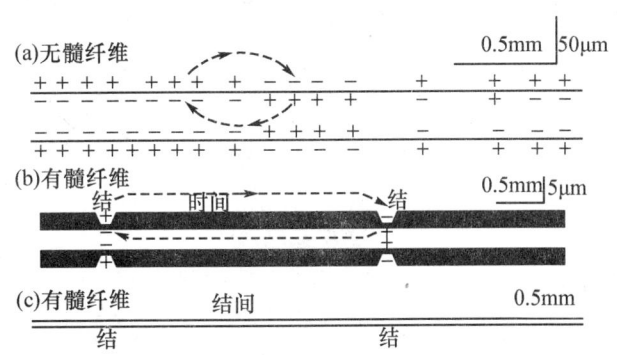

图2-18 神经纤维兴奋传导原理示意图

通过局部电流迅速使邻近的郎飞结去极化达到阈电位,产生动作电位。动作电位的这种传导方式称为**跳跃式传导**(saltatory conduction)(图2-18)。所以,有髓鞘神经纤维的兴奋传导速度要比无髓鞘神经纤维快,这对于高等动物缩短对外界刺激作出反应的时间具有重要意义。

第五节 肌细胞的收缩功能

人体各种形式的运动,主要靠肌细胞收缩与舒张活动来完成。骨骼肌为随意肌,受躯体运动神经支配;躯体运动和呼吸运动是由骨骼肌收缩活动完成。心肌和平滑肌为非随意肌,受自主神经支配。心脏泵血是由心肌收缩完成;胃肠、膀胱、子宫等内脏功能是由平滑肌收缩完成。

肌细胞收缩活动所做机械功,产生张力和长度的改变。骨骼肌和心肌在形态学上属于横纹肌;虽然各类肌肉收缩有其各自的特征,但它们的收缩机制的本质都是胞质内的Ca^{2+}浓度控制粗、细肌丝滑行。本节主要讨论骨骼肌和平滑肌的收缩功能。

一、骨骼肌的收缩功能

骨骼肌组织约占体重的40%,其收缩与舒张对完成躯体运动、呼吸和语言等活动具有重要意义。在体内,躯体运动神经兴奋时,动作电位沿神经纤维传导并经神经-肌肉接头的传递,引起骨骼肌兴奋,骨骼肌产生的动作电位沿肌细胞膜传导,通过兴奋-收缩偶联触发肌细胞的收缩与舒张。本节主要阐释肌细胞的收缩机制、肌肉收缩的特征和影响因素。

(一)骨骼肌微细结构

骨骼肌最基本的结构单位是肌细胞,又称为肌纤维。许多肌纤维排列成束,称为肌束,其外包被一层肌束膜。许多肌束聚集在一起,其外包被一层肌外膜,构成解剖学概念上的肌肉。

肌细胞内含有大量的肌原纤维和高度发达的肌管系统,而且这些结构在排列上是高度规则有序的,这是骨骼肌完成收缩功能的结构基础。

1. 肌原纤维和肌小节 每个肌细胞都含有上千条的**肌原纤维**(myofibril),其直径为1.5μm左右,与肌纤维长轴平行排列,纵贯肌细胞全长。在光学显微镜下可见每条肌原纤维的全长都呈现规则的明、暗相间,分别称为**明带**(light band)和**暗带**(dark band)。每条肌原纤维的明带和暗带在横向上都位

于相同水平,因而肌细胞呈现明暗交替的横纹,故骨骼肌有**横纹肌**之称(图2-19)。**暗带**的长度比较固定,在暗带中央,有一段相对较亮的区域,称为 **H 带**。在 H 带中央,有一条横向的线,称为 **M 线**;明带中央也有一条横向的线,称为 **Z 线**。肌原纤维上相邻的两条 Z 线之间的区域称为**肌节**(sarcomere),肌节是肌肉收缩和舒张的基本单位。

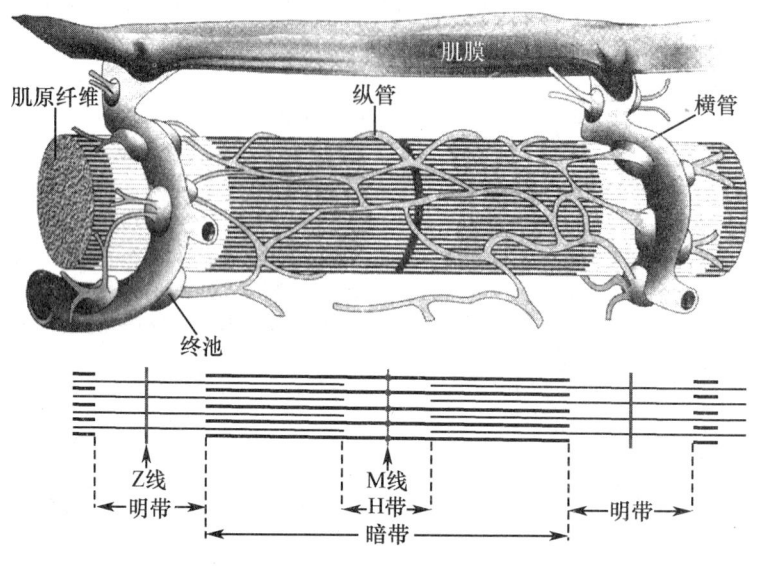

图 2-19 骨骼肌的肌原纤维和肌管系统

肌原纤维由粗肌丝和细肌丝按一定规律排列而成。**粗肌丝**(thick filament),其直径约 10nm,长度与暗带相同,约 1.5μm。暗带中央的 M 线通过骨架蛋白将成束的粗肌丝固定在一起。**细肌丝**(thin filament),直径约 5nm,长约 1.0μm。它的一端固定在 Z 线的骨架蛋白上,另一端向两侧明带伸出,进入暗带的粗肌丝之间,终止于 H 带的边缘。因此,H 带以外的暗带为粗、细肌丝相互重叠的区域,而 H 带以内暗带只有粗肌丝分布。在横断面上,H 带内的粗肌丝呈等边三角形的顶点分布,明带内的细肌丝呈六边形的顶点分布,在粗、细肌丝重叠的区域,每条粗肌丝周围有 6 条细肌丝,而每条细肌丝周围有 3 条粗肌丝,表明细肌丝的数量是粗肌丝的 2 倍。这种几何形状的排列为粗细肌丝的相互作用提供了力学基础。

2. 肌管系统 骨骼肌内有两套独立的**肌管系统**(sarcotubular system),分别称为横管系统和纵管系统。它们包绕在每一条肌原纤维的周围,构成兴奋-收缩偶联的结构基础。

(1) **横管或 T 管系统**:横管(transverse tubule)是由肌细胞膜从表面向内凹陷而成,其行走方向和肌原纤维相垂直。在肌原纤维上,T 管在明带和暗带的交界处形成环绕肌原纤维的相互交通的管道。横管管腔内的液体通过横管在肌膜凹入处的小孔与细胞外液相通,而不与胞质相通。在肌膜和横管膜上有 L 型电压门控钙通道分布,它们的激活与肌细胞的兴奋-收缩偶联活动有关。

(2) **纵管或 L 管系统**:纵管(longitudinal tubule)也称**肌质网**(sarcoplasmic reticulum,SR),相当于其他细胞的内质网,SR 是细胞的 Ca^{2+} 贮存池,其 Ca^{2+} 浓度高于肌质。SR 的走行方向和肌原纤维平行,根据它们分布的部位和功能,分为彼此相通的两部分:①**纵行肌质网**(longitudinal SR,LSR),即包绕在肌原纤维周围的 SR,网膜上有钙泵,可将胞质中的 Ca^{2+} 主动转运到 SR 内。②**连接肌质网**(junctional SR,JSR),即 SR 接近横管时,末端变的膨大或扁平部分,也称为**终末池**(terminal cisterna)。JSR 内的 Ca^{2+} 浓度是肌质的数千至上万倍,JSR 膜上有钙释放通道或称 ryanodine 受体(RYR)。该通道开放,JSR 释放 Ca^{2+} 到肌质,升高肌质钙浓度。横管与其两侧的 JSR 形成**三联管**(triad)结构。三联管是发生兴奋-收缩偶联活动的关键结构。

(二) 骨骼肌收缩原理

20 世纪 50 年代初期,Huxley 等提出**肌丝滑行理论**(myofilament sliding theory)。认为肌肉的收缩、

舒张是由于粗细肌丝在肌节内相互滑行，改变了两种肌丝的重叠程度，而粗、细肌丝的各自长度不变。这一理论后来得到许多实验的支持而得到公认。

1. 肌丝的分子结构

（1）**粗肌丝**：主要由**肌球蛋白**（myosin，亦称肌凝蛋白）分子所组成（图2-20），肌球蛋白分子的杆状部朝向 M 线聚合成束，形成粗肌丝的主干。两个球形的头部连同与其相连的一小段称为"桥臂"的杆状部伸出主干外，形成**横桥**（cross bridge）。

横桥具有 ATP 酶的活性，可分解 ATP 而获得能量，处于高势能状态。在胞质 Ca^{2+} 浓度升高时，高势能状态的横桥可以和细肌丝上的肌动蛋白结合，释放贮存的势能，引起横桥向 M 线方向扭动 45°。横桥与肌动蛋白的结合、扭动、复位的过程称为**横桥周期**（cross-bridge cycling）。

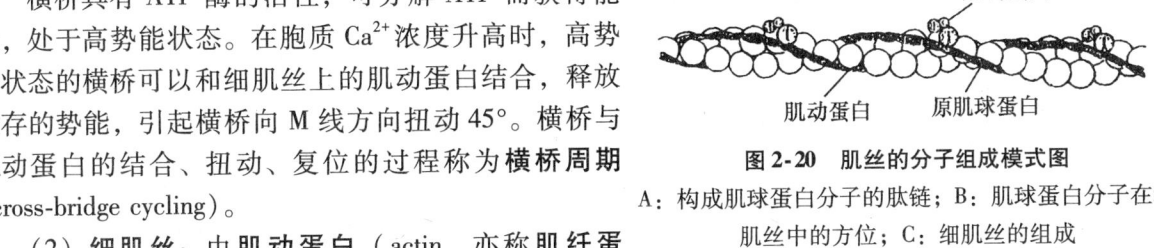

图 2-20　肌丝的分子组成模式图
A：构成肌球蛋白分子的肽链；B：肌球蛋白分子在粗肌丝中的方位；C：细肌丝的组成

（2）**细肌丝**：由**肌动蛋白**（actin，亦称**肌纤蛋白**）、**原肌球蛋白**（tropomyosin，亦称**原肌凝蛋白**）和**肌钙蛋白**（troponin）三种蛋白质组成，它们在细肌丝中的比例是 7:1:1。

肌动蛋白双分子螺旋链，构成细肌丝的主干。每个肌动蛋白分子上有一个可与横桥结合的活化位点。

原肌球蛋白分子由两条肽链双螺旋而成，呈长杆状。在肌肉安静状态下，原肌球蛋白可掩盖肌动蛋白分子上的活化位点，因而起阻碍横桥和肌动蛋白结合的作用。

肌钙蛋白的分子呈球形，是三个亚单位（TnT、TnC 及 TnI）组成的复合体（图2-21）。TnT 附着在原肌球蛋白上，TnI 附着在肌动蛋白上。TnC 在两者之间，具有和 Ca^{2+} 结合的位点，每个 TnC 可结合 4 个 Ca^{2+}；当它与 Ca^{2+} 结合时，肌钙蛋白分子构象发生改变，导致 TnI 与肌动蛋白的结合减弱，并使原肌球蛋白分子向肌动蛋白双分子螺旋链的沟槽深部移动，暴露肌动蛋白的结合位点，解除对横桥和肌动蛋白结合的阻碍作用。

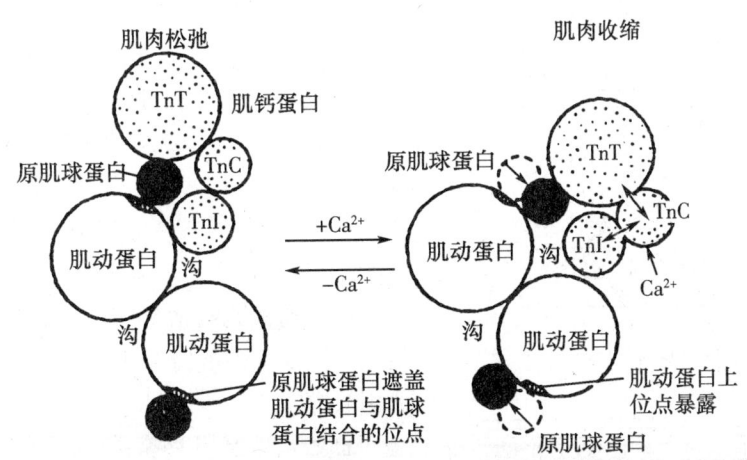

图 2-21　Ca^{2+} 与肌钙蛋白的收缩调节作用示意图

在肌肉收缩过程中，肌动蛋白与肌丝滑行有直接的关系，故和肌球蛋白一同被称为**收缩蛋白**；而原肌球蛋白和肌钙蛋白不直接参与肌丝滑行，但可影响和控制收缩蛋白之间的相互作用，故称为肌肉收缩的**调节蛋白**。

2. 兴奋-收缩偶联　当肌细胞发生兴奋时，首先在肌细胞膜上出现动作电位，然后才发生肌丝滑行，肌小节缩短，肌细胞的收缩反应。这种以肌细胞膜动作电位引发机械收缩的中介机制称为**兴奋-收**

缩偶联（excitation-contraction coupling）。目前认为，兴奋-收缩偶联过程包括3个主要步骤：①兴奋传向横管系统；②三联管结构处的信息传递；③JSR释放Ca^{2+}进入胞质，引发肌肉收缩以及Ca^{2+}由胞质向LSR的再聚积，导致肌肉舒张。

（1）**兴奋传向横管系统**：肌膜上的动作电位沿肌膜和横管系统传播，并激活肌膜和横管膜上的L型钙通道。

（2）**三联管结构处的信息传递**：激活的L型钙通道激活JSR膜上的RYR，RYR是一种钙释放通道，它的激活使JSR内的Ca^{2+}释放，使胞质内的Ca^{2+}浓度升高10~100倍。在骨骼肌，肌膜和横管膜上的L型钙通道，又称**双氢吡啶受体**（dihydropyridine receptor，DHPR）是一个对电位变化敏感的信号转导分子，而不是作为离子通道发挥作用（图2-22）。

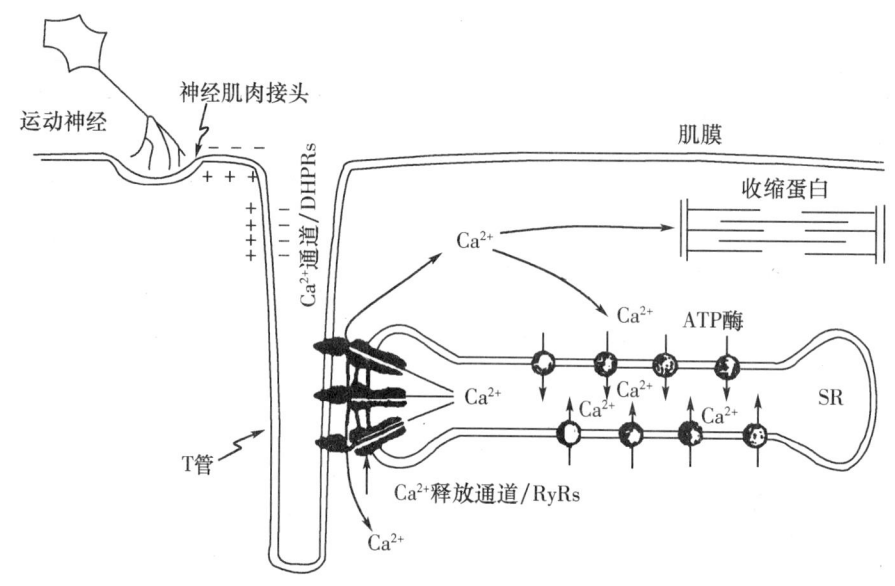

图2-22 骨骼肌兴奋-收缩偶联示意图

来自神经-骨骼肌接头的电兴奋激活T管膜的L型Ca^{2+}通道，后者又激活SR膜上的RYR，引起SR内的Ca^{2+}释放至胞浆；注意：激活的T管膜的Ca^{2+}通道并不导通，只起传递信号作用

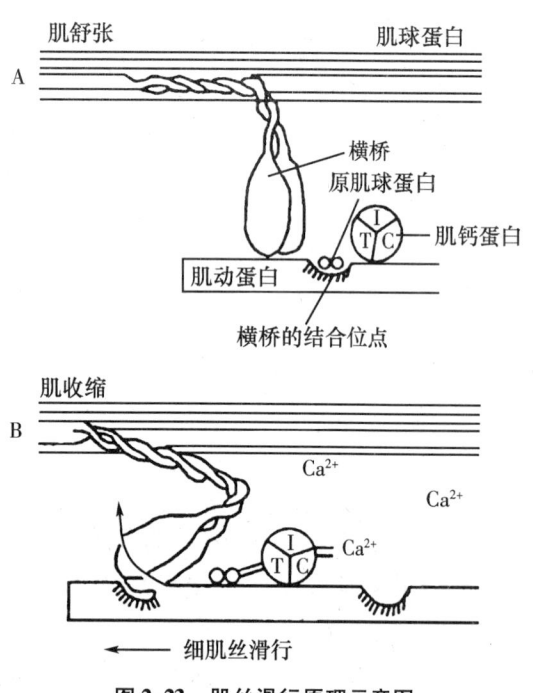

图2-23 肌丝滑行原理示意图

A：肌肉舒张；B：肌肉收缩

目前认为，激活的L型钙通道对RYR的激活可能是通过其结构域Ⅱ和Ⅲ之间的胞内环与骨骼肌RYR分子的"足结构"（foot structure）发生相互作用（构象变化触发钙释放）实现的。肌质网膜上的RYR有3个亚型，分别称为RYR_1、RYR_2和RYR_3，分布于骨骼肌上的主要是RYR_1。

（3）**肌质网释放Ca^{2+}**：使肌浆中Ca^{2+}浓度升高100倍，Ca^{2+}与肌钙蛋白的TnC结合，从而触发肌丝滑行，肌肉收缩。

总之，骨骼肌兴奋-收缩偶联的中介因子是Ca^{2+}，三联管是兴奋-收缩偶联的结构基础，而兴奋-收缩偶联的关键过程在于L型钙通道激活RYR_1引起Ca^{2+}释放。

3. 肌丝滑行过程 以下是目前公认的肌丝滑行的基本过程（图2-23）。

（1）**收缩过程**：当肌浆中Ca^{2+}浓度升高时，Ca^{2+}迅速与肌钙蛋白TnC结合，引起肌钙蛋白构型发生改变，3个亚基间的连接由松散状态变成坚固状态，TnI

亚基与肌动蛋白分离，使原肌球蛋白移位，暴露肌动蛋白分子上能与横桥结合的活化位点。高势能态的横桥头部便与肌动蛋白结合位点结合，引起横桥扭动，牵引细肌丝向粗肌丝的中央滑行。随后横桥头部与新的 ATP 结合，而自动与肌动蛋白结合位点分离，回到原先的垂直方向，在 ATP 不断补充的情况下，横桥头又重新和肌动蛋白活化位点结合，横桥再次扭动。如此横桥周期循环复始，依次将细肌丝向 M 线方向牵拉，使肌小节缩短，肌肉收缩。

（2）**舒张过程**：肌肉收缩完成，钙泵被激活，驱动 Ca^{2+} 逆浓度差转运，促使 Ca^{2+} 回收至肌质网，使肌质内的 Ca^{2+} 浓度下降。当 Ca^{2+} 浓度下降到临界阈值（10^{-7} mol/L）以下时，与肌钙蛋白 TnC 结合的 Ca^{2+} 被解脱出来，肌钙蛋白的 TnI 亚基又重新与肌动蛋白连接，原肌球蛋白变构，恢复对肌动蛋白活化位点的掩盖，在肌肉弹性的被动牵引下，细肌丝复位，肌小节展长，肌肉松弛。

> **案例**
>   [**背景资料**]　男，44 岁，工人。
>   [**病史与主诉**]　午餐进食河豚后不久恶心、呕吐，感觉舌尖麻木、随后四肢肌肉麻痹，进而出现行走困难，家属送来急诊。患者昏迷，瞳孔散大，心跳呼吸停止，立即抢救，心肺复苏术无效，死亡。
>   [**诊断**]　河豚中毒
>   **问题与思考**
>   河豚鱼中毒导致死亡的机制。
>   **提示**
>   河豚鱼的有毒成分主要是河豚毒素和河豚酸，毒素对胃肠道有局部刺激作用，被吸收后迅速作用于可兴奋细胞的钠离子通道，使细胞动作电位产生及传导发生障碍，最后导致细胞兴奋性丧失。

（三）骨骼肌收缩的外部表现和力学分析

肌肉收缩是肌细胞将化学能转为机械功的过程，该过程的外部表现主要为肌肉产生张力或（和）长度缩短，以完成躯体的运动或（和）抵抗外力作用。当肌肉长度缩短使躯体对抗某种阻力而移位时，则完成一定量的机械功，其数值等于对抗的阻力（或负荷）和肌肉缩短长度的乘积。骨骼肌收缩究竟以产生肌张力为主，还是肌缩短为主以及做多少功，取决于骨骼肌收缩时所遇到的负荷、肌肉本身的功能状态、运动单位的数量以及神经元发放冲动的频率等。

1. 单收缩和强直收缩

神经元发放冲动的频率会影响骨骼肌的收缩形式和收缩强度。根据肌肉受到的刺激频率不同，肌肉可产生单收缩和强直收缩两种形式。

（1）**单收缩**（single twitch）：在实验条件下，给予骨骼肌一次单个电刺激，可发生一次动作电位，随后引起肌肉产生一次迅速而短暂的收缩，称为单收缩。整个过程可分为收缩期和舒张期。

（2）**强直收缩**（tetanus）：骨骼肌兴奋后的绝对不应期约为 1~2ms（相当于动作电位的锋电位时程），而其骨骼肌的收缩过程可达几十至几百毫秒，绝对不应期后，肌细胞就可以接受新的刺激，产生新的兴奋和收缩。新的收缩就会与上次尚未结束的收缩过程发生收缩总和。当骨骼肌受到频率较高的刺激时，出现收缩总和的过程称为强直收缩。

如果刺激频率相对较低，总和过程发生于前一次收缩过程的舒张期，则出现**不完全强直收缩**（incomplete tetanus）；如增加刺激频率，使总和过程发生在前一次收缩过程的收缩期，就会出现**完全强直收缩**（complete tetanus）（图2-24）。通常所说的强直收缩是指完全性强直收缩。强直收缩产生的最大张力可达单收缩张力的 3~4 倍。生理条件下，躯体运动神经总是快速、连续地发放神经冲动，所以机体内骨骼肌的收缩都是强直收缩。

单收缩时,JSR 一次释放的 Ca^{2+} 被泵回 LSR,胞质内 Ca^{2+} 浓度很快下降,引起肌肉舒张。强直收缩时,肌细胞连续兴奋,JSR 每次释放的 Ca^{2+} 不能完全被泵回 LSR,导致胞质内 Ca^{2+} 浓度持续升高,处于结合状态的横桥数目也在增加,收缩张力增加,并达到一个稳定的最大值。

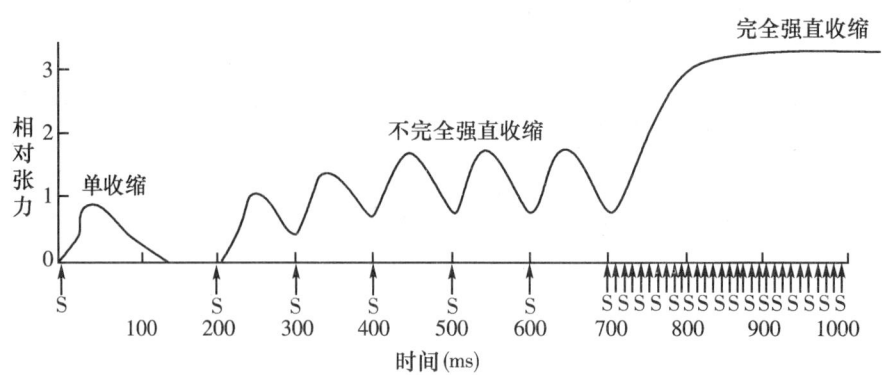

图 2-24 刺激频率与骨骼肌收缩的关系

2. 前负荷和后负荷 肌肉收缩所承受的外来负荷有两种:

(1) **前负荷** (preload):是指在肌肉收缩前所承受的负荷,其作用是使肌肉在收缩前处于某种被拉长的状态。通常将肌肉收缩前的长度称为**初长度**(initial length)。因此,可用初长度来表示前负荷的大小。

(2) **后负荷** (afterload):是指肌肉在收缩过程中所遇到的负荷或阻力。由于后负荷的存在,肌肉收缩时肌丝不能马上滑行,而是处于结合状态的横桥扭动使具有弹性的桥臂伸长产生肌张力以克服后负荷。只有在肌张力发展到克服了后负荷,即肌张力与后负荷等值时,肌丝才能滑行而缩短。

3. 等长收缩和等张收缩 肌肉在不同后负荷条件下收缩时,可产生等长收缩和等张收缩两种形式。如果肌肉收缩时遇到适当后负荷,先产生与后负荷等值的肌张力,然后肌肉在保持肌张力不变的情况下缩短,这种收缩的形式称为**等张收缩**(isotonic contraction)。等张收缩所消耗的能量部分转变为肌张力,部分能量作为肌肉缩短和移动后负荷而完成一定的机械功。随着后负荷的增大,由于每一横桥周期中横桥与肌动蛋白结合的时间延长,即同一瞬间处于结合状态的横桥数量增多,肌张力也随之增加。如果后负荷很大,不能被肌肉的肌张力克服,这种只有肌张力的增大而无肌肉长度缩短的收缩形式称为**等长收缩**(isometric contraction)。肌肉等长收缩消耗的能量,全部转变为肌张力,而无后负荷的移位,所以是不做机械功的。通常,肌肉开始缩短前,先有肌张力增加(等长收缩),当张力超过后负荷时,才表现为肌肉的缩短,从肌肉开始缩短至收缩结束,肌肉张力保持恒定不变(等张收缩)。

在机体内,不同肌肉收缩时所遇到的负荷不同,故其收缩形式也不同。一些与维持身体固定姿势和克服外力(如重力)有关的肌肉,如项肌收缩时以产生张力为主,近于等长收缩;一些与肢体运动有关的肌肉,则表现不同程度的等张收缩。在整体内骨骼肌的收缩多表现为既改变长度又增加张力的混合收缩形式。但由于不同部位肌肉的附着或功能特点不同,其收缩形式有所侧重。

(四)影响骨骼肌收缩的因素

骨骼肌收缩产生的张力、长度改变和做功等效能,受外来的前负荷、后负荷和骨骼肌本身(内在)的功能状态(肌肉收缩能力)等方面的影响。下面以骨骼肌受到一次外加电刺激所产生的单收缩为例,讨论相关的影响因素。

1. 前负荷

如前所述,前负荷决定肌肉的初长度。在生理学实验中,可以测定在不同的肌肉初长度情况下,肌肉做等长收缩所产生的肌张力。将肌肉在安静时牵拉到一定长度时,会产生一定的**被动张力**(passive force);在此基础上施加刺激,可记录到一个收缩时张力,此张力为被动张力与肌肉收缩产的**主动张力**（active force）之和，即**总张力**（total force）。

将肌肉固定于不同的初长度，然后分别记录在不同初长度时被动张力和施加刺激后的总张力，可得到肌肉长度与静息张力和总张力之间的关系曲线。将这两条曲线中各同等长度时的张力数值相减，即可得到肌肉长度与主动张力的关系曲线（图2-25A），称为长度-张力曲线。该曲线说明了肌肉前负荷-初长度与肌肉张力之间的关系。

从曲线可见，肌肉收缩存在一个**最适前负荷**（optimal initial preload）或**最适初长度**（optimal initial length）。在这一初长度下，肌肉作等长收缩时可以产生最大的主动张力；如果肌肉的初长度大于或小于最适初长度，肌肉收缩产生的主动张力都会下降。肌肉长度-张力曲线的这一关系特点与肌节长度变化和参与收缩的横桥数有关。

图2-25B是肌节长度与主动张力的关系曲线。在曲线的d点，肌节的初长度最长（3.65μm），粗、细肌丝完全不重叠，横桥不参与收缩，肌肉收缩时的主动张力为零；在曲线的c点和b点之间，肌节的初长度分别为2.2~2.0μm，粗、细肌丝处于最适重叠状态，即所有的横桥都能与细肌丝接触并参与收缩，肌肉等长收缩时产生的主动张力达最大值；在曲线的a点，肌节的初长度为1.6μm，细肌丝穿过M线，造成两侧细肌丝相互重叠，影响了部分横桥与细肌丝的接触，产生的主动张力也相应减小。由此可见，肌肉的初长度决定了肌节的初长度、也决定了粗、细肌丝的重叠程度和参与收缩的横桥数。因此，收缩前保持肌肉的最适初长度和最适前负荷，收缩时可以达到最好的收缩效果。

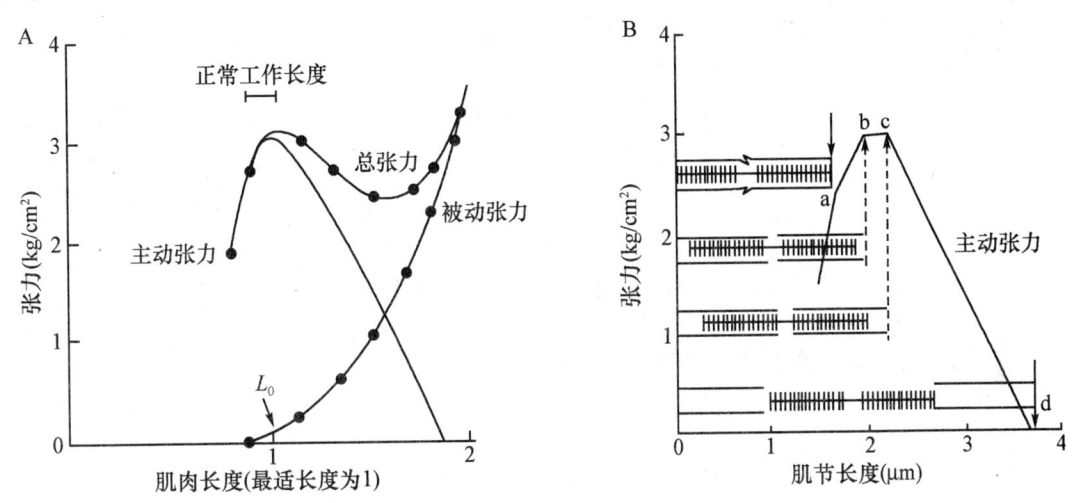

图2-25 肌肉等长收缩时的长度-张力关系
A. 肌肉的长度-张力关系曲线；B. 肌节长度-主动张力关系曲线

2. 后负荷 后负荷在肌肉收缩过程中，主要在肌张力、肌肉缩短等方面起着能量的机械分配作用。在前负荷不变、等张收缩的条件下，人为地改变后负荷，可以观测到不同后负荷对肌肉收缩产生的肌张力和缩短速度的影响，该关系曲线称为张力-速度曲线（图2-26）。曲线表明，随着后负荷增大，肌肉收缩产生的肌张力增大（因后负荷与肌张力等值，用同一横坐标表示），而缩短速度和缩短的长度减小。当后负荷增加到使肌肉不能缩短时，肌肉可产生最大肌张力，即作等长收缩时的肌张力（P_0）；而当后负荷为零时，肌肉缩短可达最大缩短速度（V_{max}）。由于P_0或V_{max}时，肌肉收缩消耗的能量都转化为一个方面，因此这时的P_0或V_{max}可以作为评定肌肉收缩效能好坏的指标。后负荷对肌肉收缩的影响与横桥的活动有关，当后负荷增加时，每一瞬间与细肌丝肌动蛋白结合的横桥的数量增多，故产生的张力增大，但横桥周期延长，肌肉缩短的速度减慢。

3. 肌肉收缩能力（contractility） 是指与负荷无关的能决定肌肉收缩效能的内在特性。肌肉收缩的内在特性受许多因素影响，如胞质内Ca^{2+}浓度的瞬间变化、肌钙蛋白对Ca^{2+}的亲和力、横桥ATP酶的活性、肌肉中ATP的含量，SR钙泵的类型和活性等。肌肉收缩能力可全面影响肌肉收

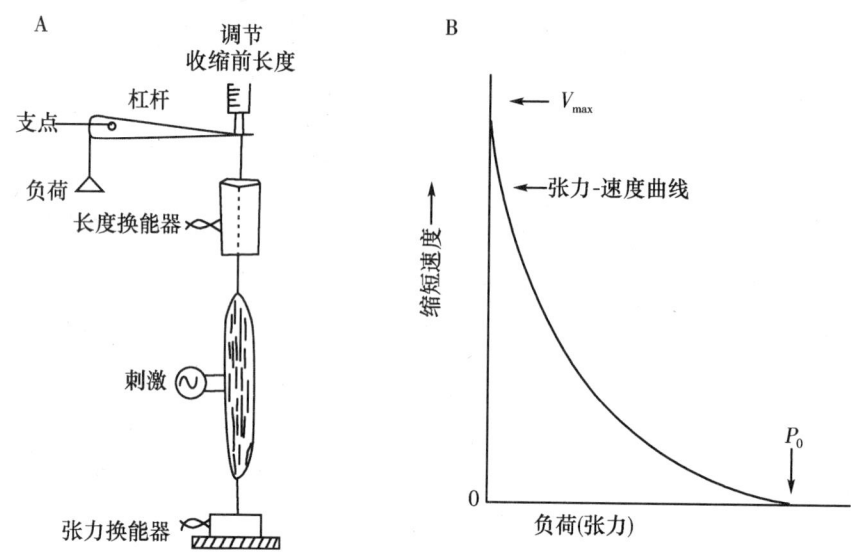

图 2-26 肌肉等张收缩时的张力-速度关系
A. 实验装置；B. 张力-速度关系曲线
V_{max}：负荷为零时，肌肉缩短的最大速度；P_0：肌肉收缩的最大张力

缩的效能。肌肉收缩能力提高，收缩时的肌肉缩短程度、缩短速度等都会提高；反之，肌肉收缩能力降低，上述指标则发生相反的变化。

某些神经体液因素、病理因素和药物都可通过上述途径影响肌肉收缩能力，如缺氧、酸中毒可降低肌肉收缩能力，从而降低肌肉收缩的效果；而 Ca^{2+}、咖啡因、肾上腺素等可提高肌肉收缩能力，增强肌肉收缩力。

二、平滑肌的收缩功能

平滑肌细胞是呼吸道、消化道、血管、泌尿生殖器等器官的主要构成成分。它们可通过持续性或紧张性收缩为这些器官的运动提供动力，保持或改变它们的形态和张力。

（一）平滑肌在功能上的分类

平滑肌（smooth muscle）按其兴奋传导与功能特点分为**单个单位平滑肌**（single-unit smooth muscle）和**多单位平滑肌**（multi-unit smooth muscle）两类。

1. 单个单位平滑肌 也称内脏平滑肌（visceral smooth muscle），主要构成中空的内脏器官，如小血管、消化道、输尿管和子宫等。其特征是：①功能活动形式类似于一个功能合胞体，即肌肉中所有的平滑肌纤维作为一个单位对刺激发生反应，它们的电活动和机械活动近似同步，这是由于肌细胞间存在大量缝隙连接，电活动可以由一个细胞直接传播到其他肌细胞；②有少数细胞具有自动节律性，成为平滑肌活动的起步点，带动整个肌肉的电活动和机械活动。因此，在没有外来神经支配时也可进行近似于正常的收缩活动，而外来神经只能改变平滑肌的兴奋性以及调节平滑肌的收缩强度和频率；③机械牵张刺激可引发这类平滑肌的收缩效应。这是由于肌膜上存在机械门控钙通道，牵张刺激使 Ca^{2+} 通道开放，Ca^{2+} 内流使膜去极化，进而引发兴奋和收缩。

2. 多单位平滑肌 主要包括竖毛肌、睫状肌、虹膜肌以及大血管的平滑肌。特征是：①肌细胞之间很少有缝隙连接，因此每个肌细胞的活动都是彼此独立的，类似于骨骼肌；②没有自律性，肌细胞的收缩活动完全受自主神经的控制，也受扩散到细胞的激素、递质的影响；③牵张刺激通常不能引起这类平滑肌的收缩反应。

无论哪种类型的平滑肌，都可产生两种形式的收缩，即**时相性收缩**（phasic contraction）和**紧张性**

收缩 (tonic contraction)。时相性收缩是一种间断的或节律性的收缩（如胃肠道的蠕动）；而紧张性收缩是持续性的收缩活动，如血管张力就是血管壁平滑肌的紧张性收缩引起的。

（二）平滑肌的微细结构

平滑肌细胞一般呈梭形，长度变异较大，约 8~800 μm，中间直径 2~5 μm。平滑肌细胞的肌质网欠发达，无三联管和肌小节的结构。平滑肌细胞结构特点是细胞内部存在发达的细胞骨架；肌质内含有一些卵圆形的称为致密体的结构，它们以一定的间隔出现附着于膜的内侧面形成致密区，在致密体和致密区中发现有类似骨骼肌 Z 线的蛋白成分，故认为这两种结构可能是与细肌丝相连接的部位。另外，在致密体和致密区之间还有一种称为**结蛋白**（desmin）的聚合体。

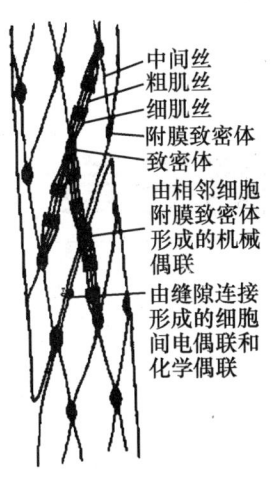

图 2-27 平滑肌内部结构模式图

由丝状物联结起来的致密体和膜内侧的致密区就形成了完整的细胞内构架。有些致密区与相邻细胞的类似结构相对，两层细胞膜也在此处紧密连接，借以传递细胞间的张力完成细胞间的**机械性偶联**。平滑肌细胞间也存在如缝隙连接的其他别的连接形式，通过它们还可以实现细胞间的**电偶联**和**化学偶联**（图 2-27）。

平滑肌细胞内充满肌丝，虽不像骨骼肌那样呈平行排列，但是肌丝的排列仍然是有序的。粗肌丝是由肌球蛋白构成的。细肌丝主要是由肌动蛋白和原肌球蛋白构成，但不含肌钙蛋白；细肌丝的数量远多于粗肌丝，二者之比高达 15∶1。因此 1 根粗肌丝会被更多数目细肌丝包绕，形成相互交错的排列，两侧细肌丝的末端连接于致密体，形成类似于骨骼肌中肌小节的功能单位。

平滑肌细胞膜有一些纵向排列的袋状凹陷，使得细胞膜表面积和细胞体积之比加大，从而增加了肌膜的表面积。肌丝主要是被肌膜而不是肌质网包绕，经肌膜上的钙通道由细胞外液进入胞质内的钙离子对激活收缩蛋白起重要的作用，它与由肌质网释放入胞质的 Ca^{2+} 共同构成平滑肌兴奋-收缩偶联期间胞质内 Ca^{2+} 浓度升高的主要原因。

（三）平滑肌的收缩原理

平滑肌兴奋时，细胞外液内流的 Ca^{2+} 通过钙触发钙释放，促使胞质中的 Ca^{2+} 浓度升高；一些化学信号如神经递质、激素等可通过配体-受体-G 蛋白-PLC 跨膜信号转导，产生第二信使 IP_3，IP_3 作用于 SR 上的 IP_3R，引发 SR 向胞质释放 Ca^{2+}，使胞质中的 Ca^{2+} 浓度升高。升高的 Ca^{2+} 与胞质中的**钙调蛋白**（CaM）形成复合物（Ca-CaM），Ca-CaM 激活胞质中的**肌球蛋白轻链激酶**（myosin light chain kinase，MLCK）；MLCK 使横桥中的肌球蛋白轻链（MLC）磷酸化，磷酸化的 MLC 提高横桥 ATP 酶的活性，引发横桥与细肌丝肌动蛋白的结合，从而触发肌丝滑动，平滑肌纤维收缩。

（饶　芳　储利胜）

第三章

血 液

血液（blood）在心血管系统内循环不已，运输物质和沟通各部分组织液，这对于保证新陈代谢和机体各部分生理功能活动的顺利实现，乃至维系生命等方面都具有极其重要的作用。

第一节 概 述

一、血液的组成及血量

（一）血液的组成

血液由**血浆**（plasma）和悬浮于其中的**血细胞**（blood cells）组成。血细胞按体积的大小顺序可分为红细胞、白细胞和血小板等三类，其中红细胞所占数量最多，白细胞和血小板所占比例较少。通常将一定量的血液与抗凝剂混匀后，置于有刻度的比容管中，以 3000 转/min 的速度离心 30min 后，可以观察到管内的血液分为两段，上段浅黄色的液体即为血浆，下段红色的是红细胞，红细胞层与血浆交界之间有灰白色薄层则是白细胞和血小板（二者仅占血液总量的 1%，故在计算容积时常可忽略不计）（图 3-1）。

血细胞在血液中所占的容积百分比，称为**血细胞比容**（hematocrit），或称**血细胞压积**。正常成年男性的血细胞比容为 40%~50%，女性为 37%~48%，新生儿约为 55%。测定血细胞比容可了解红细胞和血浆的相对量，从而为某些疾病的诊断提供依据。

【临床联系】

贫血的患者通常血细胞比容较低；而烧伤患者、红细胞增多症时则血细胞比容增高。

（二）血量

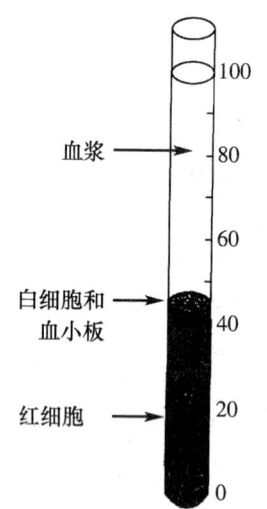

图 3-1 血液的组成

体内血浆和血细胞量的总和称为**血量**（blood volume），血量的相对稳定是维持机体正常生命活动的必要条件。

正常成年人的血液总量约为体重的 7%~8%，即每千克体重含有 70~80ml 血液。所以体重 60 千克的人其血量约为 4.2~4.8L。安静时，绝大部分在心血管中流动，称为**循环血量**；少部分血液滞留于肝、脾、肺、腹腔静脉，以及皮下静脉丛等处，流动缓慢，血细胞比容较高，称为**储存血量**，这些储存血液的部位称为**储血库**。

二、血液的生理功能

血液的生理功能是通过其各种组成成分完成的，主要功能如下：

(一) 运输功能

血液的组成成分具有多种的运输功能，如通过红细胞运送 O_2 和 CO_2；通过血浆运输各种营养物质、代谢的终产物，包括激素在内的各种生物活性物质以及药物等。

(二) 维持内环境稳态

血液作为机体内环境的重要组成部分，通过与排泄器官的紧密联系，在调节内环境中各种营养物质的含量、无机离子浓度、渗透压、温度、pH 等相对稳定的过程中起着重要作用；血浆与红细胞中均存在着缓冲对，能使内环境酸碱度维持相对稳定；内脏组织代谢产生的热量通过血液带到皮肤表面，有利于散热。

(三) 免疫和防御功能

血浆中含有多种免疫物质，能抵御病原微生物的侵袭；各类白细胞具有防御功能，特别是中性粒细胞、巨噬细胞对侵入机体的病原微生物有吞噬作用；淋巴细胞具有特异性免疫功能；血小板和血浆中凝血因子有止血和凝血作用，可以防止机体出血。

三、血液的理化特性

(一) 血液比重

正常人的全血**比重**（specific gravity）约为 1.050~1.060，血液比重的高低主要取决于红细胞的数量，其次是血浆蛋白的含量。血中的红细胞数量越多，则比重越大，反之则小；血浆的比重约为 1.025~1.030，其比重的高低主要取决于血浆蛋白的含量。红细胞的比重，约为 1.090~1.098，比重的高低与红细胞内的血红蛋白含量呈正变关系。

(二) 血液黏度

血液是一种黏滞性较大的液体组织，其黏滞性的产生主要是由于液体分子的内部摩擦所形成。体外测定血液和血浆的**黏度**（viscosity），以水的黏度为 1.0 计算，当温度为 37℃时，血液的相对黏度为 4.0~5.0，血浆的相对黏度为 1.6~2.4，血液黏度主要取决于红细胞的数量和红细胞的可塑变形能力；血浆的黏度主要取决于血浆蛋白的含量。

全血黏度还受血流切率的影响。血流速度较快时，切率较高，层流现象明显，红细胞集中在血流的中轴部分，红细胞的长轴与血管纵轴平行，红细胞移动时发生的旋转以及红细胞相互间的撞击都很少，故血液黏滞度较低；相反，当血液流速缓慢时，切率较低，红细胞容易发生、叠连或聚集，血液黏滞度增高。

第二节 血　浆

一、血浆的主要成分及其功能

血浆是含有多种溶质的水溶液。血浆的含水量约为 93%，水的含量与维持循环血量的相对恒定有关；血浆溶质中的大分子物质主要是血浆蛋白，小分子物质包括电解质和小分子有机化合物（如营养物质、代谢产物、激素）等。

(一) 血浆蛋白

血浆蛋白（plasma protein）是血浆中多种蛋白质的总称。用盐析法可将血浆蛋白分为**白蛋白**（albumin)、**球蛋白**（globulin）和**纤维蛋白原**（fibrinogen）三类；用电泳法可进一步将球蛋白分为 α_1-球蛋白、α_2-球蛋白、β-球蛋白和 γ-球蛋白。

正常成人的血浆蛋白含量为 65~85 g/L，其中分子量较小的白蛋白含量最多，为 40~48 g/L，分子量较大的球蛋白含量次之，为 15~30 g/L，而分子量最大的纤维蛋白原含量最少，为 2~4 g/L。白蛋白/球蛋白（A/G）的比值约为 1.5~2.5，除 γ-球蛋白来自浆细胞外，白蛋白和大多数球蛋白主要由肝脏产生。所以肝脏疾病时，常致 A/G 比值下降，甚至倒置。

血浆蛋白的功能主要有以下 6 个方面：①营养作用；②运输功能；③参与血浆胶体渗透压形成；④参与血液凝固、抗凝以及纤溶等生理过程；⑤免疫功能；⑥缓冲功能。

（二）血浆电解质

血浆电解质很容易透过毛细血管壁与组织液中的物质进行交换，因此，血浆中电解质的含量与组织液的基本相同（表3-1）。血浆中的无机盐绝大部分以离子的形式存在，其中阳离子主要以 Na^+、K^+、Ca^{2+}、Mg^{2+} 为主；负离子则主要是 Cl^-、HCO_3^-、HPO_4^{2-}、SO_4^{2-} 以及蛋白质等。

血浆电解质的主要功能有：维持组织细胞的兴奋性、形成血浆晶体渗透压、维持体液的酸碱平衡等。

表3-1　人体各部分体液中电解质的含量 （mmol/L）

正离子	血浆	组织液	细胞内液	负离子	血浆	组织液	细胞内液
Na^+	142	145	12	Cl^-	104	117	4
K^+	4.3	4.4	139	HCO_3^-	24	27	12
Ca^{2+}	2.5	2.4	<0.001（游离）[a]	$HPO_4^{2-}/H_2PO_4^-$	2	2.3	29
Mg^{2+}	1.1	1.1	1.6（游离）[a]	蛋白质[b]	14	0.4	54
				其他	5.9	6.2	53.6
总计	149.9	152.9	152.6	总计	149.9	152.9	152.6

a. 表示游离 Ca^{2+} 和 Mg^{2+} 的浓度；b. 蛋白质是以当量浓度（mEq/L）表示，而不是用摩尔浓度

此外，血浆中还有葡萄糖、脂类物质（如甘油三酯、磷脂、胆固醇和脂肪酸等）、维生素，以及**非蛋白氮**（non-protein nitrogen，NPN）。非蛋白氮是包括尿素、尿酸、肌酸、肌酐、氨基酸、多肽和氨等含氮化合物的总称，其中约有一半是**血尿素氮**（blood urea nitrogen，BUN），这些代谢产物由肾脏排出体外。

【临床联系】

肾功能受损时，NPN 排出受阻而滞留血中。所以测定血中的 NPN 和 BUN 含量，有助于判断肾脏功能。

二、血浆的理化特性

（一）血浆渗透压

正常人**血浆渗透压**（osmotic pressure of plasma）在 37℃ 时在 300 mOsm/（kg·H_2O）左右，相当于 5790mmHg。血浆渗透压包括**晶体渗透压**（crystal osmotic pressure）和**胶体渗透压**（colloid osmotic pressure）两种。

1. 晶体渗透压　由血浆中小分子晶体物质（NaCl、葡萄糖等）形成，其中 80% 来自 NaCl。晶体物质分子量小，颗粒数目较多，因此，晶体渗透压约占血浆总渗透压的 99.6%。

由于血浆与组织液中晶体物质的浓度几乎相等，所以它们的晶体渗透压也基本相等。水分子易通

过细胞膜,而各种溶质不易通过。若血浆晶体渗透压与血细胞内液的渗透压不相等,水就会逆渗透压梯度进出细胞膜,影响血细胞的形态和容积,进而影响其功能。可见,血浆晶体渗透压的生理意义在于维持血细胞内外水的平衡。

2. 胶体渗透压 胶体渗透压仅占血浆总渗透压的0.4%,约1.5 mOsm/(kg·H_2O)。胶体渗透压由血浆蛋白分子颗粒形成。在血浆蛋白中,白蛋白的分子量最小,其分子数量远多于球蛋白,故血浆胶体渗透压的75%~80%来自白蛋白。

毛细血管壁通透性很高,允许蛋白质以外的其他小分子物质自由进出。因此,血浆或组织液中晶体渗透压发生改变时,两者会很快得到平衡。但是,血浆蛋白一般不能通过毛细血管壁,而且血浆蛋白质的浓度大于组织液中蛋白质浓度,所以血浆胶体渗透压大于组织液中胶体渗透压,从而形成一种吸引组织液中水向血管内回流的作用,以保持血管内水分稳定。因此,血浆胶体渗透压对于维持血管内外的水平衡极为重要。各种原因导致血浆胶体渗透压下降,均可导致水在组织中潴留,形成水肿。

等渗溶液(isosmotic solution)是指与血浆渗透压相等的溶液,如临床上常用于静脉补液的0.9% NaCl溶液(即生理盐水)和5%的葡萄糖溶液都是等渗溶液。因此,生理盐水和5%的葡萄糖溶液是临床液体疗法中基本的输入液体。

(二) 血浆酸碱度

正常人血浆pH为7.35~7.45,变动范围极小。血浆pH稳态有赖于血液的缓冲系统,以及肺和肾功能的调节。血液的缓冲系统包括血浆和红细胞缓冲系统,都是由缓冲对(弱酸和弱酸盐)构成。血液中的缓冲物质可快速有效地减轻酸性和碱性物质对血浆pH的影响。

血浆缓冲系统包括$NaHCO_3/H_2CO_3$、Na_2HPO_4/NaH_2PO_4和Na-蛋白质/H-蛋白质等三个缓冲对,其中最重要的缓冲对是$NaHCO_3/H_2CO_3$,二者的比值为20,这表明体内有较多的碱的储备,通常称为"碱储(藏)"。红细胞缓冲系统包括$KHCO_3/H_2CO_3$、K_2HPO_4/KH_2PO_4、$KHbO_2/HHbO_2$和KHb/HHb等4个缓冲对,共同参与维持血浆pH的相对稳定。因此,全血的缓冲能力大于血浆。

【临床联系】

*病理情况下,血浆pH低于7.35,称为酸中毒;血浆pH高于7.45称为碱中毒;酸中毒和碱中毒都有呼吸和代谢两方面原因,即**呼吸性酸中毒,呼吸性碱中毒,代谢性酸中毒,代谢性碱中毒**。血浆pH低于6.9或高于7.8,都将危及生命。*

第三节 血 细 胞

血细胞可分为红细胞、白细胞和血小板三类,其中红细胞数量最多,约占血细胞总数的99%,白细胞数量最少。

一、红 细 胞

正常成熟红细胞无细胞核,直径为7~8μm。其形态呈双凹圆碟形,周边较厚,中央较薄。红细胞的表面积与体积之比,较同体积的球形为大。而且,细胞中心到大部分表面的距离较短,既增加了O_2的扩散面积,又缩短了扩散的距离,从而提高了O_2的扩散效率。

(一) 红细胞的数量

红细胞(erythrocytes或red blood cells,RBC)是血液中数量最多的血细胞。我国正常成年男性红细胞数量为(4.5~5.5)×10^{12}/L,平均约5.0×10^{12}/L;女性为(3.8~4.6)×10^{12}/L,平均约4.2×10^{12}/L。

红细胞内的蛋白质主要是**血红蛋白**(hemoglobin,Hb)。成年男性血红蛋白含量为120~160g/L;

女性为 110~150 g/L。居住在高原地区人的红细胞数量和血红蛋白含量均高于海拔较低地区的人。

【临床联系】

若血液中红细胞数量、血红蛋白浓度低于正常，称为贫血（anemia）。

（二）红细胞的生理特性

1. 可塑变形性 红细胞具有很大的变形能力，称为**可塑变形性**（plastic deformation），这与红细胞的双凹圆碟形状有关。因此，红细胞在血管中循环运行时，能通过口径比它还小的毛细血管和血窦孔隙。可塑变形能力与红细胞膜的弹性、流动性、表面积成正比。

【临床联系】

某些遗传性血红蛋白异常的疾病（如血红蛋白 S 病），红细胞失去双凹圆碟形状，红细胞膜的弹性减退，变形能力下降，无法通过微循环，导致小血管淤滞栓塞。

2. 悬浮稳定性 将经过抗凝处理的血液置于垂直放置的血沉管中，尽管红细胞的比重大于血浆，但正常时下沉缓慢。红细胞能悬浮于血浆中不易下沉的特性，称为**悬浮稳定性**（suspension stability）。通常以红细胞在第一小时末下沉的距离（高度）表示红细胞的沉降速度，即**红细胞沉降率**（erythrocyte sedimentation rate，ESR），简称血沉。用长管法（魏氏法）检测的红细胞沉降率，男性为 0~15 mm/h，女性为 0~20 mm/h。红细胞的沉降率越大，表示其悬浮稳定性越小。

红细胞的悬浮稳定性，来源于双凹圆碟形的红细胞在下降时与血浆的摩擦阻力和红细胞间同性表面电荷所产生的排斥力。在某些疾病（如活动性肺结核、风湿热等），红细胞彼此能够较快地以凹面相贴，形成**红细胞叠连反应**（rouleaux formation of erythrocyte）。红细胞的叠连会使红细胞团块的总表面积与总体积之比减小，进而使红细胞与血浆的摩擦阻力下降，故血沉加快。

实验证实血沉的快慢和形成叠连的难易主要取决于血浆成分的变化，而不在于红细胞的本身。通常血浆中球蛋白、纤维蛋白原和胆固醇的含量增高，则可加速红细胞叠连而使血沉加快；血浆中白蛋白、卵磷脂的含量增多时则可抑制叠连的发生，使沉降率减慢。

3. 渗透脆性 正常成人的红细胞在等渗的 0.9% NaCl 溶液中可保持其正常形态和大小。若将红细胞置于一系列浓度递减的低渗 NaCl 溶液中，水将在渗透压差的作用下渗入红细胞，于是红细胞由正常双凹圆碟形逐渐胀大，变成球形；降至 0.45% NaCl 浓度时，部分红细胞开始破裂而发生溶血；当降至 0.35% 时，全部红细胞发生溶血。

红细胞在低渗溶液中发生膨胀破裂的特性，称为**渗透脆性**（osmotic fragility），简称**脆性**。渗透脆性可用来表示红细胞对低渗溶液的抵抗能力，渗透脆性大，表示红细胞对低渗溶液的抵抗力小；反之，渗透脆性小，则表示红细胞对低渗溶液的抵抗力大。红细胞渗透脆性的大小主要与红细胞表面积/体积的比值、膜的弹性有关。

【临床联系】

在某些患溶血性疾病的病人，红细胞开始溶血和完全溶血的 NaCl 溶液浓度均比正常人高，表明红细胞膜渗透脆性增大。实验表明，衰老的红细胞和 4℃ 保存超过 42 天的红细胞渗透脆性增大，容易发生破裂。

（三）红细胞的生理功能

1. 运输 O_2 和 CO_2 主要是依靠红细胞中的血红蛋白来完成。在动脉血液中由红细胞运输的 O_2 比物理溶解于血浆的 O_2 约多 70 倍，在红细胞参与下运输 CO_2 的量约是血浆物理溶解 CO_2 量 18 倍之多。

2. 缓冲功能 红细胞缓冲系统对酸、碱物质有一定的缓冲作用。

（四）红细胞的生成及其调节

1. 红细胞生成的部位与过程 在成人，骨髓是生成红细胞的唯一场所，全血细胞的生成均起源于**造血干细胞**（hematopoietic stem cell）。红细胞生成经历着从造血干细胞→多系定向祖细胞→红系祖细胞→原红细胞→早幼红细胞→中幼红细胞→晚幼红细胞→网织红细胞→成熟的红细胞整个过程（图3-2）。成熟的红细胞有规律地向血液释放，有时也会有少量的网织红细胞释放入血，但是不应超过 0.5%~1.5%。

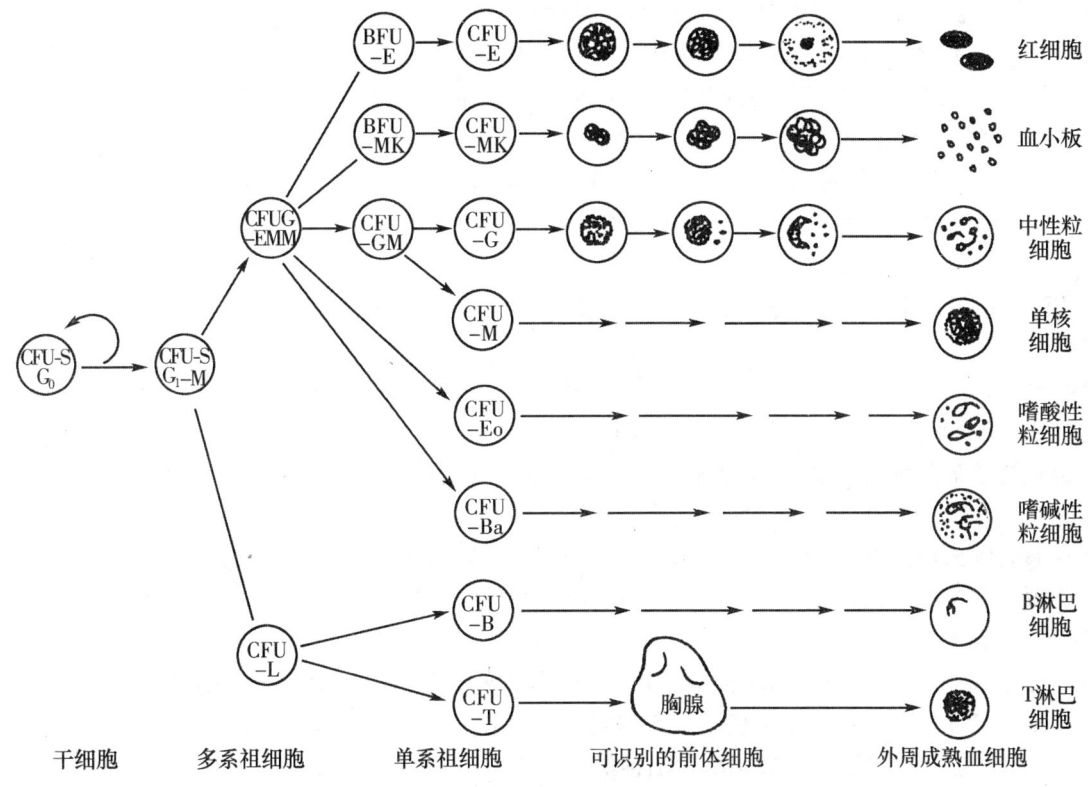

图3-2 血细胞生成模式图

CFU-S：脾细胞集落形成单位；CFU-GEMM：粒红巨核巨噬系集落形成单位；BFU-E：红系爆式集落形成单位；CFU-E：红系集落形成单位；BFU-MK：巨核系爆式集落形成单位；CFU-MK：巨核系集落形成单位；CFU-GM：粒单核系集落形成单位；CFU-G：粒系集落形成单位；CFU-M：巨噬系集落形成单位；CFU-Eo：嗜酸集落形成单位；CFU-Ba：嗜碱集落形成单位；CFU-L：淋巴系集落形成单位；CFU-B：淋巴系集落形成单位；CFU-T：淋巴系集落形成单位；G_0：G_0期；G_1/M：G_1期/M期

【临床联系】

外周血液中网织红细胞出现太多，则提示造血功能旺盛。当机体受到放射物质照射或应用某些药物（如氯霉素族、化疗药等）时，抑制骨髓造血功能，使红细胞生成减少，称为**再生障碍性贫血**（aplastic anemia）。

2. 红细胞生成所需的原料 红细胞的主要成分是血红蛋白，血红蛋白是由珠蛋白和一种含铁血红素组成。可见，蛋白质和铁是合成红细胞内血红蛋白的基本原料。

成人每天约需要20~30mg铁用于红细胞生成，但只需从食物中吸取5%，其余的均来自内源性铁的重复利用。食物中的铁多为Fe^{3+}，必须在胃酸作用下转变为Fe^{2+}才能被吸收和利用。胃酸缺乏时可影响铁的吸收。内源性铁均来自体内铁的再利用，衰老的红细胞被巨噬细胞吞噬后，释放出的铁与**铁蛋白**（ferritin）结合并贮存。各种原因所致体内铁缺乏，均可导致血红蛋白合成不足，红细胞体积较小，产生所谓"低色素小细胞性贫血"，即**缺铁性贫血**（iron deficiency anemia）。

3. 影响红细胞成熟的因素

（1）**维生素 B_{12}**：红细胞在发育成熟过程中，细胞核中DNA对细胞分裂、血红蛋白合成有重要作用，而合成DNA必须有维生素B_{12}和叶酸参与。维生素B_{12}对红细胞成熟的促进作用是通过增加叶酸在体内的利用率来实现的。

维生素 B_{12}：是一种含有钴的维生素，又称钴胺素，多存在于动物食品中。维生素 B_{12} 的吸收需要有胃腺壁细胞分泌的**内因子**（intrinsic factor）存在。内因子有两个特异结合部位：一个与维生素 B_{12} 结合形成内因子-维生素 B_{12} 复合物，以防止被小肠内蛋白酶水解破坏；另一个部位则与回肠上皮细胞膜上的特异受体结合，促进维生素 B_{12} 吸收入血。被吸收的维生素 B_{12} 部分存储在肝脏内，一部分与运输维生素 B_{12} 转钴蛋白结合经血运到造血组织，参与造血过程。

（2）**叶酸**：人体每天约需 50μg 叶酸（folic acid），均需从天然的动物性和植物性食品中摄取。叶酸在四氢叶酸还原酶的催化下转化成四氢叶酸后，成为合成胸腺嘧啶脱氧核苷酸必需的辅酶。因此叶酸缺乏时，DNA 合成受阻，使红细胞核发育停滞，而细胞质的成熟却不受显著影响，细胞核和细胞质发育不平衡导致细胞体积异常增大，可引起**巨幼红细胞性贫血**（megaloblastic anemia），即**大细胞性贫血**。

叶酸的活化过程中需要维生素 B_{12} 的参与，故维生素 B_{12} 缺乏时叶酸的利用率下降，也可以引起叶酸的相对不足。

维生素 B_{12} 和叶酸除能促进红细胞成熟外，同样促进其他血细胞在骨髓中的发育，因此缺乏叶酸和维生素 B_{12} 也可使血液中白细胞和血小板数量减少。

4. 红细胞生成的调节 红系祖细胞向红系前体细胞的增殖分化，是红细胞生成的关键环节。目前已证明主要有两种造血调节因子分别调节两个不同发育阶段红系祖细胞的生长。

（1）**爆式促进激活物**（burst promoting activator，BPA）：是由白细胞产生的糖蛋白。体外实验证明 BPA 主要刺激早期红系祖细胞从细胞周期的静息期（G_0 期）进入 DNA 合成期（S 期），以加强早期红系祖细胞的增殖活动。

（2）**促红细胞生成素**（erythropoietin，EPO）：是由肾皮质的管周细胞产生的糖蛋白，在肝细胞也有少量合成。EPO 主要作用是促进晚期红系祖细胞的增殖、分化，以及幼红细胞的成熟，加速网织红细胞的释放以及提高红细胞膜抗氧化酶的活性等。

低氧是刺激 EPO 生成的主要因素。机体缺氧几分钟后，EPO 开始增加，24 小时后可达高峰，同时循环血液中出现新生成的红细胞；红细胞增多改善了机体组织的缺氧状态，进而使 EPO 释放减少或停止。因此通过 EPO 促进红细胞生成的负反馈调节，使红细胞的数量保持稳态（图 3-3）。

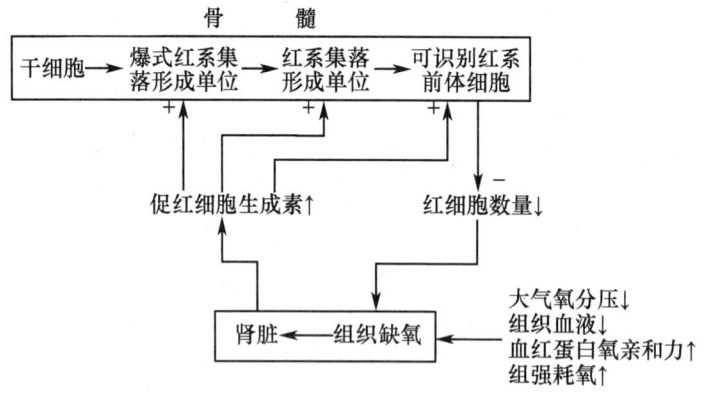

图 3-3 EPO 调节红细胞生成的反馈环

（3）**雄激素**：雄激素既可直接刺激骨髓造血，加速有核红细胞和血红蛋白的生成，也可促使肾脏产生 EPO，从而间接刺激骨髓造血。这可能是男性红细胞数目和血红蛋白数量高于女性的原因之一。

【临床联系】

缺铁性贫血是铁缺乏症的临床表现之一。铁缺乏症是由于各种原因所造成的机体长期铁负平衡的结果，最初引起体内贮存铁耗尽，继之红细胞内缺铁，导致缺铁性红细胞形成，最后才发生缺铁性贫血。缺铁性贫血主要病因包括食物铁的供应不足和吸收不良，慢性失血所造成的贮存铁和再利用铁缺乏。缺铁性贫血的血象改变，在轻度贫血时为正常红细胞型，严重贫血时呈典型的低色素小细胞性贫血；网织红细胞计数大多正常；临床表现除贫血所致组织器官缺氧的一般性表现，还有铁依赖酶活力降低所产生的表现，如精神和行为改变、劳动耐力降低、免疫功能改变等

巨幼细胞性贫血是由于DNA合成障碍所引起的贫血。患者血象的突出表现是大卵圆红细胞数目增多和中性粒细胞核分叶增多。重症者全血细胞减少，网织红细胞减少。巨幼细胞性贫血主要临床类型有三：①营养性巨幼细胞性贫血，以食物缺乏维生素B_{12}和叶酸为主要致病原因；②恶性巨幼细胞性贫血，因胃黏膜萎缩导致内因子分泌障碍，进而缺乏维生素B_{12}所致；③药物性巨幼细胞性贫血，是由于干扰维生素B_{12}和叶酸吸收的某些药物（如对氨水杨酸钠、氨甲蝶呤等）所致。

案例

[**背景资料**] 女，15岁。

[**病史与主诉**] 10天前无明显诱因出现足背部、手、上肢、躯干、头面部皮肤出血点，当时未注意。5天前开始出现鼻衄，牙龈出血。

[**体格检查**] T 37℃，H 95次/min，R 20次/min，BP 100/70mmHg。神志清楚，发育正常，营养中等，面色苍白，全身皮肤瘀点、瘀斑，浅表淋巴结无肿大，结膜苍白，巩膜无黄染，咽充血（++），颈软，气管居中，甲状腺不大，胸骨无压痛，双肺呼吸音清，心界不大，心率95次/min，心律整齐。腹软，无压痛，肝脾未触及，无病理反射，双下肢无浮肿。

[**辅助检查**] 血象：白细胞（WBC）$1.2×10^9$/L、分类淋巴细胞（L）91.2%，中性粒细胞（N）4%，血红蛋白（Hb）87g/L、红细胞（RBC）$3.02×10^{12}$/L，血小板（PLT）$3.0×10^9$/L，网织红细胞（Ret）0.001（正常值0.005~0.015），血细胞压积（HCT）0.214。

骨髓象：增生极度低下，粒/红比例为0.66/1，粒系增生明显减低2%，各阶段细胞缺如，嗜酸细胞2%，红系增生减低，中幼红细胞和晚幼红细胞为3%，形态正常，淋巴细胞73%，形态无异常，可见大量非造血细胞，网状细胞3%，组织细胞1%，浆细胞6%，组织嗜碱细胞4%，脂肪细胞1%。骨髓活检：全为脂肪组织所替代，造血细胞高度减低。

[**诊断**] 再生障碍性贫血

问题与思考

再生障碍性贫血时主要影响机体的哪些功能？

提示

再生障碍性贫血（aplastic anemia）简称再障，再障是以全血细胞减少为主要表现，伴以出血和感染的一组综合征。其致病基础是红骨髓总容量减少，由造血干细胞数量减少和质的缺陷所致的造血障碍。再障患者的血象呈全血细胞减少，属正常细胞型贫血，红细胞无明显畸形，网织红细胞显著减少。急性型再障起病急，进展迅速；慢性型再障起病缓慢，若治疗得当，坚持不懈，可获得长期缓解、甚至痊愈。

二、白 细 胞

（一）白细胞的数量及分类

白细胞（leukocytes或white blood cells，WBC）是一类无色有核的血细胞，在血液中一般呈球形。正常成人血液中白细胞数为（4.0~10.0）$×10^9$/L，平均约$7×10^9$/L，其中中性粒细胞占50%~70%，嗜酸粒细胞占0.5%~5%，嗜碱粒细胞占0~1%，单核细胞占3%~8%，淋巴细胞占20%~40%。

正常成人血液中白细胞的数目可因年龄和机体处于不同功能状态而有变化。剧烈运动、情绪激动、进食，以及女性月经期、妊娠期和分娩时，白细胞数量有所增加。白细胞日节律特点是，每天 14 时左右总数较多，凌晨较低。

（二）白细胞的功能

白细胞的主要功能是通过吞噬作用和免疫功能实现其防御和保护作用。其中以中性粒细胞和巨噬细胞为代表的吞噬细胞，执行非特异性免疫功能，吞噬和杀灭侵入机体的病原微生物，以及体内的坏死组织细胞和衰老的红细胞；而淋巴细胞作为特异性的免疫细胞，针对某些特异性抗原发挥细胞性免疫和体液性免疫作用。

1. 中性粒细胞（neutrophil） 是血液中主要的吞噬细胞，它具有活跃的变形能力和高度的化学趋化性，并具有较强的吞噬和消化病原微生物的能力，处于机体抵御病原微生物，特别是化脓性细菌入侵的第一道防线。当中性粒细胞吞噬数十个细菌后，其本身即解体，释放的各种溶酶体酶又可溶解周围组织而形成脓液。

血管内的中性粒细胞约有一半随血流循环，称为**循环池**，通常白细胞计数即反映这一部分中性粒细胞的数量；另一半附着在小血管壁上，称为**边缘池**。这两部分细胞可以相互交换，保持动态平衡。此外，在骨髓中还贮备有约 $2.5×10^{12}$ 个成熟的中性粒细胞，约为外周血液中性粒细胞总数的 15~20 倍。在化脓性细菌入侵时，边缘池和骨髓内贮存的中性粒细胞立即进入血液循环，所以在感染发生后 2 小时，中性粒细胞的数量便明显升高。

此外，中性粒细胞还可吞噬、清除坏死组织、衰老的红细胞和抗原-抗体复合物等。

2. 嗜碱粒细胞（basophil） 和肥大细胞功能类似，内含组胺、过敏性慢反应物质、嗜酸粒细胞趋化因子 A、肝素等多种生物活性物质。嗜碱粒细胞释放这些活性物质的主要作用是：①组胺和过敏性慢反应物质可促使毛细血管壁通透性增强，导致局部水肿，并可使支气管平滑肌收缩，从而引起荨麻疹、支气管哮喘等过敏反应症状；②嗜碱粒细胞被激活时释放的嗜酸粒细胞趋化因子 A，可吸引嗜酸粒细胞，使之聚集于局部，以限制嗜碱粒细胞在过敏反应中的作用；③肝素具有抗凝血作用，有利于保持血管的通畅。同时，肝素还可作为酯酶的辅基，加快血浆中脂肪的分解。

3. 嗜酸粒细胞（eosinophil） 只有微弱的吞噬能力，对某些抗原-抗体复合物有吞噬作用。因其缺乏蛋白水解酶，基本上无杀菌作用。血液中嗜酸粒细胞的数目具有明显的昼夜周期性波动，清晨较少，午夜时增多，这种波动可能与血液中肾上腺皮质激素含量的昼夜波动有关。

嗜酸粒细胞的主要作用是：①限制嗜碱粒细胞和肥大细胞在速发型过敏反应中的作用。嗜酸粒细胞一方面通过产生前列腺素 E（IgE）抑制嗜碱粒细胞合成和释放生物活性物质；另一方面又通过吞噬嗜碱粒细胞、肥大细胞所排出颗粒及释放组胺酶等酶类，以破坏嗜碱粒细胞所释放的组胺等生物活性物质；②参与对蠕虫的免疫反应。进入机体的蠕虫在经过 IgE 和补体（C3）的调理作用后，嗜酸粒细胞可借助于膜上的 F_C 受体和 C_3 受体黏着于蠕虫上，进而释放颗粒内所含的碱性蛋白和过氧化物酶等损伤蠕虫体。因此，当机体发生寄生虫感染及过敏反应等情况时，常伴有嗜酸粒细胞增多。

4. 单核-巨噬细胞 血液中的**单核细胞**（monocyte）仍然是尚未成熟的细胞，在血液中停留 2~3 天后迁移到周围组织中进一步发育成熟，成为**巨噬细胞**（macrophage）。肺泡的尘细胞、肝脏的 Kupffer 细胞，以及小胶质细胞等均属巨噬细胞。巨噬细胞直径可达 $50~80\mu m$，溶酶体内颗粒增加，吞噬能力大为增强，吞噬功能表现为：①吞噬并消化病毒、疟原虫、真菌及结核分枝杆菌等；②识别和杀伤肿瘤细胞；③识别和清除变性的蛋白质、衰老受损的细胞及碎片。

巨噬细胞除有强大的吞噬功能外，还有其他一些重要作用：①加工和处理抗原，激活淋巴细胞特异性免疫功能；②释放多种细胞毒素、白介素和干扰素等，参与免疫防御机制。

5. 淋巴细胞（lymphocyte）

可分为 T 细胞、B 细胞，以及少数的自然杀伤细胞（占总数的 5%~15%）。

T 淋巴细胞主要参与**细胞免疫**，如破坏肿瘤细胞和移植的异体细胞等；B 淋巴细胞主要参与**体液**

免疫。B淋巴细胞多数停留在淋巴组织内，在抗原的刺激下转化为浆细胞，产生抗体。抗体可以识别、凝集、破坏、沉淀体液中的抗原物质。

自然杀伤细胞（NK细胞）的表面标志既不属于T细胞，又不属于B细胞，这类细胞对病毒感染细胞和肿瘤细胞的杀灭作用是天然的，无须有抗体存在或预先加以致敏，故命名为自然杀伤细胞。NK细胞是先天免疫中一类十分重要的淋巴细胞，通过释放细胞毒和淋巴因子，在抗感染、抗肿瘤、免疫调节和造血调控等方面都有非常重要的作用。

【临床联系】

白细胞减少症和粒细胞缺乏症 本病是由于某些致病因素直接损伤骨髓，粒系祖细胞数量或质量异常，以及多种疾病使造血功能受损所致。患者血象白细胞计数$<4.0×10^9/L$时，称为白细胞减少（leukopenia）；当中性粒细胞绝对计数$<2.0×10^9/L$时，称为粒细胞减少（neutropenia）；当中性粒细胞绝对计数$<0.5×10^9/L$时被称为粒细胞缺乏症（agranulocytosis），为重症粒细胞减少症。多数白细胞减少症，无明显临床症状。中性粒细胞是人体抵御病原微生物，特别是对抗急性细菌性化脓性感染的第一线。因此，粒细胞减少症的临床症状是反复发生感染。而粒细胞缺乏症几乎均发生严重感染，极易迅速播散发展为败血症。

三、血 小 板

血小板（platelet 或 thrombocyte） 是从骨髓中成熟的巨核细胞胞质裂解脱落下来的具有生物活性的小块胞质，呈双面微凸的圆盘状。正常成人的血小板数量为$(100～300)×10^9/L$。

（一）血小板的生理特性

1. 黏附（adhesion） 黏附是指血小板与非血小板表面的黏着过程。参与血小板黏附的主要成分包括血小板膜糖蛋白、内皮下组织（胶原纤维）、**抗血管性假血友病因子**（vWF）、纤维蛋白原等。

当血管损伤暴露胶原纤维时，vWF首先与胶原纤维结合，导致vWF变构，然后血小板膜糖蛋白与vWF结合，因此认为vWF是血小板黏附于胶原的桥梁。

2. 聚集（aggregation） 血小板黏附在血管壁后，彼此互相聚合在一起称为血小板聚集。血小板聚集可分为两个时相，第一聚集时相的血小板聚集可迅速解聚集，为可逆性聚集；第二聚集时相出现缓慢，但不能解聚，为不可逆性聚集。生理性致聚剂主要有ADP、血栓烷A_2、胶原、组胺、肾上腺素、5-HT、凝血酶等；病理性致聚剂有细菌、病毒、抗原-抗体复合物、药物等。

ADP是引起血小板聚集最重要的物质，特别是由血小板释放的内源性ADP。体外实验结果表明，在血小板悬液中加入低浓度ADP所引起的血小板聚集只出现第一聚集时相，并很快解聚；若加入中等浓度ADP，则第一聚集时相结束和解聚集不久，又出现第二聚集时相。高浓度ADP则能迅速引起第二聚集时相。目前认为ADP引起的血小板聚集必须有Ca^{2+}和纤维蛋白原的存在，而且要由ATP提供能量。第二聚集时相是由血小板释放的内源性ADP所引起。

3. 释放反应 血小板受到刺激后，贮存在致密体、α-颗粒或溶酶体中的许多物质释放出来。释放的主要物质有ADP、ATP、5-HT、血小板因子4（PF_4）、vWF、纤维蛋白原等；这些物质具有促进血小板聚集、血管收缩和血液凝固等多种作用。

4. 吸附作用 血小板膜可吸附多种凝血因子（如因子Ⅰ、Ⅴ、Ⅺ、Ⅻ等），如果血管内皮破损，随着血小板黏附和聚集于破损的局部，可使局部凝血因子浓度升高，有利于血液凝固和生理性止血。

5. 收缩血块 血小板具有收缩能力，与血小板的收缩蛋白有关。血小板活化后，胞质内Ca^{2+}浓度增高可引起血小板的收缩反应。当血凝块中的血小板发生收缩时，可使血块回缩。

(二) 血小板的功能

血小板的生理功能是参与止血、促进凝血和保持毛细血管内皮细胞的完整性。

1. 参与生理止血过程 正常情况下，小血管受损后引起的出血，在几分钟内会自行停止，这一过程称为**生理性止血**，主要包括以下三个过程（图3-4）。

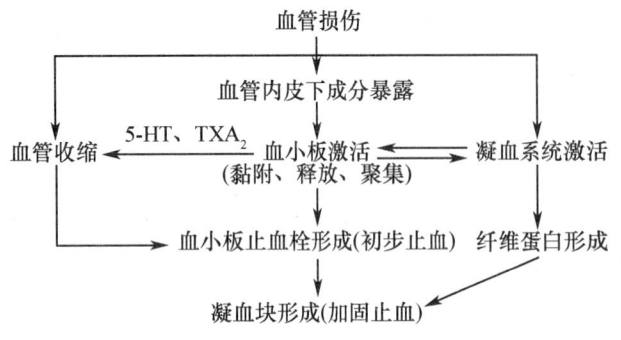

图3-4 生理性止血过程示意图
5-HT：5-羟色胺，TXA_2：血栓烷 A_2

（1）**血管收缩**：生理性止血首先表现为受损血管局部及附近的小血管收缩，使局部血流减少。引起血管收缩的原因主要是：损伤刺激反射性使血管收缩，以及血小板释放5-HT、TXA_2等缩血管物质引起血管收缩。

（2）**血小板止血栓形成**：由于黏附和聚集，在胶原组织上的血小板迅速被激活。已激活的血小板吸引更多的血小板相互聚集，在伤口处形成较松软的栓子，黏着并堵塞伤口，起到暂时止血作用。

（3）**血液凝固**：血管受损也可启动凝血系统，在局部迅速发生血液凝固，使血浆中纤维蛋白原转变成纤维蛋白，并交织成网。最后，局部纤维组织增生，并长入血凝块，达到永久性止血。

2. 促进血液凝固的作用 血小板促进血液凝固的作用表现在多方面，如吸附多种凝血因子，为凝血因子反应提供磷脂表面。释放纤维蛋白原，增加纤维蛋白的形成。血小板收缩蛋白参与血凝块收缩过程等。

3. 保持血管内皮细胞的完整性 血小板对毛细血管壁具有营养和支持作用。血小板可以融合入血管内皮中，随时沉着于血管壁，以填补内皮细胞脱落留下的空隙。因此，血小板对于毛细血管内皮细胞的修复具有重要作用。

【临床联系】

特发性血小板减少性紫癜（idiopathic thrombocytopenic purpura，ITP），大部分患者血液中可检出抗血小板抗体，故又称为免疫性血小板减少性紫癜。分为急性型和慢性型两种。急性型常见于儿童，其发病多与病毒感染有关，发病急骤，以发热、恶寒、突发广泛而严重的皮肤黏膜紫癜，甚至大片瘀斑或血肿。血小板大量减少，常$<20\times10^9/L$。慢性型多见于年轻女性，起病隐匿，症状较轻。出血反复发作，皮肤紫癜以下肢远端多见。血小板计数一般在$(30\sim80)\times10^9/L$，外周血涂片可见巨大及畸形血小板。出血程度与血小板数量成正比。

第四节 血液凝固和纤维蛋白溶解

一、血液凝固

血液凝固（blood coagulation）简称血凝，是生理性止血的重要环节。血凝是指血液由流动的液体状态转变成不能流动的凝胶状态的过程。其实质是血浆中**纤维蛋白原**（fibrinogen）转变成**纤维蛋白**（fibrin）的过程。

（一）凝血因子

血浆与组织中直接参与血凝的物质，统称为**凝血因子**（coagulation factor）（表3-2）。

表 3-2 凝血因子及其合成部位

凝血因子	同义名	合成部位
I	纤维蛋白原	肝细胞
II	凝血酶原	肝细胞
III	组织因子	内皮细胞和其他细胞
IV	钙离子	
V	血浆加速球蛋白	内皮细胞和血小板
VII	前转化素	肝细胞
VIII	抗血友病因子	肝细胞
IX	血浆凝血活酶成分	肝细胞
X	Stuart-Prower	肝细胞
XI	血浆凝血活酶前质	肝细胞
XII	接触因子	肝细胞
XIII	纤维蛋白稳定因子	肝细胞和血小板
HK	高分子量激肽原	肝细胞
PK	前激肽释放酶	肝细胞
vWF	血管性假血友病因子	内皮细胞

凝血因子特点如下：

1. 凝血因子存在的部位 众多凝血因子均存在于新鲜血浆中，但**因子Ⅲ**（组织因子 tissue factor，TF）广泛存在于人、动物的组织细胞中，脑、肺和胎盘中含量尤其丰富。

2. 凝血因子的化学结构 除FⅣ是Ca^{2+}外，其余的凝血因子均为蛋白质，其中FⅡ、FⅦ、FⅨ、FⅩ是维生素K依赖性的凝血因子，在其合成后期需要维生素K。

3. 凝血因子的活性 部分因子如FⅡ、FⅦ、FⅨ、FⅩ、FⅪ、FⅫ、FⅩⅢ，以及PK，都以无活性的酶原形式存在，必须通过水解作用，暴露或形成活性中心后才具有酶的活性，即凝血因子的激活。习惯上在某因子的右下角加一字母a表示被激活后的该因子，如FⅡ被激活后可表示为$FⅡ_a$。

FⅧ和FⅤ是两个非酶性凝血辅因子，FⅪ、FⅫ、前激肽释放酶（PK）和高分子量激肽原（HK）被称为接触活化因子，当血浆暴露在带负电荷物质表面时，这4个凝血因子参与表面一系列复杂反应。

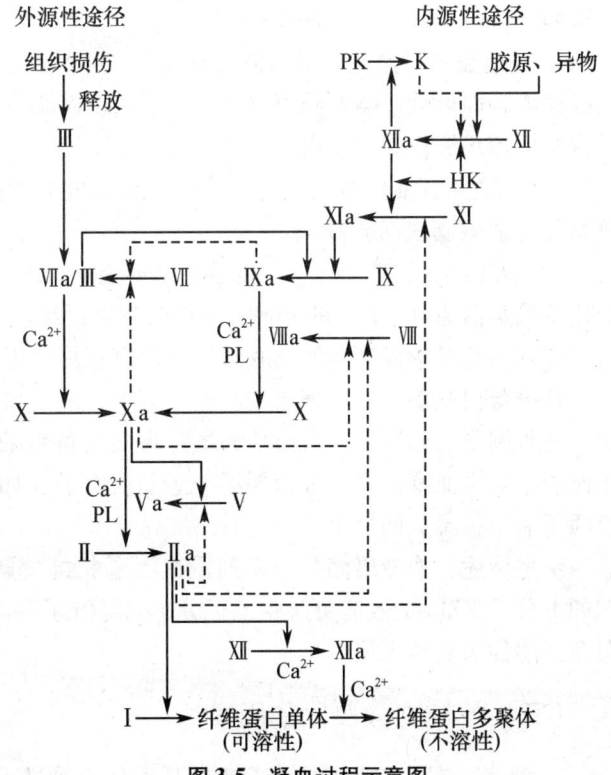

图 3-5 凝血过程示意图

图中罗马数字表示各相应的凝血因子；PL：磷脂；PK：前激肽释放酶；K：激肽释放酶；HK：高分子激肽原

（二）血液凝固的过程

血液凝固是许多凝血因子共同参与的一系列复杂的酶促反应过程（图3-5）。血凝基本可以分为凝血酶原激活物形成、凝血酶（FⅡa）形成和纤维蛋白（FⅠa）形成等三个阶段。

1. 凝血酶原激活物形成过程 根据凝血酶原激活物（prothrombin activator）的形成途径不同，血液凝固分为内源性凝血和外源性凝血两条途径。二者的主要区别在于FX被激活的途径不同。

（1）**内源性凝血途径**（intrinsic coagulation pathway）：指参与凝血的因子全部来自血液系统，通常因血液与带负电荷的异物表面（如胶原纤维）接触而启动。

当血管内膜受损伤暴露出胶原纤维时，血浆中的FⅫ与其接触被激活为FⅫa，FⅫa使FⅪ活化成FⅪa，该过程称为"表面激活"阶段。而且，FⅫa可使前激肽释放酶（PK）生成激肽释放酶（K），激肽释放酶进而再激活FⅫ生成更多的FⅫa，形成表面激活的正反馈效应。此外，高分子激肽原（HK）也起着辅因子的作用，有利于FⅫa激活FⅪ和PK。表面激活生成的FⅪa再激活因子Ⅸ成为Ⅸa，这一过程需要Ca^{2+}的存在。

FⅨa形成后，即与FⅧa、Ca^{2+}在磷脂（PL）上结合成FⅧa复合物，使FX激活成为FXa。在此过程中，FⅧa起着相当重要的辅因子作用，它可使激活过程的反应速度提高20万倍。在FXa生成后，内源性和外源性凝血进入了同一途径。

缺乏FⅧ、FⅨ、FⅪ的病人，凝血过程缓慢，轻微外伤常可引起出血不止，分别称为甲型、乙型和丙型血友病（hemophilia A，B，C）。

（2）**外源性凝血途径**（extrinsic coagulation pathway）：由血管外的**组织因子**（TF）启动的凝血过程，称为**外源性凝血途径**。

组织损伤时，释放的TF暴露到血浆中，在Ca^{2+}和磷脂（PL）的存在下，TF与因子Ⅶ一起形成TF-FⅦ-Ca^{2+}-PL复合物，进而使因子FX激活生成FXa。而FXa又能激活FⅦ，生成更多的FⅦa，形成外源性凝血的正反馈效应。FXa生成后，与FV、Ca^{2+}和PL形成凝血酶原激活物，又称**凝血酶原酶复合物**（prothrombinase complex）。

2. 凝血酶形成过程 凝血酶（thrombin）生成是凝血反应的关键步骤。凝血酶原激活物形成后的几秒钟内，即可激活凝血酶原（FⅡ）生成凝血酶（FⅡa）。在该反应中，凝血酶原激活物中的FXa是直接发挥水解作用的蛋白酶，FVa作为辅因子可使凝血酶生成的速度提高10000倍。

以上FX和FⅡ的激活反应，都是在血小板提供的磷脂（PL）表面上进行的，故通常将这两个步骤总称为"**磷脂表面阶段**"。

3. 纤维蛋白形成过程 纤维蛋白原转变成纤维蛋白过程是内、外源性凝血途径的共同过程。FⅡa催化纤维蛋白原（FⅠ）的分解，生成可溶性纤维蛋白单体。然后在FXⅢa和Ca^{2+}作用下，使纤维蛋白单体互相连接形成牢固的交联纤维蛋白多聚体，即不溶于水的血纤维，凝血过程即告完成。

纤维蛋白交织成网，把血细胞网罗其中，成为血凝块。血液凝固1~2小时，血凝块中的血小板激活，在收缩蛋白作用下，血凝块回缩并释出淡黄色的液体，即**血清**（serum）。血清与血浆的区别，在于血清中缺少血凝过程中被消耗的一些凝血因子（如纤维蛋白原、凝血酶、FV、FⅧ、FXⅢ等），但增添了血小板释放的物质。

综上所述，血液凝固是一系列凝血因子相继酶解和激活的过程，每一步酶促反应都有放大效应。例如1分子FⅪa的效应可产生上亿分子的纤维蛋白。可见，整个凝血过程是由一系列凝血因子参与的瀑布式酶促级联放大反应。

（三）影响血液凝固的因素

1. 温度 在一定范围内，温度降低可使血凝过程中酶活性下降，虽不能完全阻止血凝，但可延缓血凝；温度升高则可使参与血凝的各种酶的活性提高，加速血凝。外科手术中常用温热盐水纱布按压伤口，促进血凝以减少出血，正是基于这一原理。

2. 接触面的光滑程度 光滑容器的表面可减少血小板的聚集和释放，因而可延缓血凝的发生；相反，接触粗糙的表面可增加血小板的聚集和释放，故外科手术时常用温热盐水纱布等进行压迫止血。

3. 血浆Ca^{2+} 血凝过程的多个环节都需要Ca^{2+}的参与，当去掉血浆中游离的Ca^{2+}时，便可延缓和阻止凝血发生，例如临床输血时用枸橼酸钠与 Ca^{2+} 生成不易离解的可溶性络合物以去掉血浆中游离的 Ca^{2+}；临床化验检查和实验室中常用的抗凝剂草酸盐或乙二胺四乙酸（EDTA）等，可与 Ca^{2+} 生成不溶性的复合物，以阻止血凝。

二、抗凝系统与纤溶系统

生理条件下，血液在血管内顺畅地流动而不发生凝固，这是由于体内存在着**抗凝系统**（anticoagulative system）和**纤溶系统**（fibrinolytic system）。

（一）抗凝系统

抗凝系统分为细胞抗凝系统和体液抗凝系统，细胞抗凝是指血管内皮细胞、巨噬细胞和肝细胞等对各种凝血因子、凝血酶原复合物及可溶性纤维蛋白单体的吞噬作用；体液抗凝系统包括以下重要的抗凝物质。

1. 抗凝血酶Ⅲ（ATⅢ） 主要在肝细胞中合成，内皮细胞也可少量合成，是血浆中主要的生理性抗凝因子，属于丝氨酸蛋白酶抑制物。ATⅢ能够封闭 FⅨa、FⅩa、FⅪa、FⅫa 以及凝血酶分子的活性中心，使这些凝血因子失活而起到抗凝血的作用。在缺乏肝素的情况下，ATⅢ的直接抗凝作用缓慢而微弱，但它与肝素结合后，其抗凝作用可增强 2000 倍以上。

2. 组织因子途径抑制物（tissue factor pathway inhibitor，TFPI） 又称外源性凝血途径抑制物，主要来自血管内皮细胞。TFPI 的抗凝血机制可分两个过程：①在磷脂和 Ca^{2+} 存在时，灭活 FⅤa 和 FⅧa；②阻碍 FⅩa 和 PF_3 的结合，以削弱 FⅩa 对凝血酶原的激活作用。

3. 蛋白质 C 系统 关键物质是**蛋白质 C**（protein C，PC），还包括蛋白质 s、凝血酶调节蛋白（TM）和蛋白质 C 抑制物。PC 系无活性酶原，被内皮细胞上的 FⅡ-TM 复合物激活。PC 可降解磷脂结合的 FV_a 和 $FⅧ_a$，抑制 FⅩ 和 FⅡ 的激活。

4. 肝素（heparin） 生理情况下，血浆中肝素含量甚微。肝素抗凝作用主要是与血浆中的 ATⅢ 结合，增强 ATⅢ 与凝血因子的亲和力，使活化的凝血因子迅速灭活。此外，肝素可刺激血管内皮细胞大量释放 TFPI 和其他抗凝物质，以抑制凝血过程。

不论在体内或体外，肝素都具有很好的抗凝作用，临床应用较广泛。

（二）纤溶系统

纤溶系统（fibrinolytic system）即纤维蛋白溶解系统的简称，主要包括纤溶酶原、纤溶酶、纤溶酶原激活物和抑制物。主要功能是清除沉积于血管壁的纤维蛋白，溶解血凝块，维持血管通畅。

纤维蛋白溶解（fibrinolysis，简称纤溶）是指纤维蛋白或纤维蛋白原被纤溶酶溶解的过程。纤溶可分为纤溶酶原的激活与纤维蛋白（或纤维蛋白原）的降解两个基本过程（图3-6）。

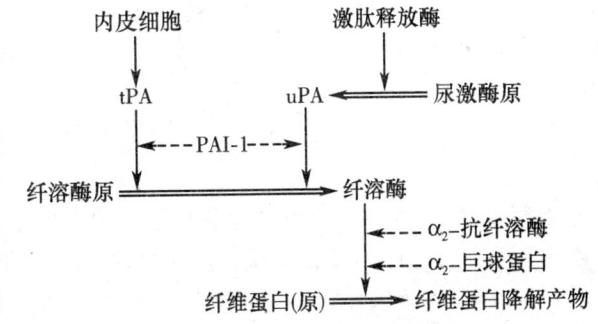

图 3-6 纤溶系统的激活与抑制及作用示意图
——→催化作用；---→抑制作用
tPA：组织型纤溶酶原激活物；uPA：尿激酶型纤溶酶原激活物；PAI-I：纤溶酶原激活物抑制剂-I

1. 纤溶酶原的激活 正常情况下，血浆中的纤溶酶是以无活性的**纤溶酶原**（plasminogen，又称血浆素原）形式存在的。纤溶酶原主要在肝脏中生成。在激活物质的作用下，纤溶酶原脱去一段肽链，形成**纤溶酶**（plasmin）。

（1）**内源性激活途径**：是指通过内源性凝血系统的有关凝血因子（如 FⅫa、FⅪa、PK、KK、HK 等）使纤溶酶原转化为纤溶酶。

（2）**外源性激活途径**：是指由组织型纤溶酶原激活物和尿激酶型纤溶酶原激活物对纤溶酶原的激活。

组织型纤溶酶原激活物（tissue-type plasminogen activator，tPA）主要由血管内皮细胞分泌。子宫、肾上腺、前列腺、淋巴结等组织含量较高，肺、卵巢、骨骼肌和脑次之。当上述器官损伤时，tPA 被释放到血液和周围组织中，从而促进血凝块液化。由于子宫黏膜在分泌期中所含的 tPA 最多，所以月经是不易凝固的。

尿激酶型纤溶酶原激活物（urokinase-type plasminogen activator，uPA）主要由胃肠道的成纤维细胞和肾小管、集合管上皮细胞合成。在炎症时，血管内皮细胞与单核细胞也可合成 uPA。许多正常细胞表面存在 uPA 受体，uPA 受体的作用主要是使纤溶过程限制在细胞表面及其附近。

uPA 与 tPA 共同完成对纤溶酶原的激活，而后纤溶酶促使纤维蛋白降解。一般来说，tPA 主要涉及体内纤维蛋白的溶解过程，而 uPA 主要防止血栓形成，在组织修复、创伤愈合中发挥作用。

2. 纤维蛋白的降解　纤溶酶是特异性很差的蛋白酶，不仅能水解纤维蛋白，还能水解纤维蛋白原，以及多种凝血因子（如 F II、F V、F VIII、F X、F XI、F XII、F XIII 等）。纤溶酶水解纤维蛋白形成的小分子多肽不再凝固。

3. 纤溶系统的抑制物

（1）**纤溶酶原激活物的抑制物**：主要是**纤溶酶原激活物的抑制剂**（plasminogen activator inhibitor，PAI），包括 PAI-1，PAI-2 和 PAI-3 等 3 种。其中 PAI-3 就是活化的蛋白质 C 的抑制物，对 uPA 和 tPA 都有抑制作用。

（2）**抗纤溶酶**（antiplasmin）：主要是 α_2-抗纤溶酶和 α_2-巨球蛋白，二者均可抑制纤溶酶，也能抑制 tPA 和 uPA。

生理情况下，血管内皮细胞表面能够排斥血小板黏附和聚集，内皮细胞也不表达组织因子（TF）。在血管内皮细胞所释放的各种物质中，既有促凝因子，也有抗凝物质；既有促纤溶因素，也有抗纤溶物质。凭借这些物质在不同时期的作用，对血凝和抗凝、纤溶和抗纤溶过程进行精细的调节。即使血管损伤处发生血凝后，由于血液中存在抗凝血和纤溶酶系统，可在局部启动纤溶过程，发挥溶栓、促进组织修复作用，以维持血流通畅。

【临床联系】

弥散性血管内凝血（disseminated intravascular coagulation，DIC）是一种继发性的以广泛性微血栓形成，并相继出现凝血和止血功能障碍为病理特征的临床综合征。DIC 发生的起始环节是在某些疾病和病理过程中的一些致病因素导致的凝血系统激活，大量促凝物质进入循环，使微循环广泛形成微血栓，促使凝血因子和血小板大量消耗。并可发生继发性纤溶活性增强，引起机体的止血、凝血功能障碍。DIC 的临床主要表现是出血、多器官系统功能衰竭，以及休克所造成组织和器官的功能障碍。

第五节　血　型

通常，**血型**（blood group）是指红细胞膜表面上特异性抗原的类型。1901 年 Landsteiner 发现第一个人类血型系统——ABO 血型系统，从此揭开了血型的奥秘，并使输血成为安全度较大的临床治疗手段。

1995 年，国际输血协会（ISBT）认可的红细胞血型系统有 23 个，涉及 195 种抗原。医学上比较重要的血型系统是 ABO、Rh、MNSs、Lutheran、Iewis、duff 及 Kidd 等，都可引起溶血性输血反应，但与临床关系最密切的是 ABO 血型系统和 Rh 血型系统。

若将血型不相容的血液滴在玻片上混合，在显微镜下可见红细胞凝集成簇，这种现象称为**红细胞凝集**（erythrocyte agglutination）。当血型不相容的血液输入人体时，血管内可发生同样的情况，凝集的红细胞可以堵塞毛细血管。在补体的作用下，可引起凝集的红细胞破裂，发生溶血。红细胞凝集的本质是抗原-抗体反应，**血型抗原**（blood group antigen）和**血型抗体**（blood group antibody）曾分别称为**凝集原**（agglutinogen）和**凝集素**（agglutinin）。

一、红细胞血型

(一) ABO 血型系统

根据红细胞膜表面是否存在 A 抗原和 B 抗原，ABO 血型系统分为 A 型、B 型、AB 型和 O 型等 4 种血型（表 3-3）。

表 3-3 ABO 血型系统的抗原和抗体

血型	亚型	红细胞膜上的抗原	血清中的抗体
A 型	A_1	$A+A_1$	抗 B
	A_2	A	抗 B+抗 A_1
B 型		B	抗 A
AB 型	A_1B	$A+A_1+B$	无抗 A，无抗 A_1，无抗 B
	A_2B	A+B	抗 A_1
O 型		无 A，无 B	抗 A+抗 B

1. ABO 血型抗原 ABO 血型系统中，凡是红细胞膜上只含 A 抗原者为 A 型，只含 B 抗原者为 B 型，含有 A 与 B 两种抗原者为 AB 型，A 和 B 两种抗原都没有者为 O 型。

ABO 血型系统还有几种亚型，与临床关系密切的是 A 型中的 A_1 和 A_2 亚型。A_1 型红细胞膜上有 A 和 A_1 两种抗原，而 A_2 型红细胞膜上仅含有 A 抗原。A 型分为 A_1 和 A_2 亚型，使得 AB 型也分为 A_1B 型和 A_2B 型两种亚型。我国汉族人口中，A_2 型和 A_2B 型只占 A 型和 AB 型人群的 1% 以下。

A、B 抗原都是在 H 抗原的基础上形成的。4 种 ABO 血型红细胞上都存在 H 抗原，所以有人也把 ABO 血型系统称为 ABH 血型系统。因为 H 抗原的抗原性较弱，因此一般血浆中都不含有抗 H 抗体。

ABO 血型系统的各种抗原特异性决定于红细胞膜表面糖蛋白或糖脂上所含的糖链，这些糖链都是由少数糖基所组成的寡糖链（图 3-7）。

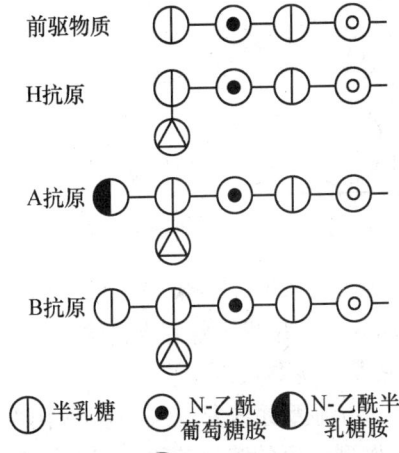

图 3-7 ABH 抗原物质化学结构模式图

2. ABO 血型抗体 ABO 血型系统中，不同血型的人在其血浆中含有不同的抗体。但在同一个体的血浆中不会含有与他本身的抗原相对抗的抗体。即在 A 型血的血浆中只含有抗 B 抗体；在 B 型血的血浆中只含有抗 A 抗体；AB 型血的血浆中既没有抗 A 也没有抗 B 抗体；而 O 型血的血浆中含有抗 A 和抗 B 两种抗体。

但由于 A_2 型和 A_2B 型血浆中含有抗 A_1 抗体，它们可能在输血时与 A_1 型红细胞发生凝集。另外，A_2 型和 A_2B 型红细胞膜上的 A 抗原性较弱，在血型鉴定时，不易与抗 A 抗体反应，容易将 A_2 型和 A_2B 型误定为 O 型和 B 型，因此输血时应特别注意 A 亚型的存在（表 3-3）。

血型抗体有天然抗体和免疫抗体两类。ABO 血型系统的血型抗体属于天然抗体。新生儿的血液尚无 ABO 血型系统的抗体，出生后 2~8 个月开始产生，8~10 岁时抗体效价达到高峰。天然抗体多属 IgM，分子量大，不能通过胎盘。因此，血型与胎儿血型不合的孕妇，体内的天然 ABO 血型抗体一般不能通过胎盘到达胎儿体内，不会使胎儿的红细胞发生凝集破坏。免疫性抗体属于 IgG 抗体，分子量小，能够通过胎盘进入胎儿体内。因此，若母体过去因外源性 A 或 B 抗原进入体内而产生免疫性抗体，则在与胎儿 ABO 血型不合的孕妇可因母体内免疫性血型抗体进入胎儿体内而引起胎儿红细胞的破坏，发生新生儿溶血病。但是，胎儿红细胞膜上的 A 或 B 抗原数目较少，只有成人的 1/4，因此，因母婴 ABO 血型不合而发生新生儿溶血病仅有少数。

3. ABO 血型的遗传　血型是先天遗传的。出现在某一染色体的同一位置上的不同基因，称为**等位基因**（allele）。ABO 血型系统中，控制 A、B、H 凝集原生成的基因位于 9 号染色体的一对等位基因上。在这对染色体上只能出现 A、B、H 三个等位基因中的两个，其中一个来自父亲，一个来自母亲，它们决定了子代血型的**基因型**（genotype）。这两种基因型首先决定了转糖基酶的氨基酸组成和顺序，即决定了生成的转糖基酶的种类，后者转而决定了表现血型抗原特异性的寡糖链的组成，也即此人血型的**表现型**（phenotype，表型）。

决定每种血型表现型的基因中，A 基因和 B 基因是显性基因，O 基因则为隐性基因。因此，红细胞膜表现 O 型，则其基因型只能是 OO；而表现型是 A 或 B，则基因型分别可能是 AA、AO 和 BB、BO。

了解血型的遗传规律可以从血型的表现型来推断亲子关系；但是必须强调的是，在法医学上做判断时，只能作否定的参考依据，而不能做出肯定的判断。因此，单纯依靠血型推断是不可靠的，只有进行基因检测，才能做出肯定的亲子判断。

4. ABO 血型的测定　正确测定血型是保证输血安全的基础。测定 ABO 血型的方法是在玻片上分别滴上一滴抗 A，一滴抗 B 和一滴抗 A-抗 B 血清，然后在每种血清中加一滴待测红细胞悬液，轻轻混匀，观察有无凝集现象（图 3-8）。

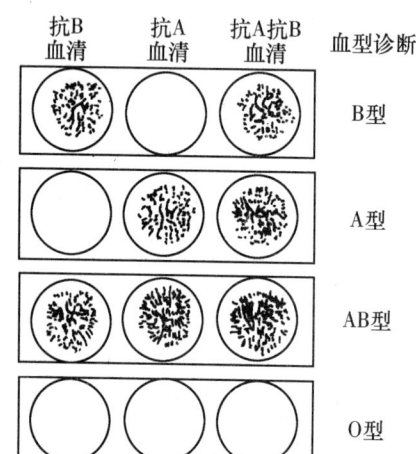

图 3-8　ABO 血型的测定

（二）Rh 血型系统

1. Rh 血型抗原　20 世纪 30～40 年代 Landsteiner 和 Wiener 共同研究发现了 Rh 血型系统。他们将**恒河猴**（Rhesus monkey）的红细胞重复注射入家兔体内，使家兔产生抗恒河猴红细胞的抗体，然后取含有这种抗体的血清与人的红细胞混合，发现在美洲白种人中，约 85% 的人其红细胞可被这种血清凝集。表明这些人的红细胞上具有与恒河猴同样的抗原，故称为 **Rh 抗原**（Rh antigen）。

红细胞膜上有 Rh 抗原的，称为 Rh **阳性**（Rh positive）；不被这种血清凝集的，称为 Rh **阴性**（Rh negative）。在我国各族人群中，汉族和其他大多数民族属 Rh 阳性的约 99%，Rh 阴性只占 1% 左右。但在某些少数民族中，Rh 阴性的人较多，可达 5%～10%，甚至更多。

Rh 血型系统是红细胞血型中最复杂的一个系统，已发现 40 多种 Rh 抗原（也称 Rh 因子）。产生 Rh 血型抗原的等位基因位于 1 号染色体。从理论上推断，有 3 对等位基因（即 C 和 c、D 和 d 和 E 和 e）控制着 6 种抗原。但是血清中未发现单一的抗 d 抗体，因而认为 d 是"静止基因"，在红细胞膜表面不表达 d 抗原。而 D 抗原抗原性最强，故临床意义最为重要。

2. Rh 血型抗体　人类血浆中不存在抗 Rh 天然抗体，只有当 Rh 阴性者接受 Rh 阳性血液后，通过体液性免疫才能产生抗 Rh 抗体。Rh 阴性的受血者第一次接受 Rh 阳性血液输入时，一般不会发生明显输血反应；但在第二次，或多次再输入 Rh 阳性血液时，即可发生抗原-抗体反应，输入的 Rh 阳性红细胞即被凝集而发生溶血反应。故临床上对于重复输入同一个献血者的血液，也必须作交叉配血试验。

Rh 血型抗体属于免疫抗体，主要是 IgG，分子量较小，能透过胎盘。如果 Rh 阴性妇女孕育了 Rh 阳性胎儿，分娩时胎盘剥离可使胎儿 Rh 阳性红细胞进入母体，刺激母体产生抗 Rh 抗体。通常抗 Rh 抗体产生量不多，产生速度也慢，大约需 8～9 周（至多不超过 6 个月）才能产生足够的抗 Rh 抗体，并使孕母致敏。而且一旦致敏即不可能恢复到未致敏状态；若 Rh 阴性妇女再次孕育 Rh 阳性胎儿，则在出生时 Rh 阳性红细胞进入母体，使已致敏的孕母即迅速产生大量抗 Rh 抗体，通过胎盘进入胎儿体内，与胎儿的红细胞发生抗原-抗体反应，造成新生儿溶血性贫血，严重时可导致胎儿死亡。

【临床联系】

新生儿母婴血型不合溶血病（blood group incompatible hemolytic disease of the newborn）指由于孕母和婴儿血型不合所引起的溶血病，主要包括 ABO 和 Rh 溶血病，都简称为新生儿溶血病。ABO 溶血病时，孕母为 O 型，婴儿为 A 型或 B 型；Rh 溶血病时，孕母为 Rh 阴性，婴儿为 Rh 阳性，婴儿的阳性血型来自 Rh 阳性杂合子的父亲。总起来看，ABO 溶血病较轻，而 Rh 溶血病较重。其主要的临床表现有黄疸、肝脾肿大、胆红素脑病等。

（三）输血与交叉配血

为了保证输血的安全和提高输血的效果，必须遵守输血的原则。在准备输血时，首先应鉴定 ABO 血型，保证供血者与受血者的血型相合。对于生育年龄的妇女和需要反复输血的病人，还必须注意 Rh 血型相合，以避免受血者在被致敏后产生抗 Rh 抗体。

输血前，即使已知供血者与受血者是同型血，也必须进行**交叉配血试验**（cross-match test）。交叉配血主侧是指供血者的红细胞与受血者血清进行配合，次侧是指受血者的红细胞与供血者的血清进行配合，观察它们是否发生凝集（图 3-9）。这样，既可检验血型测定是否有误，又能发现红细胞或血清中是否还存在其他不相容的抗原或抗体。

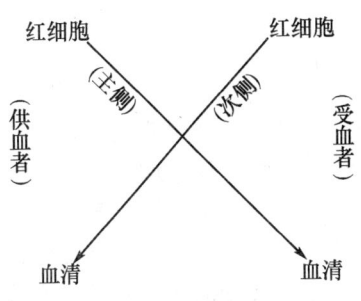

图 3-9 交叉配血试验示意图

如果交叉配血试验的主、次两侧都没有发生凝集反应，即为配血相合，可以进行输血；如果主侧发生凝集反应，则为配血不合，受血者不能接受该供血者的血液；如果主侧不发生凝集反应，而次侧发生凝集反应，则只能在紧急情况下输血（这种情况类似于将 O 型血输给其他血型的受血者，或 AB 型受血者接受其他血型的血液），在这种情况下进行输血时，速度要慢，数量不宜超过 200ml。

总之，输血是一个多环节的过程，每一个环节上的失误都可导致严重后果。因此，输血时，必须遵守输血原则，严格无菌操作，密切观察输血过程中患者的表现，如发生输血反应，应立即停止输血。

【临床联系】

成分输血（transfusion of blood components）随着医学和科学技术的进步，由于血液成分分离机的广泛应用，分离技术和成分血的质量不断提高，输血疗法已经从原来的全血输注发展为成分输血。即把人血中各种组成成分，如红细胞、粒细胞、血小板和血浆分别制备成高纯度或高浓度的制品，根据病人的不同需求，进行输注。例如，严重的贫血可采用浓集红细胞输注；血小板数量减少和功能低下所致的出血可采用浓缩的血小板悬液输注；新鲜血浆输注适用与各种凝血机制障碍性疾病。目前还开发出多种血浆蛋白制品（如白蛋白、免疫球蛋白、抗血友病球蛋白、纤维蛋白原、抗凝血酶Ⅲ等）。

输血反应（transfusion reaction）是指在输血过程中或输血后，受血者发生的不良反应。在输血当时或输血 24 小时内发生的为即发反应，而在输血后几天或几个月发生者为迟发反应。输血反应主要表现有发热反应（严重者可因高热而发生抽搐和昏迷）、过敏反应（严重者可产生过敏性休克）、溶血反应（严重者可发生 DIC、肾衰竭），以及输血后移制物抗宿主病等。

二、白细胞和血小板血型

白细胞与血小板上也有 A、B、H、MN、P 等红细胞抗原，此外还有它们所特有的抗原，这些抗原具有临床意义，特别是组织相容性抗原对选择器官组织的移植和血液成分的输注的合适供者有重要的意义。

人白细胞抗原（human leukocyte antigen，HLA）是人类白细胞上最强的同种抗原。HLA 系统由数量众多的抗原所组成，是一个极为复杂的抗原系统。HLA 系统除了在医学上与器官移植、植皮、骨髓移植和输血有密切的关系外，还可应用于亲子鉴定和人类学研究。

（邓冰湘　陈懿）

第四章

血液循环

心脏和血管组成机体的循环系统，在心脏搏动的驱动下，血液在循环系统中按一定方向周而复始地流动，称为血液循环（blood circulation）。其主要功能是完成体内的物质运输，运输代谢原料和代谢产物，保证新陈代谢正常地进行；激素或其他体液因素，通过血液循环作用于靶细胞，实现体液调节；机体内环境稳态的维持和血液防卫功能的实现，也都有赖于血液不断地循环流动。因此，血液循环是维持生命活动的重要条件。血液循环一旦发生障碍，新陈代谢不能正常进行，机体一些重要器官将受到损害，甚至可危及生命。

心血管系统不但是一个关系到人体生命的重要循环器官，而且还具有内分泌功能。心脏可分泌多种生物活性物质，如心脏除可分泌心房钠尿肽、抗心律失常肽、内源性洋地黄、心舒血管素。此外，还发现心肌和血管平滑肌存在完整的局部肾素-血管紧张素系统。

心房和心室协调有序的收缩和舒张交替活动，是心脏实现泵血功能，推动血液循环的必要条件。心肌细胞膜的兴奋过程则是触发收缩反应的始动因素，心肌的兴奋和兴奋传导是以心肌细胞膜的生物电活动为基础的，本章节以介绍心肌细胞的生物电现象为先导，而后叙述心肌兴奋和兴奋传播的规律，及其生理意义。

第一节　心肌细胞的生物电现象

心肌细胞（myocardial cell）的跨膜电位在波形特点和形成机制上非常复杂，不同类型心肌细胞的跨膜电位（图4-1），不仅幅度和持续时间各不相同，而且形成的离子基础也有一定的差别；各类心肌细胞组织学和电活动特点不同，是心脏兴奋的产生以及兴奋向整个心脏传播过程中表现出特殊规律的原因。

依据心肌组织学特点、生理特性和功能上的区别，心肌细胞大致可分为两类：

1. 普通的心肌细胞　又称**工作心肌细胞**（working myocardial cell），心房肌和心室肌细胞即属于此类。其结构特点是肌原纤维丰富，具有较强的收缩性。工作心肌细胞还具有兴奋性和传导性，在正常情况下无自动产生节律性兴奋的能力，属于非自律细胞。

2. 特殊分化的心肌细胞　其结构特点是肌原纤维稀少，故收缩功能基本丧失。但其胞浆丰富，因而特化为类似于神经纤维那样的具有快速传导能力的特殊心肌细胞，它们共同构成心脏的**特殊传导系统**（specific conduction system）（图4-2）。特殊分化的心肌细胞另一个显著的特点是具有自动产生节律性兴奋的特性（简称自律性），故通常称其为**自律细胞**（autorhythmic cell）。

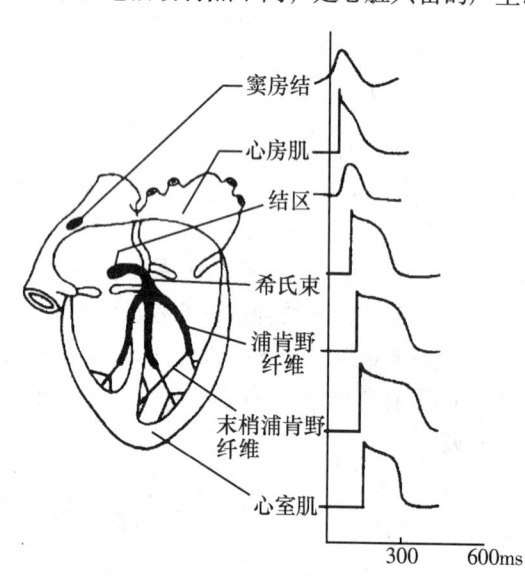

图4-1　心脏各部心肌细胞跨膜电位示意图

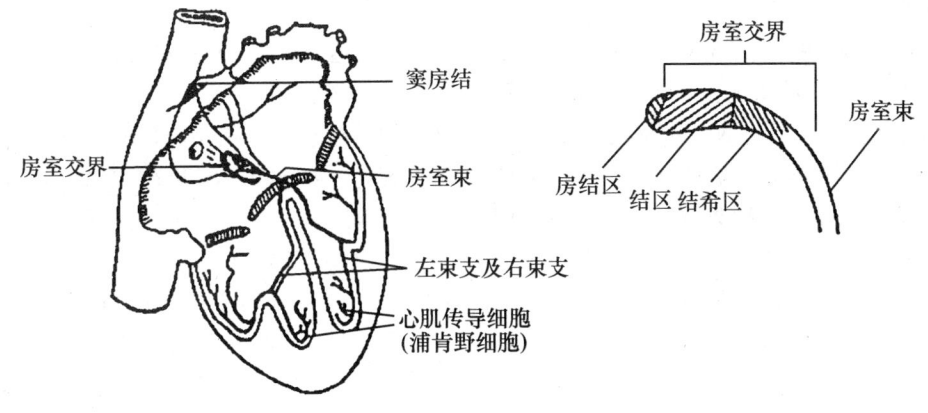

图 4-2 心脏的特殊传导系统示意图

一、工作心肌细胞的跨膜电位及其形成原理

（一）工作心肌细胞的静息电位

人和哺乳动物心室肌细胞的静息电位约为 $-80 \sim -90\text{mV}$，在无外来刺激时，静息电位能持续维持于稳定的电位水平。工作心肌细胞静息电位的形成机制主要是 K^+ 顺浓度梯度向膜外扩散，而且 Na^+-K^+ 泵也参与其中。

（二）工作心肌细胞的动作电位

工作心肌细胞动作电位属于快反应动作电位，其特点是去极化迅速而复极化缓慢。

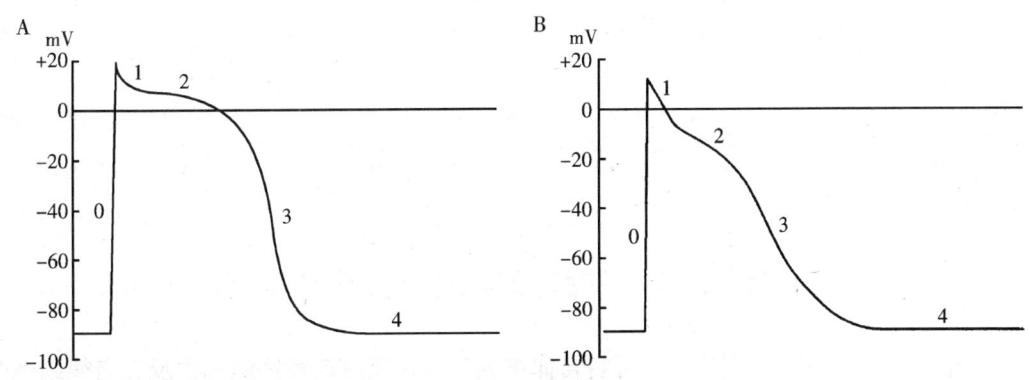

图 4-3 工作心肌细胞的动作电位示意图
A. 心室肌　B. 心房肌

1. 心室肌细胞动作电位　分为 5 个时期（图4-3），其中 0 期为去极化过程，而复极化过程包括 1，2，3 期。

（1）**去极期**（0 期）：当心肌细胞兴奋时，膜内电位可从静息时的 -90mV 快速上至 $+20 \sim +30\text{mV}$ 左右，形成动作电位的升支。0 期占时很短，约 $1 \sim 2\text{ms}$，去极化速度很快，最大变化速率可达 200V/s。0 期膜电位变化的幅度称为**动作电位振幅**（action potential amplitude，APA），可达 120mV。

0 期去极化是由于 Na^+ 快速内流（I_{Na}）所致，相关的 Na^+ 通道是一种**快通道**（fast channel）。其特征是激活快、失活也快，开放时间短暂。I_{Na} 通道具有电压依赖性，并可被**河豚毒**（TTX）所阻断。与神经纤维相似，心肌细胞受到有效刺激，使膜电位减小达阈电位水平时，Na^+ 通道呈正反馈式开放，产生再生性 Na^+ 内流，这是产生 0 期快速去极化的根本原因。

当心肌细胞动作电位 0 期达峰顶后，随即进入复极化过程。心肌细胞复极化过程持续时间较长，历时200~300ms。

(2) **快速复极初期**(1期): 膜内电位由+30~+20mV迅速下降至0mV左右,形成1期。去极化0期和复极化1期,形成波形的尖锋部,合称为锋电位。1期占时约10ms。

1期时I_{Na}通道已失活,Na^+内流已停止。此时有一种**一过性外向电流**(transient outward current, Ito1)产生,使膜电位迅速向负值转化。Ito1可被4-氨基吡啶(4-aminopyridine, 4-AP)所阻断,因此,K^+是Ito的主要离子成分,K^+外流是形成1期的主要离子基础。

(3) **缓慢复极期**(2期、平台期): 膜电位下降缓慢,保持在零电位水平附近达100~150ms之久,形成复极化过程的平台。2期缓慢复极化是心肌细胞动作电位时程和不应期较长的主要原因。

平台期的形成是由**内向离子流**和**外向离子流**综合作用的结果。内向离子流主要由Ca^{2+}负载,外向离子流由K^+携带。2期复极化之初,两种离子流处于相对平衡状态,随时间推移,内向离子流逐渐减弱,而外向离子流逐渐增强。

Ca^{2+}通过L型钙通道(L_{Ca-L}通道)顺浓度梯度向细胞膜内扩散。L_{Ca-L}通道的开放是电压依赖性的(-40~-50mV),属于慢通道(slow channel)。L_{Ca-L}通道可被多种钙通道阻断剂(如双氢吡啶、Mn^{2+}等)所阻断。

(4) **快速复极末期**(3期): 平台期末,复极化速度加快,使膜内电位由0mV左右较快地恢复到-90mV,从而完成复极化过程,历时约100~150ms。

3期的出现是由于L_{Ca-L}通道失活,Ca^{2+}内流停止,而K^+外流进行性增强所致。3期复极化的K^+外流是再生性的,即K^+外流使膜内电位更负,而膜内电位越负,则膜对K^+通透性就越增大,使K^+外流加快,这一正反馈过程导致膜的复极化更加迅速,直到复极化完成。

从动作电位0期开始至3期复极化完毕这段时间称为**动作电位时程**(action potential duration, APD)。心室肌细胞APD约为200~300ms。

(5) **静息期**(4期、恢复期): 静息期是离子水平恢复期。4期开始后,心肌细胞膜的离子主动转运作用增强,通过Na^+-K^+泵、Na^+-Ca^{2+}交换和Ca^{2+}泵等机制排出Na^+和Ca^{2+},摄回K^+。在促使膜内、外离子分布恢复正常的一系列活动中,静息电位稳定在一定水平,直至下一次兴奋开始。

2. 心房肌细胞的动作电位 也属于快反应动作电位。心房肌的去极化过程和心室肌没有显著区别(图4-3);在复极化过程中,K^+外流较快,复极化较快,2期无明显平台形成。心房肌细胞的APD短于心室肌细胞,仅为150~200ms。

二、自律细胞的跨膜电位及其形成原理

根据跨膜电位特征及其电生理特性,可将自律细胞分为**快反应自律细胞**和**慢反应自律细胞**两类。

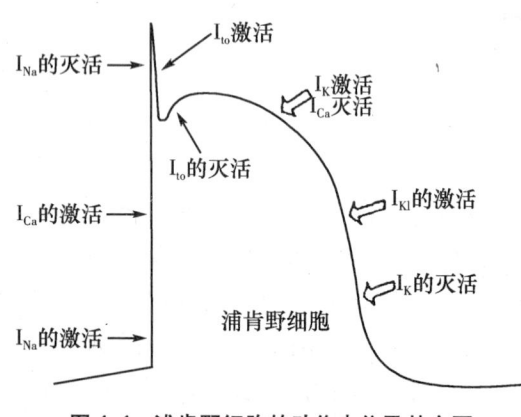

图4-4 浦肯野细胞的动作电位及其主要离子活动示意图

(一) 浦肯野细胞的跨膜电位

浦肯野细胞动作电位也属于快反应动作电位(图4-4),也可分为去极化过程(0期)和复极化过程(1、2、3、4期)。动作电位形态和各期形成的离子基础与心室肌细胞基本相同。所不同的是浦肯野细胞4期(称为**舒张期**)膜电位不稳定,可产生自动去极化,一旦达到阈电位水平(-70mV)时,便激活膜上的Na^+通道,引起快速Na^+内流,再次产生新的动作电位。浦肯野细胞的**最大舒张电位**(maximum diastolic potential, 又称**最大复极电位**)为-90mV。

（二）窦房结 P 细胞的跨膜电位

窦房结 P 细胞是窦房结内唯一具有自律性的细胞，又称为**起搏细胞**（pacemaker cell）。窦房结 P 细胞跨膜电位属于慢反应动作电位，大致可分为 0、3、4 等三个时期（图 4-5）。

1. 去极期（0 期）　窦房结 P 细胞去极化速度慢（约 10V/s），幅度低（仅 70 mV），时程长（7ms 左右）。0 期去极化是由于 Ca^{2+} 通过 I_{Ca-L} 通道内流所致。

2. 复极期（3 期）　窦房结 P 细胞复极化过程无明显的 1 期和 2 期。随着 I_{Ca-L} 通道逐渐失活，而 Ik 通道（延迟整流钾通道）被激活，K^+ 外流导致复极化。3 期复极化末期达最大舒张电位，通常为 -60 ~ -65mV，移行为 4 期。

3. 舒张期（4 期）　窦房结 P 细胞最大舒张电位为 -70mV，舒张期膜电位不稳定，产生自动去极化。一旦去极化达阈电位（-40mV）时，便激活膜上的 I_{Ca-L} 通道，引起 Ca^{2+} 内流，再次产生新的动作电位。

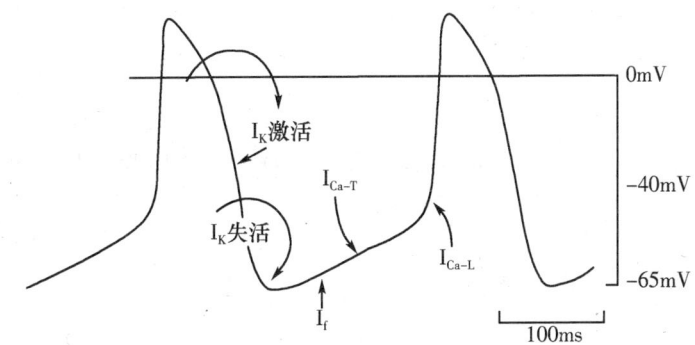

图 4-5　窦房结 P 细胞动作电位和 4 期自动去极化原理示意图

三、心肌细胞的电生理类型

根据动作电位 0 期特征及形成原理，可将心肌动作电位分为**快反应动作电位**和**慢反应动作电位**两种类型。而根据所具有的动作电位类型可将心肌细胞分为快反应细胞和慢反应细胞。

（一）快反应细胞

快反应细胞是具有**快反应动作电位**（fast response action potential）的一类心肌细胞，包括：工作细胞（心房肌和心室肌）、自律细胞中的房室束、束支和浦肯野细胞。所谓快反应电位的特点是静息电位或最大舒张电位较大（-85 ~ -95mV），0 期去极化速度较快（200 ~ 800V/s），动作电位振幅较高（100 ~ 120 mV）。0 期去极化主要与 Na^+ 内流有关。快反应细胞传导速度较快，为 0.5 ~ 3.0m/s。

（二）慢反应细胞

慢反应细胞是具有**慢反应动作电位**（slow response action potential）的一类心肌细胞，包括窦房结 P 细胞和房室交界的细胞。慢反应电位的特点是最大舒张电位较小（-60 ~ -70mV），0 期去极化速度较慢（1 ~ 10V/s），动作电位振幅较低（35 ~ 75 mV）。0 期去极化主要与 Ca^{2+} 内流有关。慢反应细胞传导速度较慢，为 0.01 ~ 0.1m/s。

根据快、慢反应细胞的分类，再结合有无自律性，又可将心肌细胞分为以下 3 种类型。①**快反应非自律细胞**：即工作心肌细胞（心房肌细胞和心室肌细胞）。②**快反应自律细胞**：房室束、束支和浦肯野细胞。③**慢反应自律细胞**：窦房结 P 细胞、房室交界 P 细胞。

【临床联系】

在病理情况下，快反应细胞和慢反应细胞可发生转化。如临床上心肌供血严重不足时，可使原快反应细胞呈现慢反应细胞特点，甚至非自律细胞也可获得自律性，变为自律细胞。

综上可见，不同类型心肌细胞跨膜电位波形特征各不相同，其本质在于跨膜离子流不同。心肌细胞主要跨膜离子流见表4-1。

表4-1 心肌细胞主要跨膜离子流

离子电流	激活条件	主要作用	阻断剂
1. 内向离子流			
（1）钠电流（I_{Na}）	去极化达-70mV	快反应细胞0期去极化	河豚毒（TTX）
（2）L型钙电流（I_{Ca-L}）	去极化达-30～-40mV	快反应细胞2期复极化	维拉帕米、Mn^{2+}
		慢反应细胞0期去极化	
		早期后去极化	
（3）T型钙电流（I_{Ca-T}）	去极化达-50～-70mV	细胞0期去极化	咪贝地尔（mibefradil）
		窦房结P细胞4期自动去极化	
（4）钠-钙交换电流（I_{Na-Ca}）	$[Ca^{2+}]i\uparrow$，$[Na^+]o\uparrow$	恢复$[Ca^{2+}]i$浓度	氨氯吡咪（amiloride）
（5）起搏电流（I_f，主要由Na荷载，其次为K）	复极化达-60mV（复极化达-100mV为最大激活）	浦肯野细胞4期自动去极化（主要成分）	Cs^+
		窦房结P细胞4期自动去极化	
（6）一过性内向电流（ITI由Na荷载，其次为K）	$[Ca^{2+}]i$振荡	延迟后去极化	
2. 外向离子流			
（1）一过性外向电流（I_{to}）			4-氨基吡啶（4-AP）
I_{to1}（由K^+荷载，主要）	去极化达-20mV	快反应细胞1期复极化	
I_{to2}（由Cl^-荷载，次要）		快反应细胞1期复极化	
（2）内向整流电流（I_{k_1}）		快反应细胞静息电位形成	Ba^{2+}、Mg^{2+}、Cs^+
		快反应细胞2、3期复极化	
（3）延迟整流电流（I_K）	去极化达+20mV	快反应细胞2、3期复极化	Ba^{2+}
		慢反应细胞3期复极化	
		浦肯野细胞4期自动去极化	
		窦房结P细胞4期自动去极化（主要成分）	
（4）泵电流（I_{Na-K}）	$[Na^+]i\uparrow/[K^+]o\uparrow$	参与静息电位形成	哇巴因
（5）乙酰胆碱激活的钾电流（I_{K-ACh}）	ACh	超极化	阿托品
（6）ATP依赖性钾电流（I_{K-ATP}）	ATP↓	心肌缺血时K^+外漏	格列本脲（glyburide）

第二节 心肌的生理特性

心肌的生理特性包括自律性、传导性、兴奋性和收缩性。其中自律性、传导性和兴奋性均以心肌细胞膜的生物电活动为其基础，属于电生理特性，表现为心脏内兴奋的发生与传播；而收缩性是以心肌收缩蛋白之间的生化反应为基础的机械特性。

一、自 律 性

心肌细胞在没有任何外来刺激的情况下,能自动地按一定的节律产生兴奋的能力和特性,称为**自动节律性**(autorhythmicity),简称**自律性**。单位时间内自动产生兴奋的频率是衡量自律性高低的指标。

(一)心脏的正常起搏点与窦性心律

心脏各部自律细胞自律性频率各不相同,其中窦房结的自律性最高(60~100次/min),房室交界次之(40~60次/min),房室束及其分支依次降低,浦肯野纤维的自律性最低(15~40次/min)。窦房结P细胞产生的节律性兴奋按一定顺序传播,引起心脏其他各部位心肌细胞兴奋,产生与窦房结P细胞一致的节律性活动,因此,窦房结被称为**正常起搏点**(normal pacemaker)。在窦房结控制下,所产生的心脏节律性活动,称为**窦性心律**(sinus rhythm)。

由于窦房结P细胞自律性频率最高,因此心脏其他自律组织均处于窦房结P细胞控制之下,而其本身的自律性并不表现,只起传导兴奋的作用,故这些心脏自律组织被称为**潜在起搏点**(latent pacemaker)。通常窦房结P细胞对潜在起搏点的控制是通过两种方式实现的:①**抢先占领**,也称**夺获**。由于窦房结P细胞的自律性最高,故来自窦房结P细胞的兴奋已抢先激动(夺获)潜在起搏点,从而使潜在起搏点自身的节律兴奋不能显现;②**超速驱动压抑**是指窦房结P细胞以快速节律活动,对潜在起搏点较低频率的兴奋发生直接抑制作用,使潜在起搏点自身的节律兴奋不能显现。

(二)自律性形成的原理

4期自动去极化是自律细胞产生自动节律性兴奋的基础,它具有随时间而递增的特点;4期中逐渐增强的净内向电流是自律细胞4期自动去极化形成的机制。

1. 浦肯野细胞 是**快反应自律细胞**的代表,其4期自动去极化主要是由两种离子电流综合作用的结果:

(1)I_f**电流**: I_f是浦肯野细胞4期自动去极化最主要的离子基础,通常将这种4期内向电流称为**起搏电流**(pacemaker current)。I_f通道在动作电位3期复极化电位达-40mV时开始被激活开放,其激活程度随着复极化、膜内负电性的增加而增加,50% I_f通道激活的膜电位水平为-70mV,至-120 mV达最大激活,因而I_f被称为**超极化激活的非特异性内向离子流**。I_f是一种Na^+、K^+混合离子流,主要是Na^+内流。I_f通道及其离子流可被铯(Cs)所阻断,而TTX却不能阻断它。

(2)**延迟整流K^+电流**(delayed rectifier potassium current,I_k): I_k是一种时间依从性递减的K^+外向电流。I_k通道在膜复极化达-40mV时便开始逐渐失活,达最大舒张电位水平(-60mV)时I_k通道关闭。K^+外流逐渐减少,导致膜内正电荷逐渐增加而形成4期自动去极化。I_k是浦肯野细胞4期自动去极化的较为次要的离子基础。

2. 窦房结P细胞 窦房结P细胞是**慢反应自律细胞**的代表,其中4期自动去极化是由多种跨膜离子流综合作用的结果,主要有如下数种电流(图4-5)。

(1)I_k:窦房结P细胞4期,经I_k通道外流的K^+衰减速率很快,而且与其4期自动去极化速率正好同步,因此,I_k是窦房结P细胞的主要起搏离子流。

(2)I_f:窦房结P细胞的最大舒张电位较小,只有-70mV,而I_f通道的最大激活电位为-120mV,因而,在窦

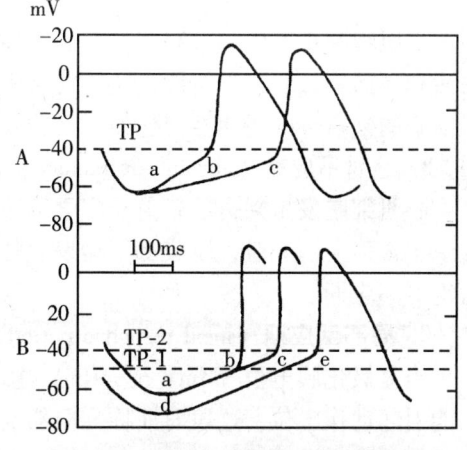

图4-6 影响自律性的因素示意图
(A) a-b 正常自动去极化速度;a-c 自动去极化速度减慢;(B) a-b 正常自动去极化;a-c 阈电位水平上移时的自动去极化;
d-e 最大舒张电位水平下移时的自动去极化

房结P细胞4期自动去极化中，I_f对起搏活动所起的作用不如I_k。

(3) I_{Ca-T}：I_{Ca-T}是一种通过T型钙通道的离子流。在膜电位达$-70\sim-50$mV时，I_{Ca-T}通道激活，产生持续的内向电流I_{Ca-T}。

总之，就电流激活的先后时间而言，I_k和I_f在4期的早期就参与，而I_{Ca-T}在4期的后期才参与。

(三) 决定和影响自律性的因素

1. 4期自动去极化速度 4期自动去极速度加快，达阈电位水平所需时间缩短，则单位时间内产生自动兴奋的次数增多，自律性增高（图4-6）；反之，则自律性减低。

2. 最大舒张电位与阈电位之间的差距 最大舒张电位水平上移（膜电位绝对值减小）和（或）阈电位水平下移（膜电位绝对值增大），均使两者之间的差距减小，自动去极化达阈电位水平所需时间缩短，自律性增高；反之亦然。

【临床联系】

心律失常（arrhythmia） 心律失常是临床，特别是心脏疾患常见的症状，心脏电生理特性的改变是心律失常产生的基础。心律失常产生的基本原理不外乎心脏兴奋的产生异常和兴奋的传导异常等两个方面，其中以前者最为复杂。兴奋的产生异常主要由自律性异常和触发活动引起。

1. 自律性异常 包括①窦性心律失常（心脏起搏点位置正常，但节律或频率异常），计有窦性心动过速（安静时心率大于100次/min）；窦性心动过缓（安静时心率小于60次/min）和窦性心律不齐；②异位心律（潜在起搏点暂时或持续控制心脏）。计有自发性异位心律（期前收缩、心动过速、扑动和颤动）和被动性异位心律（逸搏和自身心律）。

2. 触发活动（triggered activity） 是指由一个动作电位所触发的以"后去极化"（afterdepolarization，AD）为基础的异常自律活动。后去极化是指在动作电位的复极化过程之中（或之后）产生膜电位振荡，当去极化达阈电位时即可引起一个或一连串的动作电位。包括早期后去极化（early afterdepolarization，EAD）和延迟后去极化（delayed afterdepolarization，DAD）。

二、兴奋性

所有心肌细胞都具有兴奋性，即具有接受刺激产生兴奋（动作电位）的能力。

(一) 心肌一次兴奋过程中兴奋性的周期性变化

心肌细胞每产生一次兴奋，其膜电位将发生一系列有规律的变化，膜通道由**备用**状态经历**激活**、**失活**和**复活**等过程，兴奋性也随之发生相应的周期性改变。其变化在快、慢反应细胞有所不同。心室肌细胞的兴奋性的周期性变化如下（图4-7）。

1. 绝对不应期（absolute refractory period，ARP）

心肌细胞发生兴奋后，由动作电位的去极化开始到复极化3期膜内电位达-55mV的时期内，无论给予多么强大的刺激，肌膜都不会发生任何程度的去极化（包括局部反应和动作电位），这段时间称为绝对不应期。

2. 局部反应期（local response period，LRP）

当复极化膜电位-55mV至-60mV这一段时期内，如果给予强刺激，肌膜可发生部分去极化，但并不能引起动作电位，这段时期称为**局部反应期或局部兴奋期**（local excite period）。

有效不应期（effective refractory period，ERP）是绝对不应期和局部兴奋期的时间总和，即由0期开始到3期复极化到-60mV这一段不能再次接受刺激产生动作电位的时期。

3. 相对不应期（relative refractory period，RRP） 有效不应期结束后，膜内电位由-60mV至-80mV的这段时间，如给予心肌细胞以较强大的刺激，可引起扩布性兴奋产生动作电位，这一时期称为相对不应期。相对不应期Na^+通道虽已逐渐复活，但其开放效率（Na^+通道开放的速度和程度）尚未

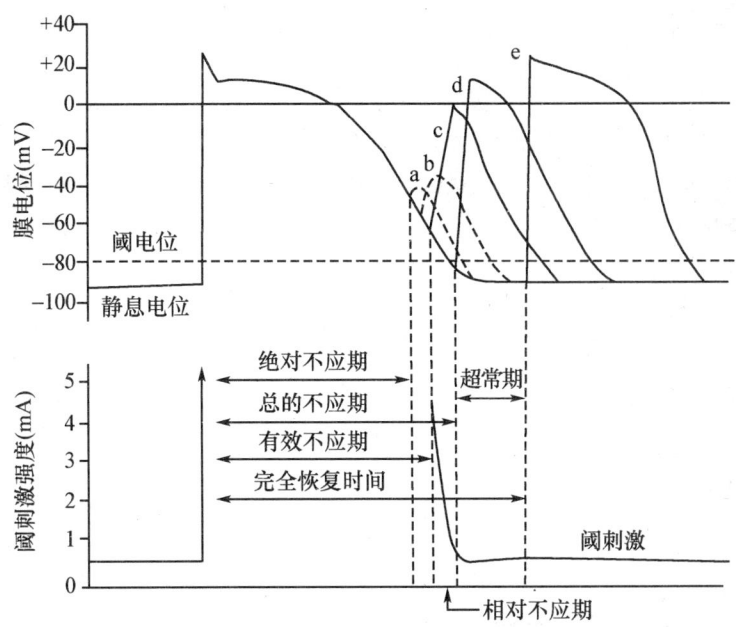

图 4-7 心室肌细胞兴奋性的周期性变化
上：心肌细胞的动作电位；下：阈刺激的强度

恢复正常，故引起兴奋所需的刺激阈值仍高于正常。而且相对不应期所产生的动作电位 0 期去极化的幅度和速度都比正常为小，兴奋的传导速度也比较缓慢。

4. 超常期（supranormal period，SNP） 相对不应期至复极化完毕，即膜内电位由 -80mV 至 -90mV 这一段时期内，用比阈值还要低一点的刺激即可引起兴奋，表明兴奋性高于正常，故称为超常期。此时 Na⁺ 通道也基本上恢复到接近备用状态，同时膜电位的绝对值略小于静息电位，缩短了与阈电位之间的距离，故兴奋性高于正常；但此时 Na⁺ 通道复活的过程尚未完成，开放效率仍然没有恢复正常，因此，在超常期产生的动作电位，其 0 期去极化的幅度和速度，乃至兴奋传导的速度都仍然低于正常。

超常期以后复极完毕，膜电位恢复正常静息水平，此时 Na⁺ 通道复活过程完成，处于备用状态，兴奋性也恢复正常，阈刺激引起的动作电位也恢复正常。

心室肌细胞 ERP 较长（200~300ms），相当于心肌整个收缩期和舒张早期；而心肌慢反应细胞的 ERP 比快反应细胞更长，常超出复极化 3 期，甚至达至 4 期（图4-8）。因此，其兴奋性完全恢复所需时间更长。

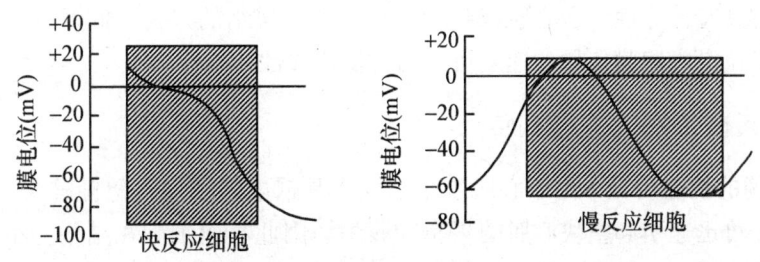

图 4-8 心肌快慢反应细胞的有效不应期

（二）决定和影响兴奋性的因素

1. 静息电位水平 静息电位（或最大舒张电位）绝对值增大时，与阈电位之间的距离加大，引起兴奋所需的刺激阈值增大，表现为兴奋性降低；反之，则兴奋性增高。

2. 阈电位水平 阈电位水平上移，则与静息电位之间的差距增大，引起兴奋所需的刺激阈值增大，兴奋性降低；反之亦然。

3. Na⁺（或 Ca²⁺）通道性状 以心室肌细胞为例，只有进入相对不应期（Na⁺通道开始复活），较强大的刺激，才可引起兴奋（产生 0 期去极化的幅度和速度都比正常为小的动作电位）。只有在膜电位恢复到静息电位水平（Na⁺通道恢复到备用状态），才能恢复正常兴奋的能力（阈刺激引起正常的动作电位）。因此，Na⁺通道进入复活状态，是心肌细胞恢复兴奋性的前提；而正常静息电位水平又是决定 Na⁺通道能否复活到备用状态的关键。

（三）期前收缩与代偿性间歇

正常情况下，窦房结产生的每一次兴奋传播到心房肌或心室肌的时间，都是在它们前一次兴奋的不应期结束之后。因此，整个心脏能够按照窦房结的节律而兴奋。若心室在窦性心律兴奋的有效不应期之后，受到生理或病理性额外刺激时，则可产生一次提前的兴奋和收缩称为**期前兴奋**或**期前收缩**（premature systole）（图 4-9）。

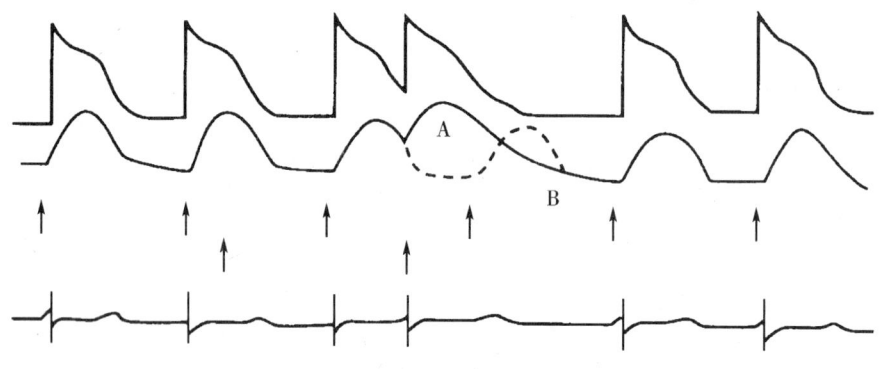

图 4-9 期前收缩与代偿性间歇
上图：动作电位；中图：收缩波；下图：心电图

代偿性间歇（compensatory pause）期前兴奋也有它自己的有效不应期，当紧接在期前兴奋之后的一次窦房结兴奋传到心室时，常常恰好落在期前兴奋的有效不应期内，因而不能引起心室兴奋和收缩，形成一次脱失，必须等到再下一次窦房结的兴奋传到心室时才能引起心室收缩。这样，在一次期前收缩之后往往出现一段较长的心室舒张期，称为代偿性间歇，随后才恢复窦性节律。

三、传 导 性

所有心肌细胞都具有传导性，即心肌细胞能够把来自窦房结的兴奋不间断地传导下去，直至使整个心脏兴奋。动作电位沿细胞膜传导的速度可作为衡量传导性的指标。

（一）心脏内兴奋传播的途径和特点

1. 心肌细胞之间的快速传导 由于心肌细胞间联系是低电阻结构（缝隙连接），相邻心肌细胞的兴奋传导速度很快，可迅速引起整块心肌的兴奋和收缩。因此心肌细胞在结构上虽互相隔开，但在功能上却如同一个细胞，即心肌是**功能性合胞体**（functional syncytium）结构。

2. 心房优势传导通路 除上述胞间传导外，在心房还有浦肯野样细胞，可将兴奋从右房迅速传向左房，并构成了将窦房结兴奋快速传播到房室交界的所谓"优势传导通路"（preferential conduction pathway）。

3. 心脏特殊传导系统有序快捷的传导 心脏的特殊传导系统是心脏发生兴奋和传播兴奋的主干线，起着控制心脏节律性活动的作用。其传导途径是：窦房结→心房优势传导通路→房室交界（房结区→结区→结希区）→房室束→左右束支→浦肯野纤维网→心室肌。

(二) 心脏内兴奋传导的速度

兴奋从窦房结开始传导到心室外表面为止，整个心脏内传导时间约为 0.22s，其中兴奋从窦房结经心房传导到接近房室交界边缘需 0.06s，房室交界处传导占时约 0.1s，心室内传导约需 0.06s（图 4-10）。

由于各种心肌细胞的传导性高低不等，兴奋在心脏各个部分传播的速度不相同。其中房室交界区细胞的传导速度缓慢（0.05m/s），结区尤低（0.02m/s）。而希-浦氏系统，特别是浦肯野纤维传导速度最快（4m/s）。兴奋在房室交界区传导缓慢的现象称为**房室延搁**（atrioventricular delay）。房室延搁可使心室在心房收缩完毕之后才开始收缩，当心房收缩时，心室处于舒张状态，故心房收缩可进一步将其中的血液挤入心室，以使心室获得最大的充盈，有利于心室射血。

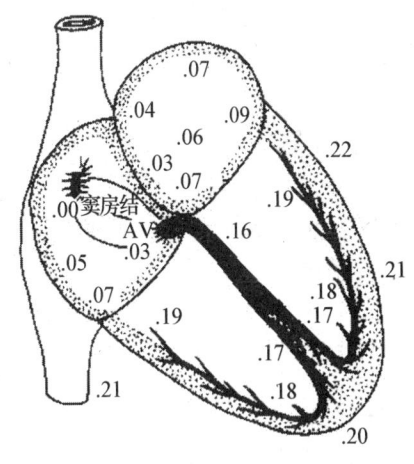

图 4-10　兴奋由窦房结开始传导到心脏各处的时间（秒）

(三) 影响传导性的因素

通常，影响传导性的不是结构因素，而是心肌细胞电生理特性的改变。

1. 0 期去极化的速度和幅度

0 期去极化的速度愈快，局部电流的形成也就愈快，促使邻近未兴奋部位膜去极化达到阈电位水平，故兴奋传导愈快；另一方面，0 期去极化幅度愈大，形成的局部电流愈强，兴奋传导也愈快。

2. 静息电位（或最大舒张电位）水平　0 期去极化的速度和幅度受 Na^+ 通道的效率（Na^+ 通道开放速度和数量）影响，而 Na^+ 通道的效率是电压依从性的，它依从于受刺激前的静息电位值。受刺激前静息电位为 -90mV 时，Na^+ 通道处于备用状态，在此基础上所触发的 0 期去极化 Na^+ 通道不但开放速度快，而且开放数量也多，动作电位 0 期去极化的速度快，幅度高，使兴奋传

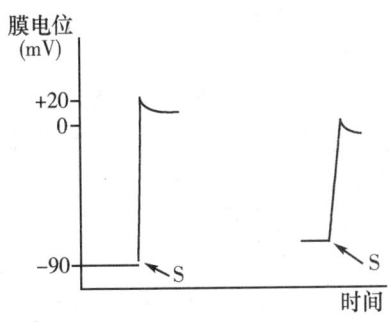

图 4-11　静息电位对动作电位升支速度和幅度的影响
S：给予刺激

导速度加快；若静息电位值（绝对值）低下，则产生升支缓慢、幅度低的动作电位（图 4-11），使兴奋传导速度减慢。

膜反应曲线（membrane responsiveness curve）是反映 Na^+ 通道的效率（以 0 期最大去极化速度反映 Na^+ 通道开放速度）与静息膜电位值的函数关系曲线，呈 S 形（图 4-12）。曲线表明，正常静息电位值（-90mV）情况下，膜受刺激去极化达阈电位水平，Na^+ 通道快速开放，0 期去极化最大速度可达 500V/s；如膜静息电位值（绝对值）减小，0 期最大去极化速度下降；若膜静息电位值（绝对值）进一步减小到膜内为 -60～-55mV，去极化速度几乎为 0，即 Na^+ 通道已失活而不能开放。除静息膜电位之外，Na^+ 通道开放的速度还受一些药物的影响。例如，苯妥英钠可使膜反应曲线向左上移位，Na^+ 通道的效率增高，提高传导性；奎尼丁使曲线向右下移位，Na^+ 通道的效率下降，降低传导性。二者可分别通过对 Na^+ 通道的效率和传导性的影响，对抗不同类型的心律失常。

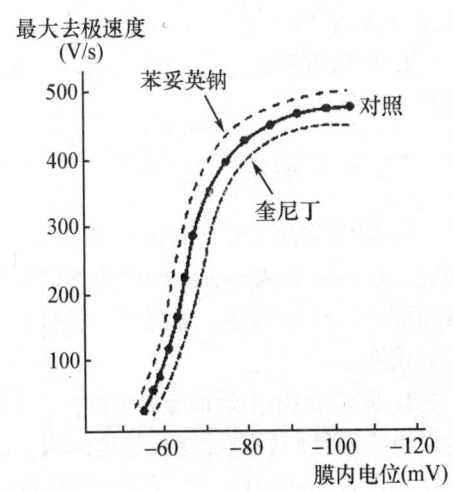

图 4-12　膜反应曲线

3. 邻近未兴奋部位膜的兴奋性　兴奋的传导是心肌细

膜依次产生兴奋的过程，因此膜的兴奋性必然影响兴奋的传导。当邻近未兴奋部位的心肌细胞静息膜电位（或最大舒张电位）增大，或阈电位水平上移时，二者的差距增大时，兴奋性降低，膜去极达阈电位水平所需时间延长，使相邻细胞膜传导速度减慢。

【临床联系】

传导阻滞（conduct block） 传导阻滞是指心脏的某一部位传导兴奋的能力降低，使兴奋传导速度延缓、部分甚至全部兴奋不能下传的现象。传导阻滞可发生在心脏的各个部位，包括窦房阻滞、房内传导阻滞、房室传导阻滞和室内传导阻滞等。其中尤以房室传导阻滞和室内传导阻滞较为重要和常见。临床心电图学，通常把房室传导阻滞分为三类，即一度房室阻滞（房室传导时间延长）、二度房室阻滞（又称不完全性房室传导阻滞）和三度房室阻滞（又称完全性房室传导阻滞）。室内传导阻滞分为三类，即单分支阻滞、双分支阻滞和三分支阻滞。

四、收 缩 性

心肌细胞兴奋后，通过兴奋收缩偶联，引发肌丝滑行，从而使心肌细胞收缩。

（一）心肌兴奋收缩偶联

1. 心肌的兴奋-收缩偶联启动 心室肌细胞兴奋（动作电位2期）的过程中，细胞外的 Ca^{2+} 经细胞膜横管上的 I_{Ca-L} 通道内流，这是兴奋-收缩偶联的开始。

2. 内流的钙触发肌质网释放钙和钙瞬变

（1）**钙触发钙释放**：在心肌细胞，横管膜上的 I_{Ca-L} 通道内口和连接肌质网（JSR）上的钙释放通道 ryanodine 受体（RYR）十分靠近，经 I_{Ca-L} 通道内流的 Ca^{2+} 可以激活 RYR，促进贮存在肌质网内 Ca^{2+} 的释放，称为**钙触发钙释放**（calcium-induced calcium release，CICR）。据估计，一个 I_{Ca-L} 通道的开放可以激活毗邻的4个RYR。RYR的群集性释放 Ca^{2+}，可以使胞质内的游离 Ca^{2+} 浓度由 10^{-7} mol/L 升高到 10^{-5} mol/L。

（2）**钙瞬变**：在兴奋-收缩偶联中，细胞内 Ca^{2+} 浓度的升高，持续时间很短，胞质内的游离 Ca^{2+} 浓度很快就下降至正常，将 Ca^{2+} 浓度的这种变化称为**钙瞬变**（calcium transient）。胞质内 Ca^{2+} 浓度降低的机制有三方面：①位于肌质网膜上的**钙泵**（calcium pump）将胞质内 Ca^{2+} 重新摄回肌质网，它摄取的 Ca^{2+} 占胞质内 Ca^{2+} 的90%；②细胞膜上也存在钙泵，可将胞质中的 Ca^{2+} 泵出细胞外；③位于细胞膜上的钠-钙交换体将胞质中的 Ca^{2+} 与细胞外的 Na^+ 进行交换。

位于肌质网膜上的钙泵是一种 ATP 酶，它有很多异构体。在心肌细胞是异构体2（SERCA 2）。SERCA 2 以 ATP 为能源，每分解一个 ATP，可将2个 Ca^{2+} 泵回肌质网内。

3. 钙瞬变引起心肌细胞收缩 心肌细胞的收缩由钙瞬变引起，钙瞬变的幅值越大，心肌细胞的收缩强度也越大。

（二）心肌收缩的特点

1. 对细胞外 Ca^{2+} 有明显的依赖性 心肌细胞肌浆网系统欠发达，Ca^{2+} 贮量较少。心肌动作电位2期的 Ca^{2+} 内流成为外援。如前所述，Ca^{2+} 内流是心肌兴奋收缩偶联的关键步骤，而且内流的钙触发肌浆网释放钙和钙瞬变，而钙瞬变引起心肌细胞收缩。可见，心肌细胞的收缩对细胞外液的 Ca^{2+} 有明显的依赖性。

2. 同步收缩（全或无式收缩） 心脏内特殊传导组织的传导速度非常快，兴奋在心房或心室内传导很快。而且心肌是功能合胞体结构，因此整个心房或整个心室肌同时收缩，即**同步收缩**。由于同步收缩的全或无式特性，将提高收缩效能，收缩力增大，有利于心脏射血。

3. 不发生强直收缩 心房和心室肌一次兴奋后，有效不应期较长，相当于整个收缩期和舒张早期。在此时期内，任何刺激都不能使心肌再次发生兴奋而收缩。因此，心肌不会发生强直收缩。心肌能始终保持收缩与舒张交替的节律性活动,从而保证心脏的射血和充盈的正常进行。

(三)影响心肌收缩性的因素

1. 血浆中 Ca^{2+} 的浓度 在一定范围内,血 Ca^{2+} 浓度升高则心肌收缩增强;反之,血 Ca^{2+} 浓度降低时,心肌收缩减弱。

2. 低氧和酸中毒 低氧时可使酸性代谢产物增多,因此低氧和酸中毒均可使 H^+ 浓度增高。H^+ 与 Ca^{2+} 二者均可与肌钙蛋白结合,而呈竞争性抑制作用,当 H^+ 浓度增加时,Ca^{2+} 与肌钙蛋白的结合降低,心肌收缩力减弱。另外,低氧还将导致 ATP 生成量减少,也会导致心肌收缩能力减弱。

3. 交感神经和儿茶酚胺 交感神经兴奋或血中儿茶酚胺浓度增高时,能改善心肌细胞膜对 Ca^{2+} 通透性,促进 Ca^{2+} 内流,并能促进肌浆网系统释放 Ca^{2+},促使心肌细胞内 Ca^{2+} 浓度升高,加强心肌兴奋-收缩偶联,增强心肌收缩力。

第三节 心脏的泵血功能

心脏的主体功能是泵血功能,心泵是人体血液循环总的动力来源。心泵规律有序地排出血液,并推动血液沿着单一方向循环不息。心泵的工作是通过心房和心室协调有序的收缩和舒张交替活动,完成两个连续的相互依存的过程,即心室的充盈和射血。心泵的功能指标有频率(心率)、排出量(心输出量)、压力(房内压、室内压)、容量(心房和心室容积)和功率(心功)等。

一、心 动 周 期

心脏每收缩和舒张一次,构成一个心脏的机械活动周期,称为**心动周期**(cardiac cycle)。每一个心动周期包括**收缩期**(systole)和**舒张期**(diastole)。若以心率为 75 次/分计,则每个心动周期历时 0.8s,其中心房收缩期 0.1s,心房舒张期 0.7s,心室收缩期 0.3s,心室舒张期 0.5s(图 4-13)。在一个心动周期中,大约有一半的时间心房和心室是共同处于舒张状态的,称为**全心舒张期**。一般所说的收缩期和舒张期,通常是指心室的收缩期和舒张期而言。

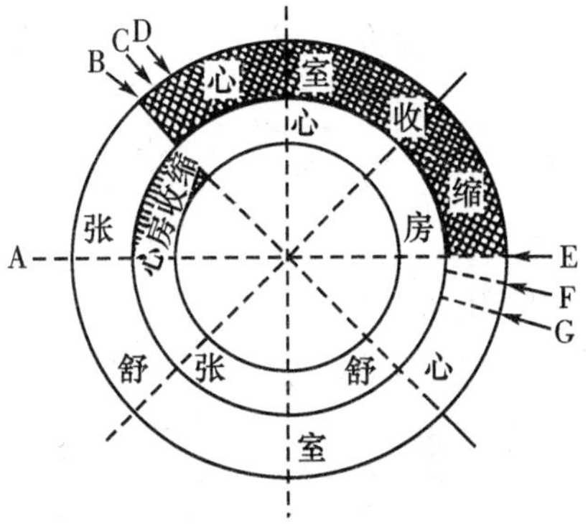

图 4-13 心动周期中房室活动顺序与时间的关系示意图

A:心房开始收缩;B:心房开始舒张,心室开始收缩;C:房室瓣被关闭;D:动脉瓣被打开;E:心室开始舒张;F:动脉瓣被关闭;G:房室瓣被打开

二、心脏的泵血过程与泵血功能的评价

心脏泵血功能的完成,主要取决于两个因素:①心室和心房依次节律性收缩和舒张,造成心房-心室-动脉之间的压力梯度,形成推动血液流动的动力;②房室瓣和动脉瓣膜规律性的开放与关闭控制着血流的方向,导致心室顺序发生充盈和射血。心脏泵血功能主要依靠心室完成,包括两个方面:心室收缩完成射血过程,心室舒张完成充盈血的过程。左右心室是同步收缩与舒张,故其射血和充盈过程基本同时进行。

(一)心室的射血与充盈过程

以左心室舒缩活动为中心,将一个心动周期分为 7 个时期(图 4-14),来说明心室射血和充盈的过程,以便了解心脏泵血的机制。

1. 心室收缩期(ventricular systole) 心室收缩期包括 3 个时期。

(1)**等容收缩期**:心室开始收缩,室内压立即上升,迅速超过房内压,使房室瓣关闭。而动脉瓣仍处于关闭状态,心室成为一个封闭的腔。心室肌继续强烈收缩而心室容积并不改变,使室内压急剧升高。从房室瓣关闭至主动脉瓣被打开的这段时间称为**等容收缩期**（isovolumic contraction phase），历时0.05s。本期的特点是室内压大幅度升高，且升高速率很快。

（2）**快速射血期**：等容收缩期末，室内压升高超过主动脉压时，动脉瓣被打开，进入射血期。由于心室肌强烈收缩，射血期的最初1/3左右时间内心室内压上升很高，大量血液快速由心室射入主动脉（约占总射血量的80%左右）。因此，心室容积明显缩小，室内压继续上升达峰值，这段时期称**快速射血期**（rapid ejection phase），占时0.10s。

（3）**减慢射血期**：由于大量血液被射入主动脉，主动脉压增高，射血阻力逐渐增加。与此同时，由于心室内血液减少以及心室肌收缩强度减弱，射血速度逐渐减慢，这段时期称为**减慢射血期**（reduced ejection phase），占时0.15s。

在快速射血的中期或稍后，心室内压实际已稍低于主动脉压；但由于血液受到心室肌收缩的挤压作用而具有较高的动能，依其惯性作用可以逆着压力梯度继续推动血液进入主动脉。一直到本期末，心室容积降低到射血期的最低程度。

2. 心室舒张期（ventricular diastole） 心室舒张期包括4个时期。

（1）**等容舒张期**：心室肌开始舒张后，室内压急剧下降。主动脉内血液向心室方向逆流，推动主动脉瓣关闭。这时室内压仍高于房内压，房室瓣仍关闭，心室又成为封闭的腔。心室肌舒张，使室内压以极快的速度大幅度下降，但容积并不改变。从动脉瓣关闭直到房室瓣开启为止的这段时间，称为**等容舒张期**（isovolumic relaxation phase），持续时间约为0.06~0.08s。

（2）**快速充盈期**：当室内压下降到低于心房压时，积聚在心房内的血液迅速冲开房室瓣进入心室，使心室充盈。房室瓣开启初期，房-室压力梯度较大，而且

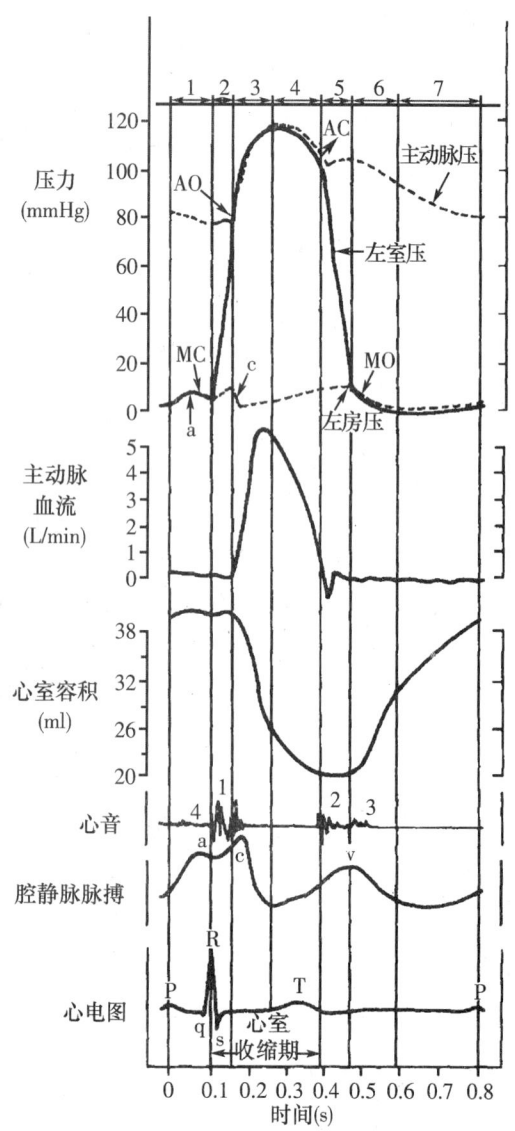

图4-14 犬心动周期各时相中心脏（左侧）内压力、容积和瓣膜变化示意图

1. 心房收缩期；2. 等容收缩期；3. 快速射血期；4. 减慢射血期；5. 等容舒张期；6. 快速充盈期；7. 减慢充盈期；AO和AC分别代表主动脉瓣开启和关闭；MC和MO分别代表左房室瓣关闭和开启

伴随室内压下降的抽吸作用，大量血液由静脉经心房向心室方向快速流动，心室容积迅速增加，称**快速充盈期**（rapid filling phase），历时0.11s左右，心室充盈血液为总充盈量的2/3。

（3）**减慢充盈期**：随着血液充盈心室，心室和心房及大静脉之间的压力梯度减小，血液以较慢的速度继续流入心室，心室容积进一步增大，称**减慢充盈期**（reduced filling phase），占时0.22s。

（4）**心房收缩期**：心室舒张的最后时期，心房开始收缩，使心房内压进一步升高，心房内血液被挤入已经充盈了血液但仍然处于舒张状态的心室，使心室充盈量进一步增加，心房容积缩小。**心房收缩期**（atrial systole）充盈心室的血量约占总充盈量的8%~30%。所以心房收缩对心室充盈仅起辅助作用。

右心泵血活动的过程和机理与左心相同，但肺动脉压力仅为主动脉压的1/6，故右心室开始射血时面临的阻力较低。

(二) 心脏泵血功能的评价

1. 每搏输出量与射血分数

(1) **每搏输出量**：每一侧心室每次搏动所射出的血液量，称为**每搏输出量**，简称**搏出量**（stroke volume, SV）。安静时，健康成年男性，约为60~80ml。搏出量等于舒张末期容积与收缩末期容积之差。左心室舒张末期容积估计约145ml，收缩末期容积约75ml，即搏出量为70ml。可见，每次心搏心室只射出心室腔内的一部分血液。因此，要客观地评定心脏泵血功能，在考虑每搏输出量的同时，必须综合考虑心舒末期容积。

(2) **射血分数**：搏出量占心舒末期容积的百分比，称为**射血分数**（ejection fraction, EF）。

$$射血分数 = \frac{搏出量}{心舒末期容积} \times 100\%$$

心肌收缩力越强，则每搏输出量越多，在心室内存留的血量将越少，射血分数也越大。人体安静时，射血分数为55%~65%。在心脏正常工作时，心舒末期容积增加，每搏输出量也相应增加，射血分数基本不变。一般认为，射血分数如果低于50%，表示心泵功能不全（心力衰竭），若低于33%，则表示有严重心力衰竭。

2. 每分输出量与心指数

(1) **每分心输出量**：每一侧心室每分钟射出的血液总量，称为**每分输出量**（minute volume），等于搏出量与心率的乘积，通常所谓**心输出量**（cardiac output, CO）大都是指每分输出量。由于体循环与肺循环相互串联，左、右两心室的输出量基本相等。健康成年男性在静息状态下，心率平均为75次/分，每搏输出量为60~80ml，则心输出量为5.0~6.0L/min。女性比同体重男性的心输出量低10%左右。

(2) **心指数**：人体静息时的心输出量与体表面积成正比，以单位体表面积（m^2）计算的心输出量，称为**心指数**（cardiac index, CI）；安静和空腹情况下的心指数，称之为**静息心指数**，中等身材的成年人体表面积为1.6~1.7m^2，安静和空腹情况下心输出量为4.5~6.0L/min，故静息心指数为3.0~3.5L/（min·m^2）。

心指数是分析比较不同个体心功能时常用的评定指标，随不同生理条件而不同。女性比男性约低7%~10%。10岁左右时，心指数最大，可达4.0L/（min·m^2）以上，以后随年龄增加而下降，到80岁时，接近于2.0L/（min·m^2）。肌肉运动时，心指数随运动强度的增加成比例地增高。

3. 心脏做功量 血液在心血管内流动过程中所消耗的能量是由心脏做功所提供的，即心脏做功所释放的能量转化为压强能和血流的动能，血液才能循环流动。

(1) **每搏功**（stroke work, SW）：是指心脏每收缩一次所做的功，简称搏功。搏功主要用于维持在一定的压强下（射血期心室内压的净增值）射出一定的血液量（每搏输出量）。此外，还有少量用于增加血液流动的动能，但所占比例很小（占总量的1%），故可忽略不计。

$$射血期心室内压的净增值 = 射血期左室压 - 舒张末期左室压$$

为测算简化，常以平均动脉压代替射血期左室压，用平均心房压代替舒张末期左室压，得出公式：

$$搏功（J） = 搏出量（L） \times 血液比重 \times （平均动脉压 - 平均心房压）$$

如左心室搏出量为0.07L，平均动脉压为94mmHg，左心房平均压为6mmHg，血液比重为1.055，则每搏功约为0.868J。

(2) **每分功**（minute work, MW）：是指心室每分钟所做的功，等于每搏功乘以心率。若心率为75次/分，每搏功约为0.868J，则每分功约为65.1J/min。

正常情况下，左、右心室的每搏输出量相等，但肺动脉平均压仅为主动脉平均压的1/6，故左心室做功量为右心室的6倍。

(三) 心泵功能的储备

心泵功能的储备又称**心力储备**（cardiac reserve），是指心输出量能随机体代谢需要而增加的能力。

健康成年人安静时心输出量为 5~6L/min，而强烈的体力劳动和运动时，心输出量可达 25~30L，为安静状态的 5~6 倍，说明健康人有相当大的心力储备。

心脏泵血的储备能力取决于心率和搏出量的储备。心率的最大变化可从 75 次/分增加到 180 次/分左右，约为静息时心率的 2 倍多，称之为**心率储备**。搏出量储备可分为收缩期储备和舒张期储备。静息情况下左心室收缩末期容积通常约为 75ml，心室作最大量射血后，心室内收缩末期容积（即余血量）不足 20ml。可见，充分动用**收缩期储备**可使搏出量增加 55~60ml；而静息情况下舒张末期容积约 145ml，由于心室最大充盈只能达到 160ml 左右，即**舒张期储备**只有 15ml 左右。

三、影响心泵功能的因素

心输出量为搏出量和心率二者的乘积，故凡能影响搏出量和心率的因素均可影响心输出量。

（一）搏出量

当心率不变时，搏出量与心输出量呈正变关系。搏出量的大小取决于心肌收缩的力量和速度（动力）与阻碍心肌缩短的力量（阻力）之间的对比。心肌收缩的力量决定于前负荷的大小和心肌收缩能力的高低；而阻碍心肌缩短的力量主要取决于后负荷的大小。

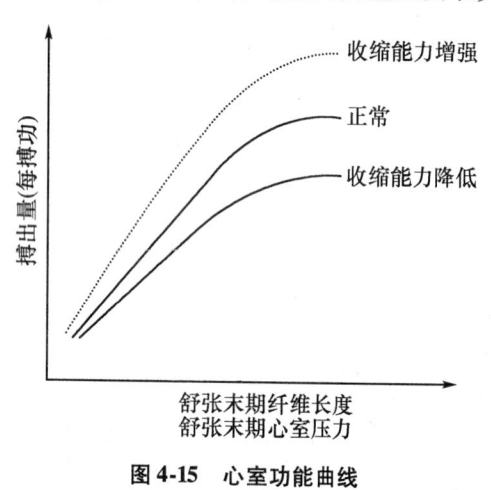

图 4-15 心室功能曲线

1. 前负荷-初长度对搏出量的影响 前负荷和初长度是调节搏出量的重要因素。在完整心脏，**心室舒张末期压力**（ventricular end-diastolic pressure，VEDP）和**心室舒张末期容积**（ventricular end-diastolic volume，VEDV），分别反映心肌的前负荷与初长度，二者均与静脉回心血量有关。

心脏"Frank-Starling 定律"揭示了心脏能自动地调节心搏出量与静脉回心血量之间的关系：静脉回心血量增多，心脏在舒张期充盈血量相应增多，心肌所受牵拉增大，促使心肌前负荷和初长度增加，心肌收缩力增强，心搏出量增多。这种通过心肌细胞初长度的改变，从而引起心肌收缩强度和搏出量改变的调节方式，称为**异长自身调节**（heterometric autoregulation）。

异长自身调节可通过心室功能曲线的测定得到进一步说明。**心室功能曲线**（ventricular function curve，VFC）反映了充盈压（如左心室舒张末期压 LVEDP）和搏出量（或搏功）的关系（图 4-15）。

心室功能曲线可分三段进行分析：①曲线的升支段（LVEDP 为 5~15mmHg）。正常情况下，心室是在曲线升支初段工作（LVEDP 为 5~6mmHg），搏功随初长度的增加而增加。此时与前负荷最适水平（LVEDP 在 12~15mmHg 范围是人体心室最适前负荷）相距尚远，这表明心室具有较大程度的前负荷-初长度储备；②LVEDP 在 15~20mmHg 范围内，曲线逐渐平坦，说明前负荷在此上限范围内时，对搏功的影响变化不大；③随后的曲线仍然平坦，或略有下倾，并不出现明显的降支。说明正常心室的舒张末期压即使超过 20mmHg，搏出功仍保持不变或仅略有下降。

2. 后负荷对搏出量的影响 心室射血过程中，大动脉血压起着后负荷的作用。因此，动脉血压的变化将影响心室肌的收缩过程，从而影响搏出量。当动脉压升高即后负荷增加时，心室射血的阻力增加，使心室等容收缩期延长，射血期缩短，与此同时心室肌缩短的速度和幅度降低，射血速度减慢，搏出量减少，使心室内剩余血量增加；若静脉回心血量不变，则心舒末期充盈量增加，即心肌初长度增加，使心肌收缩力增强，直到足以克服增大的后负荷，搏出量恢复到原有水平。

3. 心肌收缩能力对搏出量的影响 心肌收缩能力（myocardial contractility）又称**心肌收缩性**，是指不依赖前、后负荷而能改变其收缩功能（包括收缩的强度和速度）的内在特性。这种调节方式与心肌初长度的改变无关，故称为**等长自身调节**（homeometric autoregulation）。

心肌收缩能力受多种因素的影响，兴奋收缩偶联的各个环节都能影响收缩能力，其中活化的横桥数目和肌球蛋白的ATP酶活性是调控心肌收缩能力的主要因素。心交感神经兴奋或血中儿茶酚胺浓度增加时，可提高兴奋后胞浆Ca^{2+}浓度和增强肌钙蛋白对Ca^{2+}亲和力，增加活化横桥的比例，使心肌收缩能力增强，从而加强心肌收缩力量，使搏出量增加；而低氧、酸中毒等情况，可使心肌收缩能力降低，搏出量减少。

（二）心率

正常成年人安静状态下，**心率**（heart rate，HR）约为60～100次/分。女性心率比男性心率稍快。经常进行体力劳动和体育锻炼的人，平时心率就比较慢。

心率在一定范围内变化，可影响心输出量（图4-16）。

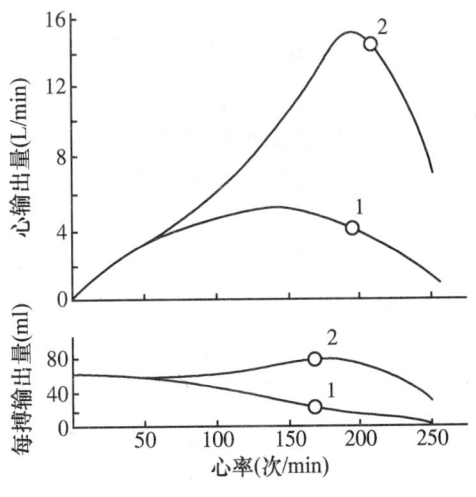

图4-16 心率对心输出量的影响

当心率在40～180次/min范围内时，搏出量不变，则心输出量随心率加快（减慢）而增多（减少）；而心率过快（超过180次/min）时，心动周期缩短，心室舒张不全，心室充盈不足，搏出量减少，使心输出量减少；心率过慢（低于40次/min）时，则由于舒张期过长，心室充盈已接近于极限，再增加心室舒张时间也不能相应提高充盈量和搏出量。可见，心率适宜时，可随心率增减而相应改变心输出量，以适应机体的需要。但是，心率过快或过慢都可使心输出量减少。

案例

背景资料 男 66岁 工人

[病史与主诉] 吸烟史40余年。慢性咳嗽、咯痰，气喘30年，某医院诊为"慢性支气管炎、肺气肿"。病情呈逐年加重趋势，3年来明显加重，每至冬季经常感冒，咳喘加重，并伴有下肢浮肿。20天前曾患急性肺炎，发热、咳嗽、咯脓性痰、喘急，经当地医院诊治，无明显改善。3天来，心慌、气短、下肢浮肿加重，夜间不能平卧。

[体格检查] T 37℃，H 120次/min，R 30次/min，BP 100/70mmHg。神志清楚，慢性病容，端坐呼吸。颈静脉怒张，桶状胸，肋间隙增宽，叩诊鼓音。心率120次/min，肺动脉瓣区第二心音亢进，三尖瓣区可闻及收缩期杂音；双肺布满哮鸣音，两肺底可闻及湿性啰音，以右侧为甚。腹软，肝于肋缘下触及2cm，剑突下触及3cm，肝缘钝，无触痛。双下肢水肿（++）。

[辅助检查] 阳性结果：血液气体分析：pH 7.385，PaO_2 70mmHg，$PaCO_2$ 55mmHg；胸部X线检查（胸片），显示两肺透明度增加，肺纹理粗乱，增多。右心室增大。ECG：电轴右偏（额面电轴+120°），肺性P波，右心室肥厚，重度顺钟向转位。超声心动检查：右室前壁搏动幅度增大。

[初步诊断] 1. 慢性心功能不全（右心功能不全）。
2. 慢性肺源性心脏病
3. 慢性阻塞性肺疾患（急性发作期）

问题与思考

根据本章对心功能的介绍，结合该病例病情，试分析心功能不全对机体产生哪些影响。

提示

1. **心功能**（cadiac function）即是指心脏泵血的功能，心泵是人体血液循环总的动力来源。心泵规律有序地排出血液，并推动血液沿着单一方向循环不息。心泵的工作是通过心房和心室协调有序的收缩和舒张交替活动，完成两个连续的相互依存的过程，即心室的充盈和射血。

2. **心功能不全**（cadiac insufficiency）的传统概念认为，心功能不全患者均有器官淤血症状，因而将心功能不全统称为充血性心力衰竭。而心功能不全的现代概念是指由不同病因引起的心脏舒缩功能异常，以致在循环血量和血管舒缩功能正常时，心脏泵出的血液达不到组织的需求，所引起的"血流动力功能异常"和"神经体液激活"两方面特征的临床综合征。心功能不全可分为收缩性和舒张性心功能不全。而心室收缩功能障碍又可分为左心功能不全、右心功能不全和全心功能不全。

第四节 心音与心电图

一、心音与心音图

心动周期中，由于心肌收缩和舒张、瓣膜启闭、血流冲击心室壁和大动脉壁，以及形成湍流等因素引起的机械振动，通过周围组织传播到胸壁，如将耳紧贴胸壁或用听诊器置于胸壁一定部位，所听到的声音称为**心音**（heart sound）。若用换能器将这些机械振动转换成电信号记录下来即为**心音图**（phonocardiogram，PCG）（图4-17）。

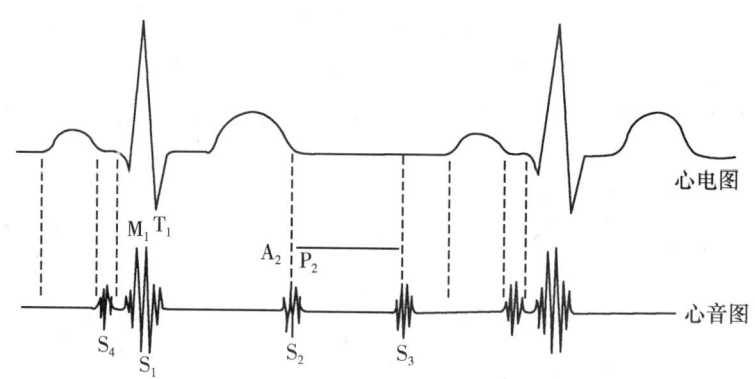

图4-17 心音图
S_1、S_2、S_3、S_4 分别表示与第一、二、三、四心音；
M_1：S_1 的二尖瓣成分；T_1：S_1 的三尖瓣成分；
A_2：S_2 的主动脉瓣成分；P_2：S_2 的肺动脉瓣成分

1. 第一心音 发生在收缩期之初，标志着心室收缩的开始。其特点是：音调较低，音频为 40～60Hz，持续时间较长，历时约0.14s。第一心音形成的原因包括心室肌的收缩、房室瓣突然关闭以及随后射血入动脉等引起的振动。第一心音听诊的最佳部位在左锁骨中线第五肋间交点内侧（左房室瓣听诊区）或胸骨下部第四、五肋间或胸骨右缘（右房室瓣听诊区）。图4-18标示出心脏各瓣膜位置投影及其听诊区。

在心音图上，第一心音包括4个成分：①低频低幅的振动波，由心肌收缩所引起。②高频高幅的振动波，由左房室瓣关闭和左侧房室血流突然中断所致。③高频高幅的振动波，由右房室瓣关闭和右侧房室血流中断而引起。④低频低幅的振动波，由心室射血引起大血管扩张及产生的湍流而引发。

2. 第二心音 发生在舒张期之初，标志着舒张期的开始。其特点是：音调较高，频率为50～100Hz，持续时间较短，历时约0.08s。第二心音形成原因是动脉瓣关闭，大动脉中血流减速和室内压迅速下降而引起的振动。第二心音的最佳听诊部位是在第二肋间隙胸骨右缘（主动脉瓣听诊区）和第二肋间隙胸骨左缘（肺动脉瓣听诊区）。

在心音图上，第二心音的振幅较第一心音低，在低、中频范围内，有两种成分。第一成分与主动脉瓣关闭有关，第二成分与肺动脉瓣关闭相联系。第一成分与第二成分相距约0.02s，主动脉瓣关闭在

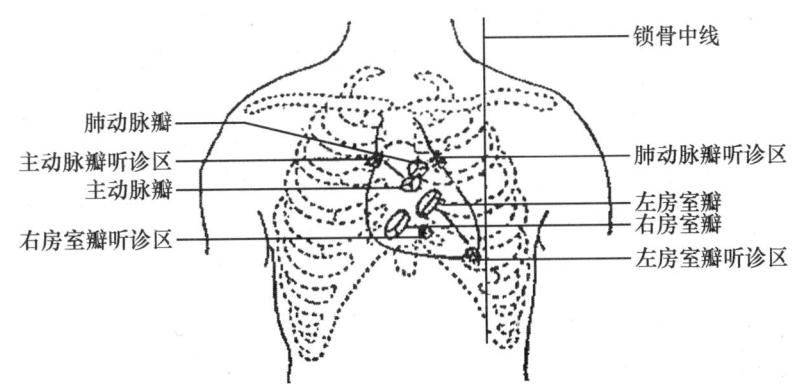

图 4-18　心脏各瓣膜位置投影及其听诊区

先，稍后肺动脉瓣关闭。

3. 第三心音　发生在快速充盈期末，可能由于心室快速充盈末血流速度突然减慢，心室壁和瓣膜发生振动而产生。在某些健康儿童和青年人有时可听到第三心音。

4. 第四心音　发生在心房收缩之后和心室收缩之前，故也称**心房音**。

二、心　电　图

每个心动周期中，由窦房结发出的一次兴奋，按一定的途径和时程，依次传向心房和心室，引起整个心脏的兴奋；由于人体是一个**容积导体**（volume conductor），即具有长、宽、厚三维空间的导电体。因此心脏兴奋的产生和传布时所产生的生物电变化，可通过心脏周围的组织和体液传布到全身，使身体各部位也都发生有规律的电变化。在临床和实验室条件下，将引导电极安置在人体或动物的体表或体内的一定部位所记录到的心脏综合电位变化的波形，称为**心电图**（electrocardiogram，ECG）。心电图只反映心脏兴奋的产生、传导和恢复过程中的生物电变化，而与心脏的机械舒缩活动无直接关系。

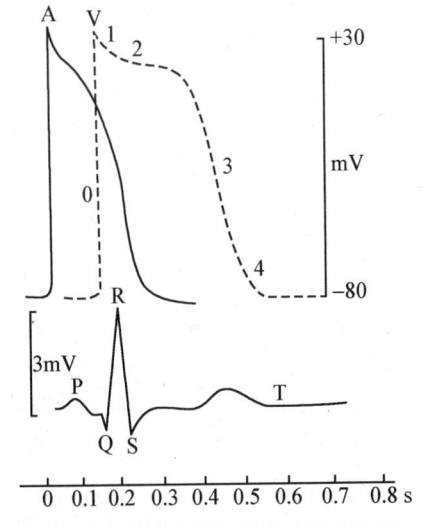

图 4-19　心电图曲线与单个心肌细胞生物电变化曲线的比较示意图
A. 心房肌细胞动作电位；V. 心室肌细胞动作电位

（一）心电图与心肌细胞生物电变化曲线

心电图曲线与单个心肌细胞生物电变化曲线（包括静息电位和动作电位）相比较有明显的区别（图 4-19）：①记录方法不同。单个心肌细胞电变化是采用细胞内记录法，而心电图是采用细胞外记录法；②心肌细胞生物电变化曲线是单个心肌细胞在静息时或兴奋时膜内外电位变化曲线，而心电图反映的是一次心动周期中整个心脏的生物电变化，因此，心电图上每一瞬间的电位数值，都是很多心肌细胞电活动的综合效应的反映。

（二）体表心电图

1902 年由荷兰医学家 Einthoven 首先以弦线式心电图计首先记录出体表心电图，100 多年来，随着心电图学理论的不断发展和临床的大量实践，体表心电图已成为不可缺少的临床诊断手段之一，特别是对于急性心肌梗死等疾病的诊断，具有快速、特异性高、定位及分期准确等优点。体表心电图的检测方法规范，电极的安置部位和导联方式都有统一的规定。

1. 体表心电图常用导联　测量电极在体表放置的部位，以及电极与心电图机连接的方式，称为心电图的导联。导联不同，则记录到的心电图波形也有差别。常用体表心电图导联有三种，即标准导联、加压单极肢体导联和胸导联。

（1）**标准导联**：标准导联是一种双极肢体导联，将心电图机的两个测量电极按下述规定放在受检者的肢体上，共有三对导联（图4-20A）。

第一导联（Ⅰ导联）：左臂→右臂，将心电图机的正极接左上肢，负极接右上肢。

第二导联（Ⅱ导联）：左腿→右臂，将心电图机的正极接左下肢，负极接右上肢。

第三导联（Ⅲ导联）：左臂→左腿，将心电图机的正极接左下肢，负极接左上肢。

以上导联记录的是正极和负极之间的电位差，当正极电位高于负极电位时波形向上；反之向下。

（2）**加压单极肢体导联**：它是由单极肢体导联演变而来，单极肢体导联是采用中心电站（详后）的导联设计，将测量电极放在肢体上的一种导联方式。其所记录的波形幅度较小，影响图形分析。后来将中心电站的连接线路略加改变，可使波幅增大50%，而且波形无畸变，形成三种加压单极肢体导联（图4-20B）。

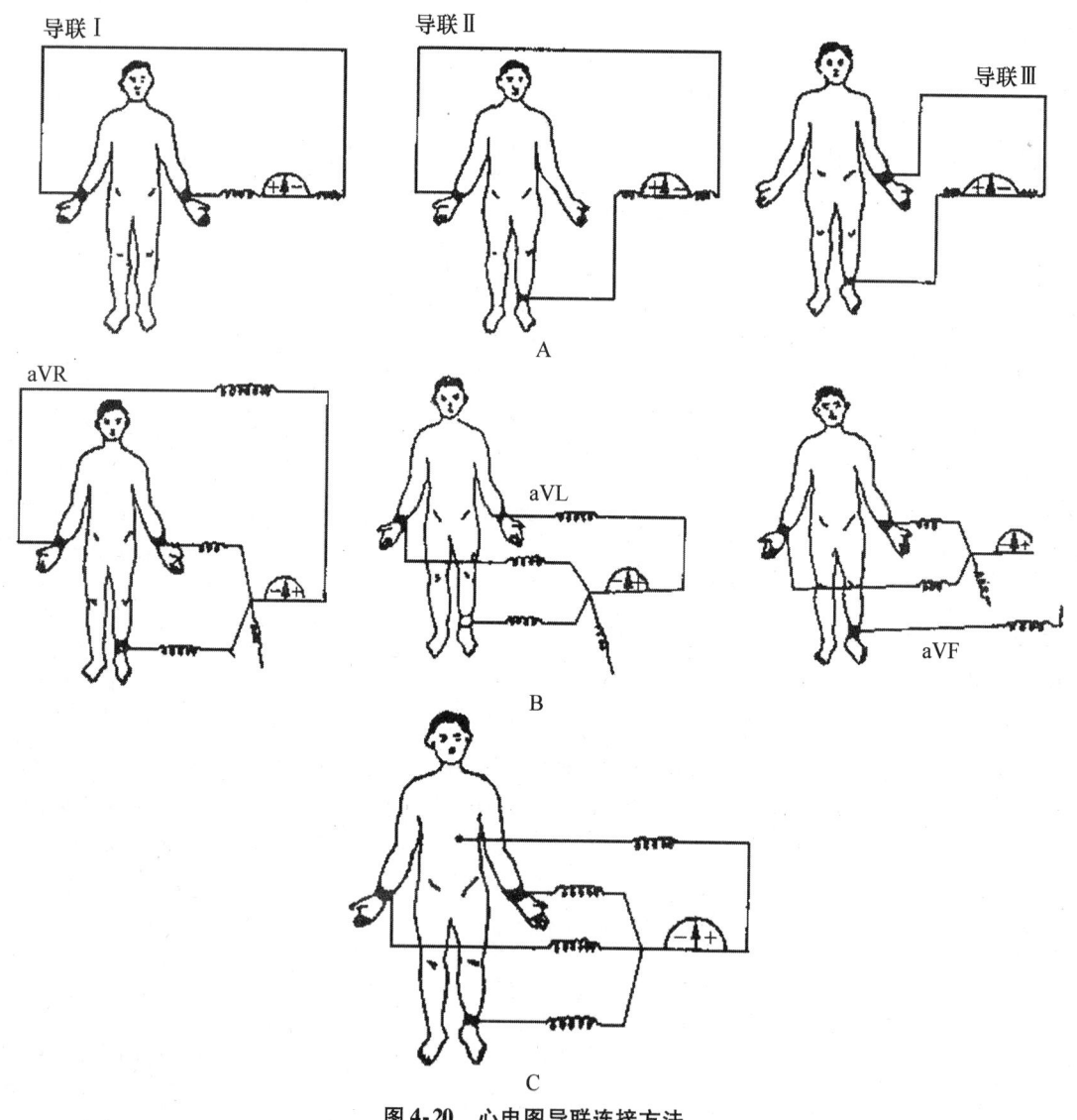

图4-20 心电图导联连接方法
A：标准导联；B：加压单极肢体导联；C：胸导联

右上肢加压单极肢体导联（aVR）：测量电极接右上肢，而负极通过中心电端与左上肢和左下肢相接。它反映右肩部电位改变。

左上肢加压单极肢体导联（aVL）：测量电极接左上肢，而负极通过中心电端与右上肢和左下肢相接。它反映左肩部电位改变。

左下肢加压单极肢体导联（aVF）：测量电极接左下肢，而负极通过中心电端与右上肢和左上肢相接。它反映心脏膈面的电位改变。

（3）**胸导联**：放置在左、右上肢和左下肢的三个电极分别各串联一个 5000Ω 的电阻，然后连在一起，此连接处称为"中心电站"，其电位在心动周期内基本不变，经常接近于零。将中心电站与心电图机的负极相连，作为无关电极，而将心电图机的正极放在胸壁上，作为测量电极。这种连接方式称为（单极）胸导联（图 4-20C），因测量电极在胸壁上放置部位不同，可分为以下六个导联（图 4-21）。

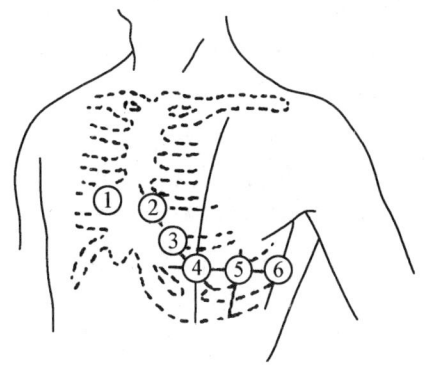

图 4-21 胸导联测量电极放置部位

V_1：探查电极安放在胸骨右缘第四肋间，它反映右心室面的电位改变。

V_2：探查电极安放在胸骨左缘第四肋间，也反映右心室面的电位改变。

V_3：探查电极安放在 V_2 和 V_4 连线的中点，它反映左、右心室近室间隔处和左室心尖部的电位改变。

V_4：探查电极安放在左锁骨中线与第五肋间相交处，它反映的部位与 V_3 同。

V_5：探查电极安放在从 V_4 所作的水平线与左腋前线相交处，它反映左心室前侧壁的电位改变。

V_6：探查电极安放在从 V_4 所作的水平线与左腋中线相交处，它反映左心室侧壁的电位改变。

2. 正常典型心电图的波形及其生理意义 心电图记录纸上有长和宽均为 1mm 的小方格。记录心电图时，首先调节仪器放大倍数，使输入 1mV 电压信号时，描笔在纵向上产生 10mm 偏移，即纵线上每一小格相当于 0.1mV 的电位差。横向小格表示时间，每一小格相当于 0.04s（即走纸速度为 25mm／s）。因此，可以在记录纸上测量出心电图各波的电位数值和间隔的时间（图 4-22）。

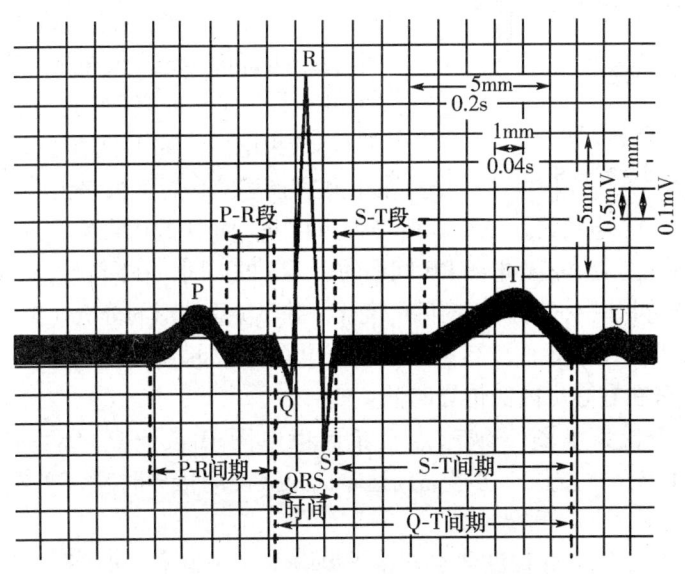

图 4-22 典型心电图的波形模式图

（1）**P 波**：P 波波形小而圆钝，历时 0.08～0.11s，波幅不超过 0.25mV。P 波反映左右两心房去极化过程的电位变化。

（2）**P-R 间期**（或 P-Q 间期）：是指从 P 波起点到 QRS 波起点之间的时程，为 0.12～0.20s。P-R 间期代表从心房开始去极化到心室开始去极化所需要的时间，也即兴奋经由心房、房室交界和房室束到达心室，并引起心室开始兴奋所需要的时间，故也称为房室传导时间。房室传导阻滞时，P-R 间期延长。

（3）**QRS 波群**：代表左右两心室去极化过程的电位变化。典型的 QRS 波群包括三个紧密相连的电位波动:第一个向下的波为 Q 波,以后是高而尖峭的向上的 R 波,最后是一个向下的 s 波。但在不同导联中,这三个波不一定都出现,而且各波形状和波幅在不同导联中变化较大。正常 QRS 波群历时 0.06~0.10s,代表兴奋在心室内传播的过程。

(4) **ST 段**:从 QRS 波群终了到 T 波起点之间与基线平齐的线段,由于心室各部分心肌细胞均已去极化,各部分之间没有电位差存在,曲线又恢复到基线水平。

(5) **T 波**:反映左右心室复极化过程中的电位变化,T 波方向与 QRS 波群主波方向相同。波幅一般为 0.1~0.8mV,在 R 波较高的导联中 T 波波幅不应低于同导联 R 波波幅的 1/10。

(6) **Q-T 间期**:是指从 QRS 波群的起点到 T 波终点的时间,代表两心室去极化和复极化全过程所需的时间。Q-T 间期的长短与心率有依从性关系,心率越快,Q-T 间期越短。

(7) **U 波**:是 T 波后 0.02~0.04s 出现一个低而宽的波;U 波方向一般与 T 波方向一致。U 波的生理意义目前尚不十分清楚,在临床心电图中,U 波的改变对于低血钾、心肌缺血的诊断有一定的意义。

(三) 希氏束电图

1958 年 Alanis 首先在离体动物记录到希氏束电图,紧接着 1959 年 Stuckey 和 Hoffman 记录到人的希氏束电图。至今**希氏束电图**(His bundle electrogram,HBE)已成为临床电生理学研究的最主要内容。

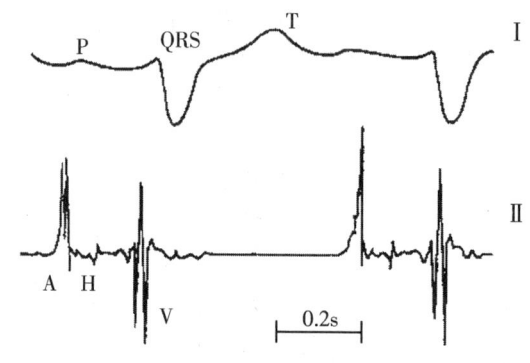

图 4-23 希氏束电图
Ⅰ:体表心电图;Ⅱ:希氏束电图

希氏束是房室间主要的传导通道,窦房结的激动由房室交界经希氏束下传左、右束支,进而传至心内膜下的浦肯野纤维网。整个心脏特殊传导系统的电活动均总括反映在体表心电图的 P-R 间期内,但由于其所产生的电位极为微弱,因而心脏特殊传导系统各个部位的电活动改变,难以在体表心电图上很明确地、具体地显现出来。希氏束电图是采用心导管电极,经静脉插入到右心房和右心室,在希氏束邻近部位所记录到的希氏束及其附近的电位活动。希氏束电图波形主要有三个部分,即 A 波(心房电位)、H 波(希氏束电位)和 V 波(心室电位)。A 波是由心房去极化过程产生的,而 V 波是由心室去极化过程产生的。因此,A 波和 V 波分别与体表心电图的 P 波和 QRS 波群相对应,而 H 波代表希氏束的去极化过程,为一快速的二相和三相波形,出现在对应体表心电图 PR 间期的后 1/3 的期间。在同步记录体表心电图的条件下,希氏束电图的检测主要在于分析以下三个间期时间的变化,并不注重波形的分析(图 4-23)。

1. P-A 间期 是从体表心电图 P 波起点至希氏束电图 A 波起点之间的时间,正常值为 10~50ms。这段时间大致相当于兴奋在右心房内的传导时间。

2. A-H 间期 是从希氏束电图 A 波起点至希氏束电图 H 波起点之间的时间,正常值为 60~130ms。这段时间大致相当于兴奋从心房下部到达希氏束近端的传导时间,主要反映兴奋在房室交界区的传导时程。

3. H-V 间期 是从希氏束电图 H 波起点至希氏束电图 V 波起点的时间,正常值为 35~55ms。这段时间大致相当于兴奋从希氏束到达心室肌的传导时间,主要反映兴奋在希氏束,左、右束支和浦肯野纤维网的传导时程。

第五节 血管生理

血管系统与心脏共同构成一个基本密闭的循环管道,其内充满血液。血管系统起着运送血液,分配血量和物质交换的作用。

一、各类血管的结构和功能特点

不论体循环或肺循环，由心室射出的血液都要经由大动脉→中动脉→小动脉→微动脉→毛细血管→微静脉→静脉→大静脉，再回到心房。在体循环中，供应各器官的血管相互间又呈并联关系（图4-24）。

（一）血管的功能分类

1. 弹性贮器血管（windkessel vessel）　是指大动脉（主动脉和肺动脉主干及其最大分支）。其管壁富于弹性和可扩张性。当心室射血时，大动脉被动扩张，将射出的一部分血液暂存于被扩张的大动脉内，缓冲收缩压。当舒张期动脉瓣关闭而停止射血时，大动脉内压力降低，管壁弹性回缩，构成舒张期推动血液的动力，将射血期暂时贮存的那部分血液继续推向外周。大动脉的这种"**弹性贮器作用**"发挥了缓冲收缩压和维持舒张压的作用，而且使心脏间断性射血成为血管系统连续的血流。

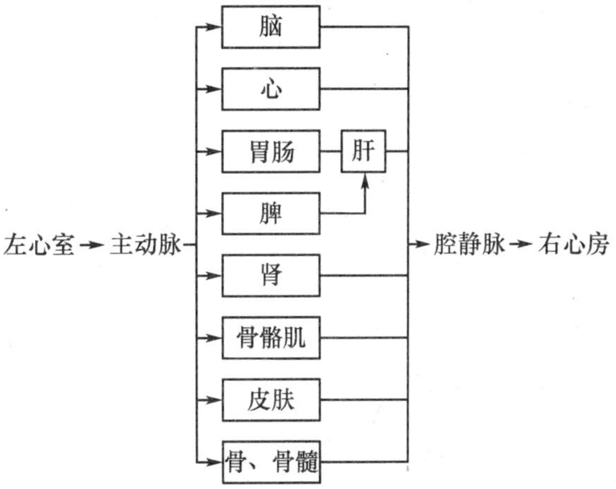

图4-24　体循环各器官血管床并联关系模式图

2. 分配血管（distributing vessel）　是指中动脉，即从大动脉至小动脉之间的动脉管道，其功能是将血液输送至各器官组织。

3. 阻力血管（resistance vessel）　是指小动脉和微动脉。由于小动脉和微动脉口径小，而形成的血流阻力几乎占全身血流阻力的一半（47%）。

通常，小动脉、微动脉和毛细血管前括约肌（precapillary sphincter）等血管又被称为**毛细血管前阻力血管**，其口径的变化，可以改变血流的阻力和所在器官组织的血流量；而微静脉和小静脉因其管径小，对血流也产生一定的阻力，又被称为**毛细血管后阻力血管**。其舒缩可影响毛细血管前阻力和毛细血管后阻力的比值，从而改变毛细血管压，以及体液在血管内和组织间隙内的分配情况。

4. 交换血管（exchange vessel）　是指真毛细血管。由于其管壁只有一层内皮细胞，外覆一薄层基膜，故通透性好，而且数量多，与组织细胞的接触面积大，有利于物质交换。

5. 容量血管（capacitance vessel）　是指自微静脉至大静脉的整个静脉系统。与相应的动脉相比，其可扩张性大，容量大。循环系统血量约有60%～70%容纳于静脉系统中。其管壁有一定量的平滑肌，平滑肌的舒缩活动可改变其口径而使静脉容量发生明显变化，故静脉起着贮血库的作用。

（二）血管的内分泌功能

1. 血管内皮细胞　内皮细胞内有复杂的酶系统，可以合成和分泌多种生物活性物质，参与血管收缩和舒张、凝血、免疫功能以及细胞增殖的调节。

血管内皮细胞合成和释放许多种舒血管物质，包括**一氧化氮**（NO）、**内皮超极化因子**（EDHF）、**肾上腺髓质素**（adrenomedullin，ADM）、**前列环素**（prostacyclin，PGI_2）等。它们与血管内皮细胞合成和释放的缩血管活性物质**内皮素**（endothelin，ET）等相互制约，保持一定的平衡关系。

2. 血管平滑肌细胞　平滑肌细胞可合成和分泌**肾素**（renin）和**血管紧张素**（angiotensin，Ang），分泌**激肽释放酶**（kallikrein）、**激肽原**（kininogen）等物质，激活激肽释放酶-激肽系统，调节局部血管的紧张性和血流。

血管平滑肌细胞还可表达**组织因子**（TF），**与凝血因子**Ⅶ结合后，可激活外源性凝血途径，参与生理性止血过程。

二、血管系统中的血流动力学

血流动力学（hemodynamics）是研究血液在血管内流动的力学法则、规律及其原理的科学。与一般流体力学相似，血流动力学最基本内容是研究流量、阻力与压力及其相互关系。

法国生理学家**泊肃叶**（M. Poiseuille）在研究血流动力学过程中作出了奠基性的贡献，于1842年创立了**泊肃叶定律**（Poiseuille's law）：$Q=(P_1-P_2)\pi r^4/8\eta L$，明确了血液流动时血流量和血压、血液黏度、血管口径，以及血管长度之间的关系，即血流量与该段管道两端的压力差（P_1-P_2）和血管半径的4次方（r^4）成正变关系，与血液黏度（η）和血管长度（L）成反变关系，泊肃叶定律是血流动力学研究的主要理论基础。

（一）血流量

1. 血流量 在单位时间内流过血管某一截面的血量称为**血流量**（blood flow），也称**容积速度**。依据流体力学的原理，在循环系统一段血管中，血流量（Q）与该段血管两端的压力差（ΔP）成正变关系，与血流阻力（R）成反变关系，即：$Q=\Delta P/R$。

在体循环中，Q相当于心输出量，R相当于总外周阻力，ΔP相当于主动脉压（P_A）和右心房压之差，但由于右心房压接近于零，故ΔP接近于平均主动脉压（P_A）。因此，三者的关系应为$Q=P_A/R$，即体循环血流量（心输出量）与平均主动脉压成正变关系，而与总外周阻力成反变关系。

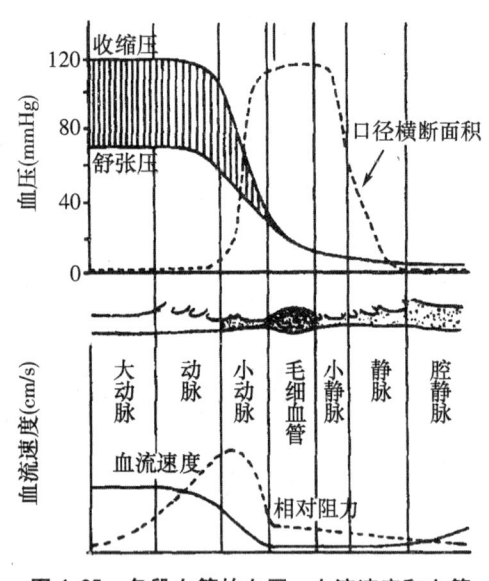

图4-25 各段血管的血压、血流速度和血管横截面积关系的示意图

对于某一器官来说，上述公式中的Q即为器官血流量，ΔP为灌注该器官的平均动脉压和静脉压之差，R为该器官的血流阻力。在整体内，供应不同器官血液的动脉血压基本相同，供应该器官血流量的多少则主要取决于该器官对血流的阻力。因此，器官血流阻力的变化成为调节器官血流量的重要因素。

2. 血流速度 是指血液的一个质点在血流中的前进速度，即**线速度**。血流速度与血流量成正变关系，而与同类血管的总横截面积成反变关系（图4-25）。因此，主动脉血流速度最快（20cm/s），毛细血管血流速度最慢（0.03cm/s）。

3. 层流和湍流 血液在血管内流动的方式可分为**层流**（laminar flow）和**湍流**（turbulence）两类。在层流的情况下，血液每个质点的流动方向都是一致的。在血液同一层面各质点的流速相同，但在不同层面各质点的流速是不同的，故其流速呈抛物线分布（图4-26）。在血管轴心处流速最快，越靠近管壁，流速越慢，最靠外一层与管壁直接接触，流速为零。泊肃叶定律适用于层流的情况。

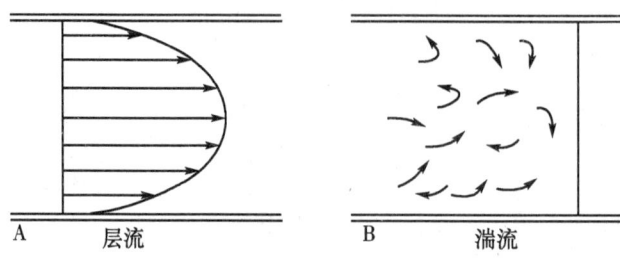

图4-26 层流与湍流示意图

当血液的流速加快到一定程度后，此时血液中各个质点的流动方向不再一致，出现漩涡，发生湍流。在湍流情况下，泊肃叶定律不再适用。此时，血流量不是与血管两端的压力差成正比，而是与血管两端压力差的平方根成正比。

（二）血流阻力

血流阻力（resistance of blood flow），即血液在血管内流动中所遇到的血流阻力，其来源主要是血液的黏滞性所引起血液各流层之间的内部摩擦，其消耗的能量一般表现为热能而散失，并不能再转化为动能和势能，故血液在血管内流动时血压逐渐降低。

血流阻力不能直接测出，可以通过计算得出。将泊肃叶方程式和 $Q=\Delta P/R$ 公式合并，则可得出计算血流阻力（R）的方程式：

$$R = \Delta P/Q = 8\eta L/\pi r^4$$

本式表明血流阻力与血液黏度和血管长度成正比，与血管半径的 4 次方（r^4）成反比。

一般而言，血管长度（L）不会有显著变化，可看作不变的常数。因此，影响血流阻力主要因素是血管半径（r）和血液黏度（η）。

1. 血管口径 是影响血流阻力的最主要因素。机体主要是通过神经和体液调节，控制血管口径进而改变外周阻力，从而有效地调节各器官的血流量。

2. 血液黏度 血细胞比容是决定血液黏度的最重要的因素。但在生理条件下，血液黏度很大程度上维持稳定状态。

在病理条件下，血液黏度可因多种因素而改变，如红细胞数目增加、红细胞的变形性减退，血浆蛋白和血脂水平升高，血流速度减慢等情况下，使血液黏度升高，血流阻力增大。

在整个体循环总外周阻力中，大、中动脉阻力约占 19%，小动脉及微动脉约占 47%，毛细血管约占 27%，静脉约占 7%。可见小动脉及微动脉是产生血流阻力的主要部位，因此通常所称外周阻力即是指小动脉及微动脉的血流阻力。

（三）血压

血压（blood pressure）是指血管内流动的血液对于单位面积血管壁的侧压力，也即压强。血管系统各部都具有血压，分别称为**动脉血压、毛细血管血压及静脉血压**。通常所说的血压是指动脉血压。测定血压时，是以血压与大气压作比较，用血压高于大气压的数值表示血压高度，国际标准计量单位为 kPa（1mmHg=0.133kPa），但习惯上采用毫米汞柱（mmHg）作为血压的计量单位。

血压是由血管内血液的充盈和心脏收缩射血两方面因素共同构成。

1. 血液对血管的充盈 这是形成血压的前提。循环系统的充盈程度可用**循环系统平均充盈压**（mean circulatory filling pressure，MCFP）来表示。在动物实验中，用电刺激造成心室颤动使心脏暂时停止射血，血流也暂停，循环系统各部压力取得平衡且相等，该压力代表循环系统内单纯由于血液充盈所产生的压力，即循环系统平均充盈压（MCFP）。麻醉狗的 MCFP 均为 7mmHg 左右，人的 MCFP 接近这一数值。循环系统平均充盈压的高低取决于循环血量与血管容积是否相适应，若循环血量增加（如输液），或血管系统容积减小（如血管收缩），则 MCFP 升高；反之，若循环血量减少（如大量失血），或血管系统容积增加（如广泛微小血管扩张），则 MCFP 下降，严重者血管将会塌陷。

2. 心脏射血 心脏射血是产生血压的基本因素。心室肌收缩时所释放的能量分两部分，一部分表现为动能，用于推动一定量的血液进入动脉。另一部分是势能，形成对血管壁的侧压力，并使血管壁扩张；舒张期时，大动脉弹性回缩，又将一部分势能转化为推动血流的动能，使血液在血管中持续流动。由于心脏射血是间断的，故在心动周期中动脉血压会发生周期性波动。

由于血液从大动脉经体循环流向右心房的全过程中，不断消耗能量，故血压逐渐降低。由于血液在各段血管中所遇到的阻力不等，因此各部血压的降落是不均匀的。根据粗略测定，人体的体循环各段血管中的平均血压,主动脉首端约为100mmHg,最小的小动脉首端约为85mmHg,毛细血管首端约为30mmHg,静脉首端约为10mmHg,血液最后由大静脉回到右心房时,压力已近于零。

三、动脉血压

(一) 动脉血压的概念

动脉血压(arterial pressure)是指血液对动脉管壁的侧压力。在一个心动周期中,动脉血压随着心室的收缩和舒张而发生规律性波动(图4-27)。心室收缩时,主动脉压急剧升高,在快速射血期动脉血压达到最高值,称为**收缩压**(systolic pressure);心室舒张时,主动脉压下降,在心舒末期动脉血压降至最低值,称为**舒张压**(diastolic pressure)。收缩压和舒张压的差值称为脉搏压,简称**脉压**(pulse pressure)。在一个心动周期中各瞬间动脉血压的平均值,称为**平均动脉压**(mean arterial pressure)。由于舒张期长于收缩期,故平均动脉压接近于舒张压,大约等于舒张压加1/3脉压。

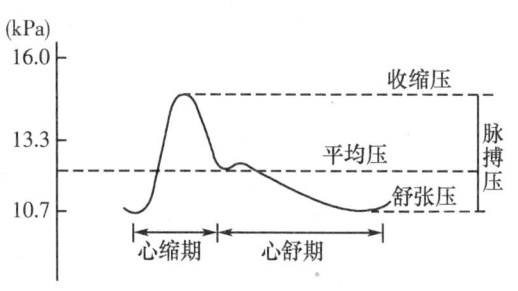

图4-27 主动脉血压波形图

通常所说的动脉血压是指主动脉压,往往以上臂测得的肱动脉压代表主动脉压。我国健康青年人,安静状态时的收缩压为100~120mmHg(13.3~16.0kPa);舒张压为60~80mmHg(8.0~10.6kPa);脉压为30~40mmHg(4.0~5.3kPa);平均动脉压在100mmHg(13.3kPa)左右。

(二) 动脉血压的形成

前已述及,心血管系统足够的血液充盈和心室收缩射血是形成血压的基本条件。此外,在动脉血压的形成中,外周阻力和大动脉弹性的作用不可忽视。若仅有心肌收缩做功,而无外周阻力,则心室收缩释放的能量将全部表现为动能,心室每次收缩所射出的血液将全部流至动脉系统以后的部分,因而不能维持动脉血压。可见动脉血压的形成是心室射血对血流的推动和外周阻力两者相互作用的结果。

大动脉的弹性贮器作用在血压形成中也具有重要作用。由于大动脉的弹性贮器作用,使心室收缩时释放的能量中有一部分以势能的形式被贮存在弹性贮器血管壁中。而且由于外周阻力的存在,当心脏收缩射血时,仅有1/3射出的血量流向外周,其余2/3暂时贮存在胸腔大动脉中。心室舒张时停止射血,贮存在弹性贮器血管壁中的势能转化为动能,弹

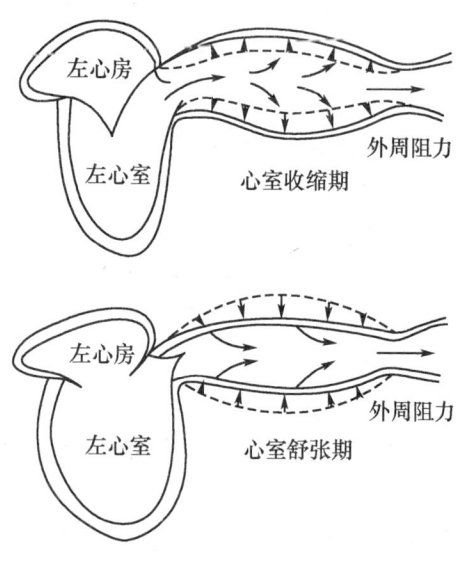

图4-28 主动脉壁的弹性对血流和血压的作用

性贮器血管管壁发生弹性回缩,将在收缩期贮存的那部分血液继续推向外周,并使主动脉压在舒张期仍能维持在较高的水平(图4-28)。由于大动脉的弹性贮器作用,使心室的间断射血变为动脉内的连续血流。

心脏收缩射血时,大动脉相应发生弹性扩张,可避免收缩压过高;心室舒张时停止射血,大动脉相应发生弹性回缩,可避免舒张压过低,使脉压减小。因此,大动脉的弹性贮器作用,具有缓冲动脉血压作用,使每个心动周期中动脉血压的变动幅度不致过大。

在不同动脉段记录血压时,可以看到从主动脉到外周动脉,血压的波动幅度变大。与主动脉内的血压波动相比,外周动脉的收缩压较高,舒张压较低,故脉压较大,而平均动脉压低于主动脉压(图4-29)。产生这种现象的主要原因是由于血压压力波的折返。当动脉的压力波动在传播至较小的动脉分支

处,特别是微动脉时,因受到阻碍而发生折返。折返的压力波逆流而上,遇到下行的波动时,两者可以发生叠加,形成一个较大的波。在股动脉记录血压时,常可看到在一个大的波后面有一个较小的返折波,故股动脉的血压波动幅度大于主动脉的血压波动幅度。

(三) 影响动脉血压的因素

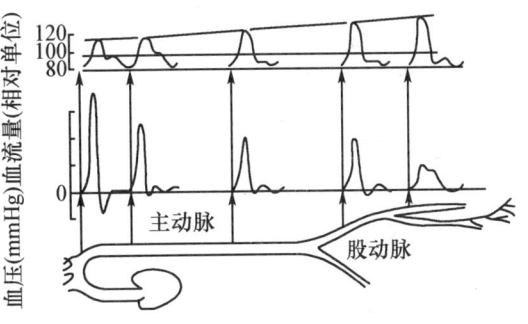

图 4-29 主动脉和外周动脉的脉搏压、平均压和血流变化

动脉血压的形成是心室射血对血流的推动和外周阻力两者相互作用的结果。在生理情况下,心输出量和外周阻力是影响动脉血压的经常性因素;在病理条件下,大动脉弹性和体循环平均充盈压也将对动脉血压产生一定的影响。

1. 心输出量　心输出量的多少反映心脏收缩射血能力的大小。在其他因素不变的条件下,心输出量与动脉血压成正变关系。

(1) **搏出量改变**:若心输出量的改变主要是由于搏出量的改变而致,则对于收缩压的影响较舒张压更为显著。当搏出量增多时,收缩期射入主动脉的血量增多,使其管壁所受的张力增大,故收缩压明显升高。动脉血压升高,使血流速度加快,则心舒末期在大动脉内存留的血量增加并不多。因此,舒张压的升高不如收缩压的升高显著,脉压增大;反之,搏出量减少时,则主要使收缩压降低,脉压减小。可见,在一般情况下,收缩压的高低主要反映搏出量的多少。

(2) **心率改变**:若心输出量的改变主要是由于心率改变所致,则对于舒张压的影响较收缩压更为显著。心率加快时,舒张期缩短,在舒张期内流至外周的血液减少,故心舒末期主动脉内存留的血量增多,舒张压升高。由于动脉血压升高可使血流速度加快,因此在收缩期内可有较多的血液流至外周,故收缩压的升高不如舒张压的升高显著,脉压较心率增加前减小;反之,心率减慢时,舒张压降低的幅度比收缩压降低的幅度大,则脉压增大。

2. 外周阻力　当外周阻力改变而其他因素不变时,对收缩压和舒张压都有影响,但以对舒张压影响更为显著。因为舒张期血液流向外周的速度主要决定于外周阻力。当外周阻力增大时,动脉血流向外周的速度减慢,舒张期留在动脉内的血量增多,故舒张压升高;反之,外周阻力减小则舒张压降低。因此,舒张压的高低主要反映外周阻力的大小。

当交感神经兴奋,或血中儿茶酚胺浓度升高时,促使小动脉及微动脉收缩,外周阻力增加,使动脉血压升高,尤以对舒张压影响更为显著。

3. 大动脉管壁的弹性　大动脉管壁的可扩张性和弹性具有缓冲动脉血压变化的作用,使脉压减小。老年时大动脉硬化,管壁中胶原纤维增生逐渐取代平滑肌和弹性纤维,使血管的可扩张性和弹性减弱,其弹性贮器作用减弱,导致收缩压升高,舒张压偏低,脉压增大。

4. 循环血量和血管系统容积的比例　循环血量与血管系统容积相适应,才能使血管有足够的血量充盈,从而产生一定的体循环平均压,这是形成动脉血压的前提。

正常情况下,血管系统的充盈变化不大,循环血量与血管容量相适应。任何原因引起循环血量相对减少或血管系统容积相对增大,都会引起动脉血压下降。大失血时,若失血量超过30%,则体内调节作用已不能保持血管系统的正常充盈状态,故动脉血压将急剧下降,引起休克;反之,若循环血量不变,而血管系统容积大大增加,血液将充盈在扩张的血管中,造成回心血量减少,心输出量减少,动脉血压下降。

为便于分析,以上都是在假设其他因素不变的前提下,讨论某一因素改变对动脉血压的影响。实际上,在各种不同情况下,各种影响因素都可能发生改变。因此,在某种生理或病理情况下,动脉血压的变化往往是多种因素相互作用的综合结果。

四、动脉脉搏

在每一心动周期中,随着心脏的收缩和舒张,动脉血压发生周期性波动。这种周期性的压力变化可引起动脉血管产生搏动称为**动脉脉搏**(arterial pulse),一般在身体的浅表动脉均可触摸到。

(一)动脉脉搏的波形

用脉搏描记仪可以记录浅表动脉的脉搏波形,称为**脉搏图**(sphygmogram)。动脉脉搏的波形可分为上升支和下降支等2个主要组成部分(图4-30)。

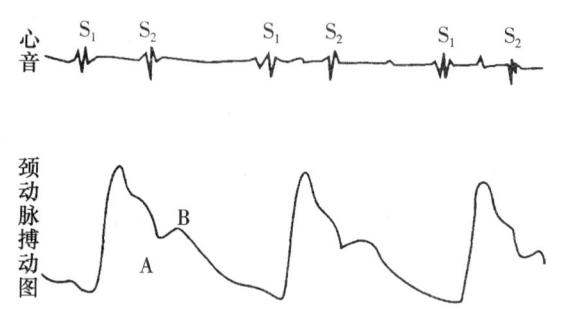

图4-30 正常人的颈动脉脉搏图
A:降中峡;B:降中波

1. 上升支 在心室快速射血期,动脉血压迅速上升,管壁被扩张,形成脉搏波形的上升支。凡是使心输出量增加,射血速度加快,射血阻力减小的因素,均可使上升支上升速度加快,上升支幅度增大;反之,则上升速度减慢,上升支幅度减小。

2. 下降支 心室射血后期,射血速度减慢,进入动脉的血量较流向外周的血量少,动脉血压逐渐下降,形成脉搏波下降支的前段。随着心室舒张,室内压力迅速下降,主动脉内的血液向心室方向逆流,促使主动脉瓣关闭,并使主动脉压急剧下降,在下降支上形成一个切迹,称为**降中峡**(dicrotic notch)。由于倒流的血液撞击在主动脉瓣上而被弹回,使动脉压再次稍有上升,管壁又稍有扩张,因此在降中峡的后面形成一个短暂的向上的小波,称为**降中波**(dicrotic wave,又名**重搏波**)。此后,血液不断流向外周,动脉血压继续下降,形成坡度较平缓的下降支后段。

动脉脉搏波下降支的形状可大致反映外周阻力的高低。如外周阻力高,血液流向外周速度减慢,则下降支前段下降速度也较慢,降中峡位置较高;反之,外周阻力低时,则下降支的下降速度较快,降中峡的位置较低,降中峡以后的下降支的坡度小,较为平坦。

(二)动脉脉搏波的传播

动脉脉搏产生于主动脉根部,并沿着动脉管壁依次向外周作波浪式传播,故称为**脉搏波**(pulse wave)。由于小动脉和微动脉对血流的阻力很大,因而在微动脉段以后脉搏波动大为减弱,以致到毛细血管时,脉搏已基本消失。

一般来说,动脉管壁的可扩张性对脉搏波的传播可发生影响。主动脉的可扩张性最大,故在主动脉段的脉搏波传播速度最慢(3~5m/s);而小动脉可扩张性较小,其传播速度可加快到15~35m/s。老年人主动脉壁的可扩张性减小,脉搏波的传播速度可达10m/s左右。

(三)中医脉象与现代研究

脉象是中医诊断疾病的重要依据之一,中医是根据切脉(按桡动脉的脉搏)时手指的主观感觉来判断脉象。现代中医研究脉象的原理,多采用脉搏图(特别是压力脉搏图)的方法。根据脉搏波的频率和节律,可以识别迟、数、促、结、代等脉象;根据各种取脉压力下脉搏波振幅变化的规律,可以区分浮、沉、虚、实等脉象;而且根据脉搏波的形态变化,确定了弦、滑、细、涩、芤、迟、数、结、代等脉象的规律性特征(图4-31)。由于动脉脉搏与心输出量、动脉的可扩张性以及外周阻力等多种因素密切的关系,因此脉搏波所反映的是多种心血管功能改变的综合表现。现代中医在研究各种脉象的脉搏图表现的同时,对各种心血管功能参数,如心输出量、搏出量、射血分数、心指数、动脉血压、搏功、每分功、总外周阻力等,进行了多因素同步研究,取得一定的进展。近年来,通过采用心功能仪和彩色超声多普勒等仪器,进行脉象与心血管功能、血流动力学和血液流变学等多项指标同步检测,对脉象有了进一步的认识。

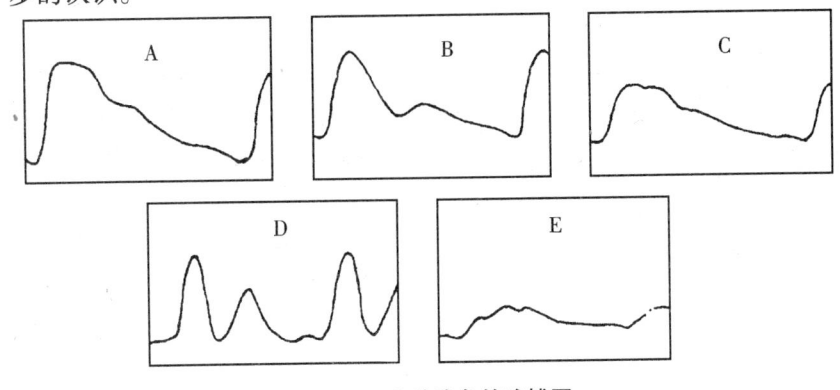

图 4-31 几种脉象的脉搏图
A：弦脉；B：滑脉；C：细脉；D：芤脉；E：涩脉

五、静脉血压和静脉回流

静脉是血液回流入心脏的通道，由于整个静脉系统的容量很大，通过其舒缩，可发挥血液贮存库的作用，并有效地调节回心血量和心输出量。

（一）静脉血压

静脉系统位于毛细血管网与右心房之间，因此，静脉血压既能影响毛细血管的功能，又能影响心脏的功能。当体循环血液通过毛细血管汇集到小静脉时，血压降低至 15～20mmHg，流至下腔静脉时，其静脉血压为 3～4mmHg，最后汇入右心房时，压力已接近于零。由于静脉压力较低，往往以厘米水柱（cmH_2O）作为单位（$1cmH_2O=0.098\ kPa$）。

1. 外周静脉压与中心静脉压　通常将各器官静脉的血压称为**外周静脉压**（peripheral venous pressure），而胸腔大静脉或右心房的压力称为**中心静脉压**（central venous pressure）。正常人中心静脉压变动范围为 4～12 cmH_2O。

中心静脉压的高低取决于心脏射血能力和静脉回心血量之间的相互关系：①心脏射血能力：若心脏功能良好，能及时将回心的血液射入动脉，则中心静脉压较低；反之，心脏射血功能减弱（心肌损伤、心力衰竭时），右心房和腔静脉淤血，则中心静脉压升高；②静脉回心血量：静脉回流速度减慢，静脉回心血量减少，则中心静脉压下降。

【临床联系】

中心静脉压可作为临床控制输液速度和输液量的重要指标。若中心静脉压低于 4 cmH_2O，提示回心血量不足，是补液的指征；而中心静脉压超过 16 cmH_2O 时，提示心脏射血能力有所下降，是慎重输液、甚至停止输液的指征。

2. 重力对静脉压的影响　血管内血液本身的重力作用于血管壁，产生一定的静水压。各部分血管静水压的高低取决于人体解采取的体位。平卧时，身体各部分血管的位置大致与心脏同水平，故静水压也大致相同。当人体从平卧位转为直立位时，足部血管内的血压要比卧位时高，其增高的部分相当于从足部至心脏这段血液柱高度产生的静水压，约 90 mmHg，而高于心脏水平的血管内压力较平卧时低（图 4-32）。静脉管壁较薄，其充盈程度受跨壁压的影响较大。**跨壁压**（transmural pressure）是指血液对血管壁的压力和血管外组织对管壁的压力之差。当跨壁压减少到一定程度时，静脉就容易发生塌陷。

由于大多数容量血管都处于心脏水平以下，故站立不动时，因重力作用而使身体心脏水平以下的容量血管都充盈扩张，可比平卧时多容纳约 500ml 血液。因此，当人直立时，足部静脉充盈饱满，而颈部静脉则塌陷。

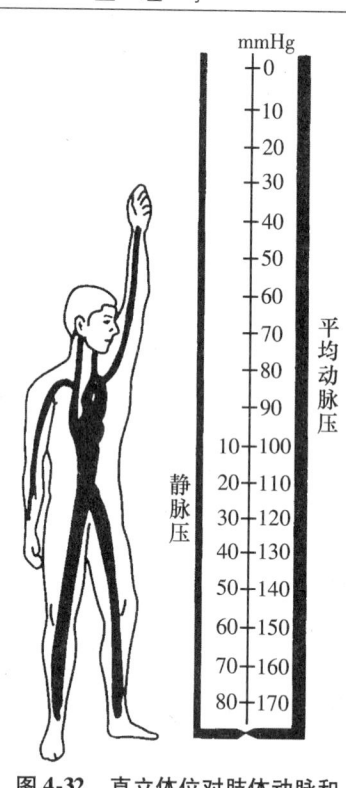

图 4-32 直立体位对肢体动脉和静脉血压的影响

（二）静脉回流

1. 静脉回流与静脉回心血量 **静脉回流**指血液自外周返回心房的过程。**静脉回心血量**（venous return）是指单位时间内由外周静脉返回右心房的血流量。由于心血管系统是一闭合系统，所以在稳定而正常状态下，静脉回心血量与心输出量相等。

2. 影响静脉回心血量的因素

（1）**循环系统平均充盈压**：当循环血量增加或容量血管收缩时，循环系统平均充盈压升高，静脉回心血量也增多；反之，静脉回心血量减少。

（2）**心肌收缩力**：心肌收缩时射血入动脉，舒张时则可从静脉抽吸血液入心室。心肌收缩力加强，射血量多且速度快，心室排空比较完全，故舒张期心室内压较低，对心房和大静脉中血液的抽吸力量较大，使静脉回心血量增加。

【临床联系】

心力衰竭时，由于心肌收缩力减弱，不能及时将静脉回流的血液射入动脉，导致大量血液淤积于心房和大静脉，造成心脏扩大、静脉高压和静脉回流受阻。

右心衰竭患者出现颈静脉怒张、肝脾肿大、下肢浮肿等体循环静脉淤血等体征。左心衰竭时，则引起肺循环高压、肺淤血和肺水肿等肺循环静脉系统淤血的体征。

（3）**体位改变**：人体由平卧转为直立时，由于重力影响，使心脏水平以下的容量血管扩张，可多容纳500ml血液，故静脉回心血量减少。

【临床联系】

长期卧床的病人，静脉壁紧张性较低，可扩张性较大，加之腹壁和下肢肌肉收缩减弱，对静脉挤压作用减小，故由平卧位突然站立时，可因大量血液容纳于下肢，静脉回流量过少而发生昏厥。

（4）**骨骼肌的挤压作用**：人体站立位时，如果进行下肢运动，骨骼肌收缩，可使位于肌肉内或肌肉间的静脉受到挤压，使静脉回流加快。同时由于四肢的静脉内有向心方向的静脉瓣存在，肌肉收缩时，静脉内的血液只能向心脏方向流动而不能逆流。这样，骨骼肌与静脉瓣一起发挥了"泵"的作用（"**静脉泵**"或"**肌肉泵**"），以促进静脉血流回心。

（5）**呼吸运动**：呼吸运动能促进静脉回流，称之为"**呼吸泵**"作用。平静呼吸时，胸膜腔内压为负压，胸腔内大静脉的跨壁压较大，故经常处于充盈扩张状态。在吸气（特别是用力吸气）时，胸膜腔负压（绝对值）进一步增大，使胸腔内的大静脉和右心房更加扩张而压力进一步降低，促使外周静脉血回流加速。

六、微 循 环

微循环（microcirculation）是指微动脉和微静脉之间的血液循环，是最终实现心血管功能的场所。其基本功能是向全身各器官、组织和细胞运输营养物质和O_2，转运代谢产物。因此，微循环的缺血和淤血，都将直接损害器官、组织和细胞的正常功能。

（一）微循环的组成及血流通路

典型的微循环（如肠系膜微循环）一般由微动脉、后微动脉、毛细血管前括约肌、真毛细血管、通血毛细血管、动-静脉吻合支和微静脉等7个部分组成（图4-33）。微循环的血液可通过3条途径从微动脉流向微静脉。

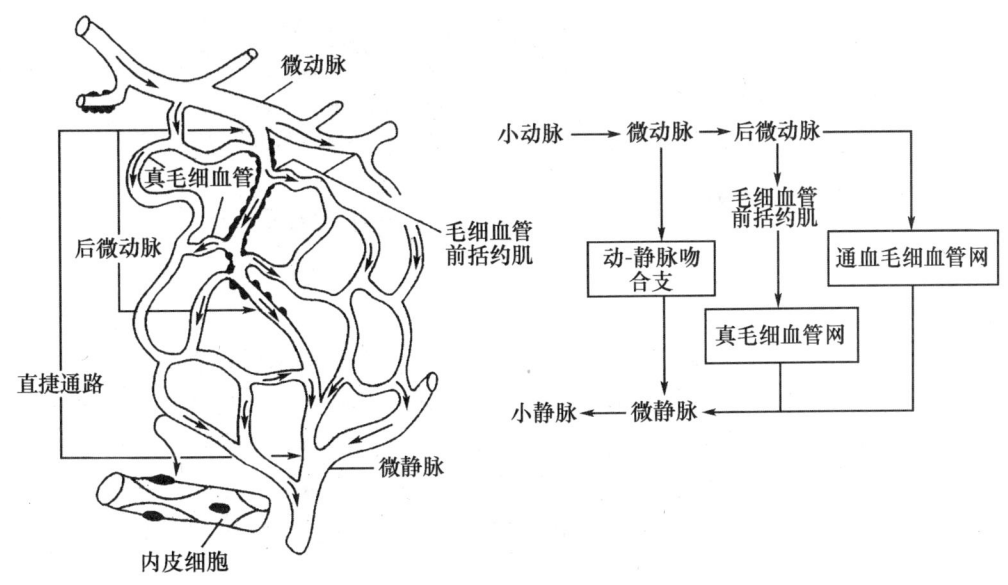

图 4-33 肠系膜微循环模式图

1. 直捷通路 血液循行路径为"微动脉→后微动脉→通血毛细血管→微静脉"。通血毛细血管是后微动脉的直接延伸，管径较一般真毛细血管稍粗。这一通路途径较短，血流速度快，并经常处于开放状态。直捷通路在骨骼肌中较多，其主要功能是促使血液迅速通过微循环经静脉回心。

2. 迂回通路 血液循行路径为"微动脉→后微动脉→毛细血管前括约肌→真毛细血管网→微静脉"，是血液与组织细胞进行物质交换的主要场所，故又称**营养通路**（nutritional channel）。真毛细血管由单层内皮细胞构成，管壁极薄，通透性大，互相连通成网络，称为真毛细血管网。真毛细血管网迂回曲折，途径较长，血流速度缓慢，这些特点有利于物质交换。

3. 动-静脉短路 血液循行路径为"微动脉→动-静脉吻合支→微静脉"。在人的皮肤，特别是手掌、足底、耳郭等处，动-静脉短路分布较多，其主要作用是参加体温调节。当环境温度降低时，动静脉短路关闭，皮肤血流量减少，有利于保存热量；反之，当环境温度升高时，动-静脉短路开放，皮肤血流量增加，有利于散热。

（二）微循环的调节

1. 神经调节 体内大部分组织与器官的微动脉和微静脉均受交感-肾上腺素能缩血管神经支配。当交感缩血管神经兴奋时，微血管收缩。微动脉收缩占优势时，毛细血管前阻力增大，微循环血液灌注减少，毛细血管血压降低；而微静脉收缩占优势时，毛细血管后阻力增大，毛细血管血液淤滞，毛细血管血压升高。

2. 体液调节 大多数微血管，特别是后微动脉和毛细血管前括约肌，对体液因素的调节非常敏感。肾上腺素、去甲肾上腺素、血管紧张素Ⅱ、血管升压素、内皮素，以及 TXA_2 等体液因素可使血管平滑肌收缩；而缓激肽、组织细胞的代谢产物（如 CO_2、乳酸、腺苷、H^+，以及 PGI_2 等）可舒张微动脉、后微动脉及毛细血管前括约肌。

真毛细血管轮流交替开放，这是通过局部体液因素的负反馈机制进行的。安静时，肌肉中大约只有 20%~35% 的真毛细血管处于开放状态。真毛细血管的开放和关闭受毛细血管前括约肌控制，而毛细血管前括约肌的舒缩活动则主要受局部代谢产物的影响。当某处的真毛细血管关闭一段时间后，该处将聚积较多的组织细胞的代谢产物，这些代谢产物将引起该处的毛细血管前括约肌舒张，使相应的真毛细血管开放，与此同时，原处于开放状态的真毛细血管，则由于代谢产物被清除，毛细血管前括约肌收缩，使相应的真毛细血管关闭。如此不断交替进行（5~10 次/min），造成不同部分毛细血管网交替开放的现象（图4-34）。

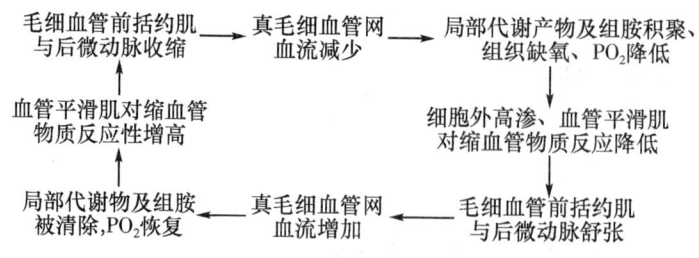

图4-34 毛细血管灌流的局部反馈调节示意图

【临床联系】

休克（shock）是机体受到各种强烈致病因子作用而产生的急性周围循环衰竭，是一种危重的全身性病理过程。其特点是微循环功能障碍，重要脏器灌注障碍，细胞、器官的功能与代谢障碍。休克早期微循环血管（包括微动脉、后微动脉、毛细血管前括约肌、微静脉、小静脉）持续痉挛，组织灌流量减少、缺氧，即缺血性缺氧期；若病情进一步发展，微动脉和后微动脉痉挛减轻，毛细血管前括约肌开放，血液大量涌入真毛细血管网，导致微循环血液淤滞，即所谓淤血性缺氧期。

（三）血液和组织液之间的物质交换

血液和组织细胞之间的物质交换是以组织液为中介，通过扩散和吞饮等方式进行的。细胞通过细胞膜和组织液发生物质交换，组织液与血液之间则通过毛细血管壁进行物质交换。

1. 扩散（diffusion）　是血液和组织液之间进行物质交换的最主要的方式。扩散的速率与该溶质分子在血浆和组织液之间的浓度差、毛细血管壁对该溶质分子的通透性、毛细血管壁的有效交换面积等因素成正变关系，而与毛细血管壁的厚度（即扩散距离）成反变关系。脂溶性物质（如 O_2 和 CO_2）扩散速率明显大于非脂溶性物质。

2. 吞饮（pinocytosis）　又称**囊泡运输**（vesicular transport）形式。在毛细血管内皮细胞一侧的液体和较大的分子可被内皮细胞膜包围并吞饮入细胞内，形成吞饮囊泡。囊泡被运送至细胞的另一侧，并被排出至细胞外。

七、组　织　液

组织液（interstitial fluid）存在于毛细血管、细胞和毛细淋巴管之间的组织细胞间隙中，故又称细胞间液。组织液绝大部分呈胶冻状，不能自由流动；组织液中的蛋白质浓度明显比血浆少，各种离子成分与血浆基本相同。组织液进入毛细淋巴管即为淋巴液。

（一）组织液的生成与回流

生理情况下，组织液的量不断处于动态平衡中。这种动态平衡取决于4个因素：即毛细血管血压、血浆胶体渗透压、组织液静水压和组织液胶体渗透压。其中毛细血管血压和组织液胶体渗透压是推动滤过、生成组织液的力量；而血浆胶体渗透压和组织液静水压是阻止滤过、促进组织液回流的力量。这两种力量的对比，决定着组织液进出血管的方向与流量。滤过力量与回流力量之差称为**有效滤过压**（effective filtration pressure），其计算公式是：

有效滤过压 =（毛细血管血压+组织液胶体渗透压）-（血浆胶体渗透压+组织液静水压）

从图4-35可见，毛细血管动脉端有效滤过压为10mmHg，而毛细血管静脉端有效滤过压为-8mmHg。因此，在毛细血管动脉端血浆滤出而生成组织液，而在毛细血管静脉端组织液被重吸收进入血液。血液在流经毛细血管时，液体的滤出和回流是一个逐渐移行的过程。从毛细血管动脉端到静脉端，血压逐渐下降，有效滤过压也相应逐渐减小，滤过活动逐渐减弱，随之移行为重吸收，并且呈逐渐加强之势，因而组织液不断生成又不断回流入血。在组织液回流中，90%左右经静脉端毛细血管重吸收，10%左右流入毛细淋巴管形成淋巴液。

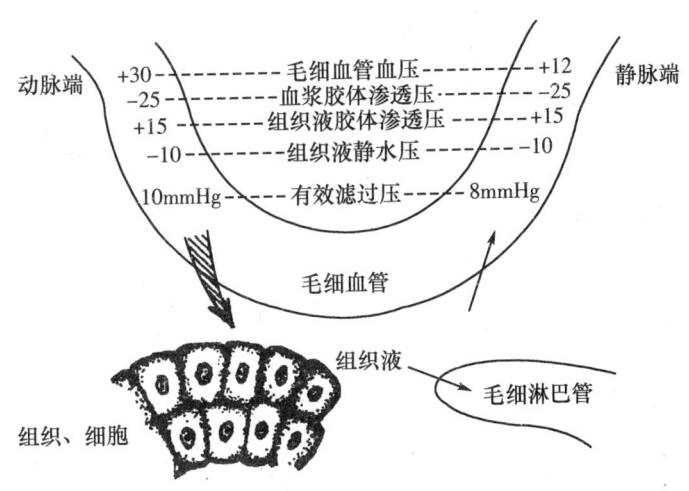

图 4-35 组织液生成与回流示意图

+代表使液体滤出毛细血管的力量；-代表使液体吸收回毛细血管的力量

（二）影响组织液生成与回流的因素

1. 毛细血管血压 毛细血管血压与毛细血管前、后阻力有关。微动脉扩张时，毛细血管前阻力减小，毛细血管血压升高。毛细血管血压升高可使有效滤过压升高，促使滤过增加而重吸收减少，组织液生成增加；反之，组织液生成减少。右心衰竭时，静脉回流受阻，静脉淤血，使毛细血管血压逆行性升高，使组织液生成的有效滤过压增高，组织液生成增多，导致水肿。

2. 血浆胶体渗透压 由于营养不良，或摄入蛋白质不足，或某些肾脏疾病时，大量血浆蛋白随尿排出，以及因肝脏疾病使血浆蛋白合成减少，均可导致血浆胶体渗透压降低，有效滤过压增大，组织液生成增多，造成水肿。

3. 毛细血管壁的通透性 在烧伤、过敏反应等情况下，毛细血管壁的小孔口径变大，通透性显著升高，透过管壁进入组织液的血浆蛋白增多，使组织液胶体渗透压升高而血浆胶体渗透压下降，进而使有效滤过压增高，组织液生成增多，导致水肿。

4. 淋巴回流 一部分组织液是经淋巴管回流入血液的，因此，如果因肿瘤压迫或淋巴管炎症使淋巴回流受阻，在受阻部位远端的组织间隙中组织液积聚，丝虫病患者的下肢水肿即属此例。

【临床联系】

水肿（edema）是血管外组织间隙体液积聚产生的一种常见临床现象。水肿可分为全身性水肿和局限性水肿。全身性水肿包括心源性水肿、肝源性水肿、肾源性水肿、营养性水肿、内分泌性水肿、特发性水肿等。局限性水肿包括静脉和淋巴回流受阻所致水肿，以及黏液性水肿等。水肿病因繁多，症型种类不一，但形成水肿的最根本因素是组织液生成异常增多，或组织液回流障碍，凡是能促使组织液生成有效滤过压升高，或促使淋巴回流障碍的因素，都可使组织液生成回流的动态平衡被破坏，以致组织间隙中有过多液体潴留，形成组织水肿。

八、淋 巴 液

淋巴系统是组织液向血液回流的一个重要的辅助系统。毛细淋巴管以稍膨大的盲端起始于组织间隙，彼此吻合成网，并逐渐汇合成大的淋巴管。全身的**淋巴液**（lymph）经淋巴管收集，最后经由胸导管和右淋巴管导入静脉。

（一）淋巴液的生成与回流

淋巴液来自于组织液，凡是影响组织液生成的因素也可影响淋巴液的生成。正常人在安静情况下，每小时约有120ml淋巴液进入血液循环,其中经由胸导管引流入血为100ml,经由右淋巴导管引流入血为20ml。

(二) 淋巴液回流的生理意义

1. 回收组织液中的蛋白质 自毛细血管动脉端滤出到组织液的少量血浆蛋白,只能通过毛细淋巴管进入淋巴液,再运回血液 (75~200g/d),有助于维持血浆蛋白的正常浓度和血管内外正常的蛋白质浓度梯度。

2. 运输脂肪 淋巴循环是运输脂肪的重要途径,长链脂肪酸、乳糜微粒,以及少量的胆固醇和磷脂都是由小肠绒毛的毛细淋巴管吸收而输送入血液的。据统计,由肠道吸收的脂肪,80%~90%是通过淋巴途径转运入血,因此,小肠淋巴液呈乳糜状。

3. 调节液体平衡 人体一天中淋巴液的生成与回流量大致相当于全身血浆总量 (2.0~4.0L),可见,淋巴系统是组织液向血液回流的重要辅助系统,并且在血浆量和组织液量之间的平衡中起重要作用。

4. 防御功能 淋巴液在回流途中要经过多个淋巴结,淋巴结的淋巴窦具有大量巨噬细胞,可将衰老、死亡的红细胞,异物颗粒或细菌清除掉,起到过滤和屏障作用。而且,淋巴结产生的淋巴细胞执行特异性免疫功能。

第六节 心血管活动的调节

正常人的心输出量、静脉回流量和动脉血压等心血管指标能持续地保持相对稳定,这是机体通过神经、体液等多方面调节机制,对心血管系统的活动进行有效的调控作用:①改变心肌收缩力及心率,以调节心输出量;②改变阻力血管口径以调节外周阻力;③改变容量血管口径以改变静脉回心血量。通过以上诸方面的调节作用,不仅可使动脉血压的相对稳定得以维持,而且还对各器官的血流量进行调整,从而满足各器官组织在不同情况下对血流量的需要。

一、神 经 调 节

机体对心血管活动的神经调节是通过各种心血管反射来完成的,心脏和血管接受交感神经和副交感神经支配。

(一) 心脏的神经支配及其作用

心脏接受心交感神经和心迷走神经双重支配。心交感神经促使心脏活动加强,而心迷走神经则促使心脏活动减弱。

1. 心交感神经 (cardiac sympathetic nerve) 支配心脏的交感神经节前纤维起源于脊髓上胸段 ($T_{1~5}$) 灰质**中间外侧柱** (intermediolateral column, IML) 的神经元,在颈神经节和星状神经节换元。心交感节前神经元为胆碱能神经元,其末梢释放乙酰胆碱 (ACh) 与节后神经元细胞膜上的胆碱能 N_1 受体结合,引起节后神经元兴奋。

心交感神经节后纤维属肾上腺素纤维,其末梢释放去甲肾上腺素 (NA)。与心肌细胞膜上的肾上腺素能 $β_1$ 受体结合后,通过 G 蛋白 (G_s) 激活腺苷酸环化酶 (AC),进而通过 cAMP-PKA 作用,促使离子通道蛋白磷酸化,改变心肌细胞膜对 Ca^{2+}、Na^+ 和 K^+ 等离子通透性,导致心脏活动加强(图4-36)。具体效应为**心率加快**、**心肌传导性加强**、**心肌收缩力加强**。这些效应分别称为**正性变时作用** (positive chronotropic action)、**正性变传导作用** (positive dromotropic action)、**正性变力作用** (positive inotropic action)。

两侧心交感神经对心脏的支配有所差别。支配窦房结的交感纤维主要来自右侧心交感神经;而支

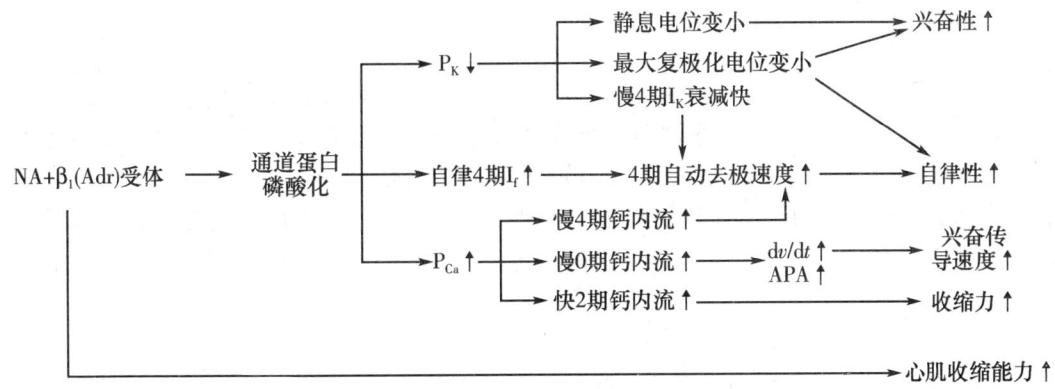

图 4-36　交感神经对心脏的作用及其机制示意图

$P_K\downarrow$：K^+通透性降低；$dv/dt\uparrow$：0 期去极化速度加快；
$P_{Ca}\uparrow$：Ca^{2+}通透性增高；$APA\uparrow$：动作电位振幅增高

配房室交界的交感纤维主要来自左侧心交感神经。在功能上，右侧心交感神经兴奋的效应以增加心率为主，而左侧心交感神经兴奋的效应主要是增强心肌收缩力。

2. 心迷走神经（cardiac vagus nerve）　支配心脏的副交感神经节前纤维行走于迷走神经干中，这些节前神经元的细胞体位于延髓的迷走神经背核和疑核。在胸腔内，心迷走神经纤维和心交感神经一起组成心脏神经丛进入心脏，与心内神经节细胞发生突触联系。心迷走神经的节前和节后神经元都是胆碱能神经元。节后神经纤维支配窦房结、心房肌、房室交界、房室束及其分支。心室肌也有迷走神经支配，但数量较少。

心迷走神经节后纤维末梢释放 ACh，它和心肌细胞膜上的 M 型胆碱受体结合，可抑制腺苷酸环化酶（AC），使 cGMP 增多而 cAMP 减少，增强膜对 K^+ 通透性，减小膜对 Ca^{2+} 通透性，导致心脏活动减弱（图 4-37）。具体效应是**心率减慢、房室传导速度减慢、心房肌收缩力减弱**。这些效应分别称为**负性变时作用**（negative chronotropic action）、**负性变传导作用**（negative dromotropic action）、**负性变力作用**（negative inotropic action）。

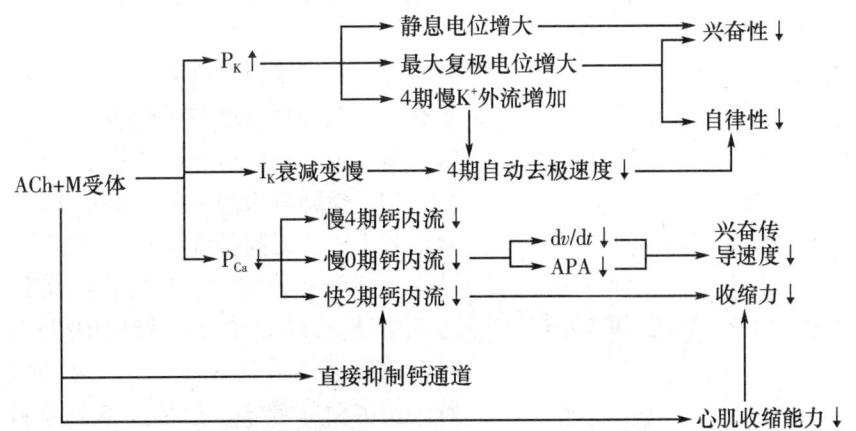

图 4-37　迷走神经对心脏的作用及其机制示意图

$P_K\uparrow$：K^+通透性增高；$dv/dt\downarrow$：0 期去极化速度减慢；
$P_{Ca}\downarrow$：Ca^{2+}通透性降低；$APA\downarrow$：动作电位振幅降低

两侧心迷走神经对心脏的支配有一定的差别，右侧迷走神经对窦房结的影响占优势；左侧迷走神经对房室交界的作用占优势。

(二) 血管的神经支配及其作用

除真毛细血管外，血管壁都有平滑肌分布，血管平滑肌的舒缩活动称为血管运动。绝大多数血管平滑肌都受自主神经支配，支配血管平滑肌的神经纤维称为血管运动神经纤维，分为**缩血管神经纤维**（vasoconstrictor fiber）和**舒血管神经纤维**（vasodilator fiber）两类。

1. 交感缩血管神经 缩血管神经纤维都是交感神经纤维，故称为**交感缩血管神经**。节前神经元位于脊髓 $T_1 \sim L_3$ 节段灰质中间外侧柱，为胆碱能神经元。节后神经元位于椎旁和椎前神经节内，末梢释放的递质为 NA。

血管平滑肌细胞的肾上腺素能受体有两类，即 α 受体和 $β_2$ 受体。α 受体主要分布在皮肤和内脏等处的血管上；而 $β_2$ 受体则主要分布于肌肉和脂肪组织的血管上。NA 与 α 受体结合，可引起血管平滑肌收缩；与 $β_2$ 受体结合，可使血管平滑肌舒张。NA 与 α 受体结合的能力较强，而与 $β_2$ 受体结合的能力较弱，故交感缩血管神经兴奋时，NA 主要与 α 受体结合，以缩血管效应为主。在机体处于失血等紧急状态时，交感神经高度兴奋，由于皮肤和内脏等血管强烈收缩，有利于保证心、脑等重要器官优先得到血液供应。

人体的大部分血管只接受交感缩血管神经的单一神经支配。中枢神经系统可通过改变交感缩血管神经紧张性的程度来调节血管平滑肌舒缩活动，以调控不同器官的外周阻力和血流量。安静状态下，交感缩血管神经的紧张性活动以较低频率的冲动（低于 10 次/s），使血管平滑肌维持一定程度的收缩。当交感缩血管神经紧张性加强时，血管平滑肌可进一步收缩，使口径更小，外周阻力增加，器官血流量减少；反之，紧张性减弱时，血管平滑肌的收缩程度减弱，血管即舒张，口径变大，外周阻力减小，器官血流量增加。

2. 舒血管神经 舒血管神经作用主要是调节器官血流量，对总外周阻力影响较小。交感和副交感舒血管神经节后纤维末梢释放的递质都是 ACh，而且所结合的血管平滑肌细胞上的受体均是 M 型胆碱受体。

（1）**交感舒血管神经**：骨骼肌血管除接受交感缩血管神经支配外，还接受**交感舒血管神经**的支配。交感舒血管神经平时无紧张性活动，只有当机体激动、恐慌，准备做强烈肌肉活动时才发挥作用，使骨骼肌血管舒张，肌肉血流量大大增加。目前认为交感舒血管神经可能参与机体的防御反应，对防御和运动时血流量的重新分配起重要作用。

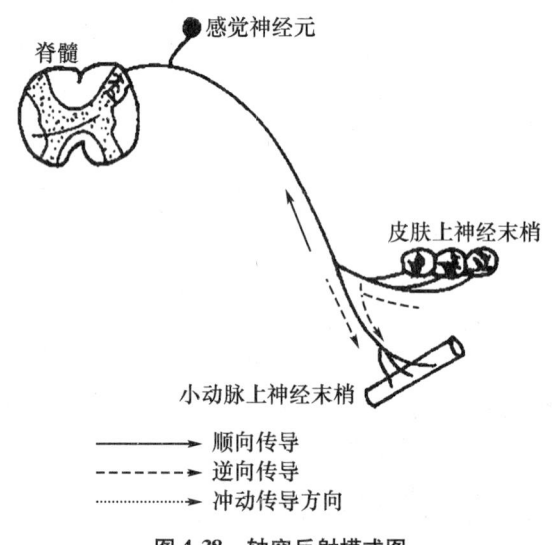

图 4-38 轴突反射模式图

（2）**副交感舒血管神经**：节前神经元位于脑干的某些核团和脊髓骶段灰质的中间外侧柱内，主要支配脑、唾液腺、胃肠道腺体和外生殖器等器官的血管。

（3）**脊髓背根舒血管纤维**：皮肤伤害性刺激的感觉信号由一些无髓鞘纤维传入脊髓，这些神经纤维在外周末梢处有分支。当某处皮肤受到伤害性刺激时，感觉信号一方面沿传入纤维向中枢传导；另一方面可在末梢分叉处沿其分支到达受刺激部位邻近的微动脉，使微动脉舒张，局部皮肤出现红晕（图 4-38）。由于这一反应是通过轴突引起的，故称为"**轴突反射**"（axon reflex），实际上它并非真正意义上的反射。

目前，背根舒血管纤维末梢释放的递质还不很清楚，已经提出的相关递质有降钙素基因相关肽、P 物质。近年来免疫细胞化学方法证明，脊神经节感觉神经元和脊髓背角神经纤维中存在有降钙素基因相关肽。此外，在许多血管周围有降钙素基因相关肽神经纤维分布，而且皮内注射微量的降钙素基因相关肽可引起局部明显的舒血管效应并产生红晕。因此，降钙素基因相关肽可能是"轴突反射"舒血管效应的递质。

(三) 心血管中枢

在中枢神经系统中，参与心血管反射的神经细胞群，称为**心血管中枢**（cardiovascular center）。它分布于从脊髓到大脑皮层的中枢神经系统各个部位（图 4-39），其中延髓是调节心血管活动的最基本中枢。

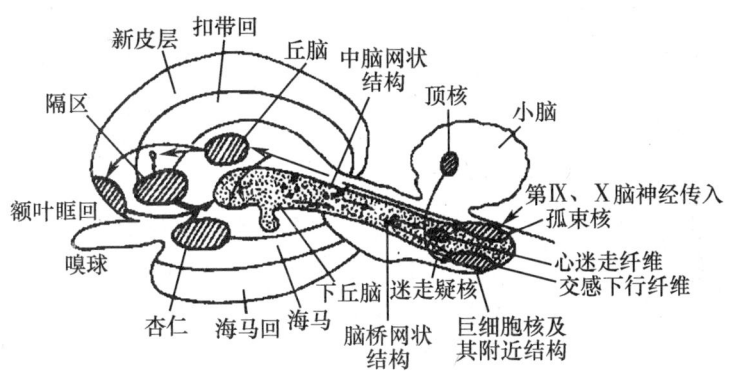

图 4-39 心血管中枢示意图

1. 脊髓心血管神经元 在脊髓胸、腰段的灰质中间外侧柱中有支配心脏和血管的交感节前神经元，在脊髓骶段有支配血管的副交感节前神经元。正常情况下，这些神经元活动完全受来自延髓和延髓以上的心血管中枢的控制，其本身并不具有精确的整合性调节功能，它们是中枢神经系统调节心血管功能的最后传出通路（图 4-40）。

2. 延髓心血管中枢 是指主导控制心迷走神经、心交感神经和交感缩血管神经的延髓神经元群，可分别称为心迷走中枢、心交感中枢和交感缩血管中枢。它们平时都有紧张性活动，分别称为**心迷走紧张、心交感紧张**和**交感缩血管紧张**。在机体处于安静状态时，心迷走紧张性较强，心率维持在 70 次/min 左右；而情绪激动或运动时，心交感紧张性和交感缩血管紧张性均加强，心血管活动增强。

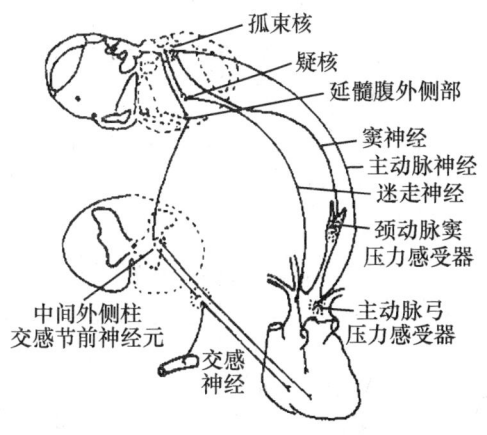

图 4-40 脊髓和延髓参与心血管调节的主要结构及相互联系中枢示意图

近年来的研究表明，延髓对心血管活动的调控与一些延髓近表面的神经元群有关。

（1）**心血管交感中枢**：**延髓腹外侧区**（ventrolateral medulla，VLM）是中枢神经系统维持心血管交感紧张性、整合各种心血管反射的重要部位，对维持动脉血压的稳定起重要作用。VLM 接受并整合外周多种感受器以及中枢某些核团传来的心血管信息，并将整合后的指令传至脊髓灰质中间外侧柱的交感神经元。

VLM 的心血管神经元主要分布在两个区域，即**延髓头端腹外侧部**（rostral ventrolateral medulla，RVLM）和**延髓尾端腹外侧部**（caudal ventrolateral medulla，CVLM）。目前认为 RVLM 神经元是维持心交感神经和交感缩血管神经正常的紧张性活动的基本部位，电刺激 RVLM 可使交感神经电活动增强，心率加快，血压升高；而 CVLM 的神经元，可抑制 RVLM 神经元的活动，导致心交感和交感缩血管紧张降低，心率减慢、血管舒张、血压降低。

（2）**心迷走中枢**：心迷走节前运动神经元的细胞体位于延髓的**迷走神经背核**（nucleus dorsalis nerve vagi）和**疑核**（nucleus ambiguus），即心迷走中枢所在地。

（3）**心血管反射换元站**：**孤束核**（nucleus tractus solitarius，NTS）是多种心血管反射途径传入纤维在中枢更换神经元的部位，它接受由压力感受器、化学感受器和心肺感受器传入的信息，然后发出纤维至延髓和中枢神经系统其他部位的神经元。

3. 延髓以上的心血管中枢 延髓以上的中枢广泛部位（如延髓以上的脑干、下丘脑、小脑和大脑)都存在与心血管活动有关的神经元,参与心血管功能活动的整合功能,并表现为一定类型的反应。这些不同形式的整合,使各器官间的血液分配能够满足机体处于不同状态(如睡眠、行走、情绪激动等)时主要功能活动的需求。

(四) 心血管活动的反射性调节

神经系统对心血管活动的调节是通过各种心血管反射来实现的。各种心血管反射的生理意义是:①维持血压的相对稳定;②调配各器官的血流量以移缓济急。从而使心血管活动适应于当时机体所处的状态和内、外环境中的各种变化。

1. 颈动脉窦和主动脉弓压力感受性反射(窦-弓反射)

(1) **压力感受性反射的反射弧**:颈动脉窦和主动脉弓血管壁的外膜下有丰富的感觉神经末梢,分别称颈动脉窦压力感受器和主动脉弓压力感受器(图4-41)。

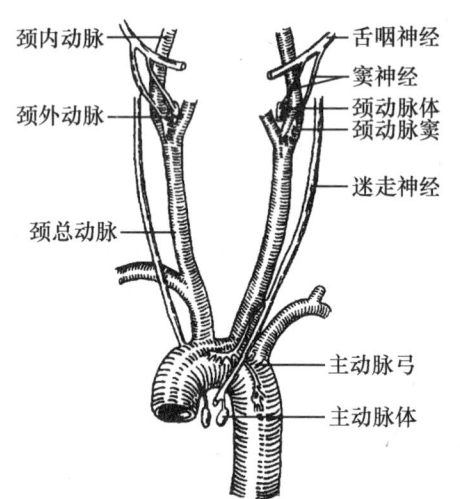

图 4-41 颈动脉窦区和主动脉弓区压力感受器和化学感受器

如图4-42所示,当动脉血压升高时,颈动脉窦和主动脉弓压力感受器兴奋,分别通过窦神经(加入舌咽神经)和主动脉神经(走于迷走神经干)传入延髓。传入冲动到达孤束核后,一方面可通过延髓内神经通路的联系,抑制延髓头端的腹外侧部(RVLM)心血管运动神经元,使心血管交感神经紧张性活动减弱;另一方面孤束核经投射纤维与迷走神经背核和疑核发生联系,使心迷走神经的活动加强。导致心率减慢,心肌收缩力减弱,心输出量减少,外周血管舒张,外周阻力降低,结果使动脉血压回降,故该反射又称为**降压反射**(depressor reflex)。

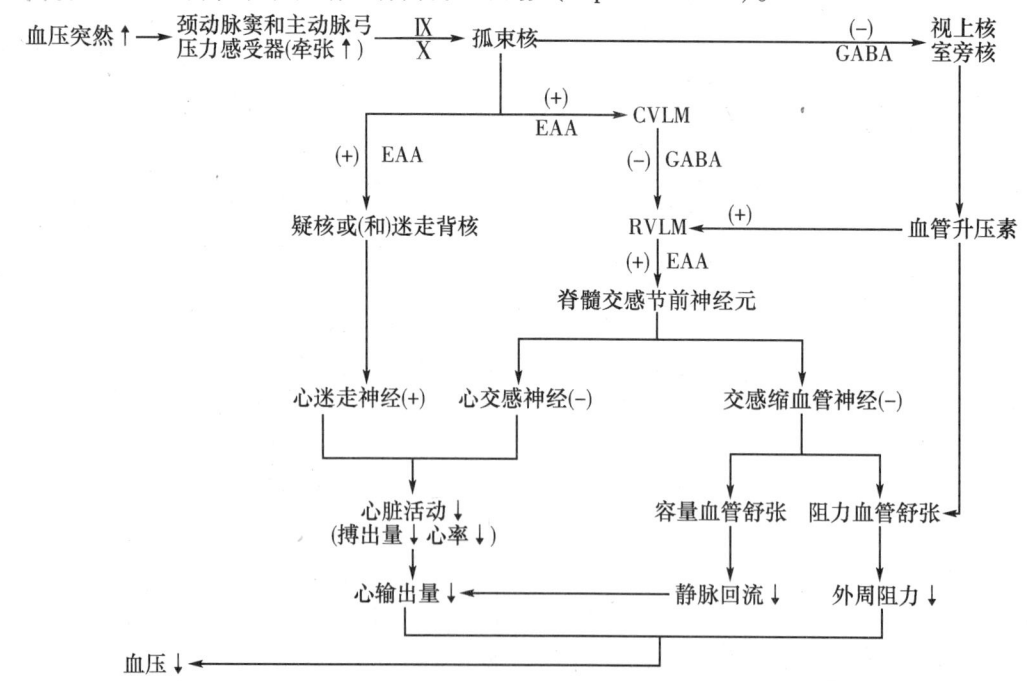

图 4-42 降压反射示意图

(+):兴奋;(-):抑制;EAA:兴奋性氨基酸;GABA:γ-氨基丁酸;
RVLM:延髓头端腹外侧部;CVLM:延髓尾端腹外侧部

(2) **压力感受性反射的特点**:①典型的负反馈调节机制,且具有双向调节的能力;实验观察可见,随着动脉血压的波动,窦神经的传入冲动的频率发生相应的改变。在一定范围内(60~

180mmHg），压力感受器传入冲动频率与管壁牵张刺激程度成正比（图4-43），颈动脉窦压力感受器的刺激阈值为60mmHg，灌注压在100mmHg左右时，压力感受器反射的调节最灵敏。说明降压反射在血压正常波动范围内反应最为灵敏；②当血压持续升高时，可发生**重调定**（resetting）现象，即反射的**调定点**（set point）上移（图4-44）。重调定能使压力感受性反射在较高的血压水平的基础上继续对血压的变化进行调节，使血压稳定在较高水平。

(3) **压力感受器反射的生理意义**：①主要是调节短时间内的血压变化，保持动脉血压相对稳定。但对动脉血压的长期调节并不起重要作用；②颈动脉窦和主动脉弓压力感受器正好位于脑和心脏供血通路的起始部，因此，降压反射在维持正常血压的相对稳定的同时，对保证脑和心脏等重要脏器的正常血液供应具有特别重要的意义。

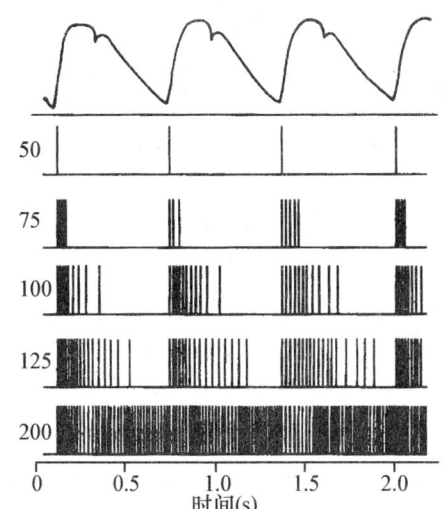

图4-43 单根窦神经压力感受器传入纤维在不同动脉血压时的放电

图中最上方为主动脉血压波，左侧数字为主动脉平均压（mmHg）

2. 化学感受器反射（chemoreceptor reflex） 颈动脉体和主动脉体存在一些能感受血液的某些化学成分发生变化（如血液PO_2降低，PCO_2过高，或H^+浓度过高等）的特殊装置，称之为**化学感受器**（chemoreceptor）。化学感受器兴奋后，其感觉信号分别由窦神经和迷走神经传入至延髓孤束核，然后使延髓内呼吸神经元和心血管活动神经元的活动发生改变。

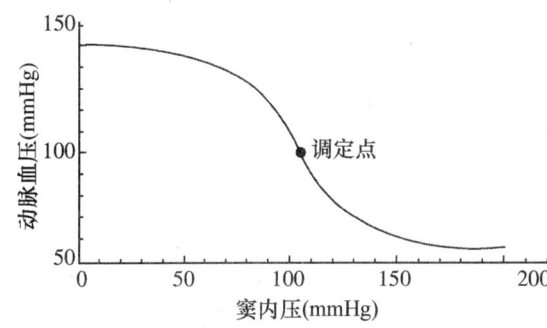

图4-44 颈动脉窦和主动脉弓压力感受性反射功能曲线

正常情况下调定点约位于平均动脉压100mmHg处，此时窦内压与动脉血压通过压力感受性反射达到平衡。如果窦内压超过调定点，血压就降低，当窦内压低于调定点，血压就升高。当血压持续升高时（如患高血压病时），压力感受性反射功能曲线即发生偏移

在完整机体并保持自然呼吸的情况下，颈动脉体化学感受器兴奋引起总效应是，在呼吸加深加快、肺通气量增大的同时，心率加快，心输出量增加，脑和心脏等重要器官血流量增加，而腹腔内脏和肾脏的血流量减少，动脉血压升高；而主动脉体化学感受性反射与颈动脉体化学感受性反射的表现相似，但其呼吸反应较弱而心血管反应较强。

在平时，化学感受性反射对心血管活动并不起明显的调节作用，只有在低氧、窒息、失血、酸中毒和动脉血压过低等情况下才发生作用，尤其在低氧时对动脉血压的调节具有重要意义，因此化学感受性反射是机体的一种保护性代偿。

当动脉血压过低达40mmHg时，压力感受器传入冲动很少，但化学感受器反射明显加强。这是由于局部血流量减少导致局部低氧、PCO_2升高和H^+浓度升高，从而引发化学感受器反射，其心血管效应表现为心输出量增加，动脉血压升高，同时脑和心脏等重要器官血流量增加。

3. 心肺感受器引起的心血管反射 在心房、心室和肺循环大血管壁存在许多感受器，总称为**心肺感受器**（cardiopulmonary receptor）。与颈动脉窦和主动脉弓压力感受器相比，心肺感受器位于循环系统压力较低的部位，故又称为**低压力感受器**，而颈动脉窦和主动脉弓压力感受器则可称为**高压力感受器**。

心肺感受器的适宜刺激主要有两类，一类是感受机械性牵张刺激，如**心房牵张感受器**（atrial stretch receptor）。生理情况下，心房壁的牵张主要是由血容量增大引起的，故心房牵张感受器也称为**容量感受器**（volume receptor）；另一类是感受某些化学物质的刺激（前列腺素、缓激肽、心房钠尿肽等），如**肺感受器**（pulmonary receptor）。

心肺感受器的传入神经纤维行走于迷走神经干内，也有少数经交感神经进入中枢。大多数心肺感受器受刺激时引起的反射效应是心血管交感紧张降低，心迷走紧张加强，导致心率减慢，心输出量减

少,外周阻力降低,故动脉血压下降。与此同时,可抑制肾素和血管升压素的释放,使血压下降,排尿排钠增加。可见心肺感受器反射引起的心血管活动的改变,对血容量及细胞外液的调节具有重要意义。

4. 其他心血管反射

(1) 躯体感受器引起的心血管反射:刺激躯体传入神经时可引起各种心血管反射,其效应与感受器的性质、刺激的强度和频率等因素有关。用低至中强度的低频电脉冲刺激骨骼肌传入神经,常可引起降压效应;而采用高频高强度的电脉冲刺激皮肤的传入神经,则常引起升压效应。通常,肌肉活动、皮肤冷热以及各种伤害性刺激都可引起心血管反射活动。

中医针刺治疗某些心血管疾病的生理机制,就是针刺激活了肌肉或皮肤的一些感受器传入活动,通过中枢神经系统内复杂的调节机制,使异常的心血管活动得到调整。

(2) 其他器官感受器引起的心血管反射:上呼吸道感受器受刺激(如呼吸道插管)可导致心跳暂停;压迫眼球可反射性引起心率减慢,即眼心反射;扩张肺、胃、肠、膀胱等器官,常起心率减慢,外周血管扩张等反应。

二、体液调节

心血管活动的体液调节包括全身性调节和局部性调节。全身性调节有多种系统参与,激素通过血液循环可广泛作用于心血管系统,发挥稳定而持久的调节作用;局部性调节是某些细胞释放的一些活性物质通过旁分泌或自分泌,作用于邻近局部的血管平滑肌,对局部组织的血流起调节作用。

值得指出的是,现已知所有的心血管组织,包括心肌、心内膜、心外膜、血管内膜、中膜甚至外膜,均能合成和释放全身性的和旁分泌、自分泌性的体液因子。这些体液因子中包括激素、活性多肽、前列腺素、细胞因子和生长因子等多种生物活性物质。

(一) 交感-肾上腺髓质系统

肾上腺髓质直接受交感神经胆碱能节前纤维支配,与交感神经构成交感-肾上腺髓质系统。交感神经兴奋,促使肾上腺髓质分泌儿茶酚胺类激素,其中肾上腺素约占80%,去甲肾上腺素约占20%。

循环血液中的**肾上腺素**(adrenaline,Ad)和**去甲肾上腺素**(noradrenaline,NA)主要来自肾上腺髓质的分泌。Ad和NA对不同的肾上腺素受体的结合能力不同,因而二者对心血管的作用既有共性,各自也有特殊性(表4-2)。

Ad可与α和β两类肾上腺素能受体结合。在心脏,Ad与$β_1$肾上腺素能受体结合,可使心率加快,心缩力增强,使心输出量增加;在血管,Ad的作用取决于血管平滑肌上的α和$β_2$肾上腺素能受体分布的情况。在皮肤、肾脏、胃肠道等器官的血管平滑肌上α受体占优势,而骨骼肌和肝脏的血管以$β_2$受体占优势,小量的Ad常以兴奋$β_2$受体的效应为主,引起血管舒张;大剂量时可兴奋α受体,引起血管收缩。所以,Ad对外周血管的调节作用是使全身各器官的血液分配发生变化。由于Ad明显的强心作用,使心率加快,心肌收缩力加强,心输出量增加,故临床上Ad常作为"强心药"使用。

NA作用主要是激活α与$β_1$肾上腺素受体,与$β_2$肾上腺素能受体结合作用较弱。因此,它对心脏有兴奋作用,对体内大多数血管具有强烈的收缩作用,动脉血压明显升高;采用NA灌注离体心脏,可使心率加快;但在整体内,静脉注射NA后,心率减慢。这是由于NA引起动脉血压明显升高,进而通过窦-弓反射,导致心率减慢,掩盖了NA加快心率的效应。故在临床上NA常用作"升压药"来使用。

临床上,Ad和NA都具有升高血压作用,但作用机制不同,Ad是强心升压,而NA是缩血管升压。

表 4-2　肾上腺素和去甲肾上腺素对心血管作用的比较（人）

反应	肾上腺素	去甲肾上腺素	反应	肾上腺素	去甲肾上腺素
1. 心脏			（4）平均肺动脉压	++	++
（1）心率	+	-	3. 器官循环		
（2）搏出量	++	++	（1）冠脉血流量	+++	+++
（3）心输出量	+++	0、+	（2）脑血流量	+	0、+
2. 动脉血压			（3）肾血流量	-	-
（1）收缩压	+++	+++	（4）皮肤血流量	-	+、0、-
（2）舒张压	+、0、-	++	（5）骨骼肌血流量	++	0、-
（3）平均动脉压	+	++	4. 总外周阻力	-	++

注：+：增加；0：无改变；-：减少

（二）肾素-血管紧张素系统

1. 血管紧张素与血管紧张素受体　如图 4-45 所示肾素-血管紧张素系统通过连串激活产生各种**血管紧张素**（angiotensin, Ang），包括血管紧张素 I（Ang I）、血管紧张素 II（Ang II）和血管紧张素 III（Ang III）。肾素、血管紧张素原、血管紧张素和血管紧张素转换酶等，共同形成**肾素-血管紧张素系统**（renin-angiotensin system, RAS），RAS 是动脉血压长时程稳定调节的重要因素之一。

血管紧张素受体（ATR）在体内分布较为广泛，而且 AT_1R 与 AT_2R 在体内分布的范围不同。外周组织中，在主动脉主要表达 AT_1R；在肾上腺髓质主要表达 AT_2R；而心脏、肾动脉含有 AT_1R 和 AT_2R 两种受体。

2. 血管紧张素的作用　在 3 种血管紧张素中，Ang II 的作用最强。

（1）**缩血管作用**：Ang II 既可直接使全身微动脉收缩，使动脉血压升高；也可使静脉收缩，促使静脉回心血量增多。

（2）**接头前调制的作用**：Ang II 作用于交感缩血管纤维末梢上的接头前血管紧张素受体，使交感缩血管神经末梢释放 NA 增多，减少 NA 摄取，提高血管对 NA 的反应性。

（3）**对神经系统的作用**：Ang II 可作用于中枢神经系统中一些神经元的血管紧张素受体，使交感缩血管紧张性加强。因此，Ang II 可以通过中枢和外周机制，使外周血管阻力增大，升高动脉血压。

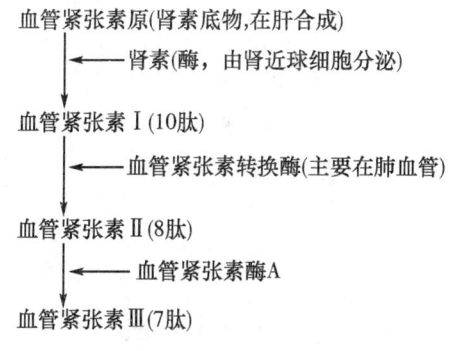

图 4-45　肾素-血管紧张素系统

（4）**促进醛固酮合成和释放**：Ang II 可刺激肾上腺皮质合成和释放醛固酮。

Ang III 的缩血管作用只有 Ang II 的 1/5，但 Ang III 刺激肾上腺皮质合成和释放醛固酮的作用较强。

（三）血管升压素

血管升压素（vasopressin, VP）是由下丘脑视上核和室旁核神经元合成的 9 肽，经下丘脑-垂体束轴浆运输到神经垂体，作为神经垂体的激素释放入血液。

血管升压素受体（VP 受体）有 V_1 受体和 V_2 受体。在生理情况下，血浆中 VP 浓度升高时，与肾集合管 V_2 受体结合，增强集合管上皮对水的通透性，促进水的重吸收，产生抗利尿效应，故又称为**抗利尿激素**（ADH）；当血浆 VP 浓度明显高于正常时，VP 与血管平滑肌 V_1 受体结合，引起血管平滑肌收缩，导致动脉血压升高。

缺水可使血浆晶体渗透压升高，或循环血量减少使动脉血压降低时，均可通过刺激相应的感受器使 VP 释放增加，对保持体细胞外液量和渗透压稳态，维持动脉血压稳态，都起重要的作用。

(四) 血管内皮生成的血管活性物质

1. 血管内皮细胞生成的舒血管物质

(1) **一氧化氮**(NO):血管内皮细胞可以生成并释放舒血管物质称为**内皮舒张因子**(endothelium-derived relaxing factor, EDRF), EDRF 的化学本质是 NO。

内皮细胞在基础状态下即向血管平滑肌和血管腔内释放 NO, 维持血管的正常张力。当血流量升高导致内皮受压刺激增加, 或受到缓激肽、乙酰胆碱及一系列体液因素的刺激时, NO 可大量释放。

NO 可激活血管平滑肌细胞的鸟苷酸环化酶(GC), 促使 cGMP 浓度升高, 游离 Ca^{2+} 浓度降低, 使血管舒张。NO 参与机体对动脉血压的即刻调节, 动脉血压突然升高时, 血流对血管的切应力增大, 可导致血管内皮细胞释放 NO, NO 使血管扩张, 动脉血压回降。

(2) **前列环素**(prostacyclin, PGI_2):PGI_2 是血管内皮细胞膜上磷脂中的花生四烯酸的代谢产物, 由其前体前列腺素 H_2(PGH_2)在前列腺素合成酶的作用下产生。内皮细胞释放的 PGI_2 半衰期很短(仅为几秒), 因而被视为一种局部激素。PGI_2 是一种强烈的血管平滑肌舒张剂, 通过 AC-cAMP-PKA 系统机制, 产生松弛血管平滑肌效应。

2. 血管内皮细胞生成的缩血管物质 血管内皮细胞可合成和释放多种缩血管物质, 总称为**内皮缩血管因子**(endothelium-derived vasoconstrictor factor, EDCF), 其中最主要的是**内皮素**(endothelin, ET)。ET 是已知的最强烈的缩血管物质之一, 它的缩血管效应是 NA 的 100 倍。ET 的缩血管效应持久, 可能参与动脉血压的长期调节。

(五) 心房钠尿肽

心房钠尿肽(atrial natriuretic peptide, ANP)是由心房肌细胞合成和释放的多肽。其心血管效应是使心率减慢, 搏出量减少, 心输出量减少, 血管平滑肌舒张, 外周阻力下降, 动脉血压降低。ANP 可对抗去甲肾上腺素、血管紧张素Ⅱ、5-羟色胺和组织胺引起的缩血管效应。

当血容量增加、心房容积增加和动脉血压升高时, 可使心房肌释放 ANP。ANP 作用于肾脏的心房钠尿肽受体, 引起强烈的利尿排钠的效应。此外, ANP 还有抑制肾素-血管紧张素-醛固酮系统和血管升压素的作用, 促进 Na^+ 和水的排泄。因此, ANP 是体内调节水盐平衡的一种重要体液因素, 在调节心血管活动, 维持体液和电解质稳态中起重要作用。

(六) 激肽释放酶-激肽系统

激肽(kinin)主要有**缓激肽**(bradykinin)和**血管舒张素**(kallidin)。激肽释放酶包括血浆激肽释放酶和组织激肽释放酶两种, 分别可将高相对分子质量(200 000)和低相对分子质量(60 000)的激肽原转变为血管舒张素和缓激肽。

激肽可使血管平滑肌舒张和毛细血管通透性增高, 但对内脏平滑肌则可引起收缩。在一些腺体中生成激肽, 可使该器官局部血管舒张, 血流量增加。激肽不仅有局部作用, 而且循环血液中的缓激肽和血管舒张素也参与动脉血压调节, 使血管扩张, 动脉血压降低。

【临床联系】

病理情况如组织损伤、抗原抗体反应、炎症等均可激活激肽原, 并进一步产生激肽, 故使局部血管舒张, 通透性增强, 组织液生成增多, 而且由于激肽对神经末梢的强烈刺激作用, 引起局部红、肿、热、痛等反应。

(七) 组胺

组胺(histamine)存在于组织中, 特别是皮肤和肺的肥大细胞中。当组织受到机械、温度、化学的刺激, 在局部产生炎症或损伤以及抗原抗体反应时, 均可释放组胺。组胺与血管 H_1 受体结合, 有强烈的舒血管作用, 并能使毛细血管和微静脉的管壁通透性增加, 血浆滤过进入组织, 形成局部组织水肿。

(八) 气体信号分子

气体信号分子是一类不同于传统细胞信号分子的小分子气体物质,是重要的心血管活动调节物质。它们具有在酶催化下内源性产生、不依赖于膜受体而能自由通过细胞膜,以及在生理浓度下有明确的特定功能等特性,它们的细胞效应可依赖或不依赖第二信使介导,但具有特定的细胞内分子靶点。前文已经叙述了一氧化氮的作用,下面简介一氧化碳和硫化氢的调节作用。

1. 一氧化碳(carbon monoxide, CO) 在人类,几乎所有器官、组织的细胞都能合成和释放内源性 CO。血管平滑肌细胞和内皮细胞是内源性 CO 生成和释放的主要场所,以血管平滑肌为主。

CO 是内源性舒血管作用的气体分子,能快速自由地通过各种生物膜,以旁分泌和(或)自分泌的方式作用于邻近细胞,产生生物学效应:①CO 具有舒张血管的作用。②直接抑制平滑肌细胞自身的增殖。③抑制内皮细胞合成和释放内皮素-1,从而间接抑制平滑肌细胞增殖。

2. 硫化氢(hydrogen sulfide, H_2S) H_2S 是调节心血管活动的一种气体信号分子。在心血管系统 H_2S 以 L-半胱氨酸为底物经胱硫醚 γ 裂解酶催化产生。

生理浓度的 H_2S 可能具有舒张血管、维持动脉血压稳态的作用;对心肌组织具有负性肌力,以及降低中心静脉压的作用。H_2S 还可以浓度依赖性方式抑制血管平滑肌细胞增殖。

不同气体分子可以发生相互作用,形成具有网络调节关系的气体信号分子"家系"。例如,当局部 NO 较少时,CO 可作为一种协同剂;而 NO 充足时,CO 则成为一种拮抗剂。在大多数组织,通常情况下 NO 是占支配地位的信使,CO 仅起微弱的作用;但在存在 H_2O_2 时,无论何种组织,NO 和 CO 的舒血管作用都显著提高。

(九) 心血管活性多肽

心血管系统中有多种心血管活性多肽,对心血管活动起调节作用,可称为**心血管调节肽**(cadiovascular regulatory peptide, CRP)。调节肽通常由 4~50 个氨基酸残基组成,主要有两大类,一类是由神经组织产生的起神经递质或神经调质作用的肽,另一类是由内分泌细胞产生的起循环激素和局部激素作用的肽。目前已发现的调节肽有近百种,实际上体内存在的调节肽远多于此。心血管系统中已发现有 30 多种 CRP,以下仅就目前的研究热点,简述 2 种 CRP。

1. 降钙素基因相关肽(calcitonin gene-related peptide, CGRP) CGRP 是目前发现的最强的舒血管物质。它是由 37 个氨基酸残基组成的神经肽,由感觉神经末梢释放,其受体广泛分布于心肌和血管壁。CGRP 是目前发现的最强的舒血管物质,CGRP 的舒血管作用比硝酸甘油、硝普钠强 240 倍;并对心肌具有正性变力和变时作用。

2. 肾上腺髓质素(adrenomedullin, ADM) ADM 是 1993 年从人的嗜铬细胞瘤组织中分离出一种新的活性多肽,后来发现它也存在于正常人的肾上腺髓质,故称为肾上腺髓质素。ADM 的心血管效应有二:

(1) **ADM 具有强大和持久的舒张血管和降血压作用**:其舒张血管作用的可能机制包括:①直接作用于血管平滑肌细胞,与其特异受体结合后,经 G 蛋白的信号转导,增加细胞内 cAMP 浓度,扩张血管;②激活内皮细胞释放 NO;③抑制血管平滑肌细胞 ET-1 的生成;④降低血管平滑肌细胞内 Ca^{2+} 浓度和对 Ca^{2+} 的敏感性等。

(2) **ADM 可产生正性肌力作用**:通过增加冠脉血流,抑制炎症反应及氧自由基的生成,提高钙泵活性和加强兴奋-收缩耦联等多种途径,发挥对心脏的保护作用。

(十) 细胞因子和生长因子

细胞因子,如白细胞介素家系中的成员多数为炎症介质,参与免疫反应,但也能调节心血管功能,能激活并使白细胞聚集,黏附于血管内膜;细胞因子还能扩张血管和增加毛细血管的通透性。

有些生长因子能影响心血管活动,如**胰岛素样生长因子1**(insulin-like growth factor-1, IGF-1) 可促进心肌生长、肥大和增强心肌收缩力,也能刺激血管平滑肌细胞增殖和血管舒张。**血管内皮生长因子**(vascular endothelial growth factor,VEGF)能促进血管内皮增生和血管生成,并能使血管扩张和增加毛细血管的通透性。

总而言之,循环内分泌系统的众多因子,彼此间发生相互作用,并与神经调节之间发生相互影响,构成复杂的网络体系,对心血管功能进行全身性的和局部的准确而精细的调节。

神经和体液因素可对心血管系统的功能和结构进行精确的调节,对机体稳态的维持具有重要的作用。对心血管功能的调节包括维持动脉血压、循环血容量以及血液流速的稳定;对心血管结构的调节则包括对心脏和血管的重构作用,如细胞增大或增生、细胞外基质增加,以致发生心脏肥大和血管壁增厚。对心脏和血管功能和结构的调节是相互联系的。心脏和心管的重构在一定限度内是心血管系统适应长期功能异常或组织损伤的代偿性改变,此时心血管系统尚能维持相对正常的功能;如果致病因素持续存在,则有可能引起失代偿或代偿过度,从而导致结构和功能出现障碍而成为病理状态。

三、自身调节

心肌和血管平滑肌不依赖神经和体液因素的影响,对环境的变化产生一定的适应性反应,称为**心血管自身调节**。心脏泵血功能的自身调节,已于前述。器官血流量的调节机制有代谢性自身调节和肌源性自身调节两类。

(一)代谢性自身调节机制

当组织代谢活动加强时,局部组织氧分压降低,组织细胞的代谢产物(如 CO_2、H^+、K^+、腺苷、ATP 等)聚积较多,这些代谢产物将引起该处的微动脉和毛细血管前括约肌舒张,使局部血流量增多,从而为组织提供更多的氧,清除代谢产物。

(二)肌源性自身调节机制

当器官血管的灌注压突然升高时,器官血管收缩,血流阻力加大,器官血流量就不致因灌注压增高而增多;反之,则器官血管舒张,血流阻力减小,器官血流量不致因灌注压降低而减少,从而保持器官血流量的相对稳定。

四、动脉血压的长期调节

动脉血压的稳态,依赖于神经和体液调节在内的极其复杂的整合调控,其中自动调控系统-反馈调节参与其中。动脉血压的神经反射性调节(如降压反射)主要是对短时间内发生的血压变化起调节作用。当动脉血压在较长时间内(数小时或更长)发生变化时,仅依赖于神经调节则不足以将动脉血压调节到正常水平。而肾脏可以通过对细胞外液量的调节,发挥动脉血压的长期调节作用,这种调控机制称为**肾-体液控制机制**(renal-body fluid mechanism)。

肾-体液控制机制的调节过程及原理是:当机体细胞外液量明显减少时,循环血量相应减少,由于循环血量和血管系统容积的比例下降,动脉血压下降。而循环血量减少可导致:①促使血管升压素合成和释放增加,促进肾远曲小管和集合管对水的重吸收增加,使循环血量恢复。②激活肾素-血管紧张素-醛固酮系统,血管紧张素Ⅱ和血管紧张素Ⅲ可促进肾上腺皮质球状带分泌醛固酮,醛固酮可促进肾脏远曲小管和集合管对 Na^+ 的重吸收,进而促进水的重吸收,血容量增加,使循环血量恢复。结果通过血管升压素和醛固酮的增液-恢复循环血量机制促使动脉血压回升;反之,当体内细胞外液量明显增加时,循环血量相应增加,由于循环血量和血管系统容积的比例升高,动脉血压升高。而循环血量增加可促使血管升压素和醛固酮合成和释放减少,导致肾脏的排 Na^+ 和排水作用加强,细胞外液量减少,动脉血压回降。

【临床联系】

高血压（hypertension）是一种病理状态，即在安静条件下，动脉血压持续地高于正常水平。临床上将高血压分为原发性高血压和继发性高血压。继发性高血压是指病因明确，高血压继发于其他疾病（如肾脏疾病所致肾性高血压）；原发性高血压是最常见的一种高血压，称为高血压病。

高血压病的病因至今未明，目前认为是在一定的遗传易感性基础上由多种后天因素作用所致。其主要的生理学基础有二：①神经元学说：在外因刺激下，病人出现长期较明显的精神紧张、焦虑、烦躁等情绪变化时，大脑皮层不能正常行使调控皮层下中枢活动的功能，杏仁核、下丘脑、蓝斑等去甲肾上腺素神经元活动过强，使延髓头端腹外侧部神经元的心交感和交感缩血管紧张性增强，脊髓交感节前神经元传出冲动增多，进而兴奋交感缩血管神经，促进去甲肾上腺素释放增多，导致小动脉收缩，外周阻力升高，动脉血压升高；②肾素-血管紧张素-醛固酮系统平衡失调：交感缩血管神经兴奋，促进小动脉收缩，导致肾缺血，激活了肾素-血管紧张素-醛固酮系统，使血管紧张素释放增多，血管紧张素Ⅱ可促使全身小血管收缩，使外周阻力增大，升高动脉血压；血管紧张素Ⅱ和血管紧张素Ⅲ均可促进肾上腺皮质球状带分泌醛固酮，醛固酮可促进肾脏远曲小管和集合管对Na^+的重吸收，进而促进水的重吸收，使血容量增加，也可使动脉血压升高。

第七节 器官循环

安静状态下，一个中等身材的人，心输出量为 5.0L/min 左右，相当于全身的血液总量。心脏泵出的血液在人体各个器官进行分配，各个器官的血流量与该器官的耗氧量成正比（表4-3）。

表4-3 安静状态下的各器官的血流量和耗氧量

器官	重量（kg）	血流量				耗氧量		
		单位时间血流量（ml/min）	单位时间单位重量的血流量（ml/min/100g）	占心输出量的百分比（%）	动静脉血含氧量差（ml/dl）	单位时间耗氧量（ml/dl）	单位时间单位重量的耗氧量（ml/dl/100g）	占总耗氧量的百分比（%）
心	0.3	250	80	5	10	25	8	10
脑	1.4	750	55	14	6	45	3	18
肝	1.5	1300	85	23	6	75	2	30
肾	0.3	1200	400	22	1.3	15	5	6
胃肠	2.5	1000	40	-	-	-	-	-
骨骼肌	35.0	1000	3	18	5	50	0.15	20
皮肤	2.0	200	10	4	2.5	5	0.2	2
其他	27.0	800	3	14	5	35	0.15	14
合计	70.0	5500	-	100		250	-	100

注：表中数值均为约数；-为资料缺乏

机体各器官的结构和功能各不相同，器官内部的血管分布也各具本身的特点，因此各器官血流量的调节，除服从血流动力学的一般规律外，还有其本身的特点。本节叙述心、肺、脑几个主要器官的血液循环特征。关于肾脏的血液循环特征，将在第8章叙述。

一、冠脉循环

冠脉循环（coronary circulation）是营养心脏本身的血液循环，因此，冠脉循环的通畅与否，冠脉血流量的多少,将直接影响心脏的功能,进而影响整体的功能。目前,以冠脉循环受阻导致心肌缺血和坏死为主要病理改变的冠状动脉粥样硬化性心脏病,成为威胁人类健康的主要疾病之一。

(一) 冠脉循环的解剖特点

冠状动脉(简称冠脉)开口于主动脉的根部,冠脉主干及其大分支走行于心脏的表面,其小分支常以垂直心脏表面的方向穿入心肌,并沿途分支,最后至心内膜下分支成网。这种分支方式使冠脉血管容易在心肌收缩时受到压迫。

心肌的毛细血管网分布极其丰富。毛细血管数和心肌纤维数的比例为1∶1。因此心肌和冠脉血液之间的物质交换可以很快地进行。在人类,冠状动脉之间有广泛的侧支吻合,但较细小,血流量极少。因此,当冠脉突然阻塞时,不易快速建立侧支循环,引起急性心肌梗死;但若冠脉阻塞是缓慢形成的,冠脉侧支可于数周内逐渐扩张,建立有效的侧支循环,流经侧支的代偿性血流量增加,可改善心肌供血,但这只能满足安静状态的需求。

(二) 冠脉循环的生理特点

1. 流程短,流速快,血流量大 从主动脉根部起,冠脉血液经全部冠状血管回流至右心房,仅需要几秒钟。安静状态下,中等体重的人,冠脉血流量为200~250ml/min,占心输出量的4%~5%,而心脏的重量只占体重的0.5%。

2. 耗氧量大 基础状态下,若以每百克心肌计算,耗氧量为8~10ml/min,居全身组织耗氧量之首。

3. 血流量呈位相性波动 由于心脏节律性收缩对冠脉分支的压迫,影响冠脉血流,使之发生周期性的变化(图4-46)。左冠状动脉受心肌收缩的影响尤为明显,在左心室收缩期,由于心肌收缩的强烈压迫,左冠状动脉血流急剧减少,甚至发生倒流;心肌舒张时,对冠脉血管的压迫解除,故冠脉血流的阻力显著减小,血流量增加。在等容舒张期,冠脉血流量突然增加,并在舒张期的早期达到最高峰,然后逐渐回降。一般说来,左心室在收缩期冠脉血流量大约只有舒张期的20%~30%。因此,舒张压的高低和舒张期的长短是影响冠脉血流量的重要因素。安静情况下,右心室收缩期的冠脉血流量与舒张期的血流量相差不多。

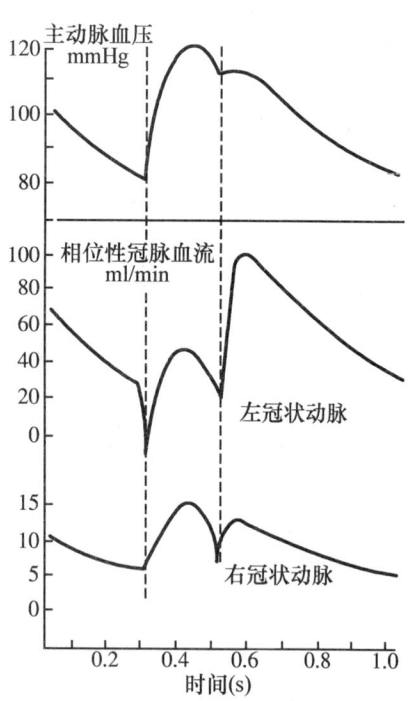

图4-46 一个心动周期中左、右冠状动脉血流量和主动脉压变化情况示意图

(三) 冠脉血流量的调节

调节冠脉血流量的因素很多,其中最重要的是心肌本身的代谢水平。神经和体液调节相对较为次要。

1. 心肌代谢水平对冠脉血流量的调节 冠脉血流量与心肌代谢水平成正比,在失去神经支配和激素作用时,这种关系依然存在。

安静状态下,冠脉血液流经心肌后,其中65%~70%的O_2被心肌摄取,使心肌提高从单位血液中摄取O_2的潜力较小。因此,在肌肉运动、情绪紧张等情况下(心肌代谢活动增强,耗氧量增加),机体主要通过舒张冠脉、增加冠脉血流量,以适应心肌对O_2的需求。这表明心肌耗氧量增加,心肌组织氧分压降低,可使冠脉扩张,冠脉血流量增加。

实际上,引起冠脉舒张的原因并不是低氧本身,而是心肌代谢产物(腺苷、CO_2和乳酸等)特别是腺苷的作用。腺苷具有强烈的扩张冠状小动脉作用。而CO_2、乳酸等作用较弱。

2. 神经调节 冠状动脉受交感神经和迷走神经双重支配。

(1) **交感神经**:冠脉平滑肌有α和$β_2$两种肾上腺素受体。α肾上腺素受体激活时,冠脉收缩;$β_2$

肾上腺素受体激活时，冠脉舒张。

在整体条件下，交感神经兴奋时，冠脉血流量增加，与心肌活动加强相适应。可使冠脉先收缩后舒张。初期的冠脉收缩效应是由于交感神经兴奋释放 NA，激活冠脉 α 肾上腺素受体的结果；与此同时 NA 可激活心肌的 $β_1$ 肾上腺素受体，使心脏活动加强，心肌代谢产物增加，从而使冠脉舒张，冠脉血流量增加。可见，交感神经对冠脉的直接收缩效应，在短时间内被心肌代谢产物的舒血管效应所掩盖。

（2）**迷走神经**：迷走神经兴奋对冠状动脉的直接作用是引起舒张；但迷走神经兴奋时又使心脏活动减弱，心肌代谢产物减少，继而引起冠脉收缩，从而抵消迷走神经对冠脉的直接舒张作用。在整体中，刺激迷走神经对冠脉血流量影响不大。

3. 激素调节 Ad 和 NA 可通过增强心肌的代谢活动和耗氧量，使冠脉血流量增加；也可直接作用于冠脉 α 或 $β_2$ 肾上腺素能受体，引起冠脉血管收缩或舒张；甲状腺激素增多时，心肌代谢加强，代谢产物和耗氧量增加，使冠脉舒张，冠脉血流量增加。

【临床联系】

冠心病（coronary heart disease，CHD）是冠状动脉粥样硬化性心脏病的简称，也称缺血性心脏病（ischemic heart disease）。主要是由于冠状动脉粥样硬化使其管腔狭窄或阻塞导致心肌缺血、缺氧而引起的心脏病。基础病理改变是冠状动脉粥样硬化斑块形成，导致冠脉管腔狭窄和闭塞，因狭窄程度和病变发展速度不同，其临床表现不一。若管腔轻度狭窄（<50%）时，对心肌血供无明显影响，病人无症状。当管腔重度狭窄（>50%）时，对心肌供血能力大减。若病程发展缓慢，通过侧支循环代偿性血流量增加，改善心肌供血。但这只能满足安静状态的需求，休息时可无症状；往往由于心脏负荷（劳力性或精神性）增加，心肌缺血缺氧加重，引发**心绞痛**（angina pectoris）发作；若发病急骤，冠脉血栓形成、或冠脉持续痉挛，使管腔发生持久而完全的闭塞，此时侧支循环来不及充分建立，导致心肌严重持久的急性缺血，产生心肌坏死，即**心肌梗死**（myocardial infarction）。

二、肺 循 环

肺循环（pulmonary circulation）的功能是使右心室射出的静脉血在流经肺泡时和肺泡气之间进行气体交换（肺换气）而成为动脉血。

（一）肺循环的特点

1. 血流阻力小、血压低 肺动脉管壁较薄（厚度仅为主动脉的 1/3），其分支短而管径较粗，总横截面积大。而且，肺循环的全部血管都位于胸腔内，而胸膜腔内压低于大气压。这些结构特点导致肺动脉的顺应性较高，肺循环的血流阻力较小（约为体循环的 1/8）。

肺动脉压远较主动脉压为低，只有体循环的 1/4～1/6。正常人的肺动脉收缩压约为 22mmHg，舒张压为 8mmHg，平均压约为 13 mmHg。

肺循环毛细血管压平均约 7mmHg，而血浆胶体渗透压平均为 25mmHg，故肺部组织液的压力为负压。这一负压有利于组织中的液体吸收入毛细血管，使肺泡膜和毛细血管壁互相紧密相贴，有利于肺泡和血液之间的气体交换。

2. 肺的血容量波动大 由于肺组织和肺血管的顺应性大，故肺部血容量的变动范围较大。安静时，肺部的血容量约为 450ml，占全身血量约 9%；用力呼气时，肺部血容量可减少至 200ml 左右；而在深吸气时可增加到 1000ml 左右。可见，肺循环血管起着"贮血库"的作用。

（二）肺循环血流量的调节

1. 神经调节 交感神经兴奋可使肺血管收缩，肺血流量减少。刺激迷走神经可引起轻度舒血管作用。

2. 低氧可引起肺循环血管收缩 在体循环，**低氧**（hypoxia）使血管舒张；而在肺循环，低氧使血管收缩。该反应称为**低氧性肺血管收缩反应**（hypoxic pulmonary vasoconstriction），其生理意义在于，使流过通气量低下（低氧分压）的肺泡血管收缩，血流量减少，有利于维持适当的通气/血流比。

3. 血管活性物质 Ad、NA、VP、AngⅡ、TXA$_2$、PGF$_{2\alpha}$等能使肺循环的微动脉收缩；组胺、5-HT能使肺循环的微静脉收缩。ACh和PGI$_2$可使肺血管舒张。

【临床联系】

肺水肿（pulmonary edema）是液体积聚于肺泡或肺组织间隙，严重影响肺换气功能的病理过程。机体具有多方面的机制避免肺泡或肺组织间隙液体的积聚，如肺泡表面活性物质降低肺泡表面张力，较低的肺循环毛细血管血压有利于肺泡间隙的组织液重吸收等。在急性左心衰竭时，左心泵血功能严重下降，心输出量急剧减少，肺静脉淤血，肺静脉压力急剧升高，肺循环毛细血管压也随之升高，促使液体滤过进入肺组织间隙、肺泡，形成肺水肿。典型的急性肺水肿发病表现为严重气急喘促，呼吸达30~40次/min，口唇青紫，咯大量粉红色泡沫痰等。

三、脑循环

脑循环（cerebral circulation）是指流经整个脑组织的血液循环。脑的血液供应来自颈内动脉和椎动脉，其分支进入各部脑组织后，通过毛细血管与脑组织进行物质交换；脑静脉汇入静脉窦，继而通过颈内静脉注入腔静脉而回心。

（一）脑循环的特点

1. 血流量大、耗氧量多 在安静情况下，整个脑的血流量约为750~900ml/min。脑的重量虽仅占体重的2%，但脑血流量却占心输出量的15%左右。脑组织耗氧量大，在安静情况下，整个脑的耗氧量约占全身耗氧量的20%。

脑组织缺乏无氧代谢机制，只能依赖葡萄糖有氧氧化供能，葡萄糖的储备也极少，因此，脑组织对血流的依赖程度大，即对缺血的耐受性低。

正常体温情况下，脑血流停止5~10s可导致意识丧失，停止5min将引起不可逆性脑损伤。

2. 血流量变化小 颅腔为脑、脑血管和脑脊液所充满，三者容积的总和是固定的。由于脑组织的不可压缩性，脑血管的舒展受到相当的限制，脑血流量的变化较小。脑水肿或脑脊液增加时，颅内压升高，压迫脑血管，脑血流量减少。

（二）脑血流量的调节

自身调节和局部性体液调节是脑血流量调节的主要机制。

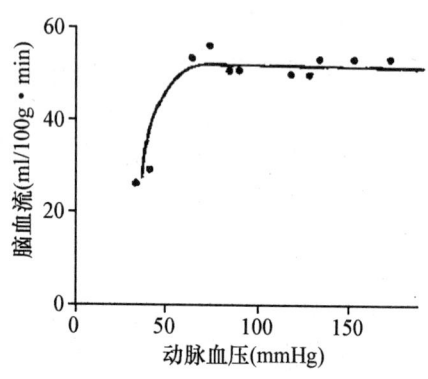

图4-47 动脉血压与脑血流量的关系

1. 脑血流量的自身调节 脑的血流量与脑的动、静脉压力差成正比，与脑的血流阻力成反比。正常情况下，因颈内静脉压已接近于右心房压，且变化不大，故颈动脉血压成为决定脑血流量的主要因素。当平均动脉压在60~140mmHg范围内变动时，通过脑血管的自身调节机制可使脑血流量维持相对稳定；当平均动脉压低于60mmHg时，脑血流量显著减少，导致脑功能障碍；当平均动脉压超过140mmHg时，脑血流量将随血压升高而增加（图4-47）；若平均动脉压过高时，可因毛细血管血压过高而引起脑水肿。

2. 体液调节 影响脑血管舒缩活动的最重要因素是脑组织局部的化学因素。当血液CO_2分压升高或O_2分压降低时，脑血管舒张，血流量增加（图4-48）；反之，当过度通气时，CO_2呼出过多，动脉血CO_2分压过低，脑血流量减少，可引起头晕等症状。

(三) 脑内屏障性结构

1. 血-脑脊液屏障 脑脊液主要由脉络丛和室管膜细胞分泌。脑脊液存在于脑室系统、脑周围的脑池和蛛网膜下腔内。相当于脑和脊髓的组织液和淋巴液。与血浆相比，脑脊液中蛋白质的含量极微，葡萄糖含量也较血浆的少，但 Na^+ 和 Mg^{2+} 的浓度较血浆中的高，K^+、HCO_3^- 和 Ca^{2+} 的浓度则较血浆中为低。

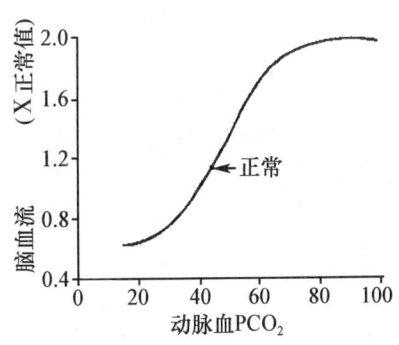

图 4-48　动脉血液 CO_2 分压与脑血流量的关系

血-脑脊液屏障（blood-cerebrospinal fluid barrier，BCFB）是指介于血液和脑脊液之间的屏障，其结构基础是无孔的毛细血管壁和脉络丛细胞中运输各种物质的特殊载体系统。O_2 和 CO_2 等脂溶性物质可很容易地通过血-脑脊液屏障，但许多离子的通透性则较低。

2. 血-脑屏障（blood-brain barrier，BBB）　是指介于血液和脑组织之间的屏障，其结构基础是毛细血管内皮细胞、基膜和星状胶质细胞的血管周足等。

脂溶性物质，如 O_2、CO_2、某些麻醉药以及乙醇等，很容易通过血-脑屏障。对于不同的水溶性物质来说，其通透性并不一定和分子的大小相关。例如葡萄糖和氨基酸的通透性较高，而甘露醇、蔗糖和许多离子的通透性则很低，甚至不能通透。

血-脑脊液屏障和血-脑屏障的存在，对于保持脑组织周围稳定的化学环境和防止血液中有害物质侵入脑内具有重要的生理意义。

（刘建鸿　倪　磊　李国彰）

第五章

呼 吸

呼吸（respiration）是指机体与环境之间的气体交换过程，通过呼吸摄取 O_2，排出 CO_2，因而呼吸是维持机体新陈代谢所必需的基本生理过程之一。

人的呼吸过程由三个相互连接的环节来完成（图5-1）：①**外呼吸**（external respiration），由**肺通气**与**肺换气**两个环节构成，肺通气是指外界环境与肺泡之间的气体交换过程；肺换气指肺泡与肺毛细血管之间的气体交换过程；②**气体在血液中的运输**，通过血液的运输，把外界进入到肺的 O_2 运送到组织细胞，供组织细胞代谢利用，把组织细胞代谢产生的 CO_2 运送到肺排出体外；③**内呼吸**（internal respiration），包括**组织换气**（组织毛细血管血液与组织、细胞之间的气体交换）和细胞内生物氧化两个过程。

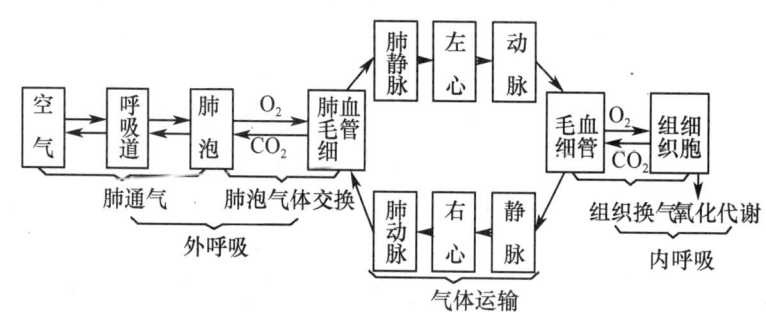

图 5-1 呼吸过程三个环节示意图

第一节 肺 通 气

一、肺通气功能的结构基础

实现**肺通气**（pulmonary ventilation）功能的结构包括呼吸道、肺泡和胸廓等部分。

（一）呼吸道

1. 呼吸道的结构 呼吸道（respiratory tract）包括鼻、咽、喉、气管和支气管及其在肺内的分支，直至终末细支气管的整个通道。终末细支气管以后进入呼吸区（有气体交换功能）逐级分支为**呼吸性细支气管**（respiratory bronchiole）、肺泡管、肺泡囊（图5-2）。肺泡囊为膨大的盲端，每个肺泡囊大约由17个肺泡组成。临床上将鼻、咽、喉称为上呼吸道；气管至终末细支气管为下呼吸道。通常所说的小气道是指直径小于2mm的细支气管，是呼吸系统罹病的常见部位。

2. 呼吸道的功能 呼吸道是气体进出肺的通道、是实现肺通气的基本结构。在神经和体液调节下，通过呼吸道平滑肌的舒缩活动，改变呼吸道的口径，引起气道阻力的变化，影响进出肺的气量和气流速度。

与此同时，呼吸道对吸入气体进行加温、湿润、过滤和清洁无害化处理，以便使进入肺泡的气体既温暖、湿润，又是清洁的，还可通过引起防御反射（如咳嗽反射等）保护肺的功能。

3. 呼吸道平滑肌的调节 从大气管到细支气管，软骨组织逐渐减少，平滑肌逐渐增多。因此，呼吸道口径容易受平滑肌舒缩的影响，并受神经和体液调节。

（1）**神经调节**：呼吸道平滑肌主要受交感神经和迷走神经双重调节。

交感神经末梢释放 NA，与呼吸道平滑肌 $β_2$ 受体结合，促使平滑肌舒张，减少气道通气阻力，增加肺通气量。

迷走神经末梢释放 ACh，与呼吸道平滑肌 M 受体结合，可促使平滑肌收缩，增加通气阻力，减少肺通气量。

此外，支气管平滑肌还受自主神经纤维释放的一些非肾上腺素能和非胆碱能活性物质的调制，如**血管活性肠肽（VIP）**、速激肽等，可引起支气管平滑肌的舒缩改变。

（2）**体液调节**：肾上腺素、PGE_2 可促使支气管平滑肌舒张；而组胺、5-HT、缓激肽、过敏性慢反应物质、白三烯、PGF_{2a} 等可促使支气管平滑肌强烈收缩。

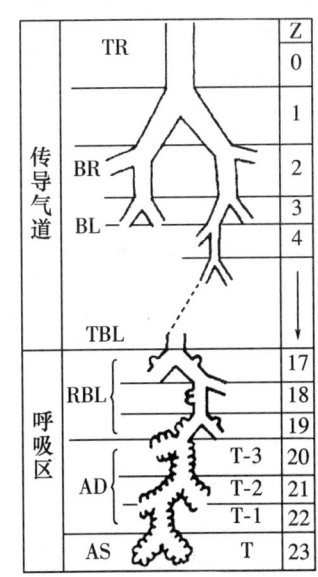

图 5-2 气管和支气管分级示意图
TR：气管；BR：支气管；BL：细支气管；TBL：终末细支气管；RBL：呼吸性细支气管；AD：肺泡管；AS：肺泡囊

案例

[背景资料] 男，43 岁，职员。

[病史与主诉] 慢性咳嗽、气喘 15 年，首次发病缘于深秋着凉感冒，喷嚏、流涕不止，绵延不愈。后诊断为"过敏性鼻炎"。次年春游后，突发喘息，喉中有哮鸣音，伴有阵发性呼吸困难，咯白色黏痰。经青霉素注射和氨茶碱治疗，效果较好，但未能根治。此后，每年春季发作咳嗽、气喘。逐年加重，以至不分季节，每次感冒便诱发哮喘，乃至出行必随身携带"气喘气雾剂"。10 天前感冒，咳喘加重，呼吸困难，难以平卧。疗效不佳，喘急，呼吸困难昼夜持续，来院急诊。

[体格检查] T 36.8℃，H 105 次/min，R 30 次/min，BP 130/80mmHg。神志清楚，表情痛苦。面色苍白，口唇发绀。急性病容，呼吸急促，喘鸣音粗重，可见三凹征。端坐位，不时咯白色黏痰。心率 120 次/min，双肺布满哮鸣音，未闻及湿性啰音。

[辅助检查] 阳性结果：血液气体分析：pH 7.37，PaO_2 55.3mmHg，$PaCO_2$ 49.1mmHg；胸部 X 线检查（胸片），显示两肺纹理增多。ECG：未见异常。

[初步诊断] 重症支气管哮喘

问题与思考

1. 诱发支气管哮喘的物质有哪些，来自何处？
2. 支气管哮喘将对肺通气和肺换气功能产生哪些影响？
3. 如何设计支气管哮喘的治疗原则？

提示

1. 支气管哮喘（bronchial asthma）是变态反应为主的呼吸道慢性病变，患者呼吸道对刺激性物质具有高反应性。引发支气管平滑肌痉挛。发病机理主要是具有过敏体质的人接触抗原以后，机体产生抗体。当再次接触相同抗原时，产生变态反应，肥大细胞和嗜碱粒细胞释放组胺、5-HT、缓激肽、过敏性慢反应物质等，促使支气管平滑肌痉挛性收缩；支气管壁内炎症细胞释放多种炎性物质，使支气管黏膜水肿、腺体分泌增加。由于呼吸道口径变小，肺通气阻力增大，产生呼气性呼吸困难。

2. 支气管哮喘临床表现为反复发作性喘息、呼吸困难、咳嗽、胸闷。常于夜间或清晨发作或加剧。症状可以自行缓解或经治疗后缓解。

3. 治疗支气管哮喘的药物，主要有如下 3 类
(1) 糖皮质激素：抗过敏、抗渗出、对抗支气管哮喘激发因子。
(2) 扩张支气管药物：降低肺通气阻力。包括：①β₂ 受体激动剂，如沙丁胺醇雾化吸入；②抗胆碱药物，如异丙托溴铵雾化吸入；③氨茶碱。
(3) 合并下呼吸道感染时，须选用强力抗生素。

（二）肺泡

肺泡（alveolus）是肺部气体交换场所，成年人有 3 亿个左右肺泡，总面积约 70 m²。肺泡内壁由单层上皮细胞构成。肺泡上皮细胞主要分为两型：Ⅰ型为扁平上皮细胞，构成肺泡的内表面层；Ⅱ型细胞为分泌上皮细胞，呈立方形，分散在Ⅰ型细胞之间，具有分泌功能。相邻肺泡之间的结构为肺泡隔，肺泡隔内有毛细血管网、弹性纤维等，使肺泡具有一定的弹性。

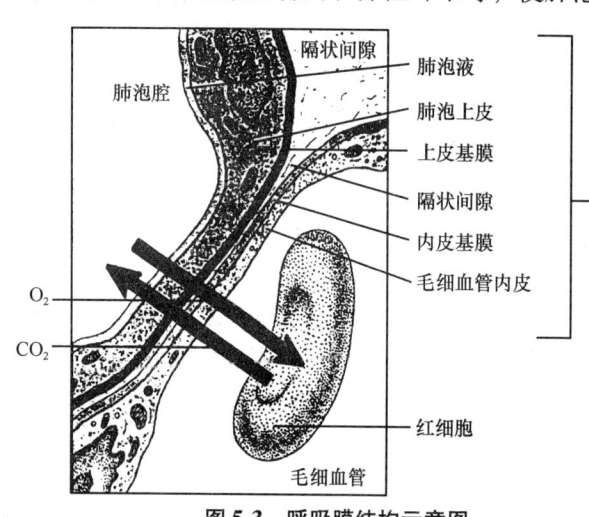

图 5-3 呼吸膜结构示意图

1. 呼吸膜（respiratory membrane） 是肺泡与肺毛细血管血液间气体分子进行交换所通过的组织结构。呼吸膜由 6 层组成，自肺毛细血管向肺泡，依次为毛细血管内皮细胞、基膜、间质、肺泡上皮基膜、肺泡上皮细胞和含肺表面活性物质的液体分子层（图 5-3）。

2. 肺泡表面张力与肺表面活性物质 肺泡内壁存在极薄的液体层，与肺泡中的气体形成液-气界面，产生肺泡**表面张力**（surface tension），其合力指向肺泡中央，使肺泡趋于缩小，肺通气阻力增大。

肺表面活性物质（pulmonary surfactant）是由肺泡Ⅱ型上皮合成并分泌，其主要化学成分为**二棕榈酰卵磷脂**（DPPC）。DPPC 分子一端是非极性疏水的脂肪酸，不溶于水，另一端是极性基团，易溶于水。DPPC 以单分子层形式垂直排列于肺泡液-气界面，非极性端伸向肺泡腔，极性端插入液体层的液体分子之间，使液体分子间吸引力减小，从而能起到降低肺泡表面张力的作用（降低至原表面张力的 1/7 ~ 1/4）。DPPC 降低肺泡表面张力有重要的生理意义。

(1) **增加肺的顺应性，降低肺通气阻力**：肺通气阻力主要来源于弹性阻力，其中 2/3 是由肺泡表面张力形成的肺回缩力所构成。DPPC 降低肺泡表面张力的作用，可使肺顺应性增加，肺通气阻力减少 80% ~ 90%，从而可防止肺萎陷（肺不张）发生。

(2) **维持肺泡容积的相对稳定**：根据 Laplace 定律，肺泡回缩力（P）、肺泡表面张力（T）及肺泡半径（r）三者的关系为：$P = 2T/r$（图 5-4）。对于单一液体，气—液界面的表面张力（T）是恒定不变的，肺泡回缩力（P）随着肺泡半径（r）的减小而增大。由于大、小肺泡是相连通的，半径大的肺泡回缩力小，半径小的肺泡回缩力大，气体势必顺压强差流入大肺泡，导致小肺泡塌陷大肺泡膨胀。但在正常的情况下，由于肺表面活性物质的存在，并不会出现上述现象。

通常，DPPC 密度随肺泡半径变小而增大；反之，肺泡半径

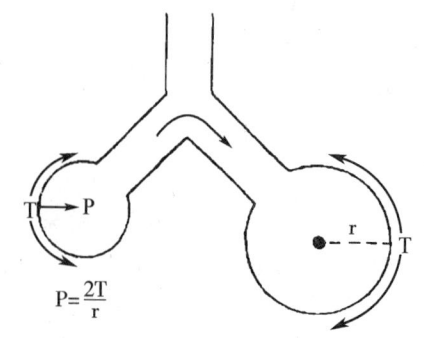

图 5-4 大、小相连的肺泡间气流方向示意图

增大而 DPPC 密度减小,所以小肺泡 DPPC 密度大,降低表面张力作用强,使肺泡内压不致过高,防止了小肺泡的塌陷;大肺泡则因 DPPC 稀疏而表面张力大,从而使大肺泡内压与小肺泡内压大致相等而不会过度膨胀,维持了大小不同容积肺泡的相对稳定。

(3) **减少肺组织液生成,防止肺水肿**:表面张力合力指向肺泡中央,对肺泡间质有"抽吸"作用,肺组织间隙增大,静水压降低,使肺泡毛细血管有效滤过压增加,组织液生成增多而形成肺水肿。DPPC 降低肺泡表面张力,减弱对肺泡间质的"抽吸"作用,减少肺组织液生成,从而防止肺水肿的发生。

二、肺通气的原理

气体进出肺的运动,取决于两方面因素的相互作用:一是推动气体流动的动力;一是阻止气体流动的阻力。动力必须克服阻力才能实现肺通气。

(一) 肺通气动力

肺通气的直接动力是肺泡与大气之间的压力差,是由于呼吸肌的舒缩活动所形成的。其基本过程为:呼吸肌的舒/缩→胸廓变化→胸腔、肺容积变化→肺内压变化→肺泡与大气之间产生压力差→直接推动气体进出肺。可见肺通气的原动力是**呼吸肌**(respiratory muscle)收缩、舒张活动所引起的呼吸运动。

1. 呼吸运动的过程 呼吸肌的舒缩活动引起的胸廓扩大和缩小称为**呼吸运动**(respiratory movement)。参与呼吸运动的吸气肌主要有膈肌和肋间外肌,呼气肌主要有肋间内肌和腹壁肌肉。

(1) **平静呼吸**(eupnea):即安静状态下的呼吸,频率约为 12~18 次/min。平静吸气为主动过程,平静呼气为被动过程。

平静吸气时,吸气肌收缩,胸廓扩大,肺被牵拉而扩大,导致肺容积增加,肺内压降低,当肺内压低于大气压时,空气进入肺;平静呼气时,吸气肌舒张,胸廓回位,肺容积缩小,肺内压升高,当肺内压高于大气压时,便推动气体通过呼吸道流向外界(图5-5)。

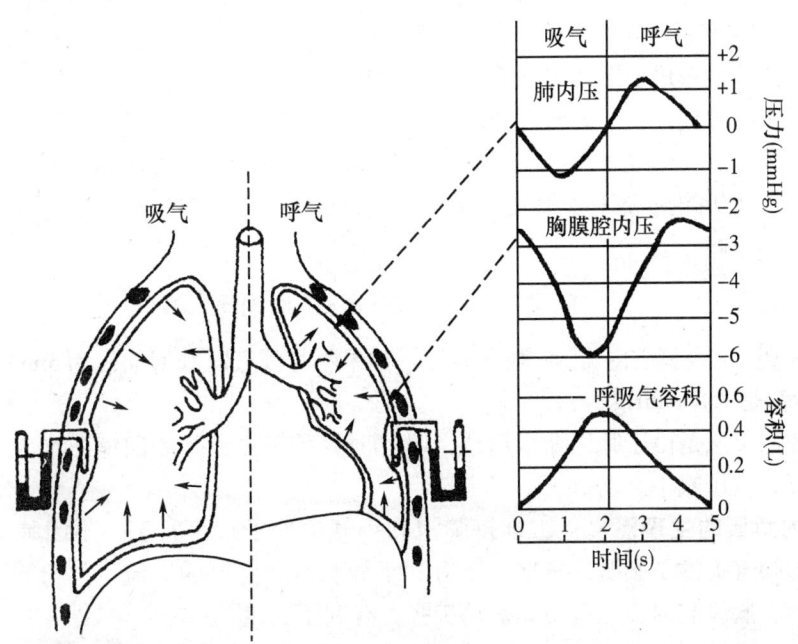

图 5-5 吸气和呼气时,肺内压、胸膜腔内压及呼吸气容积的变化过程(右)和胸膜腔内压直接测量示意图(左)

(2) **用力呼吸**(forced breathing):吸气和呼气均为主动过程。

用力吸气时,除加强肋间外肌和膈肌的收缩强度外,辅助吸气肌(如胸锁乳突肌、胸大肌、斜角肌等等)也参与收缩,使胸廓进一步扩大,胸腔和肺容积明显增大,肺内压大幅下降,吸入大量气体;

用力呼气时，除肋间外肌和膈肌舒张外，呼气肌（肋间内肌、腹壁肌肉）也参与收缩，使胸廓明显缩小，胸腔和肺容积明显缩小，肺内压大幅升高，呼出大量气体。

2. 呼吸过程中肺内压变化 肺内压（intrapulmonary pressure）是指肺泡内的气压。呼吸过程中，肺内压变化的程度与呼吸的频率、深度，以及呼吸道是否通畅有关。

平静呼吸时，呼吸平稳、均匀，肺内压变化程度较小。吸气时肺内压较低，为$-2 \sim -1$mmHg，在平静呼气时肺内压较高，为$1 \sim 2$mmHg。紧闭声门，用力呼气时，肺内压可升高达$60 \sim 140$mmHg；用力吸气时，肺内压可低至$-100 \sim -30$mmHg。

在吸气末期或呼气末期，肺内压均与大气压相等，气流停止，并转入下一时相［呼气或吸气（图5-5）］。临床上，人工呼吸的原理就是用人工的方法造成肺内与外界压力差周期性变化，以维持肺的通气功能。

3. 胸式呼吸与腹式呼吸 通常将肋间肌舒缩活动为主的呼吸运动称为**胸式呼吸**（thoracic breathing），呼吸时以胸壁起伏为主是其特征；以膈肌舒缩活动为主的呼吸运动称为**腹式呼吸**（abdominal breathing），呼吸时以腹壁起伏为主是其特征。

成年人呼吸运动是胸式和腹式的混合式呼吸。婴幼儿的肋骨倾斜度小，位置趋于水平，主要表现为腹式呼吸；而妊娠后期、腹腔疾患（如腹腔肿瘤、腹水）等情况使膈肌运动受阻，以胸式呼吸为主。

4. 胸膜腔及胸膜腔内压 胸膜腔（pleural cavity）是一个密闭的潜在腔隙，有少量浆液。这些液体在呼吸时起润滑作用，减少两层胸膜之间的摩擦；而且通过浆液分子之间的吸附作用，使两层胸膜互相紧贴，不易因胸廓增大或减小而分开，从而保证了肺能随胸廓的运动而运动。

（1）胸膜腔内压的测定：胸膜腔内的压力称**胸膜腔内压**（intrapleural pressure），有两种测压方法。在动物实验中采用直接测定法，将连接有检压计的注射针头插入胸膜腔，胸膜腔内压直接从检压计的液面显示出来（图5-4）；在人体则采用间接测定法。由于食管位于肺和胸壁之间，食管壁薄而软，在呼吸过程中压力与胸膜腔内压基本一致。因此，可通过食管插管，测量呼吸过程中食道内压变化来间接地反映胸膜腔内压变化。

在平静呼吸全过程中胸膜腔内压始终都低于大气压（即所谓负压）。在平静呼气末胸膜腔内压约为$-5 \sim -3$mmHg，平静吸气末约为$-10 \sim -5$mmHg。若关闭声门同时用力吸气，胸膜腔内压可降至-90mmHg，关闭声门同时用力呼气时，胸膜腔内压可升高到110mmHg。

（2）胸膜腔内负压的形成：胎儿出生后自第一次呼吸开始，肺即充气而处于扩张状态，同时胸廓生长的速度比肺快，胸廓经常牵引着肺，使肺处于一定程度的扩张状态。而肺具有一定的回缩力，这样就形成了胸膜腔内压。在吸气末或呼气末，肺内压等于大气压，此时作用于胸膜腔的力有二：①肺内压（1个大气压），使肺泡扩张；②肺的回缩压，使肺泡缩小。胸膜腔内的压力实际上是这两种方向相反的压力的代数和，即：

$$胸膜腔内压 = 大气压 - 肺回缩压$$

设大气压值为0，则胸膜腔内压$=-$肺回缩压。如果平静呼气时肺回缩压为5mmHg，则胸膜腔内压为-5mmHg，实际值是755 mmHg。

可见，胸膜腔内负压是由于肺回缩压形成。吸气时，肺扩张，肺的回缩压增大，胸膜腔内负压增大；呼气时则相反，负压减小。

（3）胸膜腔内负压的生理意义：①维持肺泡和小气道处于扩张状态。不因肺的弹性回缩力而塌陷，为肺通气和肺换气提供了必要的条件；②有利于静脉血和淋巴的回流。位于胸腔内的腔静脉、胸导管等由于管壁薄，胸膜腔内负压可使其被动扩张，有利于回流。

【临床联系】

在外伤或疾病导致胸壁或肺破裂时，胸膜腔与大气相通，空气将立即自外界或肺泡进入胸膜腔内，形成**气胸**（pneumothorax）。发生气胸时，肺将因本身的回缩力而萎陷，使肺通气功能下降，同时静脉血液和淋巴液回流也受阻。严重的气胸可因肺通气功能发生严重障碍而危及生命。治疗的关键是使胸膜腔密闭，并恢复胸膜腔内负压。

(二) 肺通气阻力

肺通气过程中遇到的阻力称为肺通气阻力，包括弹性阻力和非弹性阻力两部分。

1. 弹性阻力与顺应性 弹性组织在外力作用下变形时，产生对抗外力作用引起变形的力，称为**弹性阻力**（elastic resistance）。常用顺应性来度量弹性阻力的大小。**顺应性**（compliance）是指在外力作用下弹性组织的可扩张性，它反映了弹性组织在外力的作用下变形的难易程度。容易扩张者，顺应性大，弹性阻力小；不易扩张者，顺应性小，弹性阻力大。弹性阻力与顺应性成反比关系，顺应性的大小可用单位压力变化（ΔP，即跨壁压的变化）所引起的容积变化（ΔV）来表示，即：

$$顺应性（C）= \Delta V/\Delta P \ (L/cmH_2O)$$

肺通气的弹性阻力包括肺的弹性阻力和胸廓的弹性阻力两部分，是平静呼吸时的主要阻力，约占总阻力的70%左右。

(1) **肺弹性阻力与肺顺应性**：肺泡表面张力是肺的弹性阻力的主要来源，约占肺弹性阻力2/3左右。肺内弹性纤维、血管和呼吸道平滑肌等所形成的弹性阻力约占肺弹性阻力1/3左右，两者共同形成阻止肺扩张的力量。肺的弹性阻力可用肺顺应性表示。

肺顺应性（lung compliance，C_L）是指一定跨肺压作用下所产生的肺容积变化。可用公式表示：

$$肺顺应性（C_L）= 肺容积变化（\Delta V）/ 跨肺压变化（\Delta P）\ (L/cmH_2O)$$

跨肺压是指肺内压与胸膜腔内压之差。

肺的顺应性曲线可通过实验测得，在离体实验中，逐步给肺充气，分别记录在不同充气压下的肺容积，直到最大肺容积为止，这样可以描绘出充气过程中的压力-容积曲线，也就是肺的顺应性曲线。在肺容积达到最大后逐渐放气，可描绘出放气过程的压力-容积曲线（图5-6）。从图中可见呼气和吸气过程肺的顺应性曲线不重叠，这种现象称为滞后现象。如果向肺充生理盐水和抽生理盐水，则可发现这种滞后现象不明显，而且生理盐水扩张肺所需要的力量只需气体的1/3。发生这种现象是由于在肺泡表面有液体，在液-气界面存在表面张力的原因。

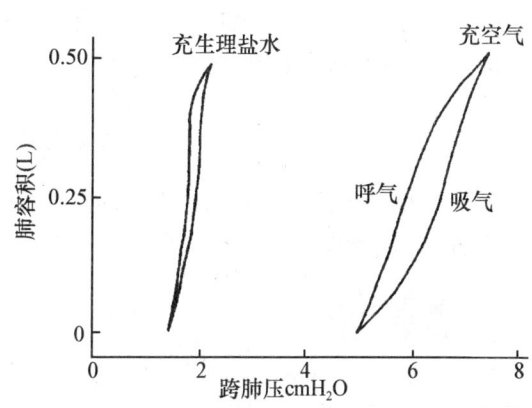

图5-6 充空气和充生理盐水时肺的顺应性曲线示意图

(2) **胸廓弹性阻力与胸廓顺应性**：胸廓在自然位置时，不表现弹性力量，没有扩张和缩小的趋势，此时肺容量约相当于肺总量的67%。当肺容量小于肺总量67%时，胸廓被牵引向内而缩小，胸廓的弹性回缩力向外，是吸气的动力，呼气的弹性阻力；肺容量大于肺总量67%时，胸廓向外扩大，其弹性回缩力向内，成为吸气的弹性阻力，呼气的动力。胸廓的弹性阻力可用胸廓顺应性表示。

胸廓顺应性（thoracic compliance，C_T）指在一定跨壁压作用下胸腔容积的变化。以公式表示：

$$胸廓顺应性（C_T）= 胸腔容积的变化（\Delta V）/ 跨胸壁压变化（\Delta P）\ (L/cmH_2O)$$

式中ΔP指跨胸壁压变化，即胸壁外大气压与胸膜腔内压之差的变化；ΔV是跨胸壁压改变下胸腔容积的变化。胸廓顺应性可因肥胖、胸廓畸形和腹腔内占位病变等而降低。

(3) **肺通气总弹性阻力与总顺应性**：由密闭的胸膜腔偶联在一起的肺和胸廓呈串联关系，因此，肺通气总弹性阻力为肺弹性阻力和胸廓弹性阻力之和，可用肺和胸廓的总顺应性（C_{LT}）表示，具体计算公式是：

$$\frac{1}{C_{LT}} = \frac{1}{C_L} + \frac{1}{C_T}$$

已知肺和胸廓的顺应性均为 0.2L/cmH₂O，代入以上公式计算，得出呼吸器官总顺应性为 0.1L/cmH₂O。

2. 非弹性阻力（non-elastic resistance） 约占总阻力的 30%。非弹性阻力包括气道阻力、惯性阻力和黏滞阻力，其中气道阻力占非弹性阻力的 80%~90%。

气道阻力是指气流通过呼吸道时，气体分子之间的摩擦力。随气体的流速、气流形式和呼吸道管径大小的变化而变化；惯性阻力是气流在发动、变速、换向时因气流和组织的惯性所产生的阻止运动的因素；黏滞阻力是呼吸时组织相对位移所发生的摩擦力。在正常情况，惯性阻力和黏滞阻力较小，可以忽略不计。

【临床联系】

慢性阻塞性肺疾病（chronic obstructive pulmonary disease，COPD） 包括慢性支气管炎、肺气肿和支气管哮喘等疾病。这三种疾病的共同特点就是有持久、不可逆性气道阻塞，导致肺通气阻力、特别是气道阻力增大，肺通气量减少，产生呼气性呼吸困难。慢性阻塞性支气管炎的特点为气道黏液腺受到侵入物的反复刺激，致使分泌过多的黏液，引起气道持久性阻塞或狭窄。肺气肿是终末细支气管远端的气腔（肺泡）异常扩大，伴有肺泡壁的破裂，肺的弹性回缩力减低，影响气体交换速率。

（三）呼吸功

呼吸功（work of breathing）是指在呼吸过程中，为克服肺通气阻力实现肺通气，呼吸肌所做的功。通常，呼吸功以单位时间内压力变化乘以容积变化来计算，单位是 J。平静呼吸时，呼吸功约为 2.94~5.88J，占全身总能耗的 3%，其中 2/3 用以克服弹性阻力，1/3 用来克服非弹性阻力。劳动或运动时，非弹性阻力增加，而且呼气也有主动成分参与，需要消耗能量，则呼吸功增加。剧烈运动或劳动时，呼吸耗能可升高 25 倍，但由于全身总耗能也增大 15~20 倍，所以呼吸耗能仍只占 3%~4%。

三、肺通气功能的评价

肺通气是呼吸过程中的一个重要环节，受呼吸肌舒缩活动、肺和胸廓的弹性、顺应性以及气道阻力等多方面因素的影响。通过测定肺容积、肺容量和肺通气量等指标可以衡量肺通气的功能。

（一）肺容积

肺容积（pulmonary volume）是指在不同状态下肺所容纳的气体量。包括 4 种互不重叠的气体量，全部相加等于肺总容量（图 5-7）。

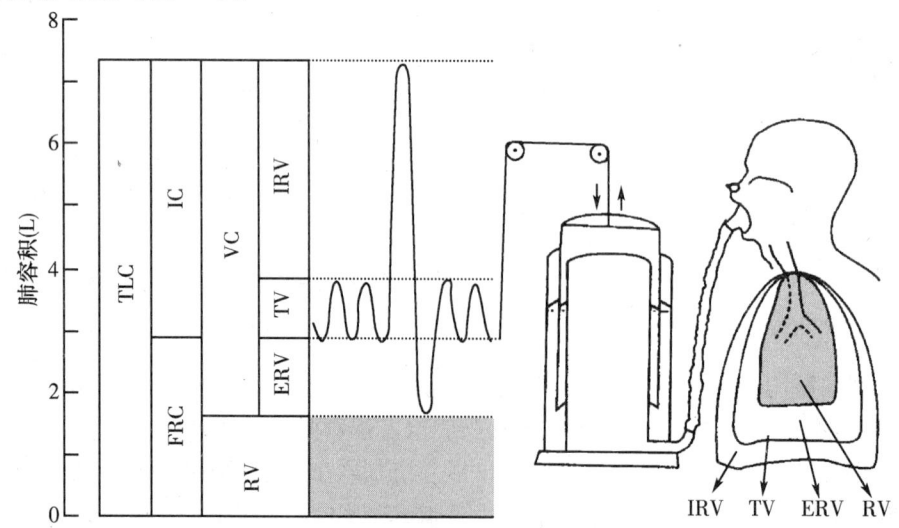

图 5-7　肺容积和肺容量组成及其关系示意图
ERV：补呼气量；FRC：功能余气量；IC：深吸气量；IRV：补吸气量；
RV：余气量；TLC：肺总量；TV：潮气量；VC：肺活量

1. 潮气量（tidal volume，TV） TV 是指每次呼吸时吸入或呼出的气量。平静呼吸时，约为 400~600ml。与年龄、性别和运动等有关，运动时，潮气量将增大。

2. 补吸气量（inspiratory reserve volume，IRV） IRV 是指平静吸气末，再尽力吸气所能吸入的气量，是吸气的贮备量。正常成年人约为 1500~2000ml。

3. 补呼气量（expiratory reserve volume，ERV） ERV 是指平静呼气末，再尽力呼气所能呼出的气量，是呼气的贮备量。正常成年人约为 900~1200ml。

4. 余气量（residual volume，RV） RV 是指最大呼气末存留于肺内的气量，也称残气量。正常成年人约为 1000~1500ml。

（二）肺容量

肺容量（pulmonary capacity）是指肺容积中两项或两项以上联合的气体量。

1. 深吸气量（inspiratory capacity，IC） IC 是指在平静呼气末作最大吸气时所能吸入的气量，等于潮气量和补吸气量之和，是衡量最大通气潜力的一个重要指标。胸廓、胸膜、肺组织和呼吸肌等的病变可使深吸气量减少，而降低最大通气潜力。

2. 功能余气量（functional residual capacity，FRC） FRC 是指平静呼吸末肺内存留的气量，等于补呼气量和余气量之和，也称功能残气量。正常成年人 FRC 约为 2500ml。肺气肿患者 FRC 增加，肺实质病变患者则 FRC 降低。

功能余气量的作用在于缓冲呼吸过程中肺泡气体成分的过度变化，以保证 PO_2 和 PCO_2 的相对稳定。这样肺泡气和动脉血中 PO_2 和 PCO_2 不会随呼吸周期发生大幅度波动，有利于气体交换。

3. 肺活量（vital capacity，VC） VC 是指尽力最大吸气后，用力呼气所能呼出的气量。等于潮气量、补吸气量和补呼气量之和。VC 反映一次呼吸中肺的最大通气能力，是静态肺功能的重要指标之一，也常作为健康检查的指标。VC 与身材大小、性别、年龄、体位和呼吸肌强弱等因素有关。正常成年男性平均约为 3.5L，女性约为 2.5L。

由于在测定 VC 时，不限制呼出的时间，故不能充分反映肺组织的弹性状态和气道的通畅程度，即不能充分反映肺通气功能的好坏。因此，提出了用力肺活量和用力呼气量的概念。

（1）**用力肺活量**（forced vital capacity，FVC）：FVC 是指尽力最大吸气后，再尽力尽快呼气所能呼出的气体量。在正常情况下，FVC 与 VC 值相近。但在气道狭窄和阻塞的患者 FVC 值明显小于 VC 值。

（2）**用力呼气量**（forced expiratory volume，FEV）：即**时间肺活量**（timed vital capacity）。

FEV 是指尽力最大的吸气后，再尽力尽快呼气，分别测定第 1s、2s、3s 末呼出的气体量（分别用 FEV_1、FEV_2 和 FEV_3 表示）。为排除肺容积差异可能造成的影响，用力呼气量通常以它所占用力肺活量的百分数（FEV_t/FVC）来表示。正常时 FEV_1/FVC 约为 83%，FEV_2/FVC 约为 96%，FEV_3/FVC 约为 99%。用力呼气量是一项动态指标，不仅反映肺活量的大小，也反映了呼吸所遇到阻力的变化，是评价肺通气功能的较好指标。阻塞性肺疾患患者 FVC 可能变化不明显，但 FEV 降低，即往往需要更长的时间才能呼出尽力吸入的气量（图5-8）。

4. 肺总容量（total lung capacity，TLC） TLC 是指肺所能容纳的最大气量，等于肺活量和余气量之和。正常成年男性约 5.0L，女性约 3.5L。

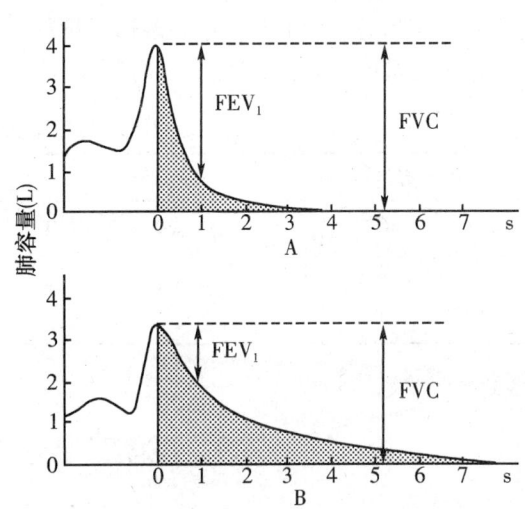

图 5-8 用力肺活量和用力呼气量
A. 正常人；B. 气道狭窄患者

(三) 肺通气量

1. 每分通气量（minute ventilation volume） 是指每分钟吸入或呼出的气量。等于潮气量乘以呼吸频率。正常成年人呼吸潮气量400~600ml，以呼吸频率12~18次/min计，则每分通气量为6~9L。

2. 最大通气量与通气贮量百分比 尽力作最深、最快的呼吸时，每分钟吸入或呼出的气体量，称**最大随意通气量**（maximal voluntary ventilation capacity），简称**最大通气量**，正常成年人约70~120L/min。最大通气量反映肺在连续通气的动态情况下，肺的最大通气能力和通气贮备力的大小，是估计一个人能进行多大运动量的生理指标。

比较平静呼吸时的每分通气量和最大通气量，可以了解通气功能的储备能力，通常用**通气储量百分比**表示：

$$通气贮量百分比 = \frac{最大通气量 - 每分平静通气量}{最大通气量} \times 100\%$$

正常值等于或大于93%，说明正常人肺通气存在很大的储备能力。小于70%为通气功能严重损害。

3. 肺泡通气量（alveolar ventilation） 是指每分钟进入肺泡，并能与血液进行有效交换的吸入气体总量，也称**有效通气量**（effective ventilation）。

实际上，在肺通气过程中，每次吸入的气体并非完全进入肺泡，潮气量的1/3将留在从上呼吸道至呼吸性细支气管以前的呼吸道内，这部分气体不参与肺泡和血液之间的气体交换，故将这一部分呼吸道容积称为**解剖无效腔**（anatomical dead space），成年人约为150ml。

进入肺泡的气体也可由于血液在肺内分布不均匀，而不能都与血液进行气体交换，未能发生气体交换的这一部分肺泡容量称为**肺泡无效腔**（alveolar dead space）。肺泡无效腔与解剖无效腔合称**生理无效腔**（physiological dead space）。正常人在平卧位时，生理无效腔接近或等于解剖无效腔。

由于无效腔的存在，每次吸入的新鲜空气不能都到达肺泡进行气体交换，因此，从气体交换角度来看，要真正计算有效的气体交换量，应去除无效腔气量部分，而采用肺泡通气量指标，即：

$$肺泡通气量 = （潮气量 - 无效腔气量） \times 呼吸频率$$

如果潮气量为500ml，解剖无效腔气量为150ml，则每次吸入肺泡的新鲜空气量是350ml，若呼吸频率为12次/min，则肺泡通气量为4.2L/min。在潮气量减半而呼吸频率加倍或潮气量加倍而呼吸频率减半时，肺通气量不变，但肺泡通气量却发生明显变化（表5-1），故从气体交换的效果来看，浅而快的呼吸对机体不利，而适当深而慢的呼吸有利于气体的交换。

表5-1 不同呼吸频率和潮气量时的每分通气量和肺泡通气量

呼吸频率(次/min)	潮气量(L)	肺通气量(L/min)	肺泡通气量(L/min)
6	1.0	6.0	5.1
12	0.5	6.0	4.2
24	0.25	6.0	2.4

第二节 呼吸气体的交换

通过呼吸运动，肺通气连续进行，使肺泡气不断更新，保持了肺泡气 PO_2、PCO_2 的相对稳定，这是气体得以顺利进行交换的前提。呼吸气体交换包括肺换气和组织换气，均以扩散的方式进行。

一、气体交换的原理

气体分子总是不停地在进行非定向的运动,结果是气体从高分压处向低分压处发生净转移,这一过程称为气体**扩散**(diffusion)。

(一)气体扩散速率及其影响因素

单位时间内气体的扩散量称为**气体扩散速率**(gas diffusion rate),受各种因素的影响。可用下式表示气体扩散速率的相关因素:

$$扩散速率 \propto \frac{分压差 \times 温度 \times 气体溶解度 \times 扩散面积}{扩散距离 \times \sqrt{分子量}}$$

1. 气体的分压差 混合气体中,每种气体分子运动所产生的压力,称为该气体的**分压**(partial pressure P)。Dalton 定律指出,混合气体的总压力等于各组成气体分压之和。在温度恒定时,每一气体的分压取决于气体总压力和它自身的浓度。气体分压可按下式计算:

$$气体分压 = 混合气体总压力 \times 该气体在混合气体中的容积百分比$$

在海平面,空气的压力约为 760mmHg。空气中 O_2 约占 20.96%,CO_2 约占 0.04%,故 O_2 和 CO_2 的分压分别为 159mmHg 和 0.3mmHg。

混合气体中各气体扩散的动力是气体分压差,气体分压差决定着气体扩散的方向。两个区域之间的分压差大,则扩散快,扩散速率大;反之,则扩散速率小。从表 5-2 可知,肺泡气与静脉血之间,O_2 的分压差为 62mmHg,CO_2 的分压差为 6 mmHg。单从分压差看,O_2 的扩散速率约为 CO_2 的 10 倍。

表 5-2 肺泡气、血液和组织内 PO_2 和 PCO_2 值 (mmHg)

气体分压	肺泡气	静脉血	动脉血	组织
PO_2	102	40	97~100	30
PCO_2	40	46	40	50

2. 扩散系数(diffusion coefficient) 为气体溶解度与气体分子量平方根之比,该系数是反映气体分子本身特性的指标之一。O_2 和 CO_2 在血浆的溶解度分别为 21.4ml/L 和 515ml/L,CO_2 的溶解度是 O_2 的 24 倍。而 CO_2 的分子量是 44,O_2 的分子量是 32,CO_2 分子量的平方根是 O_2 的 1.14 倍。因此,单从气体分子本身特性看,CO_2 的扩散系数约是 O_2 的 20 倍。若把影响气体扩散速率的溶解度、相对分子质量和气体的分压差($O_2 : CO_2$ 约为 10:1)等因素综合起来考虑,在肺泡内 CO_2 的实际扩散速率约是 O_2 的 2 倍。故临床上,肺换气功能障碍的患者往往缺氧显著,而 CO_2 潴留不明显,其原因之一就是 CO_2 的扩散速率比 O_2 快。

3. 气体扩散面积、扩散距离和温度 是影响气体扩散的外部因素。气体扩散速率与扩散面积成正比,而与扩散距离成反比。气体分子的运动随温度的升高而加速,因此,气体扩散速率与温度成正比。在生理条件下,由于人体的体温相对恒定,故温度因素可忽略不计。而气体扩散面积和气体扩散距离也是相对稳定的。因此,气体本身的性质和特征是影响气体扩散速率的主要因素。

(二)环境和人体不同部位气体的分压

1. 呼吸气及肺泡气的气体分压 人体吸入的空气,主要成分是 O_2、CO_2 和 N_2,只有 O_2 和 CO_2 在气体交换中起作用。吸入的气体经上呼吸道加温和湿化作用,到气管时已被水蒸气饱和,所以呼吸道内吸入气的成分已不同于大气,各成分的分压也发生了改变(表5-3)。由于无效腔的存在,呼出气体混有上次吸气的存留于无效腔中的新鲜气体,而吸入的气体混有上次未排出的残旧气体。所以,肺泡中 PO_2 和 PCO_2 在呼吸过程中也有微小的波动。

表 5-3　人在海平面时 O_2 和 CO_2 的容积百分比（ml%）和分压值（mmHg）

	大气		吸入气		呼出气		肺泡气
	容积百分比	分压	容积百分比	分压	容积百分比	分压	容积百分比
O_2	20.84	159.0	19.67	149.3	15.7	120.0	13.6
CO_2	0.04	0.3	0.04	0.3	3.6	27.0	5.3
合计	100.00	760.0	100.00	760.0	100.0	760.0	100.0

注：表中 N_2 和 H_2O 未列入

2. 血液和组织的气体分压　气体与液体相遇时，气体分子既可在其分压作用下溶解于液体中，而溶解于液体中气体也可从液体中逸出。溶解的气体从液体中逸出的力称为**张力**（tension）。当分压和张力相等时，气体的溶解量保持稳定。因此，张力就是液体中的气体分压。从表 5-2 可见血液（静脉血和动脉血）与组织中的 PO_2 和 PCO_2 均有所不同。即使是同一组织，气体分压还将受该组织代谢水平的影响。

二、肺换气

（一）肺换气过程

当混合静脉血流经肺毛细血管时，血液的 PO_2（40mmHg）比肺泡 PO_2（102mmHg）低，而血液的 PCO_2（46mmHg）比肺泡 PCO_2（40mmHg）高，血液和肺泡气体之间存在分压差，促使 O_2 和 CO_2 进行交换。O_2 由肺泡扩散入血液，CO_2 由血液扩散入肺泡（图 5-9）。O_2 和 CO_2 的扩散速度极快，仅需 0.25s 即可完成肺部气体交换，使静脉血在流经肺部后变成动脉血。一般情况下，血液流经肺毛细血管的时间约为 0.75s，因此当血液流经肺毛细血管全长约 1/3 时，肺换气过程已基本完成。

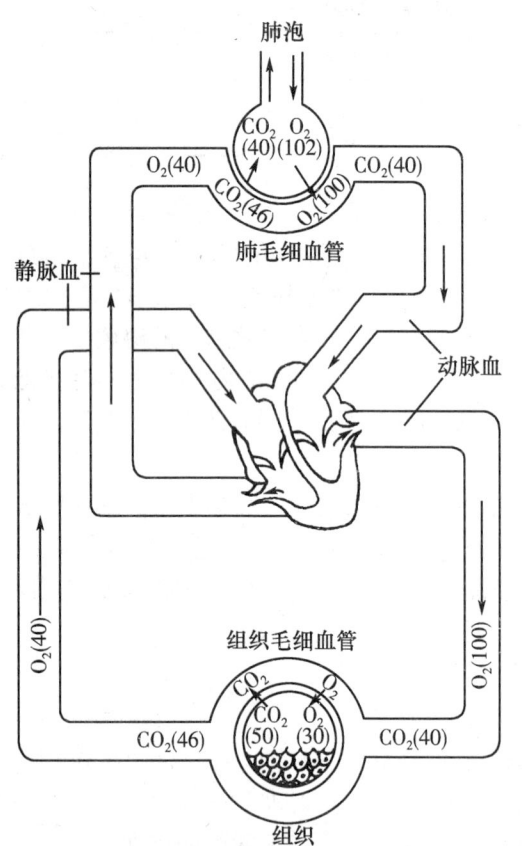

图 5-9　气体交换示意图
数字为气体分压差，单位 mmHg

（二）影响肺换气的因素

除前述影响气体扩散速率的有关因素外，影响肺换气的重要因素是呼吸膜的状态和通气/血流比值，特别是在病理条件下更为重要。

1. 呼吸膜状态

（1）**呼吸膜的面积**：气体扩散速率与扩散面积成正比。正常成年人约有 3 亿个肺泡，总扩散面积约为 $70m^2$。而在安静状态下，只有 $40m^2$ 的呼吸膜用于气体交换，因此呼吸膜有相当大的贮备面积。运动时，肺毛细血管开放的程度和数量增加，气体扩散面积增加；肺气肿时，由于肺泡壁破坏，气体扩散面积减少。

（2）**呼吸膜的厚度**：呼吸膜的平均厚度不足 $1\mu m$，最薄处只有 $0.2\mu m$，对气体通透性极大，气体很容易扩散交换。因此，正常情况下，呼吸膜的厚度不影响气体的扩散。

在病理情况下，如肺纤维化、肺水肿使呼吸膜增厚，气体扩散距离增加，扩散速度减慢。

2. 通气/血流比值　要实现肺内的气体交换，除了有足够的肺泡通气量（$\dot{V}_A$）和肺毛细血管血流量（$\dot{Q}$）

之外,还要求二者有适宜的比值,气体交换才能正常进行。每分肺泡通气量和每分肺血流量之比值($\dot{V}_A/\dot{Q}$),称为**通气/血流比值**(ventilation/perfusion ratio)简称**气血比**。正常成人安静状态时,肺泡通气量为4.2L/min,肺血流量为5.0L/min(等于心输出量),$\dot{V}_A/\dot{Q}$为0.84。混合的静脉血流经肺毛细血管时,与肺泡进行了充分的气体交换,全部成为动脉血,即$\dot{V}_A/\dot{Q}$为0.84是最佳匹配值,肺换气效率最高。

如果$\dot{V}_A/\dot{Q}$明显大于0.84,表明肺通气过度或肺血流量减少,或两者同时存在,导致部分肺泡气未能与血液气充分交换,造成肺泡无效腔增大;如果$\dot{V}_A/\dot{Q}$明显小于0.84,则表明通气不足或血流过剩,部分混合静脉血流经通气不足的肺泡时,气体未能得到充分更新,在流出肺部后仍然是混合静脉血,犹如发生了动-静脉短路一样,因为并不是由解剖结构的改变所造成,所以称为功能性动-静脉短路。由此可知,决定气体交换效率的因素是肺泡通气量和肺血流量的比值,而不是其绝对数值。

生理条件下,肺的各个局部区域的肺泡通气量和肺血流量的分布是不均匀的,因而肺各部分的$\dot{V}_A/\dot{Q}$存在着区域性差异。人体直立时,由于重力和气体分子活动特性等因素的作用,肺尖部的通气量和血流量都比肺底部为少,但以血流量减少更为显著,故肺尖部的$\dot{V}_A/\dot{Q}$较大,可达3.3;而肺底部$\dot{V}_A/\dot{Q}$较小,可低至0.6(图5-10)。虽然正常情况下存在着肺泡通气和

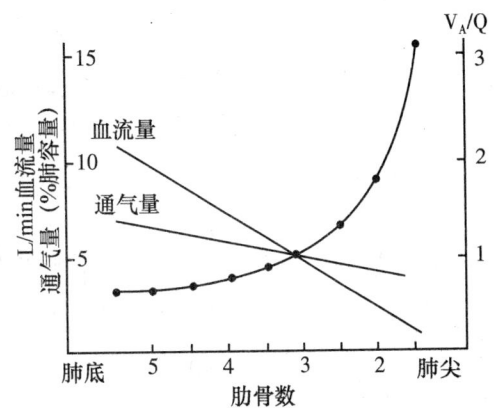

图5-10 肺通气和血流量分布的不均示意图

血流的不均匀分布,但从总体上看,由于呼吸膜面积大大超过气体交换的实际需要,所以并未影响O_2的摄取和CO_2的排出。

三、组织换气

气体在组织的交换机制与肺泡处相似。细胞不断代谢消耗O_2,产生CO_2。故组织内PO_2可低至30mmHg,PCO_2可高达50mmHg。当动脉血流经组织毛细血管时,在气体分压差作用下,O_2由血液扩散到组织,CO_2由组织扩散到血液(图5-9)。

影响组织换气的因素与肺换气相似,所不同的是交换发生在液相(血液、组织液、细胞内液之间),而且扩散膜两侧的O_2和CO_2分压差随细胞内氧化代谢的强弱和组织血流而异。

综上所述,肺循环中,血液从肺泡获得O_2,并释放出CO_2;体循环中,血液向组织释放出O_2,并获得CO_2。这样,肺换气和组织换气同步进行,相互协调,共同完成机体的气体交换过程。

第三节 气体在血液中的运输

通过肺泡扩散入血液的O_2必须通过血液循环的运输,才能到达组织,供组织代谢利用;而组织代谢产生的CO_2,也必须由血液循环运输到肺泡才能排出体外。可见,血液循环把肺换气和组织换气联系起来。

O_2和CO_2在血液的运输形式有物理溶解和化学结合两种形式。O_2和CO_2在血液中物理溶解的量很少,主要是以化学结合的形式存在。表5-4总结了在体温38℃,1个大气压条件下,血液中O_2和CO_2物理溶解和化学结合的量。

表 5-4　血液 O_2 和 CO_2 的含量（ml/L 血液）

	动脉血			混合静脉血		
	物理溶解	化学结合	合计	物理溶解	化学结合	合计
O_2	3.1	200	203.1	1.1	152	153.1
CO_2	25.3	464	489.3	29.1	500	529.1

虽然溶解形式的 O_2、CO_2 量很少，但也很重要，因为必须先有溶解才能发生化学结合。而且，无论是在肺，还是在组织，只有溶解形式的气体才能进行自由交换。

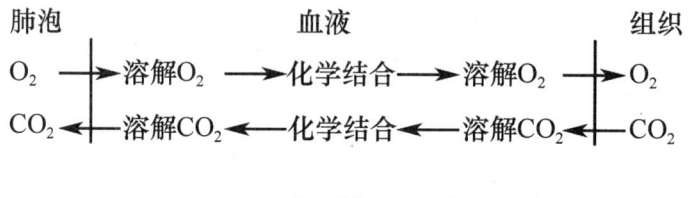

一、氧 的 运 输

血液中，物理溶解的 O_2 量仅约占血液 O_2 总运输量的 1.5%，化学结合量占 98.5% 左右。**血红蛋白**（hemoglobin，Hb）是运 O_2 工具，Hb 与 O_2 结合形成**氧合血红蛋白**（oxyhemoglobin，HbO_2）。

（一）Hb 与 O_2 结合的特征

1. 反应迅速、不需酶的催化、反应方向可逆　反应方向取决于 PO_2 的高低，当血液流经 PO_2 高的肺部时，Hb 与 O_2 结合，形成 HbO_2；当血液流经 PO_2 低的组织时，HbO_2 迅速解离，释放 O_2，成为去氧 Hb。

$$Hb+O_2 \underset{PO_2 \text{低（组织）}}{\overset{PO_2 \text{高（肺）}}{\rightleftharpoons}} HbO_2$$

血红蛋白（Hb）是红细胞内以血红素为辅基的结合蛋白质，血红素为原卟啉与一个 Fe^{2+} 构成的基团。Fe^{2+} 与 O_2 结合后仍保持二价铁离子状态，不涉及电子的转移，铁离子也未被氧化，所以 Hb 与 O_2 的结合是**氧合**（oxygenation）作用，而不是**氧化**（oxidation）反应。同样，氧合血红蛋白解离释放 O_2 的过程是去氧过程，而不是还原反应。因此，释放 O_2 之后的 Hb，称为**去氧血红蛋白**（deoxyhemoglobin）。

2. Hb 与 O_2 结合的计量　通常，1 分子 Hb 可以结合 4 分子 O_2，1gHb 可以结合 1.34~1.39ml O_2。

在特定条件下（1 个大气压、37℃、pH7.4），1L 血液中 Hb 所能结合的最大 O_2 量称为 **Hb 氧容量**（oxygen capacity），而 1L 血液中 Hb 实际结合的 O_2 量称为 Hb 氧含量（oxygen content）。Hb 氧含量和氧容量的百分比称为 Hb 氧饱和度（oxygen saturation）。例如，Hb 浓度在 150g/L 血液时，Hb 氧容量为 1.34×150=201ml/L 血液，则 Hb 氧饱和度为 100%；如果 Hb 氧含量是 150ml，则 Hb 氧饱和度为 150/201×100%=75%。通常情况下，血液中溶解的 O_2 极少，可忽略不计，因此，Hb 氧容量、Hb 氧含量和 Hb 氧饱和度可分别视为血氧容量、血氧含量和血氧饱和度。

HbO_2 呈鲜红色，去氧 Hb 呈紫蓝色。当体表浅表毛细血管床血液中去氧 Hb 含量达 50g/L 以上时，皮肤、黏膜呈浅蓝色，称为**发绀**（cyanosis）。

【临床联系】

发绀　一般是缺氧的标志，但值得注意的是，在有些情况下，缺氧的严重程度与发绀程度并不成正比。例如，严重贫血的患者虽然存在缺氧，但由于 Hb 含量太少，以致毛细血管床血液中去氧 Hb 含量达不到 50g/L，故不出现发绀；相反，有些患高原性红细胞增多症的人，虽然不存在缺氧，但因为 Hb 总量太多，以致毛细血管床血液中去氧 Hb 含量达到 50g/L 以上，故出现发绀。

(二) 氧解离曲线

氧解离曲线 (oxygen dissociation curve) 或氧合血红蛋白解离曲线是表示血氧分压与 Hb 氧饱和度关系的曲线 (图5-11)。该曲线既表示不同 PO_2 下 O_2 与 Hb 的解离情况,同样也反映不同 PO_2 下 Hb 与 O_2 的亲和力、Hb 与 O_2 的结合情况。曲线的 S 形具有重要的生理意义。

1. 氧解离曲线上段 (血 PO_2 60~100mmHg 范围的 Hb 氧饱和度) 曲线较平坦。在上段范围内,血 PO_2 改变时,Hb 氧含量和 Hb 氧饱和度变化很小。这表明 Hb 与 O_2 的亲和力较高,保证了血液流经肺泡时能够充分氧合,即上段是 Hb 与 O_2 的结合段。

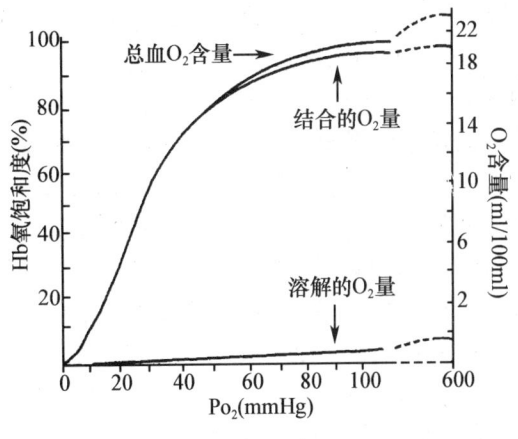

图5-11 氧解离曲线示意图

正常人血 PO_2 为 100mmHg(13.3kPa) 时 (相当于动脉血的 PO_2),Hb 氧饱和度为 97.4%。当血 PO_2 下降到 70mmHg(9.31kPa) 时,Hb 氧饱和度为 94.1%,仅降低了 3.3%。而且,只要血 PO_2 不低于 60mmHg(7.89kPa),Hb 氧饱和度仍能保持在 90% 以上,血液仍可携带足够量的 O_2。因此,生活在高原、高空或某些呼吸系统疾患的人,吸入气和肺泡气 PO_2 有所降低,但只要 PO_2 不低于 60mmHg,氧饱和度仍可维持在 90% 以上,动脉血液仍可携带足够的 O_2 量,机体不致发生明显的低氧血症。

2. 氧解离曲线中段 (血 PO_2 40~60mmHg 范围的 Hb 氧饱和度) 曲线较陡。在此段范围内,Hb 氧饱和度随 PO_2 的下降而迅速降低,即大量结合在 Hb 上的 O_2 被释放,说明 Hb 与 O_2 的亲和力较低,有利于 HbO_2 释放 O_2,即中段是 HbO_2 的释放段。

当 PO_2 在 40mmHg 时,相当于混合静脉血的 PO_2,此时 Hb 氧饱和度为 75%,按 Hb 氧容量 201ml/L 计算,则每升静脉血中含 O_2 量约 150ml,即每 1L 动脉血液流经组织时释放了 50ml O_2 供组织利用。血液流经组织时释放出的 O_2 容积占动脉血 O_2 含量的百分数称为 O_2 的利用系数,安静时为 25% 左右。

3. 氧解离曲线下段 (血 PO_2 15~40mmHg 范围的 Hb 氧饱和度) 曲线坡度最陡的一段。在此段范围内,PO_2 稍有降低,Hb 氧饱和度就明显下降,即大量 HbO_2 解离,释放出大量的 O_2。

在组织活动加强时,PO_2 可降至 15mmHg(2kPa),HbO_2 进一步解离,Hb 氧饱和度降至更低的水平,每升静脉血中含 O_2 量约为 44ml,即当 1L 动脉血流经组织时释放了 150ml 的 O_2 以供组织利用,O_2 的利用系数可提高到 75%,相当于安静时的 3 倍。可见下段是 O_2 释放的贮备段。

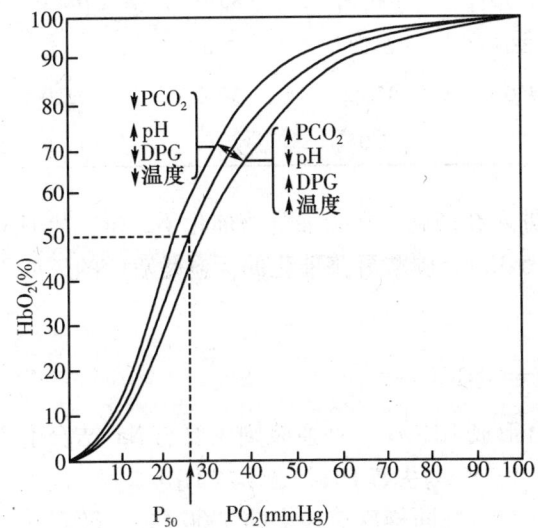

图5-12 影响氧解离曲线的主要因素示意图

(三) 影响氧解离曲线的因素

Hb 与 O_2 的结合和解离可受多种因素影响,使氧解离曲线的位置发生偏移 (图5-12),即 Hb 与对 O_2 的亲和力发生变化。通常用 P_{50} 表示 Hb 与 O_2 的亲和力。P_{50} 是使 Hb 氧饱和度达 50% 时的 PO_2,正常情况下为 26.5mmHg(3.52kPa)。P_{50} 增大即氧解离曲线右移,表明 Hb 对 O_2 的亲和力降低;P_{50} 降低氧解离曲线左移,表示 Hb 对 O_2 的亲和力增加。

1. pH 和 PCO_2 的影响 pH 降低或 PCO_2 升高,Hb 对 O_2 的亲和力降低,P_{50} 增大,氧解离曲线右移;反之,氧解离曲线左移。PCO_2 的影响,一方面是 PCO_2 改变时,可通过 pH 改变发生间接效应;另一方面可通过 CO_2 与 Hb 结合而直接影响 Hb 与 O_2 的亲和力。

酸碱度对 Hb 与氧亲和力的这种影响称为**波尔效应**（Bohr effect）。波尔效应既可促进肺毛细血管血液的氧合，又有利于组织中毛细血管内的血液释放 O_2。当血液流经肺时，CO_2 从血液向肺泡扩散，血液 PCO_2 下降，H^+ 浓度也降低，均使 Hb 对 O_2 的亲和力增大，血液结合的 O_2 量增加。当血液流经组织时，CO_2 从组织扩散进入血液，血液 PCO_2 和 H^+ 浓度升高，Hb 对 O_2 的亲和力降低，曲线右移，促进 HbO_2 解离，向组织释放 O_2。

2. 温度的影响 温度升高，氧解离曲线右移，促进 O_2 的释放；温度降低，曲线左移，不利于 O_2 的释放。组织代谢活跃时，局部温度升高，CO_2 和酸性代谢物增加，都有利于 HbO_2 解离，使活动组织可获得更多的 O_2，以适应代谢增强的需要。

3. 2,3-二磷酸甘油酸（2,3-DPG） 2,3-DPG 是红细胞无氧糖酵解的产物。在缺 O_2 的情况下，糖酵解加强，红细胞 2,3-DPG 增加，氧解离曲线右移，有利于 O_2 的释放。

4. 其他因素 Hb 与 O_2 结合还受其自身性质的影响。Hb 的 Fe^{2+} 氧化成 Fe^{3+}，即失去运 O_2 能力。异常 Hb 运 O_2 功能也降低。

【临床联系】

一氧化碳（CO）中毒 CO 与 Hb 结合，占据了 O_2 的结合位点，HbO_2 下降。CO 与 Hb 亲和力是 O_2 的 250 倍，这意味着在极低 PCO 下，CO 就可以从 HbO_2 中取代 O_2，阻断其结合位点。此外，CO 还有一极为有害的效应，即当 CO 与 Hb 分子中某个血红素结合后，将增加其余 3 个血红素对 O_2 的亲和力，使氧解离曲线左移，妨碍 O_2 的解离。所以 CO 中毒既妨碍 Hb 与 O_2 的结合，又妨碍对 O_2 的解离，所以其危害极大。

二、二氧化碳的运输

（一）CO_2 的运输形式

血液中物理溶解的 CO_2 约占 CO_2 总运输量的 5%，化学结合量占 95%。化学结合形式主要是碳酸氢盐和氨基甲酰血红蛋白，其中碳酸氢盐形式占 CO_2 总运输量的 88%，氨基甲酰血红蛋白形式占 7%（表 5-5）。

表 5-5　血液中各种形式 CO_2 的含量（ml/L 血液）、所占百分比（%）

	动脉血		静脉血		动、静脉血含量差值	释出量所占百分比
	含量	百分比	含量	百分比		
CO_2 总量	485.0	100.00	525.0	100.00	40.0	100.0
溶解的 CO_2	25.0	5.15	28.0	5.33	3.0	7.5
HCO_3^- 形式的 CO_2	430.0	88.66	460.0	87.62	30.0	75.0
氨基甲酰血红蛋白形式的 CO_2	30.0	6.19	37.0	7.05	7.0	17.5

1. 碳酸氢盐 从组织扩散进入血液的 CO_2，大部分进入红细胞。在碳酸酐酶催化下，CO_2 与 H_2O 反应生成 H_2CO_3，H_2CO_3 进一步解离为 HCO_3^- 和 H^+（图 5-13）。碳酸酐酶催化的反应是双向的，如下式所示：

$$CO_2 + H_2O \xrightleftharpoons{\text{碳酸酐酶}} H_2CO_3 \rightleftharpoons HCO_3^- + H^+$$

上述反应中产生的 HCO_3^-，在红细胞内主要与 K^+ 结合形成 $KHCO_3$，在血浆则主要与 Na^+ 结合生成 $NaHCO_3$，碳酸氢盐随血流运向肺部；而反应产生的 H^+，大部分与去氧 Hb 结合形成 HHb。

由于红细胞内有较高浓度碳酸酐酶，反应极为迅速（为血浆同样反应速度的 5000 倍）。随着红细胞内 HCO_3^- 浓度不断增加，HCO_3^- 便通过红细胞膜扩散进入血浆。与此同时，Cl^- 由血浆扩散进入红细胞，这一现象称为**氯转移**（chloride shift）。在红细胞膜上有特异的HCO_3^--Cl^-载体，运载这两种离子进行跨膜交换。这样，HCO_3^-便不会在红细胞内堆积，有利于反应向右进行，便于CO_2的运输。

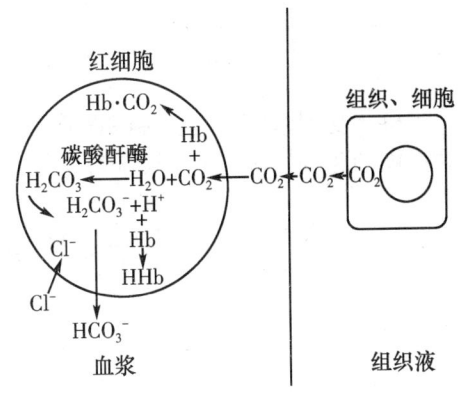

图 5-13 CO_2 在血液中的运输示意图

当静脉血液流经肺部时，反应向左进行。碳酸氢盐解离形成HCO_3^-和阳离子。血浆中的HCO_3^-进入红细胞以补充消耗了的HCO_3^-，Cl^-则返回到血浆。与此同时，红细胞内碳酸酐酶催化H_2CO_3分解成CO_2和H_2O，CO_2由红细胞扩散入血浆。因为肺泡气PCO_2比静脉血PCO_2低，血浆中溶解的CO_2扩散进入肺泡。这样，以碳酸氢盐形式运输的CO_2，在肺部被释放并被排出。

2. 氨基甲酰血红蛋白 一部分CO_2与$HbNH_2$的氨基结合生成**氨基甲酰血红蛋白**（carbaminohemoglobin）。这一反应无需酶的催化，而且迅速、可逆。

$$HbNH_2O_2+H^++CO_2 \underset{\text{在肺}}{\overset{\text{在组织}}{\rightleftharpoons}} HHbNHCOOH+O_2$$

调节这一反应的主要因素是氧合作用，HbO_2与CO_2结合形成$HHbNHCOOH$的能力比去氧Hb的小。在组织，HbO_2解离释出O_2，部分HbO_2变成去氧Hb，与CO_2结合生成$HHbNHCOOH$。此外，去氧Hb酸性较HbO_2弱，去氧Hb与H^+结合，也促进反应向右进行，并缓冲pH变化；在肺部HbO_2生成增多，促使$HHbNHCOOH$解离释放CO_2和H^+，反应向左进行。氧合作用的调节有重要意义，虽然以氨基甲酰血红蛋白形式运输的CO_2仅约占总运输量的7%，但在肺排出的CO_2中却有17.5%是从氨基甲酰血红蛋白释放出来的。

（二）CO_2解离曲线

CO_2解离曲线（carbon dioxide dissociation curve）是表示血液中CO_2含量与PCO_2关系的曲线。血液CO_2含量随PCO_2上升而增加。与氧解离曲线不同，二者之间接近线性关系而不是"S"形曲线，而且没有饱和点。因此，CO_2解离曲线的纵坐标不用饱和度而用浓度表示。

图 5-14 的 A 点是静脉血 PO_2 为 40mmHg（5.32 kPa），PCO_2 为 45mmHg（6kPa）时的 CO_2 含量，约为 52ml CO_2/100ml 血；B 点是动脉血 PO_2 为 100mmHg（13.3 kPa），PCO_2 为 40mmHg（5.32kPa）时的 CO_2 含量，约为 48ml CO_2/100 ml 血。可见，血液流经肺时每100ml 血液释出 4mlCO_2。

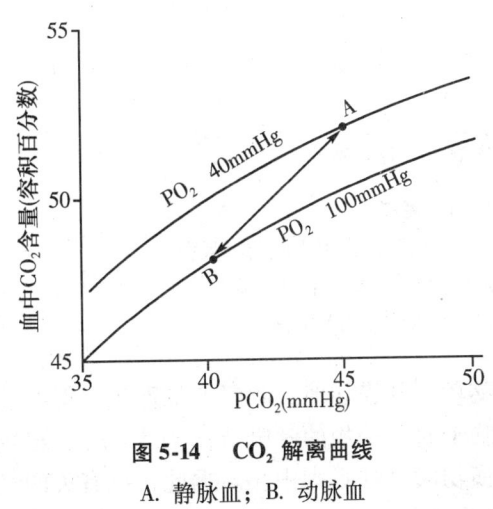

图 5-14 CO_2 解离曲线
A. 静脉血；B. 动脉血

（三）O_2与Hb的结合对CO_2运输的影响

O_2与Hb结合可促使CO_2释放，这一现象称为**何尔登效应**（Haldane effect）。从图5-11可以看出，在相同的PCO_2下，动脉血（HbO_2多）携带的CO_2比静脉血少。因为HbO_2酸性较强，而去氧Hb酸性较弱，所以去氧Hb容易与CO_2结合而生成$HHbNHCOOH$，而且，去氧Hb也容易与H^+结合，使H_2CO_3解离过程中产生的H^+被及时移去，有利于反应向右进行，可提高血液运输CO_2的量。因此，在组织中，由于HbO_2释出O_2而成为去氧Hb，何尔登效应可促使血液摄取并结合CO_2；在肺，则因Hb与O_2结合，促使CO_2释放。

综上所述，O_2和CO_2的运输不是孤立进行的，而是相互影响的。CO_2通过波尔效应影响O_2的结合和释放，O_2又通过何尔登效应影响CO_2的结合和释放。

第四节 呼吸运动的调节

当机体受到内外环境各种因素的影响时,在中枢神经系统的主导控制下,可反射性地引起呼吸频率和深度的改变,从而改变肺通气量以适应机体的需要。

一、呼吸中枢与呼吸节律的起源

(一)呼吸中枢

呼吸中枢(respiratory center)是指中枢神经系统内产生和调节呼吸运动的神经元群,分布在大脑皮层、间脑、脑桥、延髓和脊髓等部位。脑的各级部位在呼吸节律产生和调节中所起作用不同。正常呼吸运动是在各级呼吸中枢的相互配合下进行的。

1. 脊髓 脊髓中支配呼吸肌的运动神经元位于第 3~5 颈段(支配膈肌)和胸段(支配肌间肌和腹肌等)前角。在动物的延髓和脊髓间横断,则呼吸停止。可见,节律性呼吸运动不是在脊髓产生的。脊髓只是联系上位脑与呼吸肌的中继站和整合某些呼吸反射的初级中枢。

2. 低位脑干(脑桥和延髓)

(1)**三级呼吸中枢学说**:1923 年,英国生理学家 Lumsden 根据对猫的脑干进行系列切割实验研究,提出呼吸运动受中枢逐级控制的概念(图 5-15)。

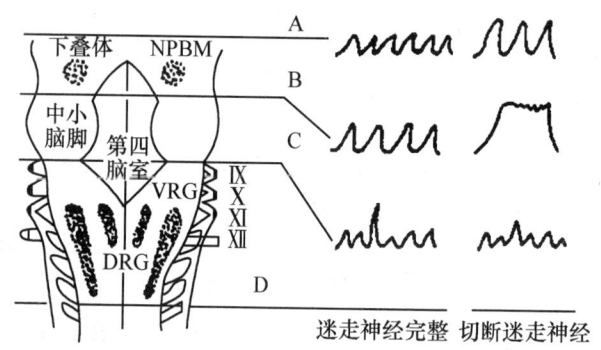

图 5-15 Lumsden 切割猫的脑干实验示意图
左图示脑桥延髓背面观;右图示呼吸型式。在脑干不同水平横切时,出现不同的呼吸型式。
CP:小脑脚;IC:中脑下丘;NPBL:脑桥结合臂旁外侧核;DRG:背侧呼吸组;
VRG:腹侧呼吸组;VentⅣ:第四脑室;NRA:后疑核;NA 疑核

在脑桥头端横切脑干时,动物的呼吸型式基本正常;在脑桥中部横切时,呼吸变深而慢,但在迷走神经切断后表现为长吸式呼吸;在脑桥和延髓交界处横切脑干时,动物的呼吸节律仍然存在,出现吸气和呼气快速交替的喘息式呼吸;而在延髓和脊髓交界处横切时,呼吸则中止。据此,把有关的结构分别命名为脑桥**呼吸调整中枢**(pneumotaxic center),脑桥**长吸中枢**(apneustic center)和延髓**喘息中枢**(gasping center)。后来的研究肯定了延髓有呼吸节律基本中枢和脑桥上部有呼吸调整中枢的结论,但未能证实脑桥中下部存在着结构上特定的长吸中枢。

(2)**呼吸神经元**:20 世纪 70 年代,神经电生理学研究发现,在中枢神经系统内有的神经元呈节律性放电,并和呼吸周期相关,称之为呼吸相关神经元(呼吸神经元)。在吸气相放电的为吸气神经元,在呼气相放电的为呼气神经元,在吸气相放电并延续至呼气相的为吸气-呼气神经元,在呼气相放电并延续到吸气相者,为呼气-吸气神经元,后两类神经元均为跨时相神经元。

延髓和脑桥集中存在呼吸神经元的部位,分别称为延髓**背侧呼吸组**(dorsal respiratory group,DRG)、延髓**腹侧呼吸组**(ventral respiratory group,VRG)和**脑桥呼吸组**(pontine respiratory group,PRG)。

延髓背侧呼吸组：神经元分布在延髓的背内侧部（相当于孤束核的腹外侧部），主要含吸气神经元。主要作用是使吸气肌收缩，引起吸气。

延髓腹侧呼吸组：神经元分布在延髓的腹外侧区，从尾端到头端相当于后疑核、疑核和面神经后核以及它们的邻近区域，含有多种类型的呼吸神经元（吸气神经元、呼气神经元和跨时相神经元）。主要作用是引起呼气肌收缩，产生主动呼气，还可调节咽喉部辅助呼吸肌的活动。

近年来，在动物的实验研究中发现，在 VRG 的头端部和中间部之间，存在着一个包含各类呼吸中间神经元的过渡区，称之为**前包钦格复合体**（pre-Botzinger complex, PBC），实验结果提示，PBC 是新生哺乳类动物呼吸节律起源的关键部位，在呼吸节律的产生中起关键性作用。

脑桥呼吸组：神经元分布在脑桥头端的背侧部，相当于臂旁内侧核（NPBM）和与其相邻的 Kolliker-Fuse（KF）核，二者合称 PBKF 核群，即呼吸调整中枢所在的部位，主要含呼气神经元，其作用是抑制吸气神经元，限制吸气，促使吸气向呼气转换。

3. 高位脑 呼吸还受脑桥以上部位的影响，如下丘脑、边缘系统和大脑皮层等。大脑皮层对呼吸运动具有重要作用，可以控制呼吸运动随意进行，如说话、唱歌，在一定范围内随意屏气和加快加深呼吸等。

总之，以大脑皮层为中心的呼吸调节系统是随意调节系统，可使呼吸及时适应机体特定功能需求。低位脑干的呼吸调节系统是自主节律呼吸调节系统，通过反馈性调节，可经常性地维持血液中 PO_2、PCO_2 和 pH 的相对稳定。

（二）呼吸节律形成的机制

基本呼吸节律起源于延髓，是由呼吸神经元本身特性以及相互之间兴奋与抑制反馈机制共同作用的结果，但其确切机制尚未完全清楚，目前认为正常呼吸节律的产生机制有两种学说。

1. 神经网络学说 是由 20 世纪 70 年代 Cohen 提出的脑干呼吸神经元连接模式发展而来的。目前比较公认的网络模式是由德国生理学家 Rechter 等人提出。基本观点是延髓内存在一些起着**中枢吸气活动发生器**和**吸气切断机制**（inspiratory off switch mechanism）的呼吸神经元，通过相互兴奋和抑制形成复杂的神经网络。延髓中枢吸气活动发生器启动，则吸气神经元以一定的频率并呈递增性开始放电，产生吸气；而后吸气切断机制的活动增强到一定阈值时，使吸气切断而发生呼气。在中枢吸气活动发生器作用下，吸气神经元兴奋，其兴奋传至三个方面：①脊髓吸气肌运动神经元，引起吸气，肺扩张；②脑桥臂旁内侧核，加强其活动；③吸气切断机制，使之兴奋。吸气切断机制接受来自吸气神经元、脑桥臂旁内侧核和肺牵张感受器的冲动。随着吸气相的进

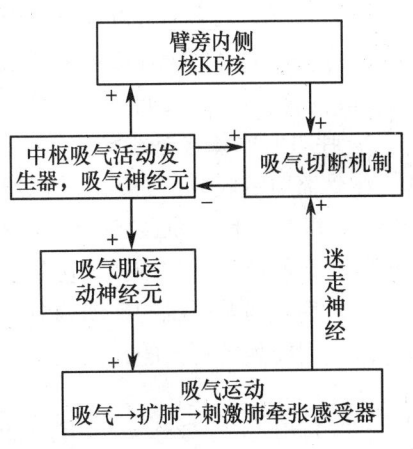

图 5-16 呼吸节律形成机制模式图

行，来自三方面的冲动逐渐增强，在吸气切断机制总和达到阈值时，吸气切断机制兴奋，发放冲动到中枢吸气活动发生器或吸气神经元，以负反馈形式终止其活动，吸气停止，转为呼气（图 5-16）。随后吸气切断机制的活动减弱，而中枢吸气活动发生器启动，吸气再次发生，如此周而复始，产生节律性呼吸。目前认为 PBKF 核群和肺牵张感受器-迷走神经传入活动可促进吸气切断机制的活动，从而促使吸气转为呼气。

2. 起步细胞学说 基本观点是延髓内存在有类似心脏窦房结起搏细胞的神经元，它们能自发产生节律性兴奋，并驱动其他呼吸神经元，从而引起节律性呼吸活动。通过对新生大鼠的脑干-脊髓简化标本的研究显示，延髓以上的结构和 DRG 对维持呼吸节律活动不是必须的。在新生大鼠离体脑片制备的研究表明，前包钦格复合体内存在有类似电压依赖性的能产生节律性放电的神经元，称为起步神经元。实际上，即使呼吸节律的产生依赖于起步神经元，神经网络的作用对正常节律性呼吸的形式和频率的维持也是必不可少的。

总之，在呼吸中枢的作用下，产生呼吸节律，维持正常的频率和深度。整合调控机体不同条件下

呼吸运动，以满足机体在特殊情况下对 O_2 的需求。

二、呼吸运动的反射性调节

呼吸节律虽然产生于脑，但其活动可受来自呼吸器官本身以及血液循环等其他器官系统感觉器传入冲动的反射性调节，下述其中的一些重要反射。

（一）呼吸运动的机械性反射调节

1. 肺牵张反射（pulmonary stretch reflex） 1868 年 Hering 和 Breuer 发现，使麻醉动物肺扩张或向肺内充气，则抑制吸气；肺萎陷或从肺抽气，则使吸气加强。切断迷走神经，上述反应消失，说明上述反应是迷走神经参与的反射性反应。这种由肺扩张或肺萎陷引起的吸气抑制或兴奋的反射称为**黑-伯反射**（Hering-Breuer reflex）或肺牵张反射。它有两种表现形式：

（1）**肺扩张反射**（pulmonary inflation reflex）：是肺充气或扩张时抑制吸气的反射。感受器是牵张感受器，位于从气管到细支气管的平滑肌中，阈值低，适应慢，属慢适应感受器。当肺扩张牵拉呼吸道使之也扩张时，牵张感受器兴奋，冲动经迷走神经粗纤维传入延髓。在延髓内通过一定的神经联系使吸气切断机制兴奋，切断吸气，转入呼气。这样便加速了吸气和呼气的交替，使呼吸频率增加。所以切断迷走神经后，吸气延长、加深，呼吸变得深而慢。

动物的肺扩张反射种属差异较大，其中兔的肺扩张反射最敏感，而人的肺扩张反射敏感性最低。在成年人，潮气量超过 1500ml 才能引起肺扩张反射，可能与成人肺扩张反射的中枢阈值较高有关。所以，平静呼吸时，肺扩张反射一般不参与人的呼吸调节。但在初生婴儿存在这一反射，大约在出生 4~5 天后，肺扩张反射的敏感性显著减弱。

（2）**肺萎陷反射**（pulmonary deflation reflex）：又称肺缩小反射。该反射在肺萎陷时促进呼气转为吸气。感受器同样位于呼吸道平滑肌内，但其性质尚不十分清楚。肺萎陷反射在较大程度的肺萎陷时才出现，它在平静呼吸调节中意义不大，但对阻止呼气过深和肺不张等可能起一定作用。

2. 呼吸肌本体感受性反射 肌梭是骨骼肌的本体感受器，肌梭受到牵张刺激时可以反射性地引起其所在骨骼肌的收缩，称为为**骨骼肌牵张反射**（muscle stretch reflex），属**本体感受性反射**（proprioceptive reflex）。呼吸肌也有牵张反射，主要依据是：切断动物双侧迷走神经，于颈 7 平面横断脊髓，牵拉膈肌，膈肌电活动增强；切断动物的胸脊神经背根，呼吸运动减弱；人类为治病需要，曾做类似手术，术后相应呼吸肌的活动减弱。说明呼吸肌本体感受性反射参与正常呼吸运动的调节，在呼吸肌负荷改变时将发挥更大的作用。

（二）呼吸运动的化学反射性调节

血液或脑脊液中的 O_2、CO_2 和 H^+ 等化学因素所引发的化学反射性调节，通过改变呼吸的频率和深度，调节血液中的 O_2、CO_2 和 H^+ 的水平，是维持机体正常代谢的重要调节机制。

1. 化学感受器

（1）**外周化学感受器**（peripheral chemoreceptor）：颈动脉体和主动脉体是调节呼吸和循环的重要的外周化学感受器。在动脉血 PO_2 降低、PCO_2 升高或 H^+ 升高时受到刺激，冲动经窦神经和迷走神经干传入延髓，反射性地引起呼吸加深加快和心血管活动改变。颈动脉体主要参与呼吸功能调节，而主动脉体在循环调节方面较为重要。

实验发现当灌流液 PO_2 下降，PCO_2 升高或 H^+ 升高时，颈动脉体的传入神经纤维的动作电位频率增加；但在贫血或 CO 中毒时，血 O_2 含量虽然下降，但 PO_2 正常，只要血流量充分，化学感受器传入冲动并不增加，所以化学感受器所感受的刺激是 PO_2，而不是动脉血 O_2 含量。

PO_2 下降，PCO_2 升高或 H^+ 升高等三种刺激对化学感受器有相互增强的作用。两种刺激同时作用时比单一刺激的效应强。这种协同作用有重要意义，因为机体发生循环或呼吸衰竭时，总是 PCO_2 升

高和 PO_2 降低同时存在,它们的协同作用加强了代偿性呼吸兴奋的反应。

(2) **中枢化学感受器**(central chemoreceptor):位于延髓腹外侧浅表部位,左右对称,可以分为头、中、尾三个区(图5-17A)。头区和尾区都有化学感受性,中区不具有化学感受性,却是头区和尾区传入冲动向脑干呼吸中枢投射的中继站。

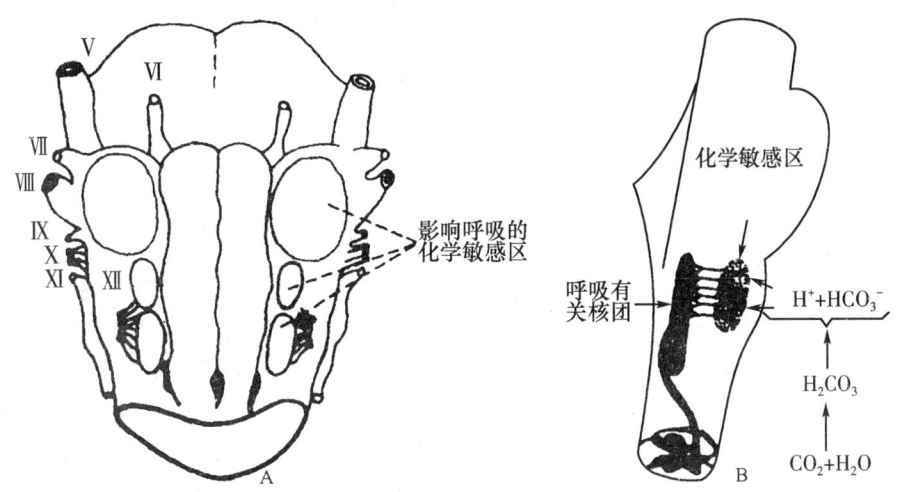

图 5-17 中枢化学感受器

中枢化学感受器的生理刺激是脑脊液和局部细胞外液的 H^+。如果保持人工脑脊液的 pH 不变,用含高浓度 CO_2 的人工脑脊液灌流脑室时所引起的通气增强反应消失,可见有效刺激不是 CO_2 本身,而是 CO_2 所引起的 H^+ 的增加。在体内,血液中的 CO_2 能迅速通过血脑屏障,使脑脊液中的 H^+ 升高,从而刺激中枢化学感受器,引起呼吸中枢的兴奋(图5-17B)。可是,脑脊液中碳酸酐酶含量很少,CO_2 与 H_2O 的水合反应很慢,所以对 CO_2 的反应有一定的时间延迟。血液中的 H^+ 不易通过血液屏障,故血液 pH 的变化对中枢化学感受器的直接作用不大,也较缓慢。

中枢化学感受器与外周化学感受器不同,它不感受缺 O_2 的刺激,但对 CO_2 的敏感性比外周化学感受器高,反应潜伏期较长。中枢化学感受器的作用可能是调节脑脊液的 H^+ 浓度,使中枢神经系统有一稳定的 pH 环境,而外周化学感受器的作用主要是在机体低 O_2 时,维持对呼吸的驱动。

2. CO_2、H^+ 和 O_2 对呼吸的影响

(1) **CO_2 对呼吸的影响**:CO_2 是调节呼吸最重要的经常起作用的生理性体液因素。在麻醉动物或人,动脉血液 PCO_2 降得很低时可发生呼吸暂停。可见,一定水平的 PCO_2 对维持呼吸和呼吸中枢的兴奋性是必要的。

研究结果表明,吸入含 CO_2 的混合气,将使肺泡气 PCO_2 升高,动脉血 PCO_2 也随之升高,呼吸加深加快,肺通气量增加(图5-18 A)。当吸入气中 CO_2 增加至 1% 时,肺通气量即有所增加;吸入气中 CO_2 含量增加至 4% 时,肺通气量比安静时增加1倍。通过肺通气量的增大不仅能增加 CO_2 的排出,还能使肺泡气和动脉血 PCO_2 重新恢复接近正常水平;但是,当吸入气中 CO_2 含量超过 7% 时,肺通气量已不能随之平行上升,肺泡气和动脉血中 PCO_2 明显升高。CO_2 过多可抑制中枢神经系统(包括呼吸中枢)的活动,造成呼吸困难、头痛、头昏等症状,严重者甚至昏迷(CO_2 麻醉)。

总之,在一定范围内,动脉血 PCO_2 的升高,可以加强对呼吸的刺激作用,但超过一定限度则有抑制呼吸和麻醉效应。

CO_2 刺激呼吸是通过两条途径实现的:①刺激中枢化学感受器再兴奋呼吸中枢;②刺激外周化学感受器,冲动经窦神经和迷走神经传入延髓呼吸有关核团,反射性地使呼吸加深、加快,肺通气量增加。但两条途径中前者是主要的,因为去掉外周化学感受器的作用之后,CO_2 的通气反应仅下降约 20%。而且,动脉血 PCO_2 只需升高 2mmHg(0.26kPa)就可刺激中枢化学感受器,出现通气加强反应,而刺激外周化学感受器,则需升高 10mmHg(1.33kPa)。

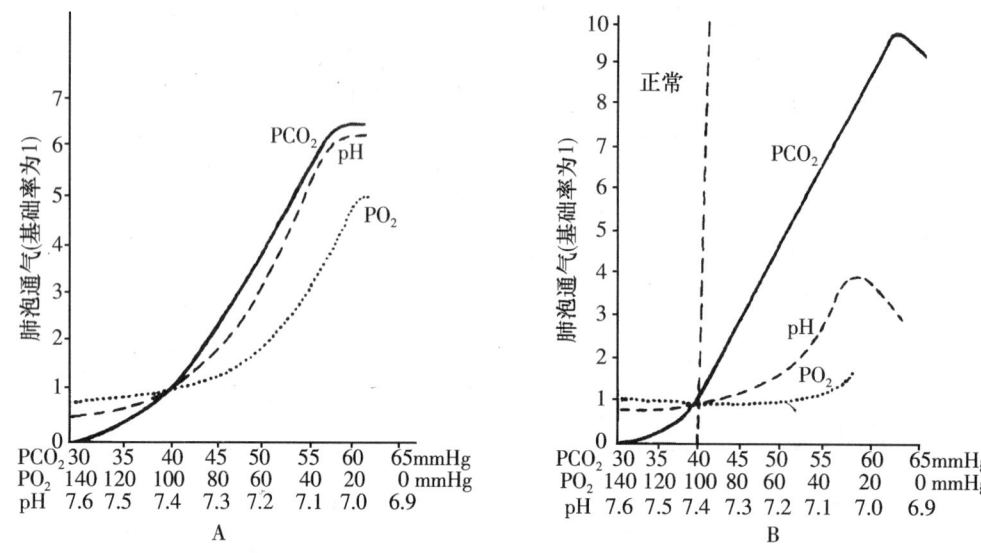

图 5-18 动脉血液 PCO_2、PO_2、pH 改变对肺泡通气的影响

A：仅改变一种体液因素控制另两种因素于正常水平；B：改变一种体液因素不控制另两种因素

由于中枢化学感受器的反应慢，所以当动脉血 PCO_2 突然大增时，外周化学感受器在引起快速呼吸反应中可起重要作用；当中枢化学感受器受到抑制，对 CO_2 的反应降低时，外周化学感受器也起重要作用。

（2）H^+ 对呼吸的影响：动脉血 H^+ 增加，呼吸加深加快，肺通气量增加；H^+ 降低，呼吸受到抑制（图5-18A）。H^+ 对呼吸的调节也是通过外周化学感受器和中枢化学感受器两条途径实现的，但是，血液中的 H^+ 主要是通过刺激外周化学感受器产生对呼吸的兴奋作用。虽然中枢化学感受器对 H^+ 的敏感性较外周化学感受器高（约为外周化学感受器的 25 倍），但是 H^+ 通过血脑屏障的速度慢，限制了它对中枢化学感受器的作用。

（3）低 O_2 对呼吸的影响：吸入气 PO_2 降低时，肺泡气和动脉血 PO_2 都随之降低，呼吸加深、加快，肺通气量增加（图5-18A）。一般在动脉血 PO_2 下降到 80mmHg（10.6kPa）以下时，肺通气才出现可觉察的增加，可见动脉血 PO_2 对正常呼吸的调节作用不大，仅在特殊情况下低 O_2 刺激才有重要意义。如严重肺气肿、肺心病患者，肺换气功能障碍，导致低 O_2 和 CO_2 潴留。长时间 CO_2 潴留使中枢化学感受器对 CO_2 的刺激作用产生适应，而外周化学感受器对低 O_2 刺激适应很慢，这时低 O_2 对外周化学感受器的刺激成为驱动呼吸的主要刺激。

低 O_2 对呼吸的刺激作用完全是通过外周化学感受器实现的。切断动物外周化学感受器的传入神经，急性低 O_2 的呼吸刺激反应完全消失。而低 O_2 对中枢的直接作用是抑制性的。通常，低 O_2 可以通过对外周化学感受器的刺激而兴奋呼吸中枢，这样在一定程度上可以对抗低 O_2 对中枢的直接抑制作用。但在严重低 O_2 时，外周化学感受性反射效应已不足以克服低 O_2 对中枢的抑制作用，终将导致呼吸功能严重衰竭。

3. PCO_2、H^+ 和 PO_2 在影响呼吸中的相互作用　上述 PCO_2、H^+ 和 PO_2 对呼吸的影响，均假定条件为只改变一个因素而其他两个因素不变。如图5-17A所示，三者引起的肺通气效应大致相近。实际上，在自然呼吸的条件下，往往是三种因素相互影响，肺通气效应既可因相互总和而加大，也可因相互抵消而减弱。从图5-18B可见，CO_2 对呼吸运动的刺激作用最强，只要 PCO_2 稍有升高，肺通气量即显著增高。这是因为 PCO_2 升高时，H^+ 也随之升高，二者作用总和，使肺通气效应较单独 PCO_2 升高时为大；而 H^+ 浓度增加时，因肺通气增加，使 CO_2 排出增加，PCO_2 下降，部分抵消了一部分 H^+ 的刺激作用；同样，PO_2 下降时，也因肺通气量增加，呼出较多的 CO_2，使 PCO_2 和 H^+ 下降，从而减弱了低 O_2 刺激对呼吸的调节作用。

【临床联系】

周期性呼吸是异常呼吸类型之一，表现为呼吸加强加快与减弱减慢交替出现。最常见的有陈-施呼吸和比奥呼吸。

1. 陈-施呼吸（Cheyne-Stokes respiration）（潮式呼吸） 其特点是呼吸逐渐增强增快又逐渐减弱减慢与呼吸暂停交替出现，每个周期约45s到3min（图5-19）。

当前认为陈-施呼吸产生的基本机制是因为某种原因使呼吸受到刺激，肺通气量增加，呼出过多的CO_2，肺泡气PCO_2下降，肺部血液PCO_2也下降，片刻之后，这种低PCO_2血液到达脑部，呼吸因缺少CO_2的刺激而开始受到抑制，变慢变浅甚至停止。呼吸的抑制又使肺部血液PCO_2升高，PCO_2升高了的血液随后到达脑部，又开始刺激呼吸中枢，使呼吸再次变快变深，再次使脑部PCO_2下降，呼吸再受抑制。上述过程周而复始，周期性进行，产生陈-施呼吸（图5-19）。陈-施呼吸主要出现于两种情况下：①肺-脑循环时延长（如心力衰竭），此时脑部PCO_2将升高，增强了对呼吸的刺激，出现陈-施呼吸；②呼吸中枢反馈增益增加。反馈增益是指一定程度的PCO_2或pH变化所引起的通气变化，通气变化大，则增益大。低O_2或某种脑干损伤可出现增益增大，导致陈-施呼吸。

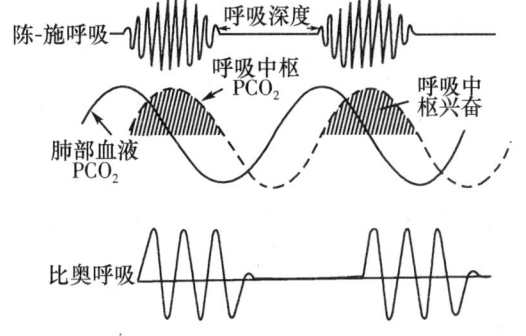

图5-19　陈-施呼吸和比奥呼吸示意图

2. 比奥呼吸（Biot respiration） 其特点是一次或多次强呼吸后，继以长时间呼吸停止，之后又出现第二次这样的呼吸（图5-19）。周期持续时间变化较大，短的仅10s，长的可达1min。比奥呼吸见于脑损伤、脑脊液的压力升高、脑膜炎等疾病时，常是死亡前出现的危急症状。发生的原因尚不清楚，可能是疾病已侵及延髓，损害了呼吸中枢。

（周乐全　高治平）

第六章 消化与吸收

消化系统（digestive system）的主要功能是消化食物、吸收营养物质和排出粪便。它是保证新陈代谢正常进行的重要系统之一。

消化（digestion）是指食物在消化道内被分解为小分子物质的过程。消化过程包括机械性消化和化学性消化两个方面。**机械性消化**是指通过消化道肌肉的舒缩活动，将食物磨碎，并使之与消化液充分混合，以及将食物不断地向消化道的远端推送的过程；**化学性消化**是指消化腺分泌的消化液（含有各种消化酶），分解蛋白质、脂肪和糖类等物质，使之成为小分子物质的过程。正常情况下，机械性消化和化学性消化是同时进行而又密切配合的。

食物经过消化被分解为简单的小分子物质后，通过消化道黏膜，进入血液和淋巴的过程称为**吸收**（absorption）。不能被吸收的食物残渣被推向大肠，形成粪便排出体外。

第一节 概　　述

一、消化道平滑肌的生理特性

消化道中除口腔、咽、食管上段的肌肉和肛门外括约肌是骨骼肌外，其余部分都是由平滑肌构成。消化道平滑肌具有肌肉组织的一般生理特性，如兴奋性和收缩性等，同时又有自己的特点。

（一）一般生理特性

1. 收缩缓慢　与心肌和骨骼肌相比，消化道平滑肌收缩的潜伏期、收缩期和舒张期均较长。

2. 伸展性较大　消化道平滑肌能适应需要而做很大程度的伸展，使中空的消化器官容纳大量食物而不发生明显的压力变化和运动障碍。

3. 紧张性　是指消化道平滑肌经常保持一种微弱的持续收缩状态。紧张性是消化道各种运动形式的基础。紧张性对消化道管腔内经常保持一定的基础压力，以及对消化道保持一定的形态和位置具有重要意义。

4. 自动节律性收缩　消化道平滑肌离体后，在适宜的环境中仍能进行节律性收缩，但节律慢而不稳定。

5. 对电刺激不敏感，但对机械牵张、温度和化学刺激较敏感　少量的乙酰胆碱、温度的升高或牵拉刺激均能引起其强烈的收缩，而微量的肾上腺素则使其舒张。

（二）电生理特性

1. 静息电位　消化道平滑肌细胞的静息电位较低（$-50 \sim -60$mV）。其形成原因主要为 K^+ 外流，但也有 Na^+-K^+ 泵，以及少量的 Na^+、Ca^{2+} 内流和 Cl^- 外流的参与。

2. 慢波（slow wave）　是指在静息电位基础上产生自发性去极化和复极化的节律性电位波动，故又称**基本电节律**（basic electrical rhythm，BER）。人胃平滑肌慢波频率为每分钟 3 次，十二指肠为每分钟 12 次，回肠末端为每分钟 8~9 次。慢波波幅约为 5~15mV，持续几秒至十几秒。

3. 动作电位　当慢波去极化达阈电位（-40mV）时，在慢波基础上会产生 1 至数个锋电位。

消化道平滑肌细胞的 APD 较骨骼长（约 10~20ms），APA 也较低。动作电位去极相是由于慢通道开放，Ca^{2+} 和少量 Na^+ 内流所致，复极相与 K^+ 外流有关。

总之，慢波、动作电位和肌肉收缩三者是紧密联系的。虽然慢波本身不直接引起平滑肌收缩，但是它能使膜电位水平接近阈电位。一旦达到阈电位水平即产生动作电位，进而通过兴奋-收缩偶联引起平滑肌收缩。从图 6-1 可见，每个慢波上所叠加的动作电位数目越多，平滑肌收缩的幅度也越大。因此，慢波是消化道平滑肌收缩的基础，控制着平滑肌收缩的方向、节律和速度。

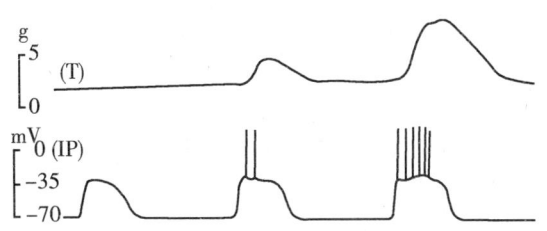

图 6-1 消化道平滑肌的生物电活动与收缩

下面的曲线是膜电位，对应慢波和动作电位，动作电位出现在慢波基础上；上面的曲线是平滑肌收缩，收缩波只出现在有动作电位时（引自姚泰. 生理学. 2006）

二、消化腺的分泌功能

人体每日由各种消化腺分泌的消化液总量多达 6~8L，其有机成分主要是消化酶和黏液蛋白；无机成分主要是水和各种电解质（表 6-1）。

表 6-1 消化液的分泌量、pH 和主要消化酶及其作用

消化液	分泌量（L）	pH	主要消化酶	酶的底物	酶的水解产物
唾液	1.0~1.5	6.6~7.1	唾液淀粉酶	淀粉	麦芽糖
胃液	1.5~2.5	0.9~1.5	胃蛋白酶（原）	蛋白质	多肽（䏡、䏤）
胰液	1.0~2.0	7.8~8.4	胰淀粉酶	淀粉	麦芽糖、寡糖
			胰脂肪酶	甘油三酯	脂肪酸、甘油、单酰甘油
			胆固醇酯酶	胆固醇酯	脂肪酸、胆固醇
			胰蛋白酶（原）	蛋白质	小肽、氨基酸
			糜蛋白酶（原）	蛋白质	小肽、氨基酸
			羧基肽酶	肽	氨基酸
			核糖核酸酶	RNA	单核苷酸
			脱氧核糖核酸酶	DNA	单核苷酸
胆汁	0.8~1.0	6.8~7.4	无消化酶		
小肠液	1.0~3.0	7.8~8.0	肠激酶	胰蛋白酶（原）	胰蛋白酶
大肠液	1.0~1.5	7.5~8.0	少量二、三肽酶	二、三肽	氨基酸

消化腺分泌消化液是腺细胞的主动活动过程，包括从血液中摄取原料，在细胞内合成并经浓缩，以酶原颗粒和囊泡等形式储存起来，需要时由细胞排出等复杂的过程。腺细胞膜上存在多种受体，当不同的配体（神经递质或激素）与相应的受体结合时，通过受体后信号转导机制，引起细胞内一系列反应，最终以出胞方式排出分泌物。

消化液的主要作用为：①分解食物中的各种成分；②为各种消化酶提供适宜的 pH 环境；③稀释食物，使其渗透压与血浆的渗透压相等，以利于吸收；④保护消化道黏膜免受理化因素的损伤。

三、胃肠的神经支配

胃肠的神经支配包括内在神经系统和自主神经系统两大部分。两者相互协调，共同调节胃肠功能（图 6-2）。

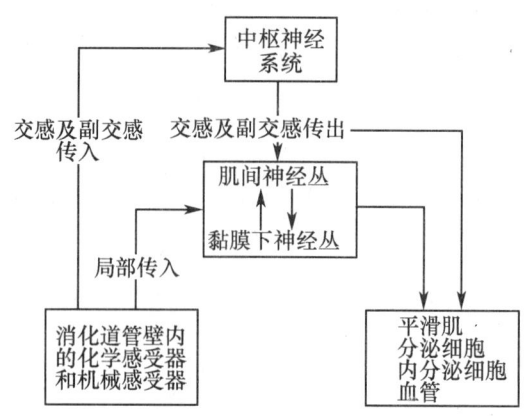

图 6-2 消化系统的局部和中枢性反射通路

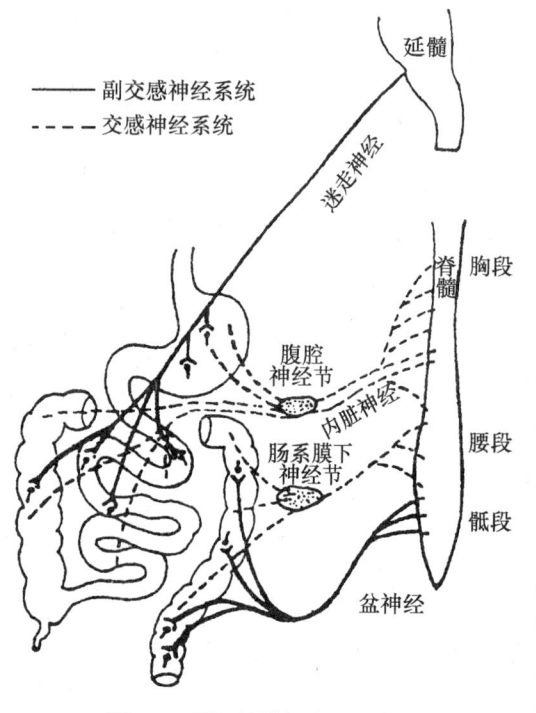

图 6-3 胃肠的神经支配示意图

（一）自主神经系统

消化道平滑肌受**自主神经系统**（autonomic nervous system）的支配，其中以副交感神经为主（图6-3）。自主神经也称消化道的外来神经，在中枢神经系统和消化器官之间传递信息。

1. 交感神经 在腹腔神经节、肠系膜神经节或腹下神经节更换神经元后，发出肾上腺素能节后纤维，分布到消化道内在神经元上，抑制其兴奋性；交感神经节后纤维也可直接支配胃肠道平滑肌、血管平滑肌及胃肠道腺细胞。交感神经兴奋节后纤维释放 NA，对胃肠道运动和腺体分泌起抑制作用，但对胃肠括约肌则促使其收缩。

2. 副交感神经 主要是迷走神经和盆神经。副交感神经节前纤维与胃肠内在神经元形成突触；副交感神经节后纤维支配腺细胞、上皮细胞和平滑肌细胞。支配胃肠的副交感神经末梢主要释放 ACh，对胃肠道运动和腺体分泌起兴奋作用，但对胃肠括约肌则促使其舒张。

此外，还有一部分副交感神经的节后纤维末梢释放的递质是肽类物质，如血管活性肠肽、生长抑素、脑啡肽、P 物质等，故这类纤维称为肽类纤维，可使胃肠和血管平滑肌舒张。

（二）内在神经系统

1. 内在神经系统的功能 内在神经系统（intrinsic nervous system，INS）是由存在于消化道壁内的感觉神经元、运动神经元和大量中间神经元（联络神经元）组成复杂的神经网络（表6-2），又称**肠神经系统**（enteric nervous system）或壁内神经丛。它包括**黏膜下神经丛**（submucosal plexus）和**肌间神经丛**（myenteric plexus）两部分。内在神经系统具有复杂多样的神经递质和调质，包括 ACh、5-HT、γ-氨基丁酸、肽类物质和 NO 等。内在神经系统在胃肠运动、分泌、吸收等功能的调节中起着重要作用。内在神经系统是一个完整的、可以独立完成反射活动的整合系统，但在完整的机体内，其活动受外来神经活动的调节。

表 6-2　肠神经系统中的神经元类型以及主要作用

神经元类型	功能
1. 运动神经元	
（1）支配肌肉细胞的运动神经元	
兴奋性神经元	促进平滑肌收缩
抑制性神经元	抑制平滑肌收缩
（2）血管运动神经元	舒张血管
（3）支配上皮细胞的运动神经元	促进水和电解质的分泌
（4）支配腺体细胞的运动神经元	促进特殊物质分泌
（5）支配分泌细胞的运动神经元	促进激素分泌
2. 感觉神经元	对牵拉和化学刺激产生反应
3. 联络神经元	系运动、分泌和血管运动通路上的中间神经元

2. 肠神经系统与肠神经免疫通讯　神经细胞和免疫细胞之间可以通过旁分泌的形式发生相互联系。肠神经系统与肠黏膜免疫系统之间存在的直接信息联系，称为**肠神经免疫通讯**（enteric neuroimmune communication，ENIC），ENIC 是神经免疫调节模式之一（图 6-4）。由于肠神经系统（ENS）是一个独立、完整的系统，像一个"微型脑"，故可被称为肠脑（brain-in-the-gut）。除了 ENS 以外，消化道还是体内最大的淋巴器官，具有独特的**肥大细胞**（mast cell）。消化道是机体与外界接触最不洁净的部位之一，肠黏膜上皮的物理和化学屏障不足以完全抵御大量抗原的刺激，因而对肠黏膜免疫系统构成慢性刺激，而**肠黏膜免疫系统**（mucosal immune system，MIS）则构成第一道防线，可时刻抵御饮食中抗原、细菌、病毒和毒素的侵袭。

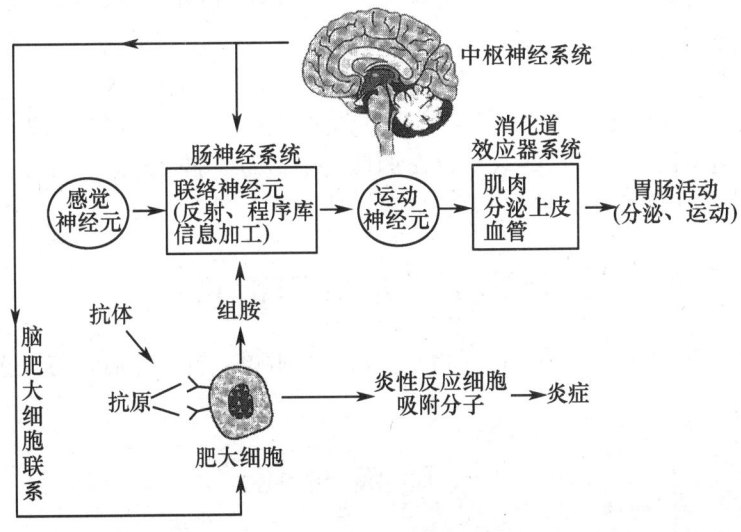

图 6-4　肠神经系统、肠神经免疫通讯与中枢神经系统的联系

四、消化道的内分泌功能

消化道不仅是体内的消化器官，也是迄今已知的内分泌细胞最多、功能最复杂的内分泌器官。

（一）胃肠内分泌细胞与胃肠激素

在胃肠道黏膜下存在许多种内分泌细胞，合成和释放多种具有生物活性的化学物质，统称为**胃肠激素**（gastrointestinal hormone）。胃肠激素对消化器官的主要作用有三：

1. 调节消化腺的分泌和消化道的运动　胃肠激素对消化腺、平滑肌和括约肌产生不同的调节作用（表 6-3）。

表 6-3 几种主要胃肠激素比较

激素名称	分泌细胞	分布部位	引起释放的主要因素	主要生理作用
促胃液素	G 细胞	胃窦,十二指肠空肠上段	迷走神经兴奋,蛋白质分解产物,扩张胃	促进胃液、胰液、胆汁分泌,促进胃肠运动和胆囊收缩,促进消化道黏膜生长(营养作用)
促胰液素	S 细胞	小肠上部	盐酸,蛋白质分解产物,脂肪酸钠	促进胰液(H_2O、HCO_3^-)和胆汁分泌,抑制胃运动和胃液分泌
缩胆囊素	I 细胞	小肠上部	蛋白质,脂肪分解产物	促进胆囊收缩和 Oddi 括约肌舒张,促进胰液(酶)分泌,抑制胃排空,增强幽门括约肌收缩,增强小肠和结肠运动
抑胃肽	K 细胞	小肠上部	脂肪及其分解产物	抑制胃分泌和胃运动,促进胰岛素分泌
胃动素	Mo 细胞	小肠上部	盐酸、扩张胃	在消化间期刺激胃和小肠运动
生长抑素	D 细胞	胃,小肠,胰等	盐酸,促胃液素	抑制胃液、胰液分泌,抑制促胃液素、促胰液素、胰岛素分泌
血管活性肠肽		小肠上部	脂肪、盐酸	促进唾液、胰液、肠液分泌(水、电解质),促进胃肠血管舒张,抑制胃运动,引起括约肌松弛

2. 调节其他激素的释放 某些胃肠激素对其他胃肠内分泌细胞或体内其他内分泌腺的分泌具有调节作用。例如,**抑胃肽**(gastric inhibitory polypeptide,GIP)有很强的刺激胰岛素分泌的作用。

3. 营养作用 一些胃肠激素具有促进消化道组织的代谢和生长的作用,称为营养作用。例如,促胃液素能刺激胃泌酸部位黏膜和十二指肠黏膜细胞的 DNA、RNA 和蛋白质的合成。

(二)脑-肠肽

一些最初在胃肠道发现的激素或肽类也存在于中枢神经系统中,而原来认为只存在于中枢神经系统的肽类,也在消化道中被发现。这些双重分布的肽类被统称为**脑-肠肽**(brain-gut peptide)。已知的脑-肠肽有促胃液素、缩胆囊素、P 物质、生长抑素、神经肽 Y 等 20 余种。

第二节 口腔内消化

食物的消化过程从**口腔**(oral cavity)开始。食物经过咀嚼,被磨碎后,与唾液混合形成食团,通过吞咽进入食管和胃。

一、唾液分泌

人的口腔内主要有三对唾液腺,即腮腺、颌下腺和舌下腺。此外,还有众多散在的小唾液腺。每天唾液分泌量为 1.0~1.5L。

(一)唾液的性质、成分及作用

唾液(saliva)是近中性(pH 6.0~7.1)的低渗或等渗液体,其中水分约占 99%;有机物主要为黏蛋白,还有免疫球蛋白、**唾液淀粉酶**(ptyalin)、溶菌酶等;无机物有 Na^+、K^+、Cl^- 和一些气体分子。

唾液具有多种生理作用:①湿润和溶解食物。刺激味蕾,引起味觉并易于吞咽;②清洁和保护作用。清除口腔中食物的残渣,冲淡和中和进入口腔的有害物质;溶菌酶和免疫球蛋白有杀灭细菌和病毒的作用;③消化作用。唾液淀粉酶可将淀粉分解为麦芽糖,最适 pH 为 7.0。唾液淀粉酶随食物进入胃后,还可以继续作用一段时间,直至胃酸浸入食团,使食团 pH 降至 4.5 以下才彻底失活。

（二）唾液分泌的调节

唾液分泌的调节完全是神经反射性的。进食过程中，唾液的非条件反射性分泌与条件反射性分泌同时存在。

1. 感受器与传入神经

（1）**非条件反射**：食物对口腔产生机械的、化学的和温度的刺激，使口腔黏膜和舌的感受器兴奋，引起非条件反射。传入冲动经第Ⅴ、Ⅶ、Ⅸ、Ⅹ对脑神经传入到神经中枢。

（2）**条件反射**：食物的颜色、形状、气味、进食环境及有关的语言描述等都能产生条件反射，其传入神经为Ⅰ、Ⅱ、Ⅷ对脑神经。

2. 唾液分泌中枢 延髓（泌涎上核、泌涎下核）是调节唾液分泌的基本中枢。条件反射性唾液分泌（如望梅止渴）是在大脑皮层的参与下完成的。

3. 传出神经与效应 自主神经支配唾液腺，其中以副交感神经为主。副交感神经兴奋时，其末梢释放ACh与腺细胞膜M受体结合，能引起大量稀薄的唾液分泌；交感神经兴奋时，其末梢释放NA与腺细胞膜β受体结合，引起少量黏稠的唾液分泌（图6-5）。

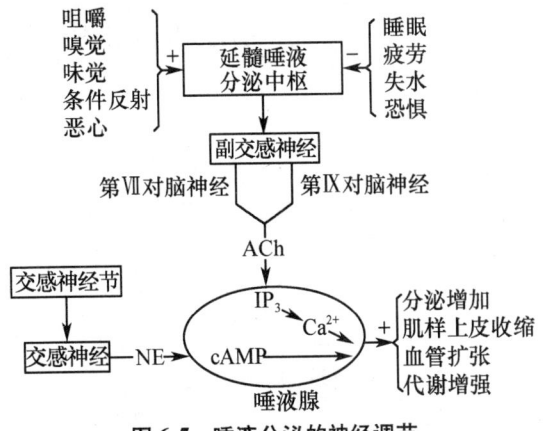

图6-5 唾液分泌的神经调节

二、咀 嚼

咀嚼（mastication）是由各咀嚼肌按一定的顺序收缩所组成的复杂的反射性动作。咀嚼的作用是：①将食物切碎；②将切碎的食物与唾液混合形成食团，便于吞咽；③使食物与唾液淀粉酶充分接触而产生化学消化作用。此外，咀嚼还能加强食物对口腔内各种感受器的刺激，反射性地引起胃肠、胰、肝、胆囊等活动加强，为下一步的消化及吸收过程做好准备。

三、吞 咽

（一）吞咽过程

吞咽（swallowing）是可以随意发动的复杂反射活动，其作用是将口腔内的食物经咽和食管推送入胃。根据食团所经过的部位，可将吞咽动作分为三期：

口腔期是指食团由口腔到咽的过程。舌从舌尖至舌后部依次上举，抵触硬腭并后移；将食团挤向软腭后方至咽部。这是在大脑皮层控制下随意启动的动作。

咽期是指食团由咽到食管上端的过程。由于食团刺激了软腭和咽部的触觉感受器，引起一系列反射动作，包括软腭上升，咽后壁向前突出，封闭鼻咽通路，声带内收，喉头升高并向前紧贴会厌，封闭咽与气管的通路，呼吸暂停，食管上括约肌舒张，食团被挤入食管。

食管期是指食团沿食管下行至胃的过程。当食团通过食管上括约肌后，该括约肌即反射性收缩，食管随即产生由上而下的**蠕动**（peristalsis），将食团向下推送。蠕动由两个部分组成：一是腔内食团近端的兴奋性反应，表现为环行肌收缩和纵行肌舒张；另一是食团远端的抑制性反应，表现为纵行肌收缩和环行肌舒张。

（二）食管下括约肌

食管下段有一段平滑肌（长2～4cm）经常处于收缩状态，使该段食管腔内的压力达到比胃内压高约5~10mmHg，可阻止胃内容物逆流入食管。该生理高压区被称为**食管下括约肌**（lower esophageal sphincter，LES），LES舒缩活动受迷走神经抑制性和兴奋性纤维双重调控。当食团刺激食管壁时，首先抑制性纤维发放冲动增加，末梢释放血管活性肠肽（VIP）或NO引起LES舒张，使食团得以通过；随后兴奋性纤维发放冲动增加，末梢释放ACh，引起LES收缩（图6-6）。此外，食物进入胃后，促胃液素、胃动素等释放，也可加强LES的收缩。

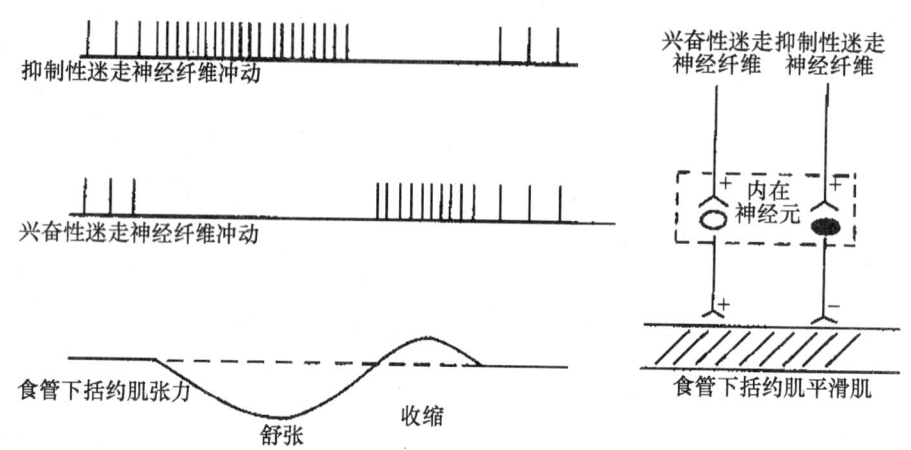

图6-6 食管下括约肌的双重神经纤维支配及作用

当食团刺激食管壁时，抑制性纤维释放递质NO、VIP，引起食管下括约肌舒张，便于食团通过；随后迷走神经兴奋性纤维释放递质ACh，促进食管下括约肌收缩

第三节 胃内消化

胃（stomach）是消化道中最膨大的部分，胃的容量约1~2L。胃内消化包括化学性消化（胃液的作用）和机械性消化（胃的运动），二者相辅相成，促使食物形成**食糜**（chyme），然后逐渐排入十二指肠。

一、胃液的分泌

胃黏膜是一个复杂的分泌器官，含有三种外分泌腺（贲门腺、泌酸腺和幽门腺）和多种内分泌细胞。胃液是由外分泌腺和胃黏膜上皮细胞的分泌物构成的；胃黏膜内还含有多种内分泌细胞，如分泌促胃液素的G细胞、分泌生长抑素的D细胞、分泌组胺的肠嗜铬样细胞等。

（一）胃液的性质、成分和作用

胃液是无色透明的酸性液体，pH 0.9~1.5。正常成年人每天分泌量为1.5~2.5L。胃液中的无机物主要有盐酸、钠和钾的氯化物；有机物主要是胃蛋白酶原、黏蛋白及内因子等。

1. 盐酸 即通常所说的**胃酸**（gastric acid），由泌酸腺的壁细胞分泌。盐酸以两种形式（游离酸和蛋白结合酸）存在于胃液中，二者合称总酸度。正常人空腹时基础分泌量约为0~5mmol/h。在食物或药物的刺激下，盐酸最大分泌量可增至20~25mmol/h。

（1）**盐酸的分泌**：胃液中H^+来源于胞质内的水解离（$H_2O \rightarrow H^+ + OH^-$），而$H^+$的分泌是有质子泵参与的主动过程。**质子泵**（proton pump），即H^+-K^+ ATP酶，位于壁细胞顶端膜下陷所形成的分泌小管膜上。盐酸分泌过程如下：①H^+靠小管膜上的质子泵与K^+交换被转运入小管腔内，此时，顶端膜上的K^+通道、Cl^-通道也同时开放。进入壁细胞内的K^+经K^+通道再次进入分泌小管腔内，而胞内的Cl^-也由Cl^-通道进入分泌小管内，与H^+结合形成HCl。②留在胞质内的OH^-与细胞内的CO_2在碳酸酐酶的作用下形成HCO_3^-，壁细胞的基底侧膜上的Cl^--HCO_3^-逆向转运体，可将胞内HCO_3^-的与来自血浆的Cl^-进行交换，HCO_3^-被转运至胞外进入血液。③Cl^-进入细胞后，经细胞顶膜的 Cl^- 通道转运至小管腔内，不断与 H^+ 结合形成 HCl。④壁细胞基底侧膜上存在的 Na^+-K^+ ATP 酶可将胞外的 K^+ 泵入胞内，以补充转运到分泌小管腔内的部分 K^+；胞内泵出的 Na^+，则最终转运回血液（图6-7）。

（2）**胃酸的作用**：主要是：①激活胃蛋白酶原，使之转变为有活性的胃蛋白酶，并为胃蛋白酶的作用提供必要的酸性环境；②促进食物中蛋白质的变性，使之易于分解；③可杀灭随食物进入胃内的细菌；④盐酸进入小肠后，可以引起促胰液素的释放，从而促进胰液、胆汁和小肠液的分泌；⑤盐酸所造成的酸性环境有助于小肠对铁和钙的吸收。

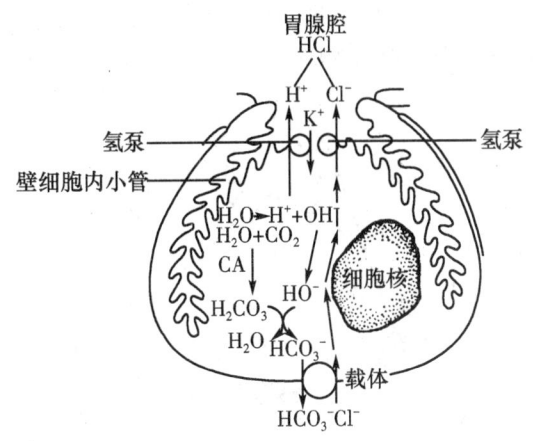

图 6-7 壁细胞分泌盐酸的模式图

水在细胞内解离成 H^+ 和 OH^-，H^+ 通过 H^+-K^+ ATP 酶提供能量主动转运至小管腔

2. 胃蛋白酶原（pepsinogen） 是由泌酸腺的主细胞合成及分泌的，无活性。在胃酸或已有活性的胃蛋白酶作用下，转变为具有活性的**胃蛋白酶**（pepsin）。胃蛋白酶能水解食物中的蛋白质，其主要产物为蛋白胨和蛋白胨。胃蛋白酶的最适 pH 为 2.0 ~ 3.5，pH 大于 5.0 时即失去活性。

3. 黏液和碳酸氢盐 胃的**黏液**（mucus）是由胃黏膜上皮细胞、泌酸腺的黏液颈细胞、贲门腺和幽门腺共同分泌的，其主要成分为糖蛋白，黏液具有较高的黏滞性和形成凝胶的特性。在正常人，黏液覆盖在胃黏膜的表面，形成一个厚约 500μm 的凝胶层。它具有润滑作用，可减少粗糙的食物对胃黏膜的机械性损伤。

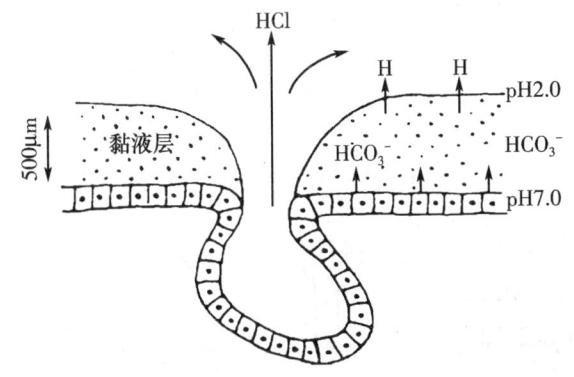

图 6-8 胃黏液-碳酸氢盐屏障模式图

胃内 HCO_3^- 主要是由胃黏膜的非泌酸细胞分泌的。黏液与 HCO_3^- 结合在一起形成**黏液-碳酸氢盐屏障**（mucus-bicarbonate barrier）（图6-8）。由于黏液的黏稠度为水的 30 ~ 260 倍，当胃腔中的 H^+ 经黏膜表面的黏液层向上皮细胞扩散时，其移动速度将明显减慢，并不断与黏膜层下面向表面扩散的 HCO_3^- 相遇，发生中和反应，使黏液层中出现 pH 梯度，即胃腔侧 pH 较低（2.0 左右），而靠近上皮细胞侧 pH 较高（7.0 左右），可有效地阻挡 H^+ 的逆向扩散；而且中性的 pH 环境还能使胃蛋白酶失去作用，从而有效地保护了黏膜。

4. 内因子（intrinsic factor） 是由壁细胞分泌的一种糖蛋白，分子量约为 60000。内因子可与进入胃内的维生素 B_{12} 结合，形成复合物。它可保护维生素 B_{12} 在小肠内不被消化酶破坏，并有利于其在回肠被吸收。

（二）胃液分泌的调节

空腹时胃液的分泌量很少，而且酸度也很低。进食和进食后胃液分泌增多。正常胃液分泌是兴奋和抑制两方面因素相互作用的结果。

1. 影响胃液分泌的主要内源性物质

（1）乙酰胆碱：大部分支配胃的副交感神经节后纤维末梢释放 ACh。ACh 直接作用于壁细胞膜上的胆碱能 M_3 受体，引起盐酸分泌增加。ACh 也能促使主细胞分泌胃蛋白酶原及黏液细胞分泌黏液。此外，还可刺激**肠嗜铬样细胞**（enterochromaffin-like cell，ECL 细胞）和 G 细胞，分别引起组胺和促胃液素的释放，进而间接引起壁细胞分泌盐酸。ACh 的作用可被胆碱能受体阻断剂（如阿托品）阻断。

（2）**促胃液素**（gastrin）：也称胃泌素，由胃窦部、十二指肠及空肠上段黏膜内 G 细胞分泌的一种胃肠激素。胃内机械刺激、肠腔内化学物质及迷走神经兴奋（其末梢释放的递质是促胃液素释放肽）

都可刺激 G 细胞分泌促胃液素。促胃液素可直接作用于壁细胞，刺激盐酸分泌。促胃液素还可作用于 ECL 细胞引起组胺释放，进而刺激壁细胞分泌盐酸（间接作用）。

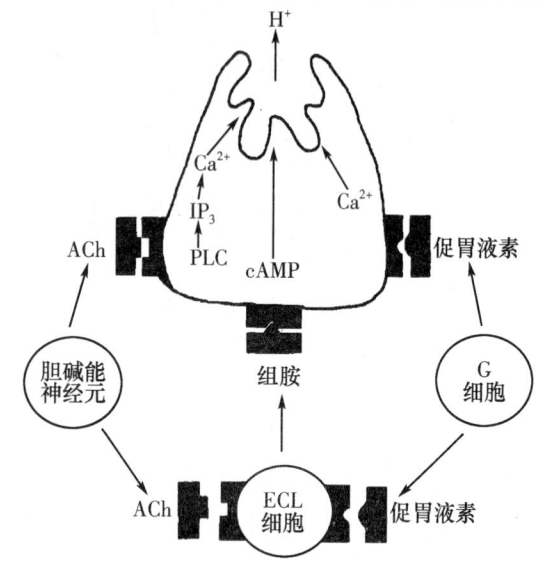

图 6-9 内源性物质对壁细胞的作用及其相互关系

（3）**组胺**（histamine）：由胃的泌酸区黏膜中的 ECL 细胞分泌。组胺是胃酸分泌的强刺激剂和中心调控因素，ACh 和促胃液素都可刺激 ECL 细胞释放组胺。组胺以旁分泌方式作用于邻近壁细胞上的组胺 H_2 型受体，刺激胃酸大量分泌。**西咪替丁**（cimetidine）可阻断组胺与壁细胞的结合，从而减少胃酸的分泌。

上述三种物质与壁细胞膜上的各自受体结合后，通过不同的细胞内信号转导途径刺激壁细胞分泌盐酸：ACh 和促胃液素通过 PLC-IP_3-Ca^{2+} 途径，而组胺的作用则由 cAMP 介导。此外，三种物质之间还存在复杂的相互作用（图 6-9）。

（4）**生长抑素**（somatostatin, SS）：SS 由胃窦、胃底和小肠黏膜内的 D 细胞分泌，对胃酸的分泌具有很强的抑制作用。SS 可通过直接抑制壁细胞泌酸以及抑制促胃液素和组胺的分泌等多种途径来减少胃酸的分泌。

2. 消化期的胃液分泌 为了叙述上的方便，一般人为地将此期的胃液分泌，按感受食物刺激的先后部位分为三个时期，即头期、胃期和肠期（图 6-10）。

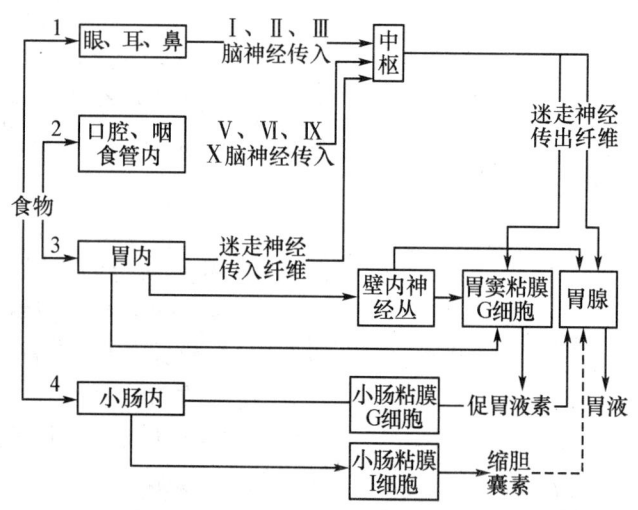

图 6-10 消化期胃液分泌的调节

（1）**头期胃液分泌**：由进食活动引起的条件反射性和非条件反射性胃液分泌，其传入冲动均来自头部感受器（眼、耳、鼻、口腔、咽、食管等），故称为头期。其反射的传入途径与由进食活动引起的唾液分泌的传入途径相同，反射中枢包括延髓、下丘脑、边缘叶和大脑皮层等。迷走神经是这些反射共同的传出神经。迷走神经兴奋时，一方面通过胆碱能节后纤维直接引起胃腺分泌，另一方面还可通过非胆碱能节后纤维释放**铃蟾肽**（蛙皮素，bombesin），兴奋胃窦 G 细胞分泌促胃液素，间接刺激胃腺分泌。在人的头期胃液分泌中，迷走神经的直接作用比间接作用更为重要。因此，头期的胃液分泌既有神经调节，又有神经-体液调节。

头期胃液分泌的特点：持续时间长，胃液分泌量大，酸度高，胃蛋白酶含量更高，分泌反应的强弱与情绪、食欲有很大关系。

（2）**胃期胃液分泌**：食物进入胃后，对胃产生机械性和化学性刺激，继续引起胃液分泌。这种胃期胃液分泌主要通过三个途径：①扩张刺激胃底、胃体部的感受器，通过**迷走-迷走神经反射**（vago-vagal reflex）和内在神经丛的局部反射，引起胃腺分泌；②扩张刺激胃幽门部，通过内在神经丛，作用于 G 细胞，引起促胃液素的释放；③食物的化学成分，主要是蛋白质的消化产物（肽类和氨基酸等）直接作用于 G 细胞，引起促胃液素的释放。

胃期胃液分泌的特点：胃液的酸度很高，但胃蛋白酶含量较头期低。

（3）**肠期胃液分泌**：是指食物进入小肠继续引起胃液的分泌。食物的机械性或化学性刺激作用于小肠黏膜，可促使其分泌和释放促胃液素、肠泌酸素等激素，通过血液循环作用于胃，促进胃液分泌。

肠期胃液分泌的特点：分泌量较少，仅占胃液总分泌量的 1/10，总酸度和胃蛋白酶含量均较低。

3. 胃液分泌的抑制性调节 抑制胃液分泌的因素中除来自精神、情绪、进食环境等不良刺激外，主要还有如下几种：

（1）**盐酸**：盐酸是胃液的主要成分，但其本身又是抑制胃酸分泌的因素，这是维持胃酸水平的一种负反馈调节机制。当胃窦内 pH 为 1.2～1.5 时，则可对胃酸分泌产生抑制作用。其机制主要是：①盐酸直接抑制胃窦黏膜中的 G 细胞，减少促胃液素的释放；②盐酸引起胃窦黏膜内 D 细胞释放生长抑素，抑制促胃液素和胃酸的分泌。

当十二指肠内的 pH 降低到 2.5 以下时，对胃酸分泌也产生抑制作用。盐酸刺激十二指肠黏膜分泌促胰液素，从而抑制促胃液素引起的胃酸分泌；盐酸也可通过刺激十二指肠球部黏膜释放**球抑胃素**（bulbogastrone），来抑制胃酸的分泌。

（2）**脂肪**：脂肪是抑制胃液分泌的另一个重要因素，其作用发生在脂肪进入小肠后，而不是在胃内。20 世纪 30 年代，林可胜等从小肠黏膜中提取的抑制胃分泌和胃运动的物质，命名为**肠抑胃素**（enterogastrone）。但肠抑胃素至今尚未被提纯，近年来认为，它可能不是一种独立的激素，而是一类激素的总称。小肠黏膜中存在的抑胃肽、促胰液素等激素，都具有肠抑胃素的特性。

（3）**高张溶液**：十二指肠内的高张溶液对胃液分泌的抑制作用可能通过两种途径来实现，即激活小肠内渗透压感受器，通过**肠-胃反射**（entero-gastric reflex）引起胃酸分泌的抑制；以及通过刺激小肠黏膜释放一种或几种抑制性激素而抑制胃液分泌。

案例

[**背景资料**] 男，34 岁，出租车司机。

[**病史与主诉**] 周期性胃脘胀痛 2 年，呈反复发作，伴有反酸、嗳气。疼痛多在餐后半小时出现，持续 1～2 小时后逐渐消失，直至下次进餐后重复出现上述症状。每次发作短则数天，长则数月，经治疗后好转或自行缓解。发作期与缓解期交替出现。

[**体格检查**] T 36.5℃，H 75 次/min，R 18 次/min，BP 110/70mmHg。神志清楚，面色苍白，心率 75 次/min，律齐。两肺呼吸音清。腹壁平软，上腹部触痛，肝于肋缘下未及。

[**辅助检查**] 胃镜检查显示胃小弯处有一黏膜溃疡，基底部有白色或灰白色厚苔，边缘整齐，周围黏膜充血、水肿、易出血。病理检查为良性溃疡，幽门螺杆菌检测阳性，粪便隐血阳性。

[**初步诊断**] 胃溃疡。

问题与思考

1. 胃液的主要成分是什么？这些成分都有何作用？
2. 胃酸分泌过多对机体有何危害？
3. 胃黏膜如何保护自身免受胃酸和胃蛋白酶的侵蚀？

提示

1. 消化性溃疡是一种常见病和多发病，发病率为 10%～12%。主要发生在胃和十二指肠，是胃肠黏膜被胃液消化形成溃疡。近年来的实验与临床研究表明，胃酸分泌过多和胃黏膜保护作用减弱等因素是引起消化性溃疡的主要环节。

2. 幽门螺杆菌感染是引起消化性溃疡的重要病因。研究表明，超过 90% 的十二指肠溃疡和 80% 左右的胃溃疡，都是由幽门螺杆菌感染所导致的。目前，消化科医生已经可以通过内窥镜检查结合病理诊断幽门螺杆菌感染。抗生素的治疗方法已被证明能够根治胃溃疡等疾病。

3. 发病机制是黏膜局部损伤和保护之间的不平衡所致。损伤因素主要是胃酸、胃蛋白酶的消化作用；而保护因素主要是黏液-碳酸氢盐屏障以及黏膜的修复机能。当胃黏膜的保护因素受到破坏，胃酸、胃蛋白酶侵蚀胃黏膜，造成黏膜局部损伤，产生消化性溃疡。例如，神经因素及内分泌调节紊乱既可影响胃酸分泌增多，又可削弱胃黏膜屏障。

二、胃的运动

进食活动引发形式复杂的胃运动，主要完成3个方面的功能：①容纳和储存食物；②对食物进行机械性消化；③推送食糜进入十二指肠。此外，在消化间期胃还将发生移行性复合运动。

（一）胃运动的主要形式

1. 容受性舒张（receptive relaxation） 当咀嚼和吞咽时，食物刺激了咽和食管等处的感受器，反射性地引起胃底和胃体肌肉的舒张，称为容受性舒张。这种舒张可使胃容量由空腹时的50ml左右增大到进食后的1.5L左右，其意义是有利于食物的暂时贮存，而胃内压变化却不大。胃容受性舒张由迷走-迷走反射和肌间神经丛完成。在反射中，传出纤维是抑制性的，其递质可能是**血管活性肠肽**（VIP）或NO。

2. 紧张性收缩（tonic contraction） 是一种胃平滑肌缓慢而持续的收缩运动，具有调节胃内压和促进化学性消化等作用。如紧张性收缩减弱或消失时，可引起胃下垂或胃扩张等。食物对胃壁的刺激通过内在神经丛局部反射使紧张性收缩加强。

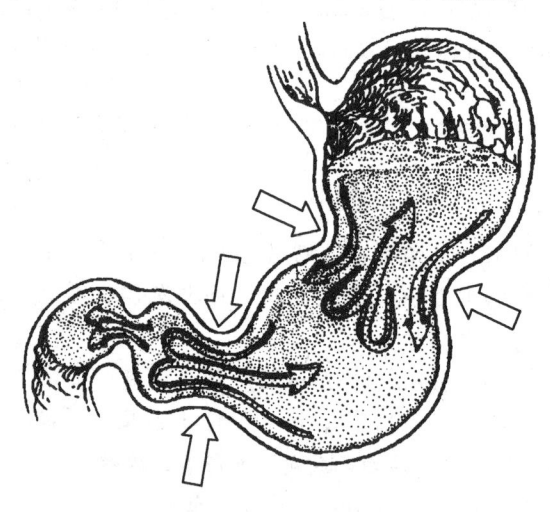

图6-11 胃的蠕动

3. 蠕动 食物进入胃后5min左右，蠕动即开始。蠕动从胃中部开始，向幽门方向扩布，频率每分钟3次。蠕动初起时较弱，传播过程中逐渐加强加快，当接近幽门时明显加强，可将约1~2ml的食糜排入十二指肠，这种作用被称为幽门泵。蠕动波的前进速度通常比胃内容物向前推移的速度快，当蠕动波超过胃内容物到达幽门终末部时，由于终末部平滑肌的有力收缩，大部分胃内容物可被反向推回到近侧胃窦或胃体部（图6-11）。食糜的这种推进、后退的过程在胃尾区反复进行，非常有利于食物和胃液的混合，还可充分研磨、粉碎食物。

胃蠕动受胃平滑肌基本电节律的控制。胃的基本电节律起自胃大弯上部，沿纵行肌向幽门方向传播，一般为3次/min。胃肌收缩通常出现在基本电节律后6~9s，动作电位后1~2s。神经和体液因素可通过影响基本电节律和动作电位来影响胃蠕动。迷走神经兴奋、促胃液素和**胃动素**（motilin，MOT）可使基本电节律和动作电位出现的频率增加，从而增加蠕动的频率和幅度；相反，交感神经兴奋、促胰液素和抑胃肽等使蠕动频率和幅度降低。

（二）胃排空

胃排空（gastric emptying）是指食糜由胃排入十二指肠的过程。食物入胃后约5min即有部分食糜被排入十二指肠。混合食物，由胃完全排空通常需要4~6小时。

胃的排空主要决定于幽门两侧的压力差。当胃内压大于十二指肠内压时，食糜即可由胃排入十二指肠。胃运动是产生胃内压的来源，因此，是胃排空的动力。凡是能刺激胃运动的因素均能加速排空。如胃的内容物作为扩张胃的机械刺激，通过壁内神经反射或迷走-迷走神经反射，引起胃运动的加强；促胃液素对胃的运动也有中等强度的刺激作用，提高幽门泵的活动，并使幽门舒张，对胃排空有重要的促进作用。而十二指肠内容物，如酸、脂肪、高渗溶液及食糜对肠壁的扩张刺激，均可通过神经（肠-胃反射）及体液（肠抑胃素等）调节机制抑制胃的运动和排空。

十二指肠内抑制胃运动的因素并不是经常存在的，随着盐酸在肠内被中和，食物消化产物的被吸收，它们对胃的抑制性影响便渐渐消失，胃运动又逐渐增强，又推送另一部分食糜进入十二指肠。因此，胃排空是间断进行的，而且与十二指肠内消化和吸收的速度相适应，这也表明胃的排空存在着精密的自动控制机制。

在非消化期，胃排空的内容物为咽下的唾液、胃黏液、胃黏膜的脱落物和食物残渣以及未被消化的固体物质等。非消化期的排空作用与消化期的不同，当蠕动波到达幽门时，幽门并不关闭，仍保持开放状态，胃内容物可连续进入十二指肠，直至排完。

（三）消化间期胃肠道移行性复合运动

在消化间期（空腹）时，胃肠道将发生"间歇性强力收缩伴有较长的静息期"为特征的周期性运动，称之为**移行性复合运动**（MMC）。MMC 可分为 4 个时相（图 6-12）：①Ⅰ相（静止相）：只能记录到慢波电位，不出现胃肠收缩，持续 45～60 min；②Ⅱ相：不规则地出现锋电位，胃肠开始出现散发的蠕动，持续时间为 30～45 min；③Ⅲ相：在每个慢波电位上均叠加成簇的锋电位，胃肠出现规则的收缩，持续 5～10 min；④Ⅳ相：是从Ⅲ相转至下一个周期Ⅰ相之间的短暂过渡期，持续约 5 min。胃的 MMC 起始于胃体的上 1/3 部，其Ⅲ相收缩波以 5～10cm/min 的速度向远端扩布，约 90 min 后可达回肠末端。

MMC 使整个胃肠道在消化间期仍有断断续续的运动，特别是Ⅲ相强力收缩通过胃时，可将胃内容物（包括上次进食遗留的残渣，脱落的细胞碎片和细菌等物质）清除干净，因而起着"清道夫"的作用。MMC 的发生和移行受内在神经系统和胃肠激素的调节。NO 可能是 MMC Ⅰ相的控制者，Ⅲ相可能是由内在神经系统的胃动素神经元释放的胃动素所触发。

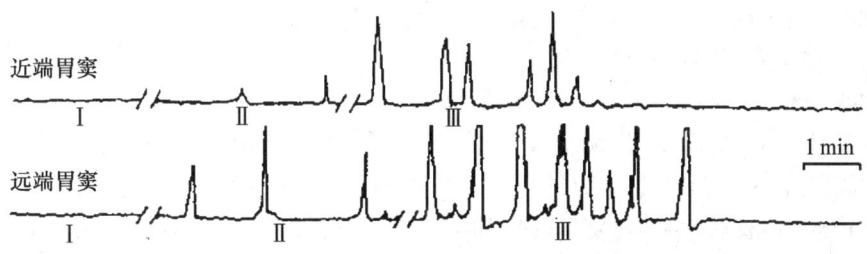

图 6-12 从胃窦记录到的消化间期 MMC 的不同时相变化
注：本图没有Ⅳ相

【临床联系】

呕吐（vomiting）是指胃内容物和一部分小肠内容物通过食管逆流出口腔的一种复杂的反射动作。根据感受刺激的部位，呕吐可分为中枢性和反射性呕吐两种。颅内压增高（脑膜炎、脑水肿、颅内肿瘤等）、第Ⅷ对脑神经疾患（梅尼埃综合征等），以及精神、情绪等因素均可引起中枢性呕吐。来自消化系统、泌尿生殖系统的刺激，通过神经传入到呕吐中枢引起的呕吐，称为反射性呕吐。通常临床所称的呕吐实际上包括了反胃（反流）和呕吐两部分内容。

呕吐中枢位于延髓外侧网状结构的背外侧。呕吐时，胃窦和十二指肠收缩，而胃的其他部分、食管及其括约肌则舒张；声门关闭以隔绝肺的通气道，软腭关闭鼻咽部；然后膈肌和腹肌收缩，使腹内压剧烈升高，将胃内容物驱入食道，并从口腔吐出。

在延髓呕吐中枢的附近存在一个特殊的化学感受野，某些中枢性催吐药如阿扑吗啡以及一些代谢产物蓄积（酮中毒、尿毒症时），可刺激这个化学感受野，通过它再兴奋呕吐中枢，从而起到催吐作用。呕吐时常出现恶心、流涎、呼吸急迫和心跳加快而不规则等自主神经兴奋的症状。

呕吐作为人体一种具有保护意义的防御反射，有利于及时把胃内有害的物质排出体外。但是长期剧烈的呕吐，会影响进食，并使大量的消化液丢失，造成体内水、电解质以及酸碱平衡的紊乱。

第四节 小肠内消化

小肠（small intestine）内消化是整个消化过程中最重要的阶段。在这里，食糜将受到胰液、胆汁和小肠液的化学性消化以及小肠运动的机械性消化。许多营养物质也都在小肠内被吸收。因此，食物通过小肠后，消化吸收过程基本完成，未被消化吸收的食物残渣则被推送到大肠。

一、胰液的分泌

胰液是由**胰腺**（pancreas）的外分泌部的腺泡细胞和小导管管壁的上皮细胞分泌，最后由胆总管排入十二指肠。胰腺的内分泌部分称为胰岛。

（一）胰液的性质、成分及作用

胰液（pancreatic juice）是无色、无味的碱性液体，pH 约为 7.8~8.4，渗透压与血浆近乎相等。正常成年人每日分泌量约为 1~2L。胰液中的无机物主要是水、HCO_3^-、Cl^- 以及各种阳离子。有机物主要是各种消化酶。

1. 碳酸氢盐 $NaHCO_3$ 是胰液中的主要无机盐，是由胰腺小导管上皮细胞分泌。导管细胞内含有较高浓度碳酸酐酶，可催化二氧化碳水化而产生碳酸，后者经过解离而产生 HCO_3^-，其浓度随分泌速度的增加而增加。碳酸氢盐的主要作用是：①中和进入十二指肠的胃酸，使肠黏膜免受胃酸侵蚀；②为小肠内各种消化酶提供最适 pH。

2. 胰酶 胰液中的各种消化酶均为胰腺的腺泡细胞所分泌。

（1）**胰淀粉酶**（pancreatic amylase）：胰淀粉酶是以活性的形式分泌的，其最适 pH 为 6.7~7.0。可将淀粉分解为糊精、麦芽糖及麦芽寡糖。

（2）**胰脂肪酶**（pancreatic lipase）：胰脂肪酶也是以活性形式分泌的，可分解中性脂肪为脂肪酸、甘油一酯和甘油。其最适 pH 为 7.5~8.5。胰脂肪酶需在**辅酯酶**（colipase）存在的条件下才能发挥作用。辅酯酶对胆盐微胶粒有较强的亲和性，有助于脂肪酶紧紧地黏附在脂肪颗粒的表面，避免胆盐把胰脂肪酶从脂肪表面置换下来。胰液中还含有一定量的胆固醇酯酶和磷脂酶 A_2，它们分别水解胆固醇酯和卵磷脂。

（3）**胰蛋白酶**（trypsin）和**糜蛋白酶**（chymotrypsin）：这两种酶都是以不具有活性的酶原形式存在于胰液中。当胰液进入小肠后，胰蛋白酶原可被小肠液中的**肠激酶**（enterokinase）激活，变为胰蛋白酶。胰蛋白酶可激活糜蛋白酶原等与蛋白质有关的水解酶原。这两种酶的作用相似，都能分解蛋白质为胨和䏡，当两者共同作用于蛋白质时，则可将蛋白质分解为小分子的多肽和氨基酸。

正常的胰液中，还含有羧基肽酶、核糖核酸酶、脱氧核糖核酸酶等水解酶。羧基肽酶可作用于多肽末端的肽键，释放出具有自由羧基的氨基酸，后两种酶则可使相应的核酸部分地水解为单核苷酸。

胰液是所有消化液中最重要的一种，含有水解三种主要营养物质的消化酶。临床和实验证明，当胰液分泌障碍时，即使其他消化腺的分泌功能都正常，食物中的脂肪和蛋白质仍不能完全被消化，从而也影响吸收，但糖的消化和吸收一般不受影响。

（二）胰液分泌的调节

在非消化期，胰液几乎是不分泌或很少分泌。进食后胰液分泌即开始，可见食物是兴奋胰腺的自然因素。进食时胰液分泌受神经和体液双重控制，但以体液调节为主（图 6-13）。

1. 神经调节 食物的形象、气味以及食物对口腔、食管、胃和小肠的刺激，都可通过神经反射（包括条件反射和非条件反射）引起胰液分泌。反射的传出神经主要是迷走神经。迷走神经可通过其末梢释放 ACh 直接作用于胰腺，也可通过引起促胃液素的释放，间接地引起胰腺分泌。迷走神经主要作用于胰腺的腺泡细胞，对导管细胞作用较弱。因此，迷走神经兴奋引起胰液分泌的特点是：水分和

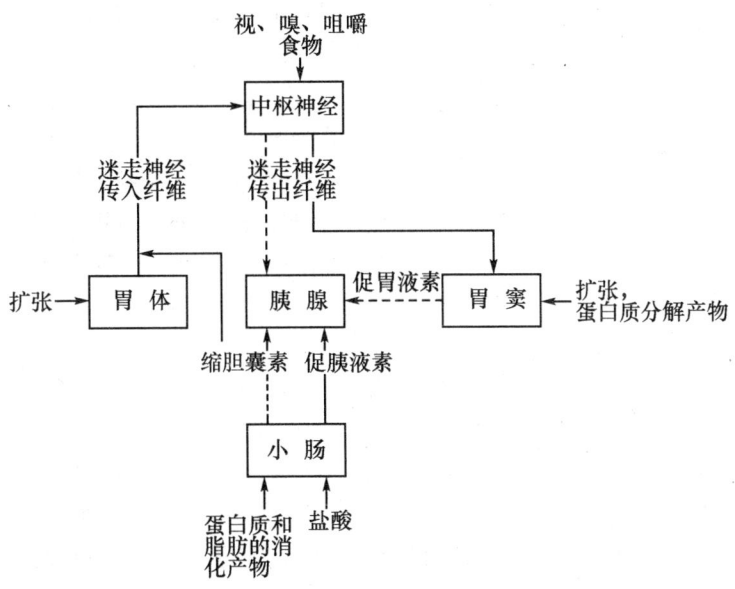

图 6-13 胰液分泌的神经体液调节
注：实线代表水样分泌，虚线代表酶的分泌

碳酸氢盐含量很少，而酶的含量却很丰富。

内脏大神经对胰液分泌的影响不明显。其中的胆碱能纤维可增加胰液分泌；而肾上腺素能纤维则使胰腺血管收缩，对胰液分泌产生抑制作用。

2. 体液调节 作用机制非常复杂，包括促进和抑制胰液分泌两个方面。

（1）**促进胰液分泌的激素**：主要有促胰液素、缩胆囊素，此外还有促胃液素、VIP 和神经降压素等。

促胰液素（secretin）：由小肠 S 细胞分泌。盐酸是其最强的刺激因素，其次为蛋白质分解产物和脂肪酸，糖类几乎没有作用。促胰液素通过血液循环主要作用于胰腺小导管上皮细胞，使其分泌大量的水分和碳酸氢盐，因而使胰液的分泌量大为增加，但酶的含量却很低。

缩胆囊素（cholecystokinin，CCK）：即**促胰酶素**（pancreozymin），是小肠黏膜中 I 细胞释放的一种肽类激素。促进其释放的因素（由强至弱）为：蛋白质分解产物、脂肪酸、胃酸、脂肪，糖类没有作用。CCK 的作用主要是促进胰液中各种酶的分泌，而对胰液中水分和碳酸氢盐的影响很少。CCK 还能促进胆囊平滑肌强烈收缩，促使胆囊胆汁排出；此外，CCK 对胰腺组织具有营养作用，可促进胰腺组织、蛋白质和核糖核酸的合成。蛋白质分解产物和脂肪酸可刺激小肠黏膜 I 细胞释放**缩胆囊素释放肽**（CCK releasing peptide，CCK-RP），CCK-RP 可促进 CCK 的释放，进而促进胰酶的分泌。而分泌的胰蛋白酶则又使 CCK-RP 失活，反馈性地抑制 CCK 和胰酶的分泌。

（2）**抑制胰液分泌的激素**：种类很多，生长抑素是抑制胰液分泌最强的激素；胰多肽可抑制基础胰腺分泌及迷走神经所引起的胰腺分泌；降钙素基因相关肽（CGRP）可抑制生理剂量 CCK 刺激的胰腺分泌。

二、胆汁的分泌与排出

（一）胆汁的性质、成分及作用

胆汁（bile）是一种较浓的具有苦味的有色液体。成人每日分泌胆汁约为 800～1000ml。肝胆汁（由肝细胞直接分泌的胆汁）呈金黄色，pH 为 7.4；胆囊胆汁（在胆囊贮存过的胆汁）因浓缩而颜色变深，并因碳酸氢盐被胆囊吸收以及胆囊的 H^+-Na^+ 交换使胆汁呈弱酸性（pH 为 6.8）。

胆汁的成分很复杂，除水分和无机成分（钠、钾、钙、碳酸氢盐等）外，有机物有胆汁酸、胆色素、脂肪酸、胆固醇、卵磷脂和黏蛋白等。胆汁中没有消化酶。胆汁酸是在肝细胞中由胆固醇转变而来，胆汁酸与甘氨酸或牛磺酸结合所形成的钠盐或钾盐，称为**胆盐**（bile salt）。在正常情况下，胆汁中的胆盐（或胆汁酸）、胆固醇和卵磷脂的适当比例是维持胆固醇呈溶解状态的必要条件。当胆固醇分泌过多，或胆盐、卵磷脂合成减少时，胆固醇易沉积而形成胆结石。

胆汁对于脂肪的消化和吸收具有重要意义，其作用主要由胆盐来承担，包括：①乳化作用。胆盐可降低脂肪的表面张力，使脂肪乳化成微滴，分散于水溶液中，从而增加了胰脂肪酶的作用面积，加速脂肪分解；②胆盐达到一定浓度后，可聚合成**微胶粒**（micelle），肠腔中脂肪的分解产物如脂肪酸、甘油一酯等均可渗入到微胶粒中，形成水溶性的**混合微胶粒**（mixed micelle）。所以，胆盐作为运载工具，促进脂肪消化产物的吸收；③胆汁通过促进脂肪分解产物的吸收，对脂溶性维生素（维生素A、D、E、K）的吸收有促进作用。

（二）胆汁分泌与排放的调节

肝细胞是不断分泌胆汁的，在非消化期，由于**奥迪括约肌**（Oddi sphincter）收缩和胆囊舒张，肝胆汁流入胆囊贮存。胆囊可吸收胆汁中的水和无机盐，使胆汁浓缩5~10倍，大大增加了胆囊的贮存效能。在消化期，胆囊收缩，奥迪括约肌舒张，胆汁可直接由肝以及由胆囊大量排至十二指肠。因此，食物进入消化道是促进胆汁分泌和排出的自然刺激因素。其中蛋白食物刺激最强，其次为高脂肪或混合食物，糖类食物的作用最弱。

1. 神经调节 自主神经对胆汁分泌和胆囊收缩的调节作用均较弱。进食动作或食物对胃、小肠的刺激，可通过迷走神经引起肝胆汁分泌的少量增加，胆囊收缩也轻度加强。迷走神经还可通过引起促胃液素释放而间接引起肝胆汁的分泌和胆囊收缩。

2. 体液调节

（1）**促胃液素**：促胃液素对肝胆汁的分泌及胆囊的收缩均有一定的刺激作用。它可通过血液循环作用于肝细胞和胆囊；也可先引起胃酸的分泌，后者再作用于十二指肠黏膜引起促胰液素释放，从而促进肝胆汁分泌。

（2）**促胰液素**：在调节胆汁分泌的胃肠激素中，促胰液素的作用最明显。促胰液素主要作用于胆管系统，引起胆汁中水和HCO_3^-的分泌量增加，胆盐的分泌并不增加。

（3）**缩胆囊素**：缩胆囊素可通过血液循环兴奋胆囊平滑肌，引起胆囊的强烈收缩；而Oddi括约肌紧张性降低，因此可促使胆囊胆汁大量排放。缩胆囊素也能刺激胆管上皮细胞，使胆汁流量和HCO_3^-的分泌量增加，但其作用较弱。

（4）**胆盐**：胆盐的利胆作用最强，可刺激肝细胞分泌胆汁，临床上常作利胆剂。胆盐对胆囊的运动并无影响。胆汁中的胆盐或胆汁酸排至小肠后，绝大部分仍可由回肠末端吸收入血，经门静脉回到肝脏，再组成胆汁重新分泌入肠，这一过程称为胆盐的**肠肝循环**（enterohepatic circulation）（图6-14）。胆盐每循环一次约损失5%，每次进食后可进行2~3次肠肝循环。

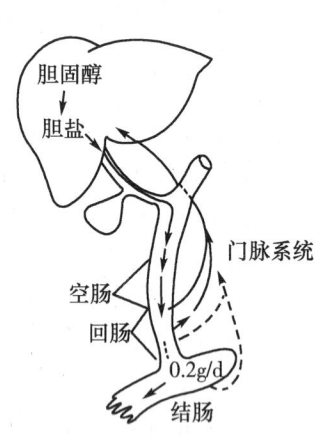

图6-14 胆盐的肠肝循环

三、小肠液的分泌

小肠液由小肠腺和十二指肠腺分泌，其分泌是经常性的。在不同的条件下，分泌量变化很大，成人每日分泌量约为1~3L。

（一）小肠液的性质、成分及作用

小肠液是一种弱碱性液体，pH约为7.6，渗透压接近血浆渗透压。小肠液中除含有大量水分外，还有钠、钾、钙、氯和HCO_3^-等离子。小肠液中的有机成分主要是黏蛋白、IgA和肠激酶（也称肠致活酶）。

小肠液的主要作用是稀释消化产物，降低其渗透压以利于吸收。黏蛋白具有润滑作用，并在黏膜表面形成屏障以抵抗机械损伤。碱性的小肠液与胰液和胆汁一起为小肠内的多种消化酶提供最适 pH 环境，并对保护小肠黏膜抵御胃酸的侵蚀有重要作用。小肠液中的肠激酶能激活胰蛋白酶原，促进蛋白质的消化分解。

此外，小肠上皮细胞还能分泌肽酶、二糖酶（如蔗糖酶、麦芽糖酶、异麦芽糖酶和乳糖酶等）以及脂肪酶等多种消化酶。

（二）小肠液分泌的调节

食糜对肠黏膜的局部机械刺激和化学刺激都可引起小肠液的分泌，其中扩张刺激最为敏感，小肠内食糜的量越多，小肠液的分泌量也越多。一般认为，这些刺激是通过肠壁内神经丛的局部反射而引起肠腺分泌的。参与调节的递质包括 ACh、NA、多种肽类和 NO 等。另外，刺激迷走神经可引起少量十二指肠腺分泌，对肠腺的作用不明显。在胃肠激素中，促胃液素、促胰液素、缩胆囊素和血管活性肠肽等，对小肠液的分泌也有较弱的刺激作用。

综上所述，在神经和体液调节下，各种营养物质从口腔到小肠进行了连续的程序化的消化分解，特别是种类繁多的消化酶，分工合作，互相协调，逐步将大分子物质彻底分解成可被吸收的小分子物质，基本消化过程归纳如下：

$$淀粉 \xrightarrow[\text{（小肠）胰淀粉酶}]{\text{（口腔）唾液淀粉酶}} 麦芽糖 \xrightarrow{\text{（小肠）麦芽糖酶}} 葡萄糖$$

$$蛋白质 \xrightarrow[\text{（小肠）胰、糜蛋白酶}]{\text{（胃）胃蛋白酶}} 䏡、胨、多肽 \xrightarrow{\text{（小肠）多肽酶}} 二肽、三肽 \xrightarrow[\text{（小肠）三肽酶}]{\text{（小肠）二肽酶}} 氨基酸$$

$$脂肪 \xrightarrow[\text{（小肠）胆盐}]{\text{（小肠）胰脂肪酶、辅脂肪酶}} 脂肪酸、甘油、甘油一酯$$

四、小肠的运动

进食活动引起的小肠运动形式多样而复杂，可完成以下主要功能：①进行机械消化；②促进化学性消化；③促进吸收；④推送食糜进入大肠。在消化间期发生的移行性复合运动（MMC）可驱使小肠残留物进入结肠，并使小肠肌肉保持良好的功能状态。

（一）小肠运动的主要形式

1. 紧张性收缩 是其他运动形式有效进行的基础。若小肠的紧张性降低，则肠腔易于扩张，肠内容物的混合和转运减慢；相反，当小肠紧张性升高时，食糜在小肠内的混合和运转过程就加快。

2. 分节运动（segmentation） 是一种以环行肌为主的节律性收缩和舒张运动。在有食糜的一段肠管内，环行肌有多处同时收缩，将肠内的食糜分割成许多节段，随后，收缩的部位舒张，原来舒张的部位收缩，如此反复进行，使食糜不断地被分开，又不断地合拢（图 6-15）。

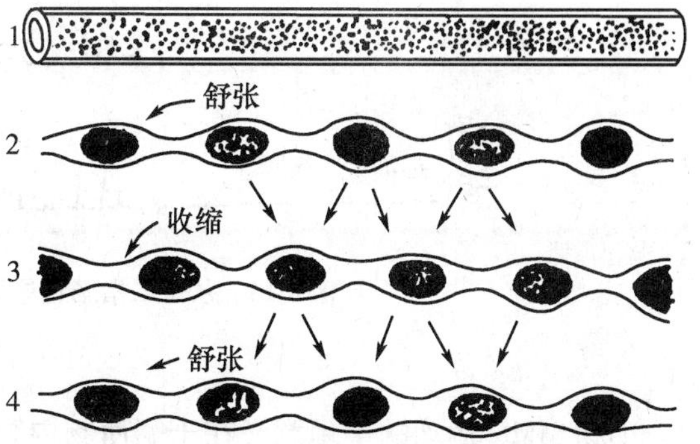

分节运动的推进作用很小，其作用在于使食糜与消化液充分混合，便于进行化学消化。还使食糜与肠壁紧密接触，为吸收创造良好的条件。另外，还能挤压肠壁促进血液和淋巴的回流。

图 6-15 小肠分节运动模式图

分节运动的节律受小肠基本电节律的控制。小肠的基本电节律起步于十二指肠近胆管入口处的纵行肌细胞上，从十二指肠到回肠末端的基本电节律的频率由 11 次/min 逐渐下降至 8 次/min。分节运动在空腹时几乎不出现，进食后才逐渐变强。小肠各段分节运动的频率呈梯度式递减,即小肠上段的分节运动频率较高,小肠下段的频率较低。如人十二指肠分节运动频率为 11 次/ min,回肠末端的频率为 8～9 次/ min。

3. 蠕动　可发生在小肠的任何部位,其速度约为 0.5～2.0cm/s,近端小肠的蠕动速度大于远端。小肠的蠕动波很弱,通常只进行一段数厘米的短距离后即消失。蠕动的意义在于使经过分节运动作用后的食糜向前推进一步,到达一个新肠段,再开始分节运动。通常食糜从幽门到回盲瓣约需 3～5 小时,即食糜在小肠内的实际推进速度为 1cm/min。

在回肠末端的**逆蠕动**(reversed peristalsis)可使食糜在肠管内来回移动,有利于充分消化和吸收。在小肠还有一种进行速度快(2～25cm/s)、传播较远的蠕动,称为**蠕动冲**(peristaltic rush)。蠕动冲可把食糜从小肠始端一直推送到末端,有时还可推送到大肠。蠕动冲可能是由于进食时吞咽动作或食糜进入十二指肠所引起的。

【临床联系】

肠内容物在肠管内不能顺利推进而发生阻碍时,称为**肠梗阻**。某些疾病引起肠腔狭小或阻塞以及肠壁肌肉运动紊乱等均能导致肠梗阻。另外,肠系膜血管发生栓塞,肠麻痹时,可发生血管性肠梗阻。

(二) 小肠运动的调节

小肠运动是由食糜的机械和化学刺激引起的,是肠壁内在神经系统局部反射的结果。在整体内,小肠运动还受外来神经和胃肠激素的调节。

1. 神经调节　切断小肠的外来神经,小肠蠕动仍可进行,说明肠神经系统(特别是肌间神经丛)对小肠的运动起重要的调节作用。小肠平滑肌的肌间神经丛中主要有两类神经元:一类神经元含 VIP、一氧化氮合酶(NOS)等,它们可以是中间神经元或抑制性运动神经元;另一类神经元含 ACh、速激肽、P 物质等,它们可以是中间神经元或兴奋性运动神经元。这些神经元通过它们末梢释放的递质调节小肠平滑肌的活动。

一般来说,副交感神经的兴奋能加强小肠运动,而交感神经兴奋则使肠运动减弱。但是自主神经的效应还受肠肌当时状态的影响,如肠肌紧张性增高时,则无论副交感或交感神经的兴奋都使之抑制;相反,如肠肌的紧张性降低,则这两种神经的兴奋都能增强其活动。

2. 体液因素　小肠壁内的神经丛和平滑肌对各种化学物质具有广泛的敏感性。起兴奋作用的有促胃液素、缩胆囊素、P 物质、5-HT 等;起抑制作用的有促胰液素和抑胃肽等。

(三) 非消化期小肠运动的主要形式

在消化间期或禁食期,与胃相似,小肠的运动形式也是移行性复合运动(MMC)。其基本特点是(图 6-16):①从十二指肠到回肠末端,扩播速度逐渐减慢;②十二指肠 MMC 的Ⅲ相时程约为 8min,越到小肠远端Ⅲ相时程越长;③MMC 的Ⅲ相最大收缩频率呈递减趋势。

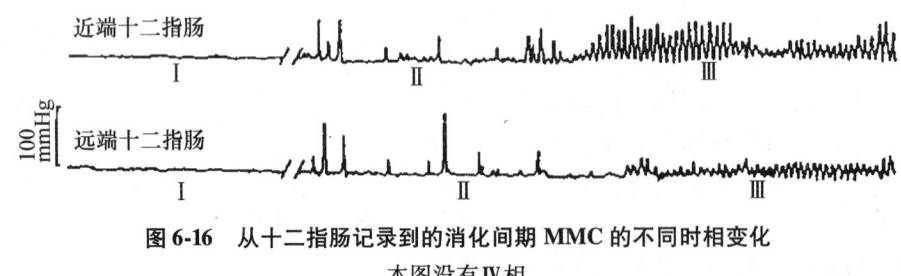

图 6-16　从十二指肠记录到的消化间期 MMC 的不同时相变化
本图没有Ⅳ相

小肠 MMC 运动的生理意义在于驱使肠内容物(包括小肠残留物,脱落的细胞碎片和肠道分泌物)进入结肠,有利于小肠内容物清除干净,限制细菌在肠内的过度生长。此外,通过这种周期性运动,可使小肠肌肉在长期禁食期内保持良好的功能状态。

MMC 的发生和移行受神经和激素的调节,肠神经系统启动和协调 MMC 的发生与扩播。在自发的 MMC 周期中,血液中的胃动素的浓度变化与 MMC 的周期基本一致。可见,由十二指肠黏膜细胞释放的胃动素是诱发 MMC 的激素。

（四）回盲括约肌的作用

回肠末端与盲肠交界处的环行肌显著加厚，起着括约肌的作用，称为**回盲括约肌**。对盲肠黏膜的机械刺激或充胀刺激，可通过肠肌局部反射，引起回盲括约肌收缩，从而阻止回肠内容物向结肠排放。进食时，食物入胃，通过胃-回肠反射引起回肠蠕动，当蠕动波到达回肠末端数厘米时，回盲括约肌便舒张，可推送约 4ml 左右食糜进入结肠。据估计，正常情况下每天约有 450~500ml 食糜进入大肠。

总之，回盲括约肌的主要功能是防止回肠内容物过快的进入大肠，延长食糜在小肠内的停留时间，因此有利于小肠内容物的完全消化和吸收。此外，回盲括约肌还具有活瓣样作用，可阻止大肠内容物向回肠倒流。

第五节　大肠内消化

大肠（large intestine）的主要功能是：①吸收水分和电解质，参与机体水、电解质平衡的调节；②完成食物残渣的加工，形成和暂时贮存粪便直至排出体外。

一、大肠液的分泌及肠内细菌的作用

（一）大肠液的分泌

大肠液是由大肠黏膜的柱状上皮细胞和杯状细胞分泌的一种碱性液体，主要成分为黏液和碳酸氢盐，pH 为 8.33~8.4。大肠液的主要作用是：①黏液可保护肠黏膜，润滑粪便使其易于下行；②碳酸氢盐可中和大肠内细菌产生的酸类物质，并阻止其扩散，保护大肠壁免受侵蚀。

食物残渣对大肠壁的机械刺激通过壁内神经丛局部反射引起大肠液分泌。副交感神经（盆神经）兴奋可使黏液分泌明显增加，交感神经兴奋可使大肠液分泌减少。

（二）大肠内细菌的作用

大肠内细菌种类很多，粪便中细菌约占粪便固体重量的 20%~30%。大肠内细菌的主要作用是：①对食物的残渣产生发酵和腐败作用，主要产物有 CO_2、乳酸、沼气、脂肪酸、甘油、胆碱、多肽、氨基酸、吲哚、硫化氢等；②利用肠内简单的物质合成维生素 B 复合物和维生素 K，并在大肠内被吸收，为人体所利用。

二、大肠的运动和排便反射

大肠的运动少而慢，对刺激的反应也较迟缓，这些特点都适应于大肠暂时贮存粪便。

（一）大肠的运动形式

1. 袋状往返运动　是在空腹时最多见的一种运动形式，由环行肌无规律的收缩所引起。它使结肠袋内容物向两个方向作短距离运动，但不向前推进。其意义是：有利于对内容物不断地研磨与混合；有利于肠黏膜与内容物接触，促进水和无机盐的吸收。

2. 分节或多袋推进运动　这是一个结肠袋或一段结肠收缩，其内容物被推进到下一段的运动。进食后这种运动增多，可将肠内容物向肛门推进。

3. 蠕动　大肠的蠕动是由一些稳定向前的收缩波所组成。收缩波前方的肌肉舒张，往往充有气体；收缩波的后面则保持在收缩状态，使这段肠管闭合并排空。大肠的蠕动很慢，其传播速度约 5cm/h。

在大肠还有一种进行快，而且前进很远的蠕动，称为**集团蠕动**（mass peristalsis）。通常开始于横结肠，可将一部分大肠内容物推送到降结肠或乙状结肠。集团蠕动常见于进食后，最常发生于早餐后

60min 内，可能是食物充胀胃和十二指肠，通过胃-结肠反射和十二指肠-结肠反射所引起。其作用是将结肠内容物迅速向肛门端推进，当推至直肠时，可产生便意。

（二）排便反射

排便（defecation）是受意识控制的脊髓反射。人的直肠内通常没有粪便，当胃-结肠反射发动的集团运动将粪便推入直肠时，可刺激直肠壁感受器，冲动经盆神经和腹下神经到达脊髓腰骶段的初级排便中枢，并上传至大脑皮层的高级排便中枢引起便意。如果条件许可，传出冲动经盆神经引起降结肠、乙状结肠和直肠收缩，肛门内括约肌舒张；同时阴部神经传出冲动减少，肛门外括约肌舒张，粪便被排出体外。此外，腹肌、膈肌收缩，腹内压增加也促进粪便排出。如果条件不许可，皮层发出冲动抑制初级排便中枢的活动，则可抑制排便。

大脑皮层发出的冲动能抑制或加强初级排便中枢的活动，即意识可抑制或加强排便。主观上如果对便意经常予以抑制，直肠壁感受器逐渐失去对粪便刺激的正常敏感性，加之粪便在大肠内停留过久，水分吸收过多而变得干硬，引起排便困难，这是便秘产生的常见原因之一。

第六节 吸 收

一、概 述

一般来说，消化是吸收的前提，吸收为机体提供了营养物质，因而具有非常重要的生理意义。糖、脂肪和蛋白质，以及水、电解质和维生素等营养物质在消化道吸收的部位、过程、形式特点以及影响因素，均各有不同。

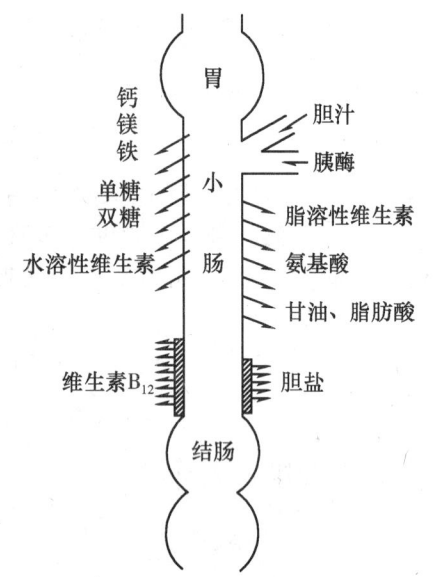

图6-17 各种主要营养物在消化道的吸收部位

（一）吸收的部位

消化道不同部位的吸收能力差异很大：①口腔和食道基本上没有吸收功能，但有些药物（如硝酸甘油）可在口腔黏膜吸收；②胃仅吸收少量高度脂溶性的物质（如乙醇）；③小肠是营养物质吸收的主要部位。蛋白质、脂肪和糖类的消化产物大部分在十二指肠和空肠吸收；胆盐和维生素 B_{12} 等在回肠吸收，回肠主要是吸收功能的贮备（图6-17）；④大肠主要吸收水和无机盐，结肠可吸收进入其中的80%的水、90%的 Na^+ 和 Cl^-。

（二）小肠吸收的有利条件

小肠成为吸收主要部位的有利条件是：①糖类、蛋白质、脂类等物质在小肠已被各种消化酶分解成可吸收的小分子物质；②有巨大的吸收面积（$200 \sim 250 m^2$）。小肠约4~5m长，小肠黏膜上环行皱襞、绒毛、微绒毛等结构非常发达，使小肠的表面积增加了600倍（图6-18）；③有足够的吸收时间。食物在小肠内停留时间较长（3~8h），营养物质有足够的时间被吸收；④小肠平滑肌的舒缩可使绒毛发生节律性伸缩与摆动，促进绒毛内血液和淋巴的流动，有助于吸收。

（三）小肠吸收的途径与机制

1. 吸收的途径 小肠内水和营养物质的吸收主要通过两种途径：①跨细胞途径。通过小肠绒毛上皮细胞的顶端膜进入细胞内，再穿过细胞的基底侧膜进入细胞间隙，最后进入血液或淋巴；②细胞旁途径。通过小肠上皮细胞之间的紧密连接进入细胞间隙，再进入血液（图6-19）。

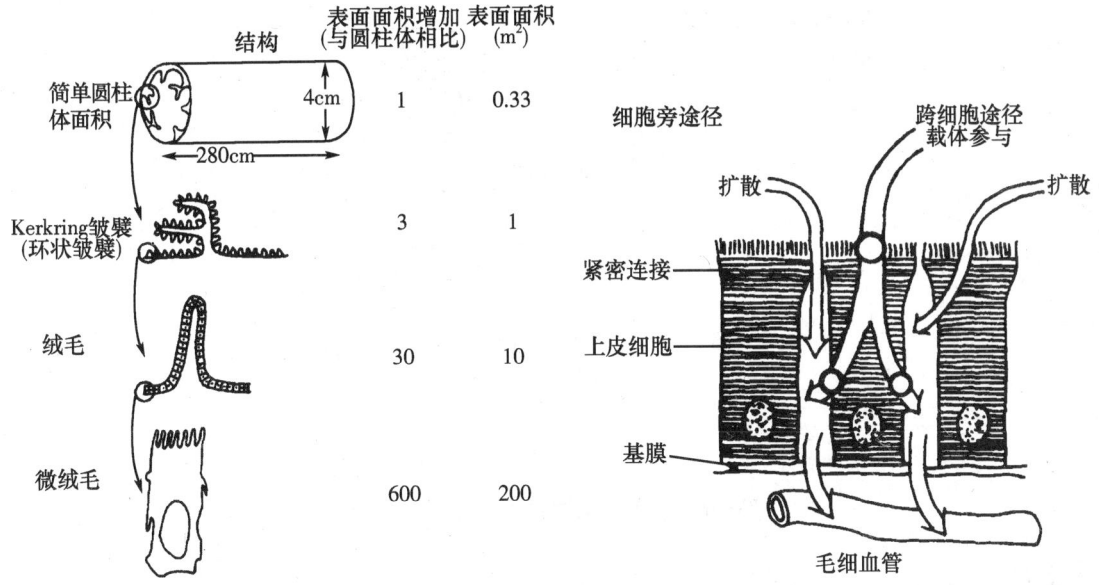

图 6-18 小肠黏膜表面积增大机制示意图   图 6-19 小肠黏膜吸收水和小分子溶质的两条途径

2. 吸收的机制 大致有两种：①被动转运。包括滤过、渗透、扩散和易化扩散等方式；②主动转运。在肠黏膜的上皮细胞膜上存在着多种泵，如 Na^+ 泵等。通过这些泵的作用，不仅使 Na^+、K^+ 等主动吸收，还可促进其他物质（如葡萄糖、氨基酸）的继发性主动转运而被吸收。

二、小肠内主要营养物质的吸收

（一）水的吸收

机体每天摄入的水量约 2L，分泌的消化液约 7L，随粪便排出的水仅为 0.1~0.2L，因此消化道每天吸收约 9L 水。其中空肠吸收 5~6L，回肠吸收 2L，结肠吸收 400~1000ml，而十二指肠吸收很少。水以渗透方式被吸收，各种溶质（特别是 NaCl）吸收后产生的渗透压梯度是水吸收的主要动力。

（二）无机盐的吸收

各种无机盐吸收的难易程度不同。单价碱性盐类如钠、钾、铵盐的吸收很快，多价碱性盐类如镁、钙盐则吸收较慢。凡与钙结合形成沉淀的盐如硫酸钙、磷酸钙均不能被吸收。

1. 钠的吸收 成年人每天摄入钠约 5~8g，肠道分泌钠 20~30g。小肠每天吸收 25~35g 钠，以空肠吸收量最大。

小肠对钠的吸收是跨细胞途径的主动转运过程。小肠黏膜上皮细胞的微绒毛上存在着多种 Na^+ 载体（如 Na^+-葡萄糖同向转运体、Na^+-氨基酸同向转运体、Na^+-Cl^- 同向转运体、Na^+-H^+ 逆向转运体）。在小肠上皮细胞基底侧膜上有 Na^+-K^+ 泵（图 6-20）。在 Na^+-K^+ 泵作用下，可将钠主动泵出细胞并进入血液，使细胞内 Na^+ 浓度降低。而且，细胞内的电位较细胞外负 40mV。肠腔内的 Na^+ 便可借助微绒毛上的各种 Na^+ 载体顺电-化学梯度进入细胞。

2. 铁的吸收 人体每日吸收铁约 1mg，仅为每日摄入量的 5% 左右。食物中的铁绝大部分是三价的高铁，不易被吸收，须还原为亚铁后方可被吸收。胃酸可促进铁溶解，维生素 C 能将高铁还原为亚铁，二者均可促进铁的吸收。

铁（Fe^{2+}）吸收的主要部位是十二指肠和空肠，是主动转运过程。在肠腔，Fe^{2+} 与肠上皮细胞释放的**转铁蛋白**（transferrin，TRF）结合成复合物，并以受体介导的入胞形式进入细胞内，TRF 释放出 Fe^{2+} 后可重新进入管腔，而进入胞内的 Fe^{2+}，一部分从基底侧膜以主动转运形式入血；一部分与胞内

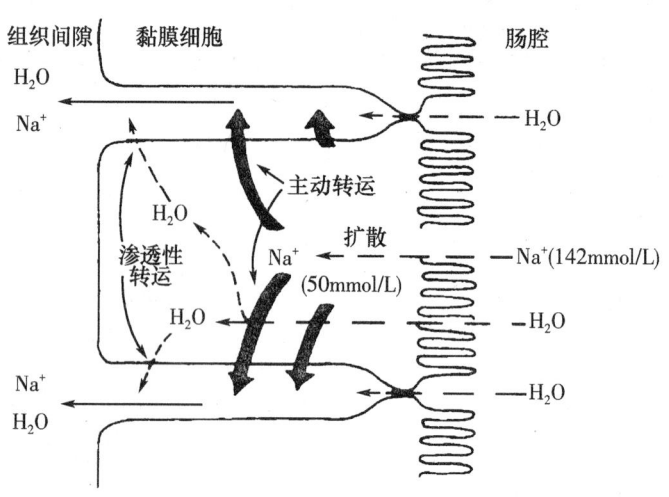

图 6-20 小肠黏膜对钠和水的吸收示意图

的**铁蛋白**（ferritin）结合，储存在胞内。

3. 钙的吸收 通常食物中钙 30%～80% 被吸收，钙的吸收受 1,25-(OH)$_2$-维生素 D$_3$ 和甲状旁腺激素的调节。小肠各部都有吸收钙的能力，十二指肠吸收能力最强。进入小肠的胃酸可促进钙游离，有助于钙的吸收。

Ca^{2+} 的吸收是主动过程，Ca^{2+} 与小肠黏膜上皮细胞微绒毛上的**钙结合蛋白**（calbindin）结合进入胞内，Ca^{2+} 可由基底侧膜上 Ca^{2+}-ATP 酶（Ca^{2+} 泵）及 Na^+-Ca^{2+} 交换体转到细胞间隙，再进入血液。

（三）糖的吸收

糖类必须分解为单糖后才能被吸收，肠道内的单糖主要是葡萄糖，约占总量的 80%，其余的是半乳糖、果糖和甘露糖等。各种单糖吸收的速率不同，以半乳糖和葡萄糖最快，果糖次之，甘露糖最慢。糖的吸收是逆浓度差进行的继发性主动转运，其能量来自钠泵。转运过程是：肠黏膜上皮细胞侧膜上有钠泵，肠腔面纹状缘上有 Na^+-葡萄糖同向转运体，底侧膜上有转运葡萄糖的载体，能选择性把葡萄糖从纹状缘的肠腔面转入细胞内再易化扩散入血。

（四）蛋白质的吸收

蛋白质分解产物，包括二肽、三肽以及氨基酸的吸收与葡萄糖的吸收相似，为继发性主动转运。肠黏膜上皮细胞顶端膜上，存在多种 Na^+-氨基酸和 Na^+-肽同向转运体，分别转运中性、酸性、碱性氨基酸以及二肽、三肽进入细胞。进入细胞内的氨基酸以及少量二肽、三肽，再经基底侧膜上氨基酸或肽的载体以易化扩散方式进入细胞间液，然后进入血液。少数氨基酸的吸收可不依赖 Na^+ 转运体，而是通过易化扩散的方式进入上皮细胞内。

（五）脂类的吸收

膳食中的脂肪多为甘油三酯，在小肠被水解成脂肪酸、甘油一酯和胆固醇等，它们与胆汁中的胆盐结合形成水溶性混合微胶粒，然后穿过覆盖在小肠绒毛表面的非流动的静水层到达微绒毛。在这里，脂肪酸、甘油一酯和胆固醇等又逐渐地从混合微胶粒中释出，它们透过微绒毛的脂蛋白膜而进入黏膜细胞，而胆盐被遗留于肠腔中。

长链脂肪酸（含 12 个以上碳原子）和甘油一酯进入细胞后，在肠上皮细胞的内质网中大部分重新合成为甘油三酯，并与细胞中的载脂蛋白合成**乳糜微粒**（chylomicron，CM）。CM 在高尔基复合体包装成分泌颗粒，从基底侧膜通过出胞形式进入绒毛内的乳糜管（图 6-21）。中、短链脂肪酸（含 12 个以下碳原子）的脂溶性高，不需酯化可直接扩散入毛细血管。

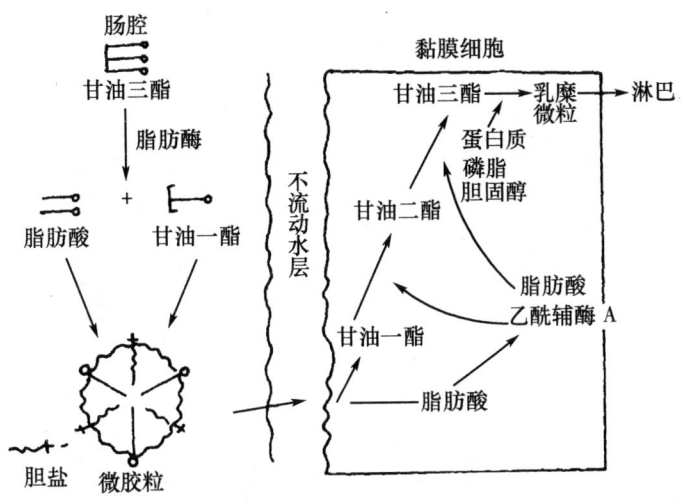

图 6-21 脂肪在小肠内消化和吸收的主要方式

肠中胆固醇有两种来源：一是来自食物，二是来自胆汁。影响胆固醇吸收的因素很多：①食物中胆固醇含量越多吸收越多，但不呈直线关系；②食物中脂肪和脂肪酸能促进胆固醇吸收；③食物的植物固醇（如豆固醇、β-谷固醇）抑制胆固醇吸收；④食物中纤维素、果胶、琼脂等能抑制胆固醇吸收。

（六）维生素的吸收

维生素分为脂溶性维生素和水溶性维生素两类。水溶性维生素以扩散方式在小肠上段被吸收，但维生素 B_{12} 必须与内因子结合成水溶性复合物才能被回肠吸收。包括维生素 B_1、B_2、B_6、PP、C 以及叶酸等水溶性维生素是依赖于 Na^+ 的同向转运体被吸收的。脂溶性维生素 A、D、E、K 的吸收与脂类物质消化产物的吸收相同。

（徐慧颖　闫福曼　张　胜）

第七章

能量代谢与体温

人体摄取的营养物质经消化道作用吸收入血后，参与自我更新过程。在细胞，利用营养物质合成和构筑各组成成分，同时吸收能量作为储备；与此同时，分解原有的组成成分，并将营养物质中蕴藏的化学能释放出来，以供生命活动之需。这种物质代谢所伴随的能量释放、贮存、转移和利用的过程称为**能量代谢**（energy metabolism）。

第一节 能量代谢

一、机体能量的来源、转化与平衡

（一）能量的来源与贮备

人体生命活动所需能量，均来源于糖、脂肪和蛋白质等三大营养物质中所蕴藏的化学能。这些营养物质在体内经生物氧化后，碳氢键断裂，生成 CO_2 和水，同时释放出能量。一般情况下，机体所需能量约 70% 由糖提供，其余由脂肪提供。

1. 糖 糖分解供能的途径，随氧供情况而异。在氧供充足时，通过有氧氧化供能；在氧供不足时，通过无氧酵解供能。糖以肝糖原和肌糖原的形式贮存于肝脏和肌肉。肌糖原是骨骼肌随时可以动用的能量储备，肝糖原主要用于维持血糖水平的相对稳定。

2. 脂肪 是人体巨大的能源贮备库。正常人体内脂肪的贮存量可占体重的 20%。脂肪释放的能量多，1g 脂肪氧化所释放的能量约为等量糖或蛋白质的 2 倍。因此，脂肪既是主要的贮能物质，也是重要的供能物质。

3. 蛋白质 蛋白质是构成机体组织成分的重要物质，作为能量来源意义不大。在糖和脂肪供能不足的情况下，如长期不能进食或消耗量极大时，体内蛋白质才被分解供能，以维持必要的生命活动。

（二）能量的转化与平衡

各种能源物质在体内氧化释放的能量，其总量的 50% 以上迅速转化为热量，以维持体温，并不断地散发于体外；其余不足 50% 是可以被机体利用的自由能，这部分能量以高能磷酸键的形式贮存于**三磷酸腺苷**（ATP）分子中。在生命活动中，机体不能直接利用物质分解所释放的能量，而所需能量均由 ATP 提供。因此，ATP 既是机体的重要贮能物质，又是直接的供能物质。

除 ATP 外，体内还有一种重要的贮能物质——**磷酸肌酸**（creatine phosphate，CP），主要存在于肌肉组织。磷酸肌酸可视为 ATP 的贮存库，而不能直接供能。例如，当物质氧化释放的能量过多，不仅可贮存于 ATP，还可将 ATP 中的高能磷酸键转移给肌酸，生成 CP 贮存能量；当细胞耗能增加，CP 又将贮存的能量转移给**二磷酸腺苷**（ADP），生成新的 ATP，以补充 ATP 的消耗，维持细胞内 ATP 含量的相对稳定（图 7-1）。显然，从能量代谢的整个过程来看，ATP 的合成与分解是体内能量转换和利用的关键环节。

机体细胞利用 ATP 所载荷的自由能做功，完成各种生理活动。例如，合成各种细胞组分、生物活性物质与其他物质的化学功、物质通过生物膜进行主动转运的转运功、肌肉进行收缩活动的机械功等。除骨骼肌运动完成的机械功（外功）以外，其余在体内完成的功最终都转变为热能。在机体内，热能是能量的最低级形式，它不能再转化为其他形式的能，因而也不能用来做功，但在维持机体的体温方面有重要作用。

一般来说，健康成年人的能量来源与去路保持动态平衡。机体摄入的能量与消耗的能量之间的平衡，称为**能量平衡**。在一段时间内，如果摄入的化学能与消耗能基本相等，体重不变，即机体的能量达到了"收支"平衡；若能量摄入大于消耗，则以脂肪形式贮存起来，体重增加；反之，摄入能量小于能量的消耗，则体内储备的能源物质被分解，体重减轻。

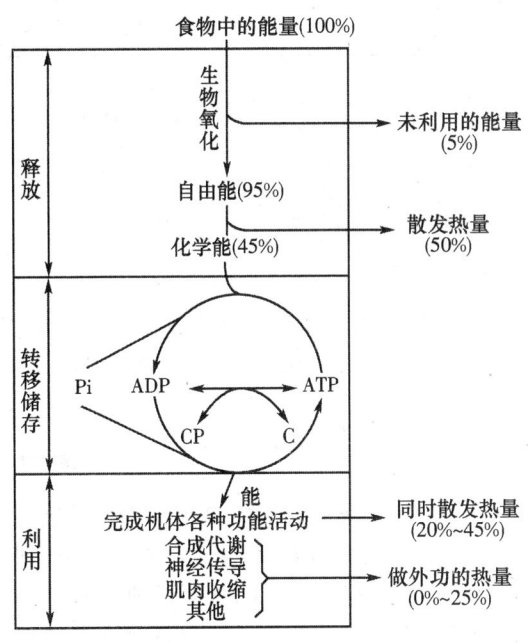

图 7-1 体内能量的释放、转移、贮存和利用示意图

二、能量代谢的测定

（一）能量代谢测定的原理

机体的能量代谢也遵循能量守恒定律，即机体在整个能量转化过程中，所利用的食物中的化学能应等于它最终转化的热能和所做的外功。如果避免做外功，测定单位时间内机体的产热量，就可测出机体能量代谢率。

（二）能量代谢测定的方法

测定机体单位时间内发散的总热量通常有两种方法，即**直接测热法**（direct calorimetry）和**间接测热法**（indirect calorimetry）。

1. 直接测热法　是使被测试者处于一特制的隔热测量装置内，直接测定机体在一定时间内向外界环境发散的总热量。由于该测量装置结构复杂，操作困难，已很少使用。一般都采用间接测热法。

2. 间接测热法　其所依据的基本原理是物质化学反应的定比定律，即在一般的化学反应中，反应物的量与产物的量之间呈一定的比例关系。据此，只要测定机体在一定时间内的耗 O_2 量和 CO_2 产量，间接推算出这一段时间内各类食物的氧化量和产热量，即可计算出能量代谢率。采用间接测热法，必须了解与之密切相关的几个概念。

（1）**食物的热价**（thermal equivalent of food）：又称**食物的卡价**（caloric value of food），是指 1g 某种食物氧化（或在体外燃烧）时所释放的热量。热价有物理热价和生物热价之分，前者指食物在体外燃烧时释放的热量，后者指食物在体内氧化时产生的热量。三种主要营养物质的热价不同（表 7-1），其中只有蛋白质的生物热价与物理热价不相同，这是因为蛋白质在体内氧化不完全，一部分热量以尿素的形式排出的缘故。

（2）**食物的氧热价**：某种食物氧化时消耗 1L 氧所产生的热量，称为该种食物的**氧热价**（thermal equivalent of oxygen）。氧热价在能量代谢的测算方面有着重要的意义，可根据机体在一定时间内的耗 O_2 量推算出它的能量代谢率。

表 7-1 三种营养物质氧化时的几种数据

营养物质	产热量（kJ/g）			耗氧量（L/g）	CO_2 产量（L/g）	氧热价（kJ/L）	呼吸商
	物理热价	生物热价	营养学热价*				
糖	17.15	17.15	16.74	0.83	0.83	20.66	1.00
脂肪	39.75	39.75	37.66	2.03	1.43	19.58	0.71
蛋白质	23.43	17.99	16.74	0.95	0.76	18.93	0.80

*营养学中常用该数值计算食物的热价

（3）**呼吸商**：机体通过呼吸从外界环境中摄取 O_2，以满足机体生理活动的需要，同时将 CO_2 呼出体外。机体在一定时间内呼出的 CO_2 量与吸入的 O_2 量的比值（CO_2/O_2）称为**呼吸商**（respiratory quotient，RQ）。

$$RQ = \frac{CO_2 \text{ 产量（mol 数或 ml 数）}}{\text{耗 } O_2 \text{ 量（mol 数或 ml 数）}}$$

糖、脂肪和蛋白质无论是在体内氧化还是在体外燃烧时产生的 CO_2 量和耗 O_2 量各不相同，因而它们具有不同的呼吸商（表 7-1）。糖氧化时所产生的 CO_2 量与所消耗的 O_2 量是相等的，所以糖的呼吸商等于 1。脂肪和蛋白质的呼吸商则分别为 0.71 和 0.8。在日常生活中，人们的膳食多为糖、脂肪、蛋白质混合食物，混合膳食的呼吸商一般在 0.85 左右。

一般情况下，体内能量主要来自糖和脂肪的氧化，蛋白质的因素可忽略不计。为了计算方便，可根据糖和脂肪按不同比例混合氧化时所产生的 CO_2 量以及消耗 O_2 的量计算出相应的呼吸商（表 7-2），这种呼吸商称为**非蛋白呼吸商**（non-protein respiratory quotient，NPRQ）。根据 NPRQ，可从表 7-2 查出相对应的氧热价，计算出能量代谢率。

表 7-2 非蛋白呼吸商与氧热价

非蛋白呼吸商	氧化的百分比（%）		氧热价（kJ/L）	非蛋白呼吸商	氧化的百分比（%）		氧热价（kJ/L）
	糖	脂肪			糖	脂肪	
0.707	0.00	100.0	19.60	0.86	54.10	45.90	20.41
0.71	1.10	98.90	19.64	0.87	57.50	42.50	20.46
0.72	4.75	95.20	19.69	0.88	60.80	39.20	20.51
0.73	8.40	91.60	19.74	0.89	64.20	35.80	20.56
0.74	12.00	88.00	19.79	0.90	67.50	32.50	20.61
0.75	15.60	84.40	19.84	0.91	70.80	29.20	20.67
0.76	19.20	80.80	19.89	0.92	74.10	25.90	20.71
0.77	22.80	77.20	19.95	0.93	77.40	22.60	20.77
0.78	26.30	73.70	19.99	0.94	80.70	19.30	20.82
0.79	29.90	70.10	20.05	0.95	84.00	16.00	20.87
0.80	33.40	66.60	20.10	0.96	87.20	12.80	20.93
0.81	36.90	63.10	20.15	0.97	90.40	9.58	20.98
0.82	40.30	59.70	20.20	0.98	93.60	6.37	21.03
0.83	43.80	56.20	20.26	0.99	96.80	3.18	21.08
0.84	47.20	52.80	20.31	1.00	100.0	0.00	21.13
0.85	50.70	49.30	20.36				

3. 简便测热法 间接测热法的测算程序繁琐，应用不便。在临床和劳动卫生工作实践中，通常多采用简便的测热法，首先采用代谢测定仪测出单位时间内的耗 O_2 量，将混合膳食的呼吸商定为 0.82，其相应的氧热价为 20.20kJ，以此氧热价乘以所测的耗 O_2 量（V_{O_2}）即可求出该时间内的产热量：即产热量 = 20.20 kJ × V_{O_2}。

三、影响能量代谢的主要因素

（一）肌肉活动

肌肉活动是影响能量代谢的最主要因素。机体任何轻微的活动都可能提高代谢率。人在剧烈运动时，骨骼肌的耗 O_2 量显著增加，通过呼吸、循环等功能活动的加强仍不能很快满足当时机体对氧的需要时，造成骨骼肌的相对缺氧状态，即产生**氧债**（oxygen debt）。肌肉活动停止后一定时间内，为偿还氧债，机体的耗 O_2 量仍维持在较高的水平。因此，测定能量代谢时，应避免肌肉运动。

（二）精神活动

人在平静地思考问题时，能量代谢受到的影响并不大，产热量增加一般不超过4%。但在机体处于激动、恐惧和焦虑等紧张状态时，能量代谢显著增加。尽管中枢神经系统本身的代谢率无明显改变，可是由于肌紧张增强以及甲状腺、肾上腺髓质等分泌的激素增多，使机体代谢水平增高，产热量显著增加。

（三）食物的特殊动力效应

人在进食之后1小时左右开始，延续到7~8小时，虽然同样处于安静状态，但所产生的热量却比进食前有所增加。这种由食物引起机体产生"额外"热量的现象，称为食物的**特殊动力效应**（specific dynamic effect）。蛋白质的食物特殊动力效应最为显著，可达30%；糖和脂肪约为4%~6%；混合性食物为10%左右。

（四）环境温度

机体在安静状态下，环境温度为20~30℃时，能量代谢最为稳定。当环境温度低于20℃时，代谢率即开始增加；在10℃以下时，则显著增加。其原因主要是由于寒冷刺激反射性地引起战栗以及肌肉紧张度增强所致。当环境温度超过30℃时，机体代谢率又会逐渐增加。这可能与细胞内酶活性增强、化学反应速度加快、发汗以及呼吸、循环功能增强等因素的作用有关。

四、基 础 代 谢

（一）基础代谢的概念

基础代谢（basal metabolism）是指人体在基础状态下的能量代谢。所谓基础状态是指清醒、安静，空腹12小时以上、室温保持在20~25℃时人体的状态。此时由于排除了肌肉活动、精神活动、食物的特殊动力效应及环境温度等因素对能量代谢的影响，体内能量的消耗只用于维持一些基本的生命活动，能量代谢比较稳定。

基础代谢率（basal metabolic rate，BMR）是指单位时间内的基础代谢。BMR比一般安静时的代谢率要低些，但不是最低代谢率，因为熟睡时代谢率会更低。

（二）基础代谢率的衡量标准

能量代谢率的高低与体重并不成比例关系，而与体表面积基本上成正比。所以，BMR通常以单位时间内每平方米体表面积的产热量为衡量单位，即以 $kJ/(m^2·h)$ 来表示。

1. 体表面积的计算 人体体表面积的大小，可用下列公式计算：

$$体表面积（m^2）= 0.0061 \times 身高（cm） + 0.0128 \times 体重（kg） - 0.1529$$

在实际应用中，根据受试者的身高和体重，可从图7-2查出其体表面积。

2. 基础代谢率的测算 临床上通常采用简便测热法来测

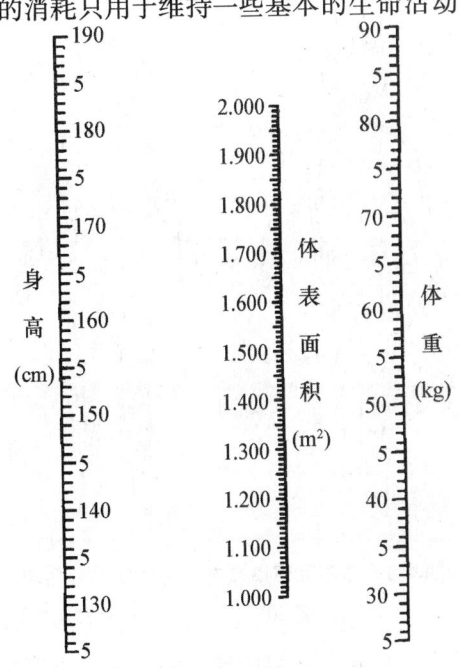

图7-2 体表面积测算图

定 BMR，即通过测定单位时间内的耗氧量来计算产热量，然后将产热量除以体表面积，计算出每平方米、每小时的产热量（kJ/m²·h）。我国人正常的 BMR 水平，男女各年龄组的平均值如表 7-3 所示。

表 7-3 我国人正常的 BMR 平均值（kJ/m²·h）

年龄（岁）	11~15	16~17	18~19	20~30	31~40	41~50	51 以上
男性	195.5	193.4	166.2	157.8	158.6	154.0	149.0
女性	172.5	181.7	154.0	146.5	146.9	142.4	138.6

BMR 的表达方式，除采用 kJ/（m²·h）为单位表示外，临床上还采用相对的数值。用实测值与同年龄和同性别的正常平均值相差百分比表示，即：

$$基础代谢率 = \frac{实测值 - 正常平均值}{正常平均值} \times 100\%$$

在一般情况下，基础代谢率的实测值与正常平均值比较，相差在 ±10%~±15% 以内属于正常。相差值超过 20% 时，有可能是病理变化。甲状腺功能改变对基础代谢的影响最明显。甲状腺功能亢进时 BMR 可比正常值高出 25%~80%；甲状腺功能低下时，BMR 可比正常值低 20%~40%。因此，BMR 的测量是临床诊断甲状腺疾病的重要辅助方法。此外，肾上腺皮质、脑垂体功能的改变也常伴有 BMR 的改变。

第二节 体 温

体温（body temperature）是人体的重要生命体征之一。正常的体温及其相对稳定是人体进行新陈代谢和生命活动的必要条件，体温过高或过低，均会降低生物酶的活性，影响新陈代谢的正常进行，甚至危及生命。

一、人体正常体温及其生理变动

（一）人体的温度

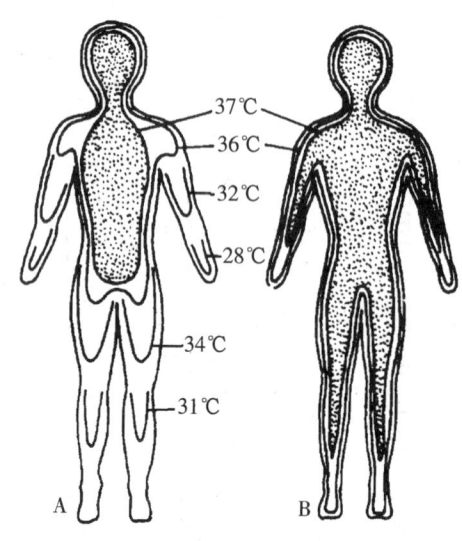

图 7-3 在不同环境温度下人体体温分布图
A. 环境温度 20℃；B. 环境温度 35℃

人体可分为核心和外壳两个层次，其核心的温度称为**深部温度**（core temperature），而外壳的温度称为**表层温度**（shell temperature）（图 7-3）。

1. 表层温度 包括皮肤、皮下组织和肌肉等部位的温度。表层温度低于深部温度，而且由表及里存在着比较明显的温度梯度。表层温度（特别是皮肤温度）易受环境温度、衣着以及局部血流量等因素的影响。

2. 深部温度 主要是指心、脑、肺、腹腔脏器的温度。机体深部温度是相对稳定的，而且通过血液循环传递热量，可使体内各器官温度经常趋于一致，因而，机体深部血液的温度可代表内脏器官温度的平均值。

（二）体温的测量

生理学所说的体温是指机体深部的平均温度。深部温度特别是血液温度很难测量，临床上通常用腋窝、口腔和直肠等处的温度来代表体温。测定**腋窝温度**（auxillary temperature）时，腋窝处应保持干燥，不得有汗。由于腋窝皮肤表面温度较低，不能正确反映体温，因而在测量时，要让被测者将上臂紧贴胸廓，使腋窝密闭以形成人工体腔，这样深部的热量才能逐渐传导过来，使腋窝的温度逐渐升高至接近深部温度的水平。因此，测定腋窝温度的时间需 10min，才能达到相当于深部温度的稳定值。腋窝温度的测定是最常用的一种体温检测方法，其正常值为 36.0~37.4℃。测定**口腔温度**（oral temperature）时，将体温计置于舌下部，测定方便且较为准确，但容易受吸入空气与冷热饮食的影响。口腔温度的正常值为 36.7~37.7℃。测定**直肠温度**（rectal temperature）时，要将温度计插入直肠 6cm 以上，所测的温度就接近深部温度，直肠温度的正常值为 36.9~37.9℃。

（三）体温的生理变动

1. 昼夜波动 人的体温存在昼夜节律，在清晨 2~6 时最低，午后 1~6 时最高。其昼夜变化的幅度一般不超过 1℃。

2. 性别 成年女性的平均体温比男性高 0.3℃，而且其基础体温随月经周期呈现节律性波动（图 7-4），即排卵前期体温较低，排卵日最低，排卵后（黄体期）体温则升高。因此，每天测定基础体温，有助于了解受试者有无排卵和排卵日期。排卵后体温升高可能与黄体期孕激素的分泌有关。

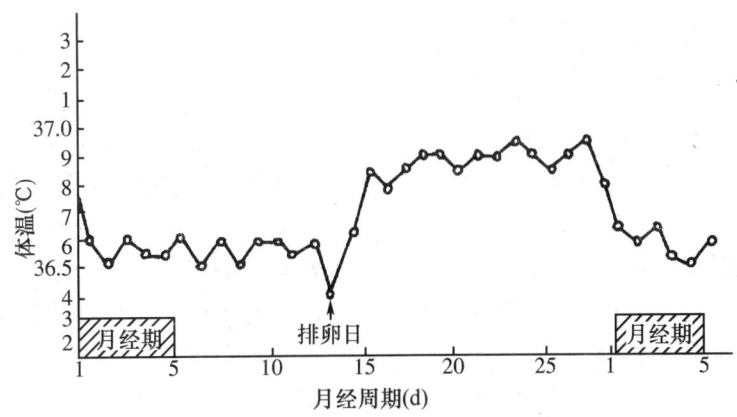

图 7-4 女子月经周期中基础体温曲线

3. 年龄 新生儿，特别是早产儿，由于体温调节机制还不完善，调节能力差，其体温易受外界环境温度的影响而变动，因此，对婴幼儿应加强保温护理。儿童、青少年的体温较高。老年人因其代谢水平降低，以及其他系统功能也降低，其体温也偏低。

4. 肌肉活动 肌肉活动时，产热量明显增多，导致体温升高。因此，测定体温时，应让受试者安静休息一段时间后再进行。

此外，在测量体温时，还要注意精神紧张、情绪激动、进食和环境温度等因素的影响。

二、体热平衡

体热平衡（body heat equipoise）是指机体产热和散热两个过程之间处于相对平衡的状态，这是体温维持相对稳定的基础。当机体产热量多于散热量时，体温升高；反之，当机体产热量少于散热量时，则体温降低。

（一）产热过程

1. 产热器官 机体的主要产热器官是内脏、骨骼肌和脑。安静时，主要产热器官是内脏和脑，在内脏中，以肝脏产热量最多，心、脾、肾、肠等次之。运动或劳动时，骨骼肌便成为主要产热器官，其产热量可占总热量的 90% 左右。步行时骨骼肌产热量可比安静时增加 3 倍，剧烈运动时可使产热量增加 40 倍。

2. 产热形式 人体内产热的基本形式，主要包括基础代谢产热、食物特殊动力效应产热、骨骼肌运动产热以及寒战与非寒战产热等几种。前三种产热形式前已述及，下面仅讨论寒战与非寒战产热形式。

(1) **寒战产热**（shivering thermogenesis）：寒战是指骨骼肌不随意的节律性收缩或震颤，其节律为 9~11 次/min。寒战的特点是屈肌和伸肌同时收缩，基本不做外功，产热量高。发生寒战时，代谢率可增加 4~5 倍。机体在寒冷刺激下，通常先出现**寒冷性肌紧张**（thermal muscle tone），此时产热量即有所增加。当寒冷刺激继续增强时，便可在此基础上出现寒战，从而大大地增加产热量，以维持寒冷环境中的体热平衡。

(2) **非寒战产热**（non-shivering thermogenesis）：在寒冷环境中，机体通过代谢增多产热的现象称为非寒战产热，又称代谢产热。非寒战产热以**褐色脂肪组织**（brown fat tissue，BFT）的产热量最大（约占 70%）。BFT 是高度特化的产热器官，出生后分布于腹股沟、腋窝、肩胛下区及颈部大血管的周围等处。在寒冷环境中，交感神经兴奋，促使 BFT 细胞内的脂肪小滴迅速在线粒体内氧化分解产热。在寒冷环境中适应几周后，BFT 的产热能力可提高几倍到十几倍。新生儿有 BFT 贮存，故非寒战产热对新生儿的体温调节，意义尤为重要。

(二) 散热过程

1. 散热器官 人体的主要散热器官是皮肤，经皮肤散发的热量约占 85%，经呼吸道随气体散失热量约占 14%，随粪、尿等散失热量约为 1%。

2. 散热形式 人体散热的形式主要有辐射、传导、对流和蒸发四种。前三种形式的散热，只在体表温度高于外界环境温度时才有意义。一旦环境温度接近或高于体表温度时，蒸发便成为唯一的散热形式。

(1) **辐射**（radiation）**散热**：辐射是指机体以热射线的方式将体热传给外界的一种散热形式。散热量的多少取决于皮肤与环境间的温差以及人体有效辐射面积等因素。环境温度越低，皮肤的有效辐射面积越大，散热量越多。由于四肢的面积较大，因而在辐射散热中起重要的作用。辐射散热是机体在常温和安静状态下的最主要散热形式，约占总散热量的 60% 左右。

(2) **传导**（conduction）**散热**：传导是指机体的热量直接传给与之接触的温度较低物体的一种散热形式。其散热量的多少与所接触物体的面积、温度差和物体的导热性能有关。导热性越好，散热量越多；反之，则散热量少。由于水的导热性能较好，因而临床上常用冰袋、冰帽等措施为高热病人降温。

(3) **对流**（convection）**散热**：对流是机体通过气体交换热量的一种散热方式。当人体体温高于环境时，通过冷、热空气的对流，将体热不断散发出去。对流散热量的多少，受空气流速的影响极大。一般来说，空气流速越快，对流散热量也越多。风扇可使空气对流速度加快，有利于机体的散热。棉毛衣物能够御寒，就是因为棉毛纤维间形成不易流动的空气层，阻碍对流散热产生而保温。

(4) **蒸发**（evaporation）**散热**：蒸发是指机体通过水分从体表汽化时吸收热量而散失体热的一种散热形式。常温下，蒸发 1g 水可使机体散失 2.4 kJ 热量。因此，体表水分蒸发是一种有效的散热途径。临床上用酒精给高热病人擦浴，可增加蒸发散热量，以降低体温。蒸发散热可分为不感蒸发和发汗两种。

不感蒸发（insensible perspiration）是指由皮肤和呼吸道表面渗出的水分，在体表汽化蒸发的现象。这种蒸发形式不被人们所觉察，无论外界环境温度高或低均可进行。人体不感蒸发的水分每天可达 1000ml 左右，其中通过皮肤蒸发约为 600~800ml。因此，临床补液和计算出入量时，应考虑到这部分丢失的体液量。婴幼儿不感蒸发的速率较成人大，因而在缺水时，婴幼儿更易出现严重脱水。

(三) 产热和散热的调节反应

当人体处于过热和过冷的环境中时，机体可通过多种方式增、减产热量或散热量，以维持体温的相对稳定。主要的调节反应包括发汗、皮肤血流量的改变，以及前已述及的寒战和非寒战产热。

1. 发汗的调节 人体的汗腺有大、小汗腺之分。**大汗腺**（apocrine gland）主要局限于腋窝、外阴部和乳头等处，开口于毛根附近。其分泌物除含电解质外还含有脂性物质；**小汗腺**（eccrine gland）是与蒸发散热有关的腺体，它广泛分布于全身皮肤。小汗腺有活动汗腺和非活动汗腺之分，额、颈、躯干前和手背的汗腺较为活跃，故分泌汗液能力较强。

(1) **汗液的成分**：汗液中水分占 99% 以上，不到 1% 的溶质成分中，大部分为 NaCl，还有少量 KCl、尿素和乳酸钠等物质。实验测试表明，汗液不是简单的血浆滤出液，而是由汗腺细胞主动分泌的。因此，汗液的成分与血浆的成分有明显差异（表7-4）。

表7-4 汗液与血浆化学成分的比较

化学成分	汗液	血浆	化学成分	汗液	血浆
钠	80	142	尿素氮	15	15
钾	5	5	葡萄糖	2	100
钙	1	2.5	乳酸	35	15
氯	86.5	103	蛋白质	0	7

刚刚从汗腺细胞分泌出来的汗液与血浆等渗，但在流经汗腺导管时，汗液中部分 NaCl 被重吸收，最后排出的汗液是低渗的。炎热时分泌增多的醛固酮可促进汗腺导管对 NaCl 的重吸收。所以大量发汗时，机体丢失的水分比电解质多，可造成高渗性脱水。如果发汗速度过快，汗腺导管来不及重吸收 NaCl，以致使汗液中 NaCl 浓度增加，机体除丧失大量水分外，还可丧失大量 NaCl，此时应注意在补充水分的同时补充 NaCl，否则会引起电解质紊乱，甚至影响神经肌肉的兴奋性而出现"热痉挛"。

(2) **发汗的类型**：发汗是一种反射性活动。汗腺的分泌大致可分为两类：①**温热性发汗**（thermal sweating）是由温热性刺激引起全身广泛性出汗。温热性发汗中枢很可能位于下丘脑体温调节中枢之中或近旁。该发汗的生理意义在于散失体热，调节体温；②**精神性发汗**（mental sweating）是由精神紧张、情绪激动等刺激引起的局部性出汗，主要见于手掌、足底和前额等处，与体温调节无关。精神性发汗中枢位于大脑皮层运动前区。以上两种形式的发汗并不能截然分开，往往是以混合形式出现的。

(3) **汗腺分泌的调节**：小汗腺的分泌活动受神经、体液因素的双重调节。小汗腺主要受交感胆碱能纤维支配。因此，ACh 能促进小汗腺分泌，阿托品则可阻止汗腺分泌。近年来发现，支配小汗腺的交感神经兴奋时，神经末梢可同时释放 ACh 和血管活性肠肽（VIP）两种递质，ACh 直接刺激分泌细胞或间接地通过肌上皮细胞而使汗腺分泌；VIP 则使血管平滑肌舒张，局部血流增多，促进发汗。两种递质起协同作用。面部的小汗腺除受交感神经支配外，还受面神经（副交感纤维）和三叉神经的支配。

小汗腺还受体液因素的影响，如肾上腺素可加强 ACh 对汗腺分泌的刺激作用。

2. 皮肤血流量的调节 皮肤血流量的改变对体热散失的影响极大。机体可通过交感神经系统控制皮肤血管口径，增减皮肤血流量，以改变皮肤温度来控制散热。在寒冷环境中，交感神经紧张性增强，皮肤血管收缩，微循环动静脉短路关闭，皮肤血流量减少，皮肤温度降低，则使散热作用减弱，以防止体热散失；在炎热环境中，交感神经紧张性降低，皮肤小血管舒张，微循环动静脉短路开放，皮肤血流量增多，大量体热通过血流从机体深部带到体表，使皮肤温度升高，辐射、传导散热增加；同时，汗腺血供增加，蒸发散热增加。

四肢深部的静脉和动脉是相伴走行的，而且深部静脉呈网状围绕着动脉。静脉血温度偏低，而动脉血温度相对偏高，两者之间由于温度差而进行热量交换，动脉血带到末梢的热量有一部分通过静脉回流又被带回深部，这种现象称为**逆流热交换**（counter current heat exchange）。当环境温度降低时，在皮肤血流量减少的同时，肢体深部静脉的回流量增加，逆流热交换加强，减少了体热散失；相反，当环境温度升高时，皮肤血管舒张充血，血液主要由浅表静脉回流，深部静脉血流量减少，逆流热交换减弱，有利于散热（图7-5）。

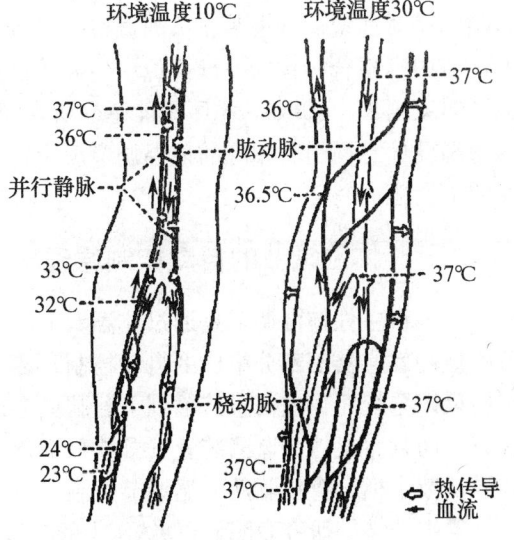

图7-5 上肢的逆流热交换

【临床联系】

中暑(heat stroke) 当人在高温、空气湿度大且通风状况不良的环境中长时间作业时,机体产热大于散热或散热受阻,导致体温升高,使体内代谢加速,可出现体温调节中枢功能障碍,汗腺功能衰竭,水、电解质丢失,甚至出现意识丧失、循环功能紊乱、组织损伤等中暑症状,出现中暑时应积极抢救治疗,并在易发环境下加强预防。

三、体温调节

人类属于**恒温动物**(homeothermic animal),即体温是相对稳定的,这有赖于自主性体温调节和行为性体温调节。**自主性体温调节**(autonomic thermoregulation)是在体温调节中枢的控制下,通过增减皮肤血流量、发汗、寒战等生理反应,调节产热与散热过程的平衡,使体温维持在相对稳定的水平;**行为性体温调节**(behavioral thermoregulation)是指机体在不同温度环境中出现的姿势和行为反应对体温的调节。例如,随环境温度变化增减衣着、蜷缩或伸展肢体等行为。一般来说,自主性体温调节是基础,行为性体温调节是对自主性体温调节反应的补充。以下主要讨论自主性体温调节。

(一)温度感受器

按其分布的位置可分为**外周温度感受器**(peripheral temperature receptor)和**中枢温度感受器**(central temperature receptor)两种,前者为游离神经末梢,后者则是神经元。

1. 外周温度感受器 广泛地分布于皮肤、黏膜和内脏等处。皮肤温度感受器可分为**冷感受器**(cold receptor)和**热感受器**(warm receptor)两类,分别感受皮肤温度下降和皮肤温度升高的刺激,并反射性引起产热反应和散热反应的变化。一般来说,皮肤冷感受器的数量比热感受器约多4~10倍,这表明,皮肤温度感受器的作用主要是监测皮肤温度降低。

2. 中枢温度感受器 是指存在于脊髓、延髓、脑干网状结构、下丘脑和大脑皮层等处对温度变化敏感的神经元。其中**热敏神经元**(warm-sensitive neuron)在局部脑组织温度升高时冲动发放频率增加;而**冷敏神经元**(cold-sensitive neuron)在局部脑组织温度下降时冲动发放频率增加。据统计,在**视前区-下丘脑前部**(preoptic-anterior hypothalamus,PO/AH),热敏神经元数量较冷敏神经元多(约为3:1)。故认为PO/AH中枢温度感受器的作用侧重于监测深部温度的升高。

(二)体温调节中枢

从多种恒温动物分段切除脑的实验观察到,只要保留下丘脑及其以下的神经结构,动物仍能维持体温的相对稳定。这表明,体温调节的基本中枢位于下丘脑。进一步的实验证明,下丘脑PO/AH是体温调节中枢整合机构的关键部位,主要依据是:①损毁PO/AH区,体温调节的产热和散热反应都将明显减弱或消失;②PO/AH区既能感受所在部位局部温度的微小变化,又能会聚、整合处理不同部位传入的温度信息而引起相应的体温调节反应;③致热原等多种化学物质能直接作用于PO/AH区,产生体温调节反应。

(三)体温调节的自动控制原理

人体自主性体温调节是通过体温调节的自动控制系统来完成的,该系统是由温度感受器、体温调节中枢和效应器等部分组成的自动控制环路(图7-6)。人体体温的调定点是37℃。若体温偏离37℃,则由反馈系统将偏差信息传输到下丘脑体温调节中枢,进而调节产热和散热过程,使体温维持在37℃左右。而且,机体的监测装置(如皮肤温度感受器)感受环境温度变化后,以前馈方式作用于下丘脑体温调节中枢,直接驱动体温调节机制。

电生理学的研究表明,PO/AH中的热敏神经元与冷敏神经元之间相互制约、相互协调地活动决定了体温调定点的高低。如图7-7所示,冷敏神经元和热敏神经元的放电频率反应曲线相交于一点,相

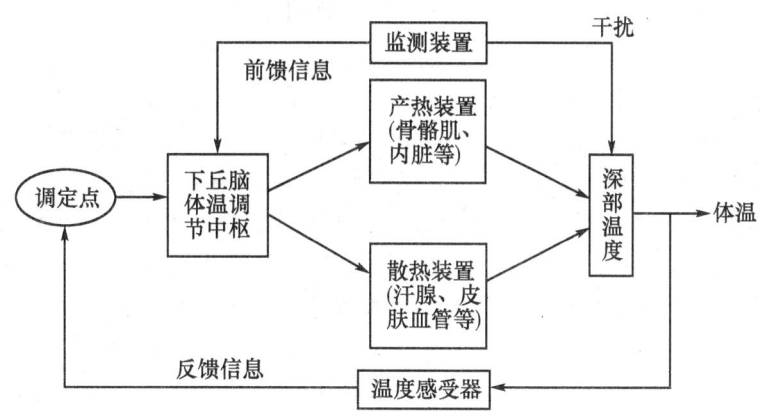

图 7-6 体温调节自动控制示意图

交点所对应的下丘脑温度值即为体温调定点数值。在某些致病因素作用下，体温调定点可发生移位，产生调定点**重调定**（resetting）现象。

（四）在不同的环境温度下机体对体温的调控

在不同的环境温度下，来自外周和中枢温度感受器的信息在下丘脑的 PO/AH 体温调节中枢进行整合，主要的调控活动包括三个：①通过躯体运动神经的活动，引起行为性体温调节，或调控骨骼肌的产热活动；②通过交感神经的活动，调节皮肤的血流量、汗腺的分泌以及褐色脂肪组织的代谢活动，从而影响散热、产热过程；③通过改变甲状腺激素、肾上腺素、去甲肾上腺素、生长激素等激素分泌，调节机体的代谢水平，影响产热过程。

机体进行体温调节时各效应器反应的温度阈值并不相同，包括引起皮肤血管的舒缩、发汗，寒战产热和非寒战产热的温度阈值等。因此，在不同的环境温度下，机体整合调控中，各种效应器反应的侧重有所不同。

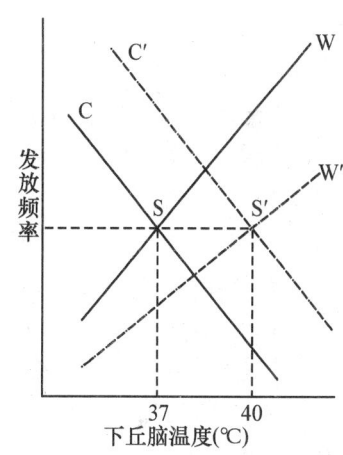

图 7-7 下丘脑温度变化与温度敏感神经元放电频率关系示意图

1. 适宜的环境温度 机体主要通过改变皮肤血管的舒缩状态调节皮肤的血流量，通过控制机体的散热量来维持体温。

2. 高温环境 机体通过皮肤血管舒张、发汗和行为改变等方式增加散热，在高温环境下，交感肾上腺素能缩血管纤维的紧张性活动降低，使皮肤血管舒张，动-静脉吻合支大量开放，皮肤血流量增加，因此，皮肤的散热量增加。

若散热量不足以达到维持体热平衡，则继而引起汗腺分泌活动增强，出现发汗；同时还有行为性体温调节的参与，可维持体温的稳态。

如果机体长时间处于高温环境中，机体由于大量出汗，可造成水、电解质平衡的紊乱，还可导致心率加快，心输出量增加，消化酶分泌减少，胃肠运动减弱以及中枢神经系统活动抑制等情况。

3. 寒冷环境 机体通过非寒战产热和寒战以及行为改变等方式增加产热。在寒冷环境下，交感肾上腺素能缩血管纤维的紧张性活动加强，使皮肤血管收缩，皮肤血流量减少，经皮肤的散热量减少。与此同时，交感神经兴奋又可促进肾上腺素、去甲肾上腺素、甲状腺激素等促进代谢的激素释放，使机体的代谢活动增强，增加非寒战产热。机体还可通过躯体运动神经的活动，使骨骼肌的紧张性增强，甚至出现寒战，进一步增加产热。

此外，机体还可采取减少散热，增加产热的行为活动。

总之，在寒冷环境中，机体在减少散热量的基础上，主要通过各种方式增加产热，以防止体温过低，维持体温的相对稳定。当人体长时间处于寒冷环境中或产热量过少而导致体温降低时，将会出现代谢水平降低、感觉功能减退、反应迟钝、嗜睡、意识障碍等情况。

【临床联系】

发热(fever)是发热的激活物(如细菌毒素、病毒、真菌、螺旋体、抗原抗体复合物等)作用于致热原细胞诱生内源性致热原(endogenous pyrogen,EP),EP以不同途径将发热信号传入体温调节中枢,使下丘脑PO/AH的体温调定点上移所引起的调节性体温升高。

现已明确,EP实际上是多种细胞因子的混合物,包括干扰素(IFN)、肿瘤坏死因子(TNF)、白细胞介素1、6(IL-1、IL-6)等生物活性物质。EP必须经发热中枢介质的介导而作用于体温调节中枢,才能引起调节性体温升高。发热的中枢介质可根据其效应分为发热的中枢正调节介质与发热的中枢负调节介质二类。前者主要发挥正调节效应、引起升温反应,主要包括前列腺素E(PGE)、促肾上腺皮质激素释放激素(CRH)、5-HT、NE、ACh、组胺等;后者则是参与发热体温负调节、限制体温升高的内生性解热物质,主要包括P物质(SP)、Ang、VP、ACTH、神经降压素等。

EP作用于体温调节中枢而引起发热的过程中,需要发热的中枢正调节介质如前列腺素E_2等的介导作用,阿司匹林等解热镇痛药可通过抑制前列腺素的合成,发挥退热疗效。糖皮质激素也有退热作用,其作用机制可能与它抑制产致热原细胞合成释放EP、同时也抑制前列腺素的合成有关。

案例

[**背景资料**] 男,45岁。

[**病史与主诉**] 鼻塞、咳嗽多日,三天前有畏寒、发热、咳嗽、咳脓痰等症状,昨晚10时寒战高热,咳嗽加剧,胸痛、气短来院急诊。

[**体格检查**] T 39.5℃,H 105次/min,R 30次/min,BP 130/80mmHg。神志清楚,急性病容,面颊绯红。呼吸急促,心率105次/min,偶闻期前收缩,双肺呼吸音低,右肺闻及中小水泡音。腹平软,肝脾肋下未触及。

[**辅助检查**] 白细胞(WBC)$15×10^9$/L、中性粒细胞(N)90%,血红蛋白(Hb)87g/L、红细胞(RBC)$3.6×10^{12}$/L,胸部X线检查(胸片)显示右肺可见斑片状阴影。ECG:窦性心动过速。

[**诊断**] 急性肺炎。

问题与思考

1. 发热的原因是什么?为什么在发热前会出现寒战症状?
2. 体温过高时,对高热病人可采取哪些对症治疗的物理降温措施?
3. 发热对人体会有哪些影响?

提示

发热是机体在感染病原体后引起内源性致热原释放;外伤、出血损伤体温调节中枢及自主神经系统紊乱等多种疾病导致体热平衡失常所出现的一种常见病症。一定程度的体温升高,有利于机体在病理状态下的抗病、抗感染能力。但发热也能对机体产生许多不良影响,高热时,病人体内代谢加强,还可伴有体液丢失而致循环功能衰竭;肝、肾功能受损,若体温持续高于41℃时,可出现神经系统功能障碍,甚至是脑实质性损伤,超过43℃时将危及生命。因而,对病因明确的发热病人,应及时采取正确的降温措施,避免高热对机体功能造成更大的损害。

(尤行宏 王 勇)

第八章

肾脏的排泄功能

排泄（excretion）是指机体将新陈代谢终产物、进入体内的各种异物（包括染料、药物等）和过剩物质，经血液循环由排泄器官排出体外的过程。

机体主要排泄途经有：①呼吸器官：以气体形式，由肺经呼吸道排出二氧化碳、少量水分和挥发性物质；②皮肤：以不感蒸发和汗液形式，排出水分、少量 NaCl 和尿素等；③消化道：随粪便排出胆色素和一些无机盐（如钙、镁、铁等）；④肾脏：以**尿液**（urine）形式，通过生成尿液，排出大部分代谢产物、多余的水分和各种无机盐和有机物等。由于肾脏尿中排泄的物质种类最多、数量最大，而且可随着机体的需要选择性改变尿量和尿中物质排出量。因此，肾脏是机体最重要的排泄器官。

第一节 概 述

一、肾脏的生理功能

（一）生成尿液

肾脏的主要生理功能是生成尿液，包括三个基本过程：肾小球滤过，肾小管和集合管选择性重吸收，肾小管和集合管的分泌。具体过程详见第二节和第三节。

1. 尿量 人体每天产生约 35g 代谢产物（溶质），至少需要 500ml 尿液才能将其溶解排出。通常，正常成人每昼夜排出尿量约在 1000~2000ml 之间，平均约为 1500ml。生理条件下，尿量可以出现较大幅度的变化，如果摄入的水分多时，尿量增多；反之，如果摄入水少，或出汗很多时，尿量减少。

临床上，**少尿**（oliguria）是指每昼夜排尿量在 100~500ml 范围内；每昼夜排尿量不足 100ml，称为**无尿**（anuria）。少尿或无尿可导致代谢产物排出障碍而在体内堆积，引起尿毒症；**多尿**（polyuria）则是指每昼夜排尿量长期持续在 2500ml 以上，多尿可导致机体脱水。

2. 尿液的成分和理化特性 尿中含水分约占 95%~97%；固体物仅占 3%~5%，固体物可分为无机盐和有机物两大类。无机盐主要是氯化钠，其余为硫酸盐、磷酸盐、硝酸盐、钾和氨盐等；有机物主要是尿素，其余为马尿酸、肌酐、尿胆素等。

正常人尿液呈淡黄色。24 小时混合尿的比重一般介于 1.015~1.025 之间；尿液渗透压一般比血浆高，在 50~1200 mOsm/（kg·H_2O）范围。尿量多时，尿液被稀释，颜色变浅，比重和渗透压降低；尿量少时，尿液被浓缩，颜色变深，比重和渗透压相应升高。

正常人的尿液一般呈酸性反应，pH 介于 5.0~7.0 之间，最大变动范围为 4.5~8.0。尿液 pH 主要受食物成分的影响，荤素杂食的人，尿呈酸性；而素食者尿呈碱性。

3. 排泄尿液的意义 肾脏通过产生和排出尿液可以实现以下功能：①排出体内代谢终产物、过剩的物质和进入体内的异物；②调节体内水、电解质、酸碱和渗透压平衡，在维持内环境稳态中发挥极其重要的作用。

（二）内分泌功能

肾脏可分泌多种激素和生物活性物质，主要有**肾素**（renin）、**促红细胞生成素**（EPO）、**前列腺素**

(prostaglandins, PGs) 和羟化维生素 D_3 等。参与动脉血压、骨髓红细胞生成、血钙水平和酸碱平衡的调控。可见，肾脏具有多种功能，本章重点讨论尿的生成和排出。

二、肾脏功能的结构基础

（一）肾单位和集合管

肾单位（nephron）是肾脏最基本的结构和功能单位，它与集合管共同完成尿液的生成。人的两侧肾脏约有170~240万个肾单位，每个肾单位是由肾小体和肾小管两部分构成。肾小体包括肾小球和肾小囊两部分，主要分布于肾皮质。**肾小管**（renal tubule）长而弯曲，可深入到肾髓质内，管壁均由单层上皮细胞构成。根据其结构和功能不同可分为近端小管、髓袢细段和远端小管三部分。远端小管末端与集合管相连（图8-1）。

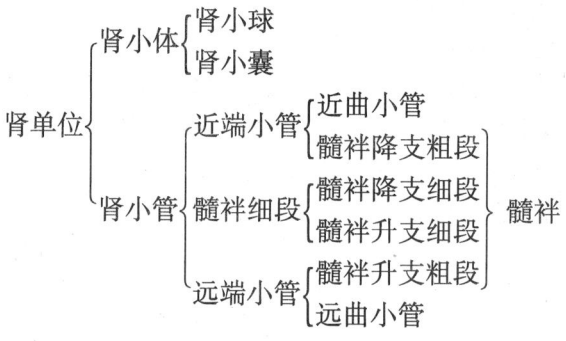

集合管不包括在肾单位内，但在功能上和远曲小管密切联系，在尿液生成过程中，特别是在尿液浓缩与稀释过程中起着重要作用。每一条集合管收集多条远曲小管运输来的尿液，许多集合管又汇入乳头管，最后形成的尿液经肾盏、肾盂、输尿管进入膀胱。

（二）皮质肾单位和近髓肾单位

肾单位按其肾小体所在的部位，可分为**皮质肾单位**（cortical nephron）和**近髓肾单位**（juxtamedullary nephron）两种类型（图8-2，表8-1）。

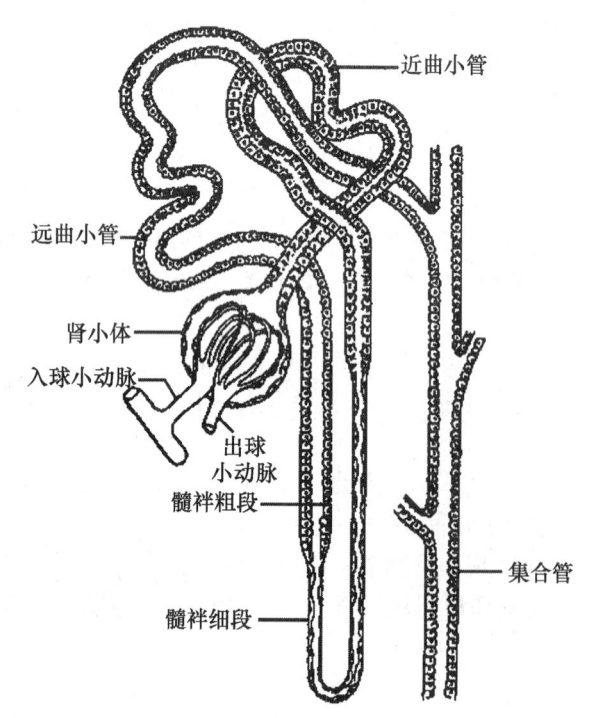

图 8-1 肾单位示意图

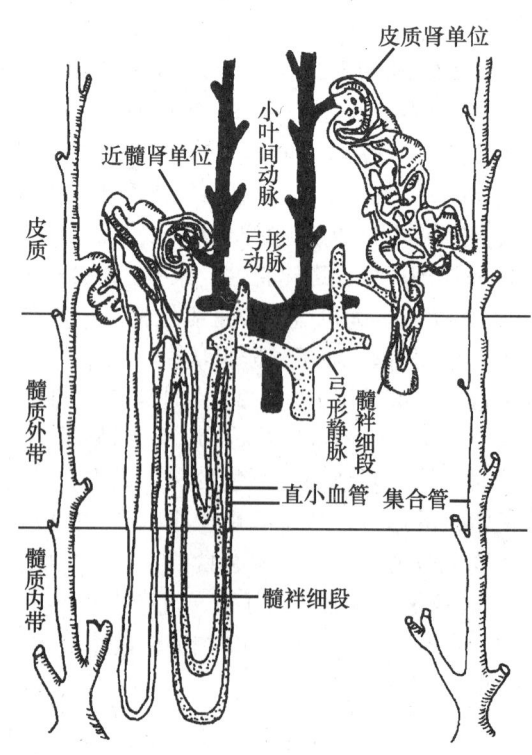

图 8-2 皮质肾单位、近髓肾单位示意图

表 8-1　皮质肾单位和近髓肾单位的区别

	皮质肾单位	近髓肾单位
肾小球体积	较小	较大
肾小体分布	外、中皮质层	内皮质层
数量	多,约占 80%~90%	少,约占 10%~15%
髓袢	短,只达外髓质层甚至不到髓质	长,可达内髓质层甚至达乳头部
入、出球小动脉口径比	2∶1	1∶1
出球小动脉分支	肾小管周围毛细血管	(1) 肾小管周围毛细血管 (2) U 形直小血管
肾素分泌	多	几乎没有
肾血流量	量多,流速快	量少,流速慢
主要生理功能	滤过	重吸收 浓缩与稀释尿液

(三) 球旁器

球旁器(juxtaglomerular apparatus) 主要分布在皮质肾单位,由球旁细胞、致密斑和球外系膜细胞三种特殊细胞群组成(图 8-3)。

1. 球旁细胞(juxtaglomerular cell)　又称颗粒细胞,指入球小动脉中膜内一些特殊分化的细胞,胞质内有含肾素的分泌颗粒,能合成、储存和分泌**肾素**(renin),属内分泌细胞。球旁细胞受交感神经支配,交感神经兴奋促进肾素分泌。

2. 致密斑(macula densa)　位于远曲小管的起始部,由肾小管上皮细胞特殊分化形成,细胞呈高柱状,在贴近球旁细胞处呈现斑状隆起,细胞核聚集且染色较深,局部呈斑状隆起,故称为致密斑。致密斑可感受小管液流量及其中 NaCl 含量的变化,并将信息传递至球旁细胞,调节球旁细胞分泌肾素。

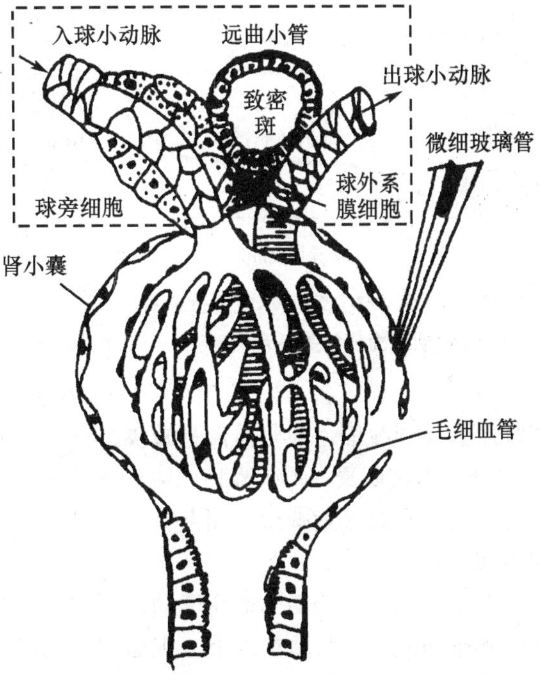

3. 球外系膜细胞(extraglomerular mesangial cell,又称间质细胞)　是指入球小动脉、出球小动脉和致密斑三者构成的三角区之间的一群细胞,细胞形态不规则,细胞表面有突起,细胞内有较多的微丝,具有收缩和吞噬功能。

图 8-3　球旁器示意图

三、肾脏的血液循环

肾动脉由腹主动脉垂直分出,短而粗,经肾门进入肾内后依次分支形成叶间动脉→弓状动脉→小叶间动脉→入球小动脉→肾小球毛细血管网→出球小动脉→肾小管和集合管的周围毛细血管网→小叶间静脉→弓状静脉→叶间静脉→肾静脉,而后经下腔静脉返回心脏。

(一) 肾脏血液循环的特点

1. 肾血流量大且分布不均　正常成人安静时每分钟约有 1200ml 血液流经两侧肾脏,相当于心输出量的 20%~25%。其中 94% 左右的血液供应肾皮质,约 5%~6% 供应外髓部,其余不到 1% 供应内髓。通常所说的肾血流量主要是指肾皮质血流量。肾血流量大，有利于完成尿液生成功能。

2. 肾血流要经过两次毛细血管网

（1）肾小球毛细血管网：介于入球和出球小动脉之间，皮质肾单位入球小动脉的口径大，血流阻力小。因此，肾小球毛细血管血压较高（约为主动脉平均压的40%~60%），有利于肾小球滤过。

（2）肾小管周围毛细血管网：由于出球小动脉口径小，血流阻力大，故肾小管周围毛细血管血压相对较低。而且，由于血浆经肾小球滤过后，水分减少，胶体渗透压较高，二者的综合作用有利于肾小管的重吸收。

（二）肾血流量的调节

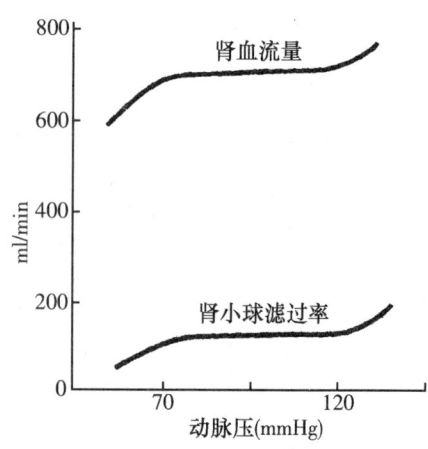

图8-4 肾血流量和肾小球滤过率与动脉血压的关系示意图

1. 肾血流量的自身调节 在离体肾实验中观察到，当肾动脉灌注压由20mmHg提高到80mmHg的过程中，肾血流量将随着肾灌注压的升高而成比例地增加；而灌注压在80~180mmHg范围内变动时，肾血流量却保持稳定；进一步加大灌注压，肾血流量又将随灌注压的升高而增加（图8-4）。这种在没有神经支配的条件下，肾血流量在一定的动脉血压变动范围内保持稳定的现象，称为**肾血流量的自身调节**（autoregulation of renal blood flow）。肾血流量的这种调节，可使肾小球滤过率保持相对稳定，而相对稳定的肾血流量和肾小球滤过率是肾脏持续生成尿的基本条件。

2. 肾血流量的神经和体液调节

（1）**神经调节**：支配肾脏的神经主要是交感神经，分布于皮质肾单位的入球小动脉和近髓肾单位的出球小动脉，当交感神经兴奋时，其末梢释放NE，作用于血管平滑肌α受体，可使肾血管强烈收缩，使肾血流量减少，肾小球滤过率下降。

（2）**体液因素**：调节肾脏血流量的体液因素很多，其中Ad、NE、Ang、VP、ET等激素均能使肾血管收缩，肾血流量减少；而NO、前列腺素、缓激肽和心房钠尿肽等物质则可使肾血管扩张，肾血流量增加。

总之，在一定的动脉血压变动范围内，肾脏是依靠自身调节来保持血流量的相对稳定，以维持正常的泌尿功能。在紧急情况下，则通过交感神经和体液因素来减少肾血流量，使脑和心脏等重要器官的血液供应得到保证。

第二节 肾小球的滤过功能

肾小球滤过（glomerular filtration）是指循环血液流经肾小球毛细血管网时，在有效滤过压的作用下，血浆中的水和小分子溶质通过滤过膜被滤过进入肾小囊腔内形成超滤液的过程。这是肾脏产生尿液的第一步，所形成的超滤液称为原尿。肾小球的滤过，通过一系列实验得到了证明。用微穿刺法从两栖类动物蟾蜍或蛙以及哺乳类大鼠或豚鼠的肾小囊中直接抽取滤液，经微量化学分析表明，其中除了蛋白质含量甚少之外，各种晶体物质如葡萄糖、氯化物、无机磷酸盐、尿素、尿酸、肌酐等的浓度都与血浆中的非常接近（表8-2），而且囊内液的渗透压及酸碱度也与血浆相似。由此证明囊内液就是血浆的超滤液。

决定肾小球滤过的因素主要有三方面：①肾小球滤过膜通透性是滤过的结构基础；②肾小球有效滤过压是滤过的动力；③肾血浆流量是滤过的前提，也是物质基础。

表8-2 血浆、原尿和终尿成分比较（g/L）

成分	血浆（g/L）	超滤液（g/L）	终尿（g/L）	尿中浓缩倍数
水	900.00	980	960	1.10
蛋白质	70~90	0.30	微量	—
葡萄糖	1.00	1.00	极微量	—
Na^+	3.30	3.30	3.50	1.10
K^+	0.20	0.20	1.50	7.50
Cl^-	3.70	3.70	6.00	1.60
$H_2PO_4^-$，HPO_4^{2-}	0.04	0.04	1.50	37.5
尿素	0.30	0.30	18.0	60.0
尿酸	0.04	0.04	0.50	12.5
肌酐	0.01	0.01	1.00	100.0
氨	0.001	0.001	0.40	400.0

一、肾小球滤过率与滤过分数

肾小球滤过率与滤过分数是衡量肾小球滤过功能的重要指标。临床上常用肾小球滤过率与滤过分数评价肾功能的损害程度。

（一）肾小球滤过率

肾小球滤过率（glomerular filtration rate，GFR）是指单位时间（每分钟）内两侧肾生成的超滤液量。GFR与体表面积有关，体表面积为$1.73m^2$的正常人，其GFR为125ml/min左右，依此计算，两侧肾脏每昼夜从肾小球滤出的超滤液总量可高达180升左右。

（二）肾小球滤过分数

滤过分数（filtration fraction，FF）是肾小球滤过率和**肾血浆流量**（renal plasma flow，RPF）的比值。肾血浆流量是指单位时间内（每分钟）流经两肾的血浆量，若肾血浆流量为660 ml/min，则FF为$125/660 \times 100\% \approx 19\%$。这表明，当血液流经肾脏时，约有近1/5的血浆经肾小球滤过进入了肾小囊腔，形成超滤液。

二、滤过膜及其通透性

（一）滤过膜的构成

滤过膜（filter membrane）是肾小球毛细血管内的血液与肾小囊中超滤液之间的隔膜，是肾小球滤过的结构屏障。由内向外依次由肾小球毛细血管内皮细胞、基膜、肾小囊脏层上皮细胞三层组织构成，总厚度约15~20nm（图8-5）。

1. 毛细血管内皮细胞层 电镜下观察，可见肾小球毛细血管内皮细胞有缺乏细胞质的部分，称为**窗孔**（fenestration）。此结构的分布比较规整，其孔径约为50~100nm。大多数窗孔的孔隙上无隔膜，因此水和小分子溶质以及小分子量蛋白质可自由地通过，但分子量大的蛋白质和血细胞不能通过。毛细血管的内皮细胞表面富含唾液酸蛋白等带负离子的糖蛋白，能阻碍带负电荷的蛋白质通过。

2. 基膜层 基膜厚约310~373nm，是由**水合凝胶**构成的微纤维网，经特殊染色后证明基膜有4~8nm的多角形网孔，其网孔的大小决定可以滤过的溶质的分子大小。因此，是滤过膜中主要的屏障。

3. 肾小囊脏层上皮细胞层 肾小囊脏层上皮细胞形态特殊，有许多足状突起，称为足细胞。足突之间形成栅栏状的小裂隙，裂隙表面覆盖一层薄膜，称**滤过裂隙膜**（filtration slit membrane），膜上有直

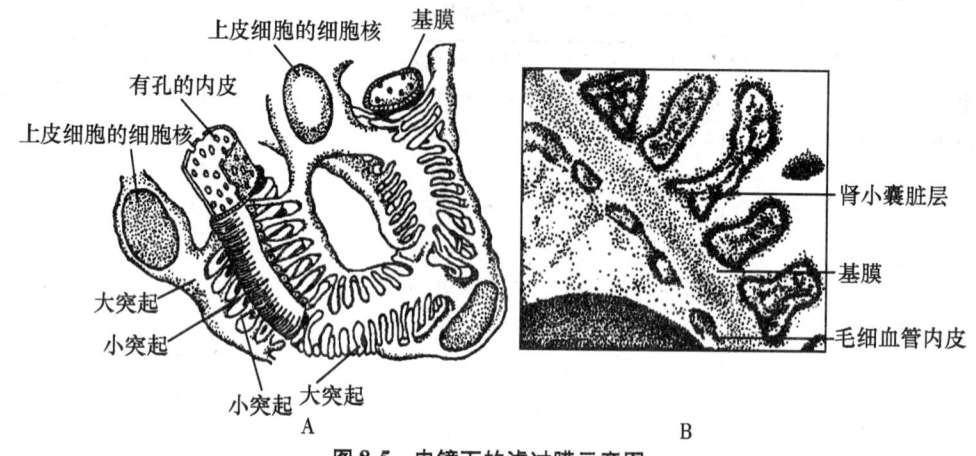

图 8-5 电镜下的滤过膜示意图
A. 示足细胞的足突和滤过裂隙的形成；B. 为 A 中左侧小方框内的图形放大

径约 4~14nm 的小孔。可见，肾小囊脏层上皮细胞层是物质滤出的最后一道屏障。

（二）滤过膜的通透性

滤过膜像一个过滤器，它既有一定的通透性，能让血浆中许多物质滤出，又具有一定的屏障作用，能阻止血细胞和血浆中的大分子物质滤出。

1. 机械屏障 滤过膜三层结构的分子孔径起到机械屏障作用，对于电荷中性的物质来说，通透性主要取决于物质的分子有效半径大小；通常，分子有效半径小于 2.0nm 的物质（如葡萄糖分子有效半径为 0.36nm）可自由通过滤过膜；分子有效半径大于 4.2nm 的物质则不能滤过；有效半径介于 2.0~4.2nm 之间的各种物质，随着有效半径的增加，在滤液中的浓度逐渐降低，即滤过量与有效半径成反比。

2. 电学屏障 滤过膜各层的表面都覆盖有带负电荷的糖蛋白（唾液蛋白），能排斥带负电荷的物质滤过，形成了肾小球滤过的电学屏障。实验发现有效半径相同的右旋糖酐，带正电荷的右旋糖酐较容易被滤过，而带负电荷的右旋糖酐则较难通过滤过膜（图 8-6）。血浆中的白蛋白虽然有效半径为 3.6nm，但因为

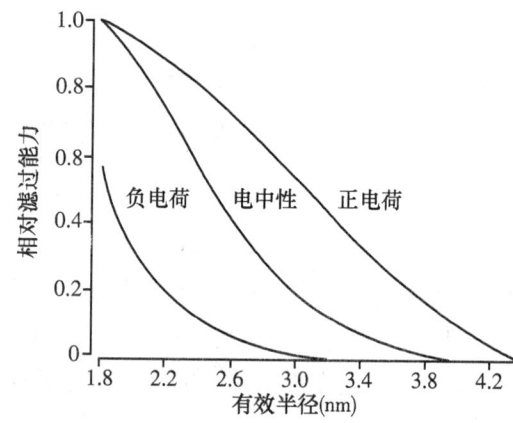

图 8-6 分子半径和所带电荷对右旋糖苷滤过能力的影响
纵坐标：1 表示能自由滤过；0 表示不能滤过

通常是带负电荷的，所以仍很难被滤过。以上结果表明滤过膜的通透性不仅取决于滤过膜孔的大小，还取决于滤过膜所带的电荷。

综上，血浆中的物质通过滤过膜时，既受滤过膜机械屏障结构的影响，又受电学屏障状态的控制。但二者相比，机械屏障作用更为重要。

三、肾小球有效滤过压

有效滤过压（effective filtration pressure，EFP）是肾小球滤过的动力，由肾小球毛细血管血压、血浆胶体渗透压和囊内压三者构成。其中肾小球毛细血管血压是推动滤出的主要动力；血浆胶体渗透压和囊内压是对抗肾小球毛细血管内物质滤过的阻力。因肾小囊内超滤液中蛋白质浓度极低，故胶体渗透压可忽略不计。其关系可用下式表示：

肾小球有效滤过压＝肾小球毛细血管血压－（血浆胶体渗透压＋囊内压）

用微穿刺法直接测得大鼠肾小球毛细血管血压平均值为45mmHg，约为平均动脉压的60%。肾小球毛细血管从入球端到出球端，血压下降不多。但肾小球毛细血管内血浆胶体渗透压，则呈递增性升高（图8-7）。这是由于血管内的水分不断滤出，而血浆蛋白不能滤出，血浆蛋白浓度逐渐增加的缘故。随着血浆胶体渗透压不断升高，有效滤过压随之不断下降。当滤过阻力（血浆胶体渗透压和囊内压）等于滤过动力（肾小球毛细血管血压）时，有效滤过压则为零，称为**滤过平衡**（filtration equilibrium），滤过即停止。

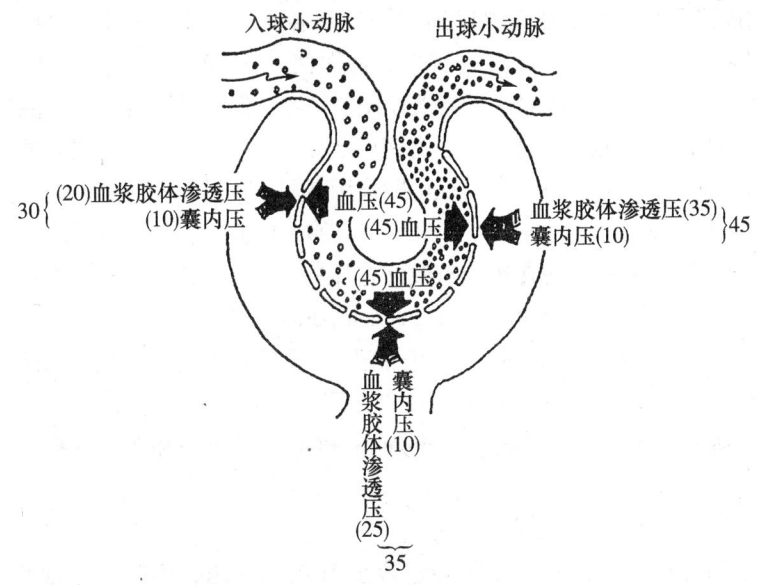

图 8-7　肾小球有效滤过压的变化示意图

根据测定数值计算的肾小球有效滤过压结果是：

入球端：有效滤过压 = 45mmHg - （20mmHg + 10mmHg） = 15mmHg

出球端：有效滤过压 = 45mmHg - （35mmHg + 10mmHg） = 0mmHg

由此可见，尽管肾小球毛细血管全段都有滤过功能，但并非都能发生滤过，只有从入球小动脉端到开始出现滤过平衡这一段才有滤液产生。滤过平衡点距入球小动脉端愈近，肾小球毛细血管有效滤过段和滤过面积就愈小，肾小球滤过率也愈低；反之亦然。

四、影响肾小球滤过率的因素

（一）肾小球有效滤过压

有效滤过压是肾小球滤过的动力，因此有效滤过压的任一组成因素发生变化时，均可影响肾小球滤过率（GFR）。

1. 肾小球毛细血管血压　正常情况下，当动脉血压变动于 80~180mmHg 范围内时，由于肾血流量具有自身调节的作用，肾小球毛细血管血压相对稳定，对有效滤过压无明显的影响，GFR 基本不变。

当某些原因（大失血或休克）引起平均动脉血压降到 80mmHg 以下时，超过了肾脏自身调节能力范围，肾小球毛细血管血压将相应下降，于是有效滤过压降低，GFR 减少，尿量减少；当动脉血压降至 50mmHg 以下时，有效滤过压降低为零，肾小球滤过随之停止，临床上出现无尿现象。

2. 血浆胶体渗透压　正常情况下，人体血浆胶体渗透压变动不大。但是在血浆蛋白的浓度明显降低时，血浆胶体渗透压降低，使有效滤过压升高，GFR 也随之增加。例如，经静脉快速注入大量生理盐水时，血液被稀释，血浆蛋白浓度下降，血浆胶体渗透压降低，有效滤过压升高，GFR 增加，尿量增多。

3. 肾小囊内压　正常情况下，肾小囊内压一般比较稳定。当肾盂或输尿管结石、肿瘤压迫或其他原因引起输尿管阻塞时，小管液或终尿不易排出而发生滞留，可引起逆行性压力升高，最终导致囊内压升高,使有效滤过压和 GFR 降低,尿量减少。

(二) 滤过膜的面积与通透性

1. 滤过膜的面积 正常成人的两肾全部肾小球总滤过面积达 $1.5m^2$ 以上,在生理状态下,两肾全部肾小球都处于正常的功能状态,有效滤过面积相对稳定,足以保证肾小球持续而稳定滤过。但在**急性肾小球肾炎**早期,由于肾小球毛细血管内皮细胞增生、肿胀,使毛细血管管腔变窄或完全阻塞,以致活动的肾小球数目减少,有效滤过面积急剧减少,从而使 GFR 急剧降低,而致少尿,甚至无尿。

2. 滤过膜的通透性 生理情况下滤过膜的通透性比较稳定。但在病理情况下,滤过膜的通透性可发生较大的变化。某些肾脏疾病如**急慢性肾小球肾炎、肾病综合征**等,可使滤过膜各层的糖蛋白减少,或基膜损伤、破裂,或足突融合及消失,使电学屏障、机械屏障作用减弱,滤过膜的通透性大大增加,使原来不能滤过的大分子物质或带负电荷的血浆蛋白大量滤出,甚至红细胞也能滤出,从而出现蛋白尿和血尿。

3. 滤过系数 滤过系数(K_f)是指在单位有效滤过压的驱动下,单位时间内经过滤过膜滤过的液量。K_f 是 k 和 s 的乘积,k 是滤过膜的**有效渗透系数**(effective permeability coefficient),s 为滤过膜的面积。

肾小球滤过膜的系膜层中的系膜细胞具有收缩能力,可调节滤过膜的面积和肾小球滤过系数。一些缩血管物质,如血管升压素、去甲肾上腺素、血管紧张素Ⅱ、内皮素、血栓烷 A_2 和腺苷等,可引起系膜细胞收缩,使滤过系数减小。心房钠尿肽、PGE_2、PGI_2、多巴胺和 NO 使系膜细胞舒张。

(三) 肾血浆流量

肾血浆流量对肾小球滤过率的影响并不是通过改变有效滤过压,而是通过改变滤过平衡点的位置来影响 GFR。如肾的血浆流量增多时,肾小球毛细血管中血浆胶体渗透压上升速度缓慢,滤过平衡点向出球小动脉端移动,具有滤过作用的毛细血管段得以延长,GFR 将随之增加。

在**大失血**等病理状态下,交感神经兴奋,使肾脏小血管收缩,肾血浆流量减少时,血浆胶体渗透压的上升速度加快,从而使滤过平衡的位置靠近入球小动脉端,具有滤过作用的毛细血管段缩短,GFR 也因之显著降低。

【临床联系】

急性肾小球肾炎(acute glomerulonephritis) 简称急性肾炎,是由链球菌感染后所致的免疫反应引起的弥漫性肾小球损害,大多数患者表现为肾小球毛细血管内皮细胞、系膜细胞弥漫性急性增殖,使肾小球毛细血管管腔变窄、甚至闭塞,有效滤过面积急剧减少,肾小球滤过率降低,体内水、钠、代谢产物潴留,临床上出现少尿、浮肿、高血压。严重者有肺水肿、心力衰竭、氮质血症等;此外,免疫复合物沉积于肾小球基膜,使肾小球基膜断裂,通透性增高,血浆蛋白、红细胞和白细胞可通过肾小球毛细血管壁渗出到肾小球囊内,临床上出现血尿、蛋白尿、脓尿(尿中含白细胞)和管型尿。

辅助检查 ①尿液检查尿蛋白+~+++之间,镜下除见大量红细胞外,可见透明、颗粒或红细胞管型;②血沉增快;③抗链球菌溶血素"O"多数升高;④早期血清补体(CH50、C3)下降(多于病后 6~8 周恢复正常);⑤血浆尿素氮、肌酐有时升高。

慢性肾小球肾炎(chronic glomerulonephritis) 简称慢性肾炎,是由多种病因引起,具有不同病理改变,原发于肾小球的免疫性炎症性疾病。多数并非由急性肾炎迁延而来,其特点:发展缓慢,时轻时重,有程度不等的蛋白尿、血尿及管型尿,多有高血压及肾小球功能损害,是引起肾衰竭的常见病因。临床主要表现为腰酸腹痛、全身乏力、食欲不振、头晕头痛、面色苍白,有时眼睑及下肢浮肿,重时可见恶心、呕吐、腹泻、甚至消化道出血,多有中等程度的血压升高,后期可引起眼底出血、心力衰竭、脑血栓、脑出血。

第三节 肾小管和集合管的重吸收功能

肾小球滤过所形成的原尿流入肾小管与集合管后,即称为小管液。小管液必须经肾小管和集合管的重吸收和分泌过程,才能最终形成尿液排出体外。

一、概　述

肾小管和集合管的重吸收(reabsorption of renal tubule and collecting duct)是指肾小管和集合管上皮细胞将小管液中的水分及各种溶质重新转运回血液的过程。成人每天生成的原尿量约有180L,但终尿每天只有1.5L左右,表明肾小管的重吸收量高达99%,排出量只占原尿的1%左右。

(一) 重吸收的部位

肾小管和集合管的重吸收功能与其结构有密切的关系。在肾小管和集合管上皮细胞的顶部,细胞与细胞之间形成紧密连接。紧密连接把上皮细胞的细胞膜分为两个部分:①上皮细胞的顶端膜(即管腔膜)上有大量微绒毛形成的刷状缘。管腔膜上虽无钠泵,但存在其他几种形式的钠转运机制,可允许Na^+顺电化学梯度进入上皮细胞内;②上皮细胞的基底侧膜(即侧膜和管周膜)上有钠泵,可逆浓度梯度转运Na^+、K^+,并可为协同转运提供能量。这两部分细胞膜上都分布着不同的转运体,对物质的转运有着不同的特性。

在各段肾小管中,近曲小管对各种物质的重吸收能力占首位。原尿中的葡萄糖、氨基酸、维生素及微量蛋白质等,几乎全部在近曲小管被重吸收;Na^+、K^+、Cl^-、HCO_3^-等无机盐以及水也绝大部分在此段被重吸收。它重吸收的量约占重吸收总量的65%~70%;髓袢主要重吸收余下的水和无机盐(约占15%~20%);远曲小管和集合管可继续重吸收部分水、尿素和Na^+等,其重吸收量约占12%(图8-8)。

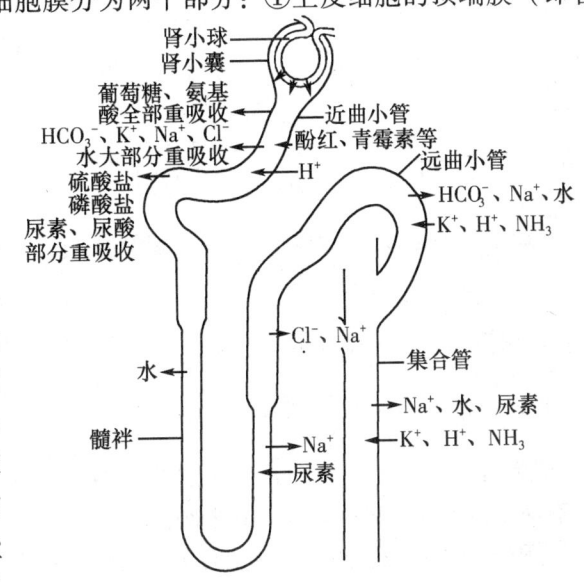

图8-8　肾小管和集合管对各类物质的重吸收和分泌示意图

应指出,髓袢与近曲小管重吸收基本不受神经和体液因素影响,所以该处的重吸收量对终尿基本不产生直接影响;而远曲小管和集合管的重吸收量分别受到血管升压素和醛固酮等体液因素的调节,故在决定终尿的量和质方面起着十分重要的作用。

(二) 重吸收的选择性

肾小管和集合管的重吸收具有选择性,既能保留对机体有用的物质,又可有效地清除对机体有害的和过剩的物质,从而维持机体内环境稳态。葡萄糖和氨基酸全部被肾小管重吸收;水和电解质,如Na^+、K^+、Cl^-等大部分被重吸收,尿素只有小部分被重吸收,肌酐则完全不被重吸收。

(三) 重吸收的途径与方式

1. 重吸收的途径　肾小管与集合管重吸收的途径有**跨细胞途径**(transcellular pathway)和**细胞旁途径**(paracellular pathway)(图8-9)。

(1) **跨细胞途径**:实际上是以细胞内液为中介的两次跨膜转运,即小管液内的物质先通过肾小管细胞的顶端膜转运到细胞内液,然后再从细胞内液通过肾小管细胞的基底侧膜转运到组织液中,进而通过毛细血管壁回到血液;

(2) **旁细胞途径**:是指小管液中的Na^+、Cl^-和水通过肾小管上皮细胞之间的紧密连接直接进入上皮细胞间隙的组织液,随后进入毛细血管。在重吸收水时,有些溶质(如K^+、Ca^{2+}等)可随水的转移

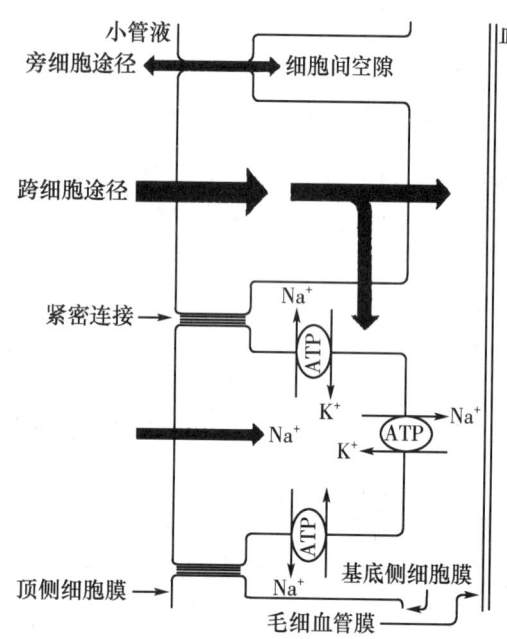

图 8-9 近端肾小管重吸收的跨细胞途径和旁细胞途径示意图

以溶剂拖曳形式被重吸收。

2. 重吸收的方式 肾小管与集合管重吸收的方式有主动重吸收和被动重吸收两种。主动重吸收包括原发性主动转运（如钠泵、氢泵、钙泵等）、继发性主动转运（同向、逆向转运）和入胞等方式。一般来说，小管液中各种对机体有用的物质（如葡萄糖、氨基酸、Na^+）等都是由肾小管及集合管主动重吸收的，即肾小管上皮细胞通过某种耗能机制，逆着电-化学梯度将小管液中溶质转运到肾小管上皮细胞内的过程；被动重吸收是指小管液中的水和溶质顺电化学梯度将物质转运到细胞间液进而被重吸收回血的过程。对水而言，被动重吸收的动力是渗透压差；对溶质而言，则是浓度差和电位差。此外，溶剂拖曳也属于被动重吸收。

二、几种重要物质的重吸收

由于肾小管和集合管各段的结构和功能不同，小管液的成分也不同，故肾小管各段的物质转运方式、转运量和转运机制亦不相同。以下讨论几种重要物质在肾小管和集合管的重吸收。

（一）Na^+ 和 Cl^- 的重吸收

成人每日从肾小球滤过的 Na^+ 可达 500 克以上，但每日经尿排出的 Na^+ 仅有 3~5g，说明肾小球滤过的 Na^+ 有 99% 在肾小管被重吸收。小管液中的 Na^+ 流经近端小管时约有 65%~70% 被重吸收；流经髓袢的过程中可重吸收 20%；在远曲小管和集合管重吸收约占 9%。

1. 近端小管 近端小管处 Na^+ 的重吸收中，2/3 是通过跨细胞途径主动重吸收，1/3 是通过旁细胞途径被动重吸收。

（1）**近端小管前半段**：主要通过跨细胞途径重吸收 Na^+。在肾近端小管上皮细胞的管腔膜上，存在 Na^+-葡萄糖同向转运体、Na^+-氨基酸同向转运体以及 Na^+-H^+ 逆向转运体。小管液中的 Na^+ 是通过与葡萄糖、氨基酸同向转运的方式，以及与 H^+ 逆向转运的方式，经跨细胞途径而主动重吸收的（图 8-10）。

在肾近端小管上皮细胞的基底侧膜上有钠泵，进入小管上皮细胞内的 Na^+，迅速被钠泵泵入细胞间隙，一方面使细胞内 Na^+ 的浓度降低，促使小管液中 Na^+ 顺着电-化学梯度通过管腔膜不断地进入细胞内；另一方面可引起细胞间隙中 Na^+ 的浓度和渗透压升高，通过渗透作用，水也随之进入细胞间隙，使其中的静水压升高，此压力可促使 Na^+ 和水进入相邻的毛细血管，也可使 Na^+ 和水通过紧密连接再返回小管内。后一现象称为**回漏**（back-leak）。此模式称**泵-漏模式**（pump-leak model）（图 8-10）。

（2）**近端小管的后半段**：NaCl 的重吸收通过两条途径进行。①细胞旁途径。进入近端小管的后半段的小管液，葡萄糖、氨基酸的重吸收已经基本完毕。由于近端小管的起始段中 Cl^- 不被重吸收，因此近端小管后段的 Cl^- 的浓度明显高于小管周围组织间液（20%~40%），因此 Cl^- 顺着浓度梯度经细胞旁途径被重吸收。由于 Cl^- 重吸收使小管周围组织间隙中负电荷的数目急剧增加，因而在管壁两侧的电位差的驱动下，Na^+ 顺着电位梯度经紧密连接而被动重吸收。可见，Na^+ 和 Cl^- 经细胞旁途径重吸收都属于被动转运。②跨细胞途径。在近端小管的后半段，有 Na^+-H^+ 交换和 Cl^--HCO_3^- 逆向转运体，其转运结果是 Na^+ 和 Cl^- 进入细胞内，H^+ 和 HCO_3^- 进入小管液，HCO_3^- 可重新进入细胞（以 CO_2 形式）。进入细胞内的 Cl^- 由基底侧膜上的同向转运体转运至细胞间隙，再吸收入血（图 8-10）。

2. 髓袢

（1）**髓袢细段对 Na^+、Cl^- 的重吸收**：髓袢降支细段 Na^+ 泵的活性很低，而且对 Na^+ 和 Cl^- 的通透性极

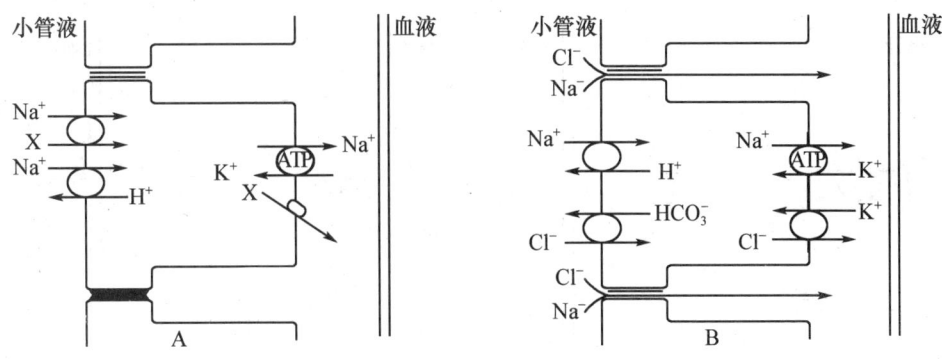

图 8-10　近端小管重吸收物质机制示意图
A. 近端小管前半段；B. 近端小管后半段；X. 葡萄糖、氨基酸、磷酸盐等

低，而对水的通透性较高。由于水不断地渗透至肾小管周围组织液，因而使小管液中的 NaCl 浓度逐渐升高，至降支细段顶端时达到最高。髓袢升支细段对水不易通透，而对 Na^+ 和 Cl^- 通透性很高，而且小管液中 NaCl 浓度很高，于是 Na^+ 和 Cl^- 顺浓度梯度扩散到组织液，参与肾内髓组织液高渗梯度的形成。

（2）**髓袢升支粗段对 Na^+、Cl^- 的重吸收**：髓袢升支粗段对 Na^+ 和 Cl^- 的重吸收较少，占滤过 Na^+ 和 Cl^- 的 15%~20%。髓袢升支粗段对 Na^+、Cl^- 的重吸收的机制非常复杂，既有跨细胞转运途径，又有细胞旁途径。

髓袢升支粗段对 Na^+ 和 Cl^- 的通透性很高，而且髓袢升支粗段的管腔膜上存在有 Na^+-$2Cl^-$-K^+ 同向转运体，Na^+ 和 Cl^- 可经 Na^+-$2Cl^-$-K^+ 同向转运体，转运进细胞内，进而重吸收入血。进入上皮细胞内的 Na^+ 在基底侧膜上钠泵的作用下，泵入细胞间隙。细胞内 Na^+ 浓度下降，形成管腔与上皮细胞内的浓度梯度，成为管腔膜上 Na^+-$2Cl^-$-K^+ 同向转运体活动的动力；进入上皮细胞内的 Cl^- 可经 Cl^- 通道，进入细胞间隙；而 K^+ 顺浓度梯度经管腔膜返回小管腔内，继续参与 Na^+、K^+、Cl^- 的同向转运（图 8-11）。

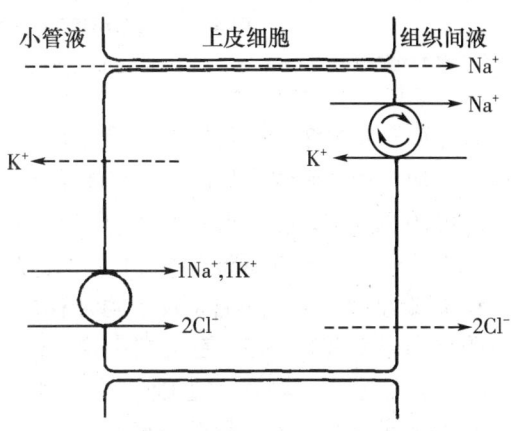

图 8-11　髓袢升支粗段重吸收 Na^+、Cl^-、K^+ 的机制示意图

临床上，**速尿**（呋塞米，furosemide）强大的利尿效应，主要是通过抑制髓袢升支粗段顶端膜上的 Na^+-$2Cl^-$-K^+ 同向转运体，使该段对 Na^+、Cl^- 的重吸收明显减少，小管液溶质增加，水的重吸收减少，排出尿液增加。

3. 远曲小管及集合管　在远曲小管初段的顶端膜上有 Na^+-Cl^- 同向转运体（图 8-12-A）。小管液中的 Na^+、Cl^- 通过 Na^+-Cl^- 同向转运体进入小管细胞内。进入细胞内的 Na^+ 由钠泵转运入细胞间隙，Cl^- 则通过基底侧膜的 Cl^- 通道进入细胞间隙。**噻嗪类利尿药**可抑制此处的 Na^+-Cl^- 同向转运体，而产生利尿作用。远曲小管和集合管对 Na^+ 重吸收主要受醛固酮的调节。

远曲小管后段及集合管含两类细胞：①主细胞的管腔面有 Na^+ 通道，小管液中的 Na^+ 可通过此通道进入细胞内，然后被 Na^+ 泵泵入细胞间隙而重吸收，小管液中 Na^+ 的重吸收可造成管腔内电位变负，从而促进小管内 Cl^- 经细胞旁途径重吸收；②闰细胞的管腔面有质子泵，可主动分泌 H^+，调节体内酸碱平衡（图 8-12-B）。

（二）水的重吸收

通常，肾小球滤过液中的水分约有 99% 被肾小管和集合管重吸收，只有 1% 最后排出体外。除髓袢升支对水分不通透外，其余各段肾小管和集合管均能重吸收水。其中约 65%~70% 在近端小管重吸收，约有 20% 在髓袢降支细段、14% 左右在远曲小管的集合管重吸收。

水通道的介导作用在水分子的跨膜转运中占主导地位。肾作为机体调节水平衡的主要器官，其水

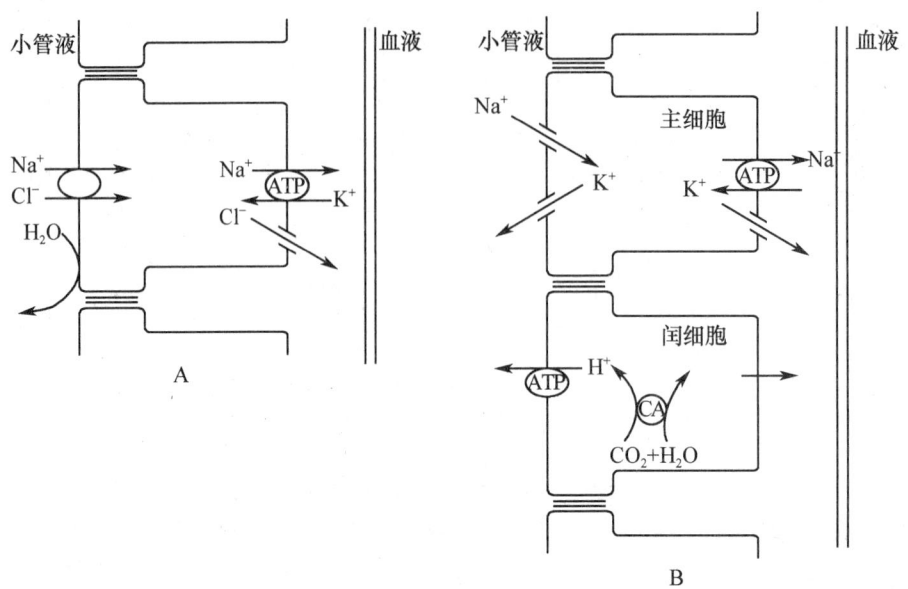

图 8-12 远曲小管和集合管重吸收 NaCl 和分泌 K^+、H^+ 示意图
A. 远曲小管初段；B. 远曲小管后段和集合管

通道的亚型分布最多，主要集中在近曲小管、髓袢的细段和集合管。AQP-1 分布在肾近曲小管和髓袢细段的顶端膜和基底侧膜，介导肾小球超滤液中水的重吸收。AQP-2 位于内髓部集合管细胞的顶端膜及细胞内的囊泡中，参与介导 ADH 引起的集合管对水的通透。AQP-3、AQP-4 存在于集合管基底侧膜，AQP-4 还存在于内髓部直小血管，其主要的作用是使集合管重吸收的水进入直小血管。

1. 近端小管 近端小管上皮细胞含有大量水通道（**水孔蛋白 1，AQP-1**），AQP-1 对水的通透性高，但不受抗利尿激素的调控。在近端小管，由于水的重吸收主要依靠溶质中的 Na^+、Cl^-、HCO_3^-、葡萄糖等所导致的渗透压差而被重吸收的。因此，近端小管对水的重吸收是一种等渗性定比率（65%～70%）的重吸收，与体内是否缺水无关。此段水的重吸收率虽大，但对尿量影响较小。

2. 髓袢 水主要在髓袢降支细段以渗透方式被重吸收，该段上皮细胞的水孔蛋白也是 AQP-1。髓袢升支对水是不通透的。

3. 远曲小管和集合管 对水的重吸收所占比例不大（占 14%），但与机体是否缺水有关，受血浆中抗利尿激素的调节。如机体缺水时，抗利尿激素释放增加，可促进远端小管和集合管对水的重吸收，使尿量减少。反之，当体内水分增多时，抗利尿激素释放减少，上皮细胞对水的通透性降低或不通透，水的重吸收就减少，尿量明显增多。

因此，远端小管和集合管对水的重吸收能决定尿量的多少和尿液渗透压的高低，对于调节机体的水平衡和渗透压平衡具有重要作用。

（三）葡萄糖的重吸收

肾小球超滤液中的葡萄糖浓度与血糖浓度相等，但在正常情况下，尿中几乎不含葡萄糖，说明超滤液中的葡萄糖全部被重吸收。微穿刺实验证明，葡萄糖重吸收的部位仅限于近端小管，尤其是近端小管的前半段，属继发性主动转运，是与 Na^+ 重吸收偶联进行的。

近端小管上皮细胞顶端膜上有 Na^+-葡萄糖同向转运体，小管液中 Na^+ 和葡萄糖与转运体结合形成复合体后，迅速地将 Na^+ 和葡萄糖转运入细胞内。进入细胞内的葡萄糖，通过基底侧膜上的葡萄糖转运体，转运入细胞间隙。

但近端小管上皮细胞膜上的同向转运体数目有一定的限度，因此近端小管对葡萄糖的重吸收受到限制。当血液中葡萄糖浓度超过 9～10mmol/L（160～180mg/100ml）时，部分肾小管对葡萄糖的吸收已达到极限，尿中开始出现葡萄糖，产生糖尿。通常将这种尿中开始出现葡萄糖的最低血糖浓度称为**肾糖阈**

(renal glucose threshold)。超过肾糖阈后的血糖浓度再继续升高，尿中葡萄糖含量也将随之增加；当血糖浓度超过约 300mg/100ml 后，全部肾小管对葡萄糖的重吸收均已达到极限，此值即为葡萄糖重吸收极限量。此时，尿中葡萄糖排出率则随血糖浓度升高而平行增加。正常成年人（体表面积为 1.73 m²）肾的葡萄糖重吸收极限量，男性为 375mg/min，女性为 300mg/min（图 8-13）。肾脏之所以对葡萄糖重吸收有极限量，可能是近端小管管腔膜 Na^+-葡萄糖同向转运体数量有限的缘故。

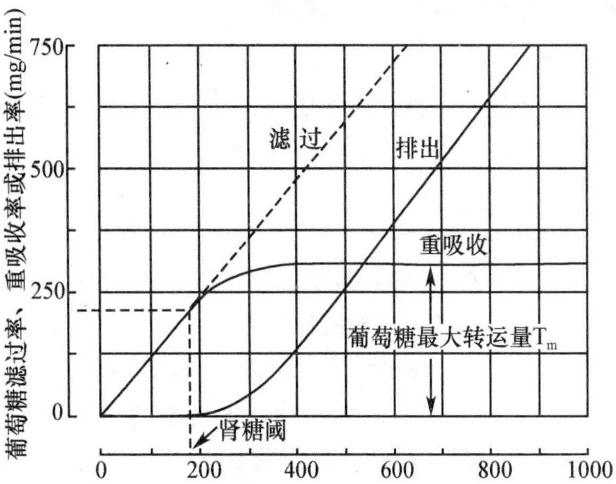

（四）HCO_3^- 的重吸收

在一般膳食情况下，机体代谢的酸性物质多于碱性物质，其中挥发酸（CO_2）通过肺脏代偿性调节，加快加深呼吸，由呼吸道排出。代谢酸（H^+）主要由肾脏代偿性调节，通过重吸收小管液中的 HCO_3^- 和分泌 H^+、NH_3，对酸碱平衡起着重要的调节作用。

正常情况下，从肾小球滤过的 HCO_3^- 几乎全部被肾小管和集合管重吸收，其中 85% 的 HCO_3^- 在近

图 8-13 葡萄糖的重吸收和排泄示意图

端小管被重吸收。小管液中的 HCO_3^- 是以 CO_2 的形式被重吸收的。HCO_3^- 不易通过顶端膜而被重吸收，故在肾小管内先与 H^+ 结合生成 H_2CO_3，H_2CO_3 在顶端膜上的碳酸酐酶作用下分解为 CO_2 和水，脂溶性的 CO_2 很容易通过顶端膜进入细胞内。在细胞内碳酸酐酶的作用下，CO_2 再与细胞内的水结合生成 H_2CO_3，随后解离成 H^+ 和 HCO_3^-，H^+ 通过 Na^+-H^+ 交换分泌到小管腔，HCO_3^- 可以顺电-化学梯度随 Na^+ 一起被转运回血液（图 8-14）。

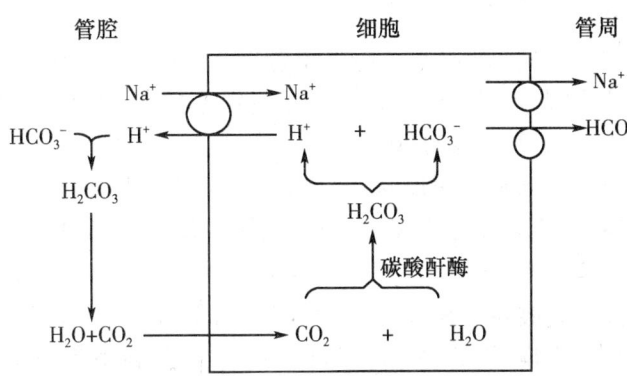

图 8-14 近端小管 HCO_3^- 重吸收机制示意图

（五）K^+ 的重吸收

正常成人每日从肾小球滤过的 K^+ 约为 35g，而每日经尿排出的 K^+ 仅有 2～4g。微穿刺实验证明，肾小球超滤液中的 K^+ 有 65%～70% 在近端小管被重吸收回血，25%～30% 在髓袢重吸收，这些部位 K^+ 重吸收比例是比较固定的。而终尿中的 K^+ 主要是由远端小管和集合管分泌的。近端小管对 K^+ 的重吸收是一个主动转运过程。小管液中 K^+ 浓度为 4mmol/L，大大低于细胞内 K^+ 浓度（150mmol/L）；同时管腔内的电位低于小管周围组织液，所以 K^+ 重吸收是逆电-化学梯度进行的。因此，顶端膜是主动重吸收 K^+ 的关键部位。

（六）氨基酸及其他物质的重吸收

小管液中氨基酸的重吸收与葡萄糖的重吸收机制相同，也是与 Na^+ 经转运体协同转运而吸收的。另外，Ca^{2+}、HPO_4^{2-}、SO_4^{2-} 的重吸收也是与 Na^+ 偶联同向转运而进行。正常情况下进入滤液中的微量蛋白质，则通过肾小管上皮细胞的吞饮作用而被重吸收。进入人体内的酚红，94% 由近端小管主动排泄进入小管液中并随尿液排出。因此，临床上常用酚红排泄试验来检查肾小管的排泄功能是否正常。

第四节 肾小管和集合管的分泌功能

肾小管和集合管的**分泌**（secretion）功能，是指肾小管和集合管的上皮细胞将自身代谢产生的物质分泌

到小管液中的过程。小管上皮细胞将血液中原有的某些物质排入小管液的过程则称为**排泄**（excretion）。由于分泌和排泄都是通过小管细胞进行的，且形成的分泌物和排泄物都朝小管液方向运送，故两者通常不作严格区分，一般统称为分泌。现已证明，能够从肾小管和集合管上皮细胞分泌的物质主要有 K^+、H^+ 和 NH_3 等。

一、K^+ 的分泌

小管液中的 K^+ 绝大部分在近端小管被重吸收回血，而尿中排出的 K^+ 主要是由远端小管和集合管的主细胞分泌的。在远曲小管和集合管主细胞主动重吸收 Na^+ 时，在小管内外建立起了电位差，小管腔内为负（$-10 \sim -40mV$），这是促使 K^+ 从组织液被动扩散入管腔的动力。另外，在主细胞的基底侧膜上的钠泵将 Na^+ 泵出的同时，K^+ 被泵入细胞内，使细胞内的 K^+ 浓度升高，进而 K^+ 顺浓度差分泌进入小管液。这种 K^+ 的分泌与 Na^+ 的主动重吸收相联系过程，称为 Na^+-K^+ 交换。

远端小管和集合管除有 Na^+-K^+ 交换外，还存在 Na^+-H^+ 交换，Na^+-K^+ 交换和 Na^+-H^+ 交换二者之间有竞争抑制作用。例如在酸中毒时，小管细胞内碳酸酐酶活性增强，H^+ 生成量增加，于是 Na^+-H^+ 交换增强，而 Na^+-K^+ 交换则减弱，K^+ 的分泌减少，导致血 K^+ 浓度升高，故酸中毒时常伴有高钾血症；同理，碱中毒时可产生低钾血症。

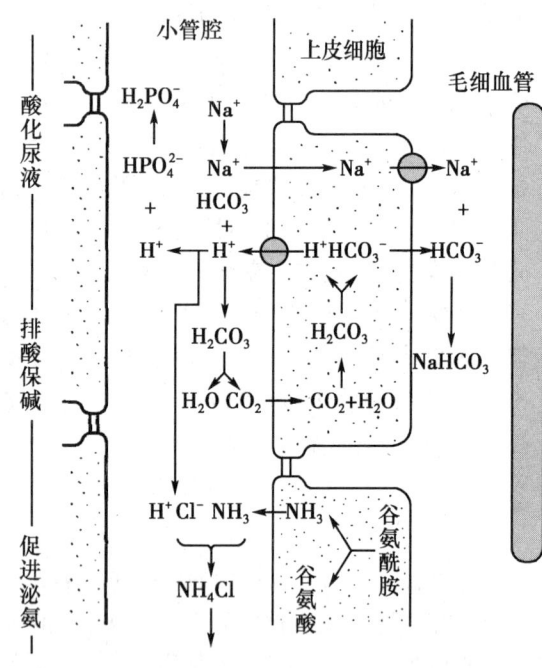

图8-15 肾小管泌 H^+ 和 NH_3 的机制示意图

二、H^+ 的分泌

近端小管、远端小管和集合管上皮细胞都有分泌 H^+ 的功能，其中近端小管是分泌 H^+ 的主要部位，约占分泌 H^+ 总量的 80%。

由细胞代谢或从小管液进入小管上皮细胞内的 CO_2，在碳酸酐酶的催化下与 H_2O 结合生成 H_2CO_3，生成的 H_2CO_3 又迅速解离成 H^+ 和 HCO_3^-。细胞内 H^+ 通过管腔膜上的 H^+-Na^+ 逆向转运体与小管液中的 Na^+ 发生交换，Na^+ 进入细胞内，H^+ 被分泌到小管液中。从（图8-15）可见，肾小管每分泌一个 H^+ 入小管液，就可重吸收一个 Na^+ 和一个 HCO_3^- 入血。这一交换过程既可以排出代谢过程中产生的大量 H^+，同时又保留了 $NaHCO_3$（碱储藏），产生排酸保碱作用，对维持体内的酸碱平衡具有十分重要的意义。此外，集合管的闰细胞中的 H^+ 泵（质子泵）可将细胞内 H^+ 直接分泌入管腔。

三、NH_3 的分泌

肾小管上皮细胞在代谢过程中不断生成氨（NH_3），这些 NH_3 主要由近端小管、髓袢升支粗段、远端小管和集合管上皮细胞内谷氨酰胺在谷氨酰胺酶的作用下脱氨而来。NH_3 具有脂溶性，能通过细胞膜向小管周围组织间液和小管液中自由扩散。扩散的量决定于两种液体的pH，小管液的pH较小管周围组织间液的低，故 NH_3 较易向小管液中扩散。分泌的 NH_3 能与小管液中的 H^+ 结合生成 NH_4^+，生成的 NH_4^+ 可进一步与小管液中强酸盐（如 NaCl）的负离子结合生成铵盐（如 NH_4Cl 等）随尿排出。强酸盐的正离子（如 Na^+）通过 Na^+-H^+ 逆向转运体与 H^+ 交换而进入小管细胞，而后和细胞内 HCO_3^- 一起转运回血。

由此可见，NH_3 的分泌与 H^+ 的分泌密切相关，H^+ 分泌增加促使 NH_3 的分泌增多。肾小管细胞分泌的 NH_3，不仅由于铵盐的生成促进了排 H^+，而且也促进了 $NaHCO_3$ 的重吸收，对维持体内的酸碱平衡具有重要意义。

案例

[**背景资料**]　　男　35岁　工人

[**病史与主诉**]　因车祸大量失血急诊入院。

[**体格检查**]　　T 37℃，H 90 次/min，R 20 次/min，BP 50/20mmHg。神志模糊，面色苍白，心率 90 次/min，律齐。两肺呼吸音清。腹壁平软，肝脾肋缘下未触及，四肢厥冷。

[**辅助检查**]　24 小时尿量100ml 左右。尿常规：蛋白（++）RBC：0~2/HP；血化验检查：血清 K^+ 5.8mmol/L（正常值<5.5mmol/L），血尿素氮 13.6mmol/L（正常值<7.14mmol/L），血肌酐 344.5μmol/L（正常值<132.6μmol/L），pH7.0。

[**初步诊断**]　1. 急性肾衰竭
　　　　　　　　2. 失血性休克

问题与思考

1. 失血为何引起尿量明显减少？
2. 本病例产生急性肾衰竭发病原因及可能的机制？

提示

1. 肾功能主要是指生成尿液的功能，即肾脏通过肾小球滤过、肾小管和集合管的重吸收、肾小管和集合管的分泌和排泄等三个环节产生尿液，以排出大部分代谢产物、水分、各种无机盐和有机物等。而且，神经和体液调节下，可根据机体的需求，排出酸碱度、渗透压、比重不同的尿液，以维持机体水、电解质、酸碱度和渗透压的平衡。

2. 任何原因引起的急性肾损伤使肾单位丧失调节功能，导致高血钾症、代谢性酸中毒及急性尿毒症者，统称为**急性肾衰竭**（acute renal failure，ARF）。**急性肾小管坏死**（acute tubular necrosis，ATN）是急性肾衰竭的常见类型，其主要原因分为急性肾缺血和急性肾毒性损害。前者多由于大出血，后者多因为药物的肾毒性损害。

3. 急性肾小管坏死的临床表现包括原发疾病、急性肾衰竭引起的代谢紊乱和并发症等三个方面。病程分期可分为少尿期、多尿期和恢复期等三个时期。少尿期主要表现是：进行性氮质血症、高血钾症、代谢性酸中毒等。

第五节　肾脏泌尿功能的调节

尿的生成过程包括肾小球的滤过、肾小管和集合管的重吸收以及分泌，所以机体对尿生成的调节也是通过对滤过和重吸收、分泌环节的影响而实现的。影响肾小球滤过的诸因素在此前已论述，以下仅对调节肾小管和集合管重吸收、分泌的形式及机制加以说明。

一、肾内自身调节

（一）小管液中溶质的浓度

小管液中溶质所形成的渗透压，是对抗肾小管重吸收水分的力量，因为小管液内外的渗透压梯度是水重吸收的动力。当小管液中溶质浓度增加时，可使肾小管内的渗透压增高，从而妨碍水的重吸收，使肾小管特别是近端小管对水的重吸收减少，结果可使终尿量增多。这种由于渗透压升高而对抗肾小管重吸收水分所引起的尿量增多的现象，称为**渗透性利尿**（osmotic diuresis）。糖尿病患者的多尿，就属于渗透性利尿现象。临床上利用渗透性利尿的原理，给病人静脉注入可通过肾小球滤过但不被肾小管重吸收的物质（如甘露醇等），也可提高小管液中溶质的浓度，通过渗透性利尿效应，从而达到利尿和消除水肿的目的。

（二）球-管平衡

近端小管对 Na^+ 和水的重吸收随肾小球滤过率的变化而改变，即肾小球滤过率增大时，近端小管对 Na^+ 和水的重吸收率也增大；反之，肾小球滤过率减小时，近端小管对 Na^+ 和水的重吸收率也减小，这种现象称为**球-管平衡**（glomerulotubular balance）。球-管平衡的生理意义在于使终尿量不致因肾小球滤过率的增减而出现大幅度的变动。实验表明，不论肾小球滤过率增大或减小，近端小管中 Na^+ 和水的重吸收率始终占肾小球滤过率的 65%~70%，称此为近端小管的**定比重吸收**（constant fraction reabsorption）。

定比重吸收的机制与毛细血管血压和血浆胶体渗透压的改变有关，在肾血流量不变的前提下，当肾小球滤过率增加时，进入近端小管旁毛细血管的血液量就会减少、血压下降，而血管内胶体渗透压升高，于是小管旁组织间液加速进入毛细血管，组织间隙内静水压因之下降，有利于肾小管对水和 NaCl 的重吸收；肾小球滤过率如果减少，便发生相反的变化，重吸收百分率仍能保持在相应水平。

球-管平衡在某些情况下可能被打乱，例如渗透性利尿时，近端小管重吸收率减少，而肾小球滤过率不受影响，这时重吸收百分率就会小于 65%~70%。

（三）管-球反馈

管-球反馈是肾血流量和肾小球滤过率自身调节的重要机制之一。当肾血流量和肾小球滤过率增加时，到达致密斑的小管液的流量增加，致密斑发出信息，使肾血流量和肾小球滤过率恢复至正常；相反，当肾血流量和肾小球滤过率减少时，流经致密斑的小管液的流量下降，致密斑发出信息，使肾血流量和肾小球滤过率增加至正常水平。这种小管液流量变化影响肾血流量和肾小球滤过率的现象称为**管-球反馈**（tubuloglomerular feedback）。

二、神经调节

肾交感神经对尿生成的调节，不但可通过对肾小球滤过、肾小管和集合管重吸收的直接作用，而且还可通过影响体液环节间接地调节尿生成过程。实验证明，肾交感神经不仅支配肾脏血管，还支配肾小管上皮细胞（以近端小管、髓袢升支粗段和远端小管的末梢分布密度较高）和球旁细胞。但是在正常状态下，尿的生成过程主要接受体液因素的调节。

三、体液调节

（一）抗利尿激素

抗利尿激素（antidiuretic hormone，ADH）又称**血管升压素**（vasopressin，VP），是由下丘脑视上核（为主）和室旁核的神经元合成的肽类激素，经下丘脑-垂体束运输到神经垂体储存，并由此释放进入血液循环。

1. 抗利尿激素作用 ADH 的主要生理作用是提高远端小管和集合管上皮细胞对水的通透性，从而促进水的重吸收，使尿液浓缩，尿量减少，故称抗利尿激素。此外，ADH 还可增加内髓部集合管对尿素的通透性、促进髓袢升支粗段对 NaCl 的主动重吸收，以提高肾髓质组织液的渗透压梯度，有利于尿的浓缩。

关于 ADH 的作用机制，目前认为，ADH 能与远端小管和集合管上皮细胞管周膜上的**血管升压素受体**$_2$（V_2 受体）相结合，通过兴奋性 G 蛋白（G_S）与膜内的腺苷酸环化酶（AC）偶联，使细胞内的 cAMP 增加，进一步激活细胞内的蛋白激酶 A（PKA），PKA 可促使细胞内囊泡中的 AQP-2 磷酸化，触发囊泡内的 AQP2 转移到管腔膜上，形成水通道，从而提高管腔膜对水的通透性（图 8-16）。

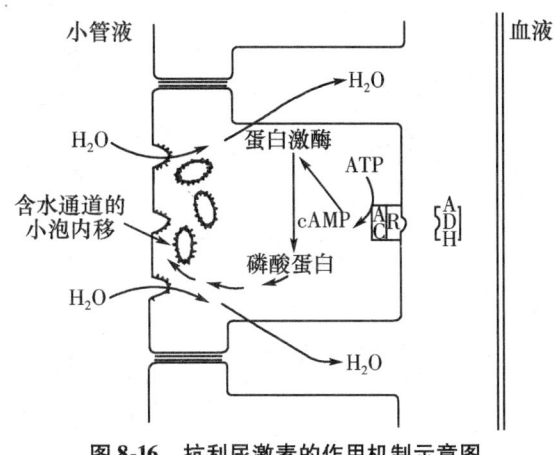

图 8-16　抗利尿激素的作用机制示意图

2. 抗利尿激素合成与释放的调节　ADH 合成和释放受多种因素的影响，其中最重要的是血浆晶体渗透压和循环血量的改变。

（1）**血浆晶体渗透压改变**：血浆晶体渗透压是生理条件下调节 ADH 合成、释放的最重要因素。下丘脑视上核附近有**渗透压感受器**（osmoreceptor），它对血浆晶体渗透压的改变十分敏感，只要血浆晶体渗透压升高 1%～2%，即可以引起反应，使 ADH 分泌增加。

当机体大量出汗、严重呕吐或腹泻等造成机体失水较多时，血浆晶体渗透压升高，对渗透压感受器的刺激增强，使下丘脑-神经垂体系统合成、释放的 ADH 增多，远端小管和集合管对水的重吸收增加，尿液浓缩，尿量减少，从而有利于保存体内的水分，维持水的平衡；反之，当在短时间内大量饮清水后，血浆被稀释，血浆晶体渗透压降低，对渗透压感受器的刺激减小，ADH 合成和释放减少，远曲小管和集合管对水的重吸收减少，尿量增多。大量饮清水后引起尿量增加，这一现象称为**水利尿**（water diuresis）。如果饮用等渗盐水，则排尿量不会出现饮清水后明显利尿的现象（图 8-17）。

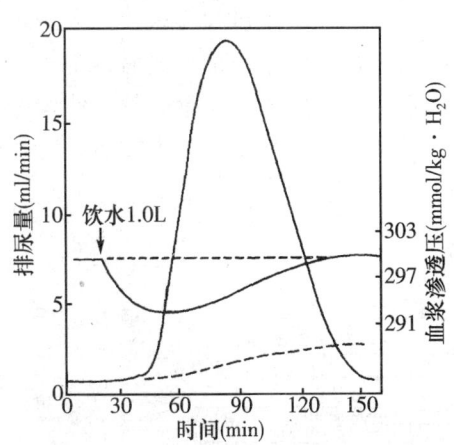

图 8-17　一次饮一升饮清水（实线）和饮一升等渗盐水（虚线）时排尿量和渗透压变化示意图

（2）**循环血量改变**：循环血量改变可作用于左心房和胸腔大静脉壁上的**容量感受器**，反射性地调节 ADH 的合成和释放。当急性大失血、严重呕吐或腹泻等使循环血量减少时，对容量感受器的刺激减弱，迷走神经传入冲动减少，ADH 的合成和释放增多，使肾小管和集合管对水的重吸收增加，尿量减少，有利于血容量的恢复。当循环血量进一步减少，使动脉血压下降时，通过颈动脉窦的压力感受器，也可反射性地促进 ADH 的释放。

（3）**其他因素**：动脉血压升高时，通过刺激颈动脉窦的压力感受器，也可反射性抑制 ADH 的释放。此外，疼痛刺激、情绪紧张等可促进 ADH 的释放，使尿量减少。

（二）醛固酮

醛固酮（aldosterone）是肾上腺皮质球状带分泌的盐皮质激素。主要的靶器官是肾远端小管和集合管。

1. 醛固酮的生理作用　醛固酮（aldosterone）是肾上腺皮质球状带所分泌的一种激素，其作用主要是促进远曲小管和集合管对 Na^+ 的主动重吸收，同时还促进 Cl^- 和水的重吸收及 K^+ 的排出，因而具有保 Na^+、排 K^+ 和增加细胞外液量的作用。

目前认为，醛固酮进入远曲小管和集合管上皮细胞后，与胞浆内的受体结合，形成激素-受体复合物；后者通过核膜，与核中 DNA 特异性结合位点相互作用，最终生成醛固酮诱导蛋白（aldosterone-induced protein）。其作用包括：①生成顶端膜 Na^+ 通道蛋白，可增加 Na^+ 通道的数目，有利于小管液中

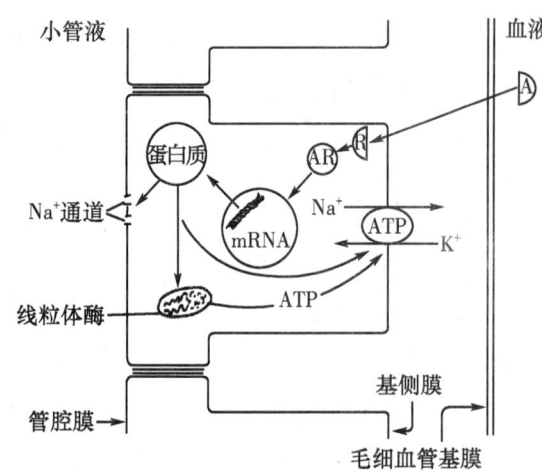

图 8-18 醛固酮作用机制及生理作用示意图
A. 醛固酮；R. 胞浆受体；AR. 激素-胞浆受体复合物

Na^+ 向胞内扩散；②使线粒体中 ATP 酶合成增加，为上皮细胞 Na^+ 泵活动提供更多的能量；③增强基底侧膜 Na^+ 泵的活性，加速将细胞内的 Na^+ 泵出细胞和将 K^+ 泵入细胞的过程，提高细胞内 K^+ 浓度，有利于 K^+ 分泌（图 8-18）。

2. 醛固酮分泌的调节 醛固酮的分泌主要受肾素-血管紧张素-醛固酮系统，以及血 K^+ 和血 Na^+ 浓度等因素的调节。

（1）**肾素-血管紧张素-醛固酮系统**：血浆中肾素、血管紧张素、醛固酮在功能上相互联系形成一个完整的功能系统，肾素是一种酸性蛋白酶，由肾脏球旁细胞分泌。能催化血浆中的血管紧张素原，生成血管紧张素Ⅰ（10肽）。血管紧张素Ⅰ有刺激肾上腺髓质释放肾上腺素的作用。血液和组织中，特别是在肺组织中存在着丰富的血管紧张素转换酶，可使血管紧张素Ⅰ降解，生成血管紧张素Ⅱ（8肽）。血管紧张素Ⅱ主要作用：①直接使血管收缩，升高血压；②刺激肾上腺皮质球状带，促进醛固酮合成和分泌。血管紧张素Ⅱ可进一步被氨基肽酶水解为血管紧张素Ⅲ（7肽），它也能刺激球状带醛固酮的合成和分泌。此外，血管紧张素Ⅱ还能直接刺激近端小管对 NaCl 的重吸收，同时促进血管升压素的分泌，增强远曲小管和集合管对水的重吸收。

由于肾素-血管紧张素-醛固酮三者在血浆中的水平变动是保持一致的，因此将这三者看成是相互连接的功能系统，称为**肾素-血管紧张素-醛固酮系统**（renin-angiotensin-aldosterone system，RAAS）。

肾素的分泌受多方面因素的调节。肾素-血管紧张素-醛固酮系统活动的强弱取决于肾素的释放量，而肾素的释放与肾内的两种感受器有关，目前认为，肾内有两种感受器与肾素的分泌有关，一是入球小动脉管壁上的牵张感受器，另一是致密斑感受器。循环血量减少时，肾血流量相应减少，入球小动脉管壁受的牵张刺激减弱，从而激活了牵张感受器，使球旁细胞释放肾素的量增加；同时，由于肾血流量减少，肾小球滤过率也随之降低，流经致密斑的 Na^+ 量也降低，可激活致密斑感受器，使球旁细胞释放肾素的量进一步增加。此外，球旁细胞受交感神经支配，肾交感神经兴奋时，也能引起肾素的释放量增加（图 8-19）。

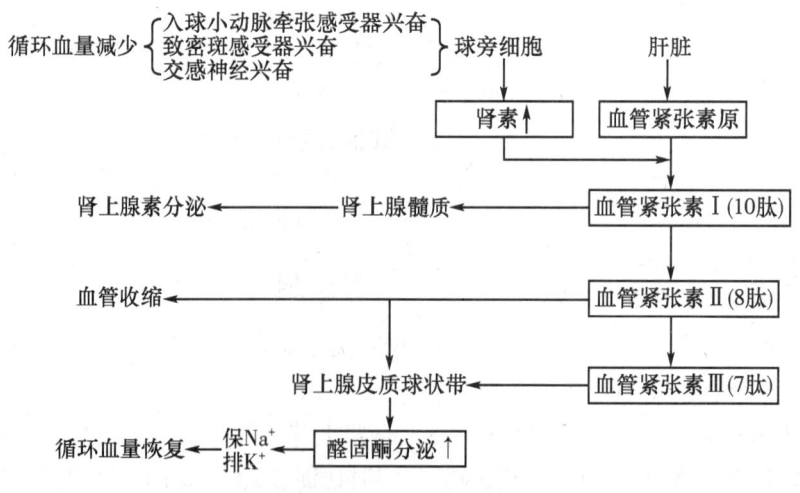

图 8-19 肾素-血管紧张素-醛固酮系统调节示意图

（2）**血 K^+、Na^+ 的浓度**：当血 K^+ 浓度升高或血 Na^+ 浓度降低时，均可直接刺激肾上腺皮质球状带分泌醛固酮，促进肾脏保 Na^+ 排 K^+；反之，血 K^+ 浓度降低或血 Na^+ 浓度升高时，则抑制醛固酮分泌，

从而维持机体血 Na^+ 和血 K^+ 浓度的相对恒定。可见,血中的 Na^+、K^+ 浓度与醛固酮分泌的关系甚为密切,即血液中的 Na^+、K^+ 浓度的变化可调节醛固酮的分泌,而醛固酮又反过来调节血液中 Na^+、K^+ 的浓度。实验证明,血 K^+ 浓度改变对醛固酮的分泌调节更为灵敏。

(三)心房钠尿肽

心房钠尿肽(ANP)是由心房肌细胞合成并释放的肽类激素,它有明显的促进 NaCl 和水的排出作用。其作用机制包括:①ANP 使入球小动脉舒张,增加肾血浆流量和肾小球滤过率;②ANP 通过 cGMP 使集合管上皮细胞管腔膜上的 Na^+ 通道关闭,抑制 Na^+ 重吸收,增加 NaCl 的排出;③ANP 抑制肾素、醛固酮、血管升压素的分泌。因此,心房钠尿肽是体内调节水盐代谢、维持血容量、保持内环境相对稳定的重要激素之一。

(四)其他体液因素

肾内局部还可产生许多活性物质,如缓激肽、内皮素、一氧化氮、前列腺素等,参与机体对肾脏泌尿功能的整合性调节。表 8-3 总结了参与机体对肾脏泌尿功能的调节的主要体液因素及其作用。

表 8-3　各种体液因素对肾脏的作用

体液因素	引起生成或分泌的刺激	主要作用部位	主要效应
血管紧张素Ⅱ	肾素	小动脉,近端小管	小动脉收缩,Na^+、水重吸收增加 Na^+ 重吸收,K^+ 分泌
醛固酮	血管紧张素Ⅱ,血浆 K^+ 浓度升高	升支粗段,远端小管和集合管	小动脉舒张,Na^+、水重吸收减少
缓激肽	激肽释放酶	小动脉,集合管	小动脉舒张,Na^+、水重吸收减少 小动脉收缩,Na^+ 重吸收减少
心房钠尿肽	血容量增多	小动脉,集合管	小动脉舒张
内皮素	血管内皮切应力,血管紧张素Ⅱ,缓激肽	小动脉,集合管	水重吸收增加 Na^+、水重吸收增加
一氧化氮	血管内皮切应力,乙酰胆碱,缓激肽	小动脉	Na^+、水重吸收减少
血管升压素	血浆渗透压升高,血容量减少	远端小管和集合管	小动脉舒张,Na^+、水重吸收减少
去甲肾上腺素和肾上腺素	血容量减少,交感神经兴奋	近端小管,升支粗段	
多巴胺			
前列腺素	血容量增加 交感神经兴奋,血管紧张素Ⅱ,缓激肽	近端小管 小动脉,升支粗段,集合管	

第六节　肾脏的浓缩与稀释功能

尿液的渗透压可随体内液体量的变化而大幅度变动。当体内缺水时,机体将排出**高渗尿**(hypertonic urine),尿液被浓缩。而体内水过剩时,排出**低渗尿**(hypotonic urine),尿液被稀释。如果肾脏浓缩和稀释尿的能力严重受损,则不论体内水缺乏或是过剩,终尿的渗透压浓度将与血浆相差无几,即为**等渗尿**(isoosmotic urine)。正常人尿液的渗透压波动在 50~1200mOsm/(kg·H_2O)之间,说明肾脏对尿液的浓缩和稀释能力很强,这对调节体液平衡和稳定渗透压有着极其重要的作用。

一、尿液的浓缩

（一）尿液浓缩的原理

尿液浓缩（urine concentration）是由于小管液中的水被重吸收而溶质仍存留在小管液中形成的，因而小管周围组织液的高渗状态是尿液的浓缩必须具备的条件之一。例如沙鼠的肾髓质层特别厚，它的肾脏能产生 20 倍于血浆渗透压浓度的高渗尿。人的肾髓质具有中等厚度，最多能产生 4～5 倍于血浆渗透压浓度的高渗尿。

1. 肾髓质组织液高渗梯度现象　采用冰点下降法，测定鼠肾分层切片组织液的渗透压表明，肾皮质组织液的渗透压与血浆的渗透压是相等的；而肾髓质的组织液的渗透压却远远高于血浆，从外向内，越接近肾乳头，渗透压越高，比血浆高出 2 倍、3 倍甚至 4 倍，这种现象称为肾髓质高渗梯度现象（图 8-20）。

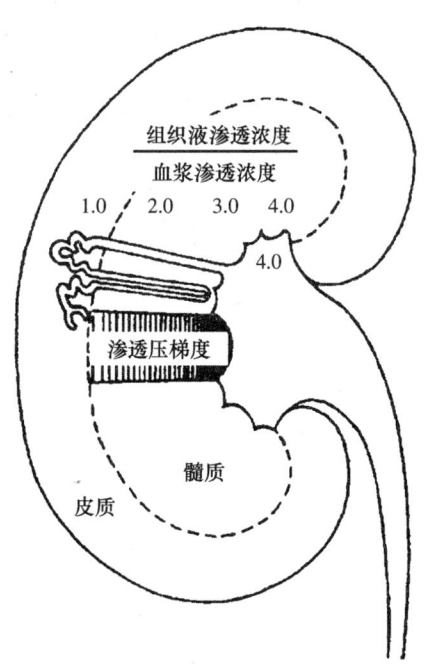

图 8-20　肾髓质渗透压梯度示意图

采用**微穿刺技术**（micropuncture technique）的研究也证明，小管液在近曲小管内为等渗，在髓袢降支变为高渗，越向乳头方向，渗透压浓度越高，到达髓袢顶部渗透压梯度达到最高。在髓袢升支内，渗透压梯度又逐渐下降，到髓袢升支粗段直至远曲小管时，小管液已变为低渗或等渗，但到达集合管后，又转为高渗。通过集合管的小管液，基本上与终尿的渗透压浓度相等。可见，尿液的浓缩主要在集合管完成。

2. 肾髓质组织液高渗梯度的形成原理　肾髓质高渗梯度状态的形成与维持，与肾小管的特殊结构和各段小管对水和溶质的通透性不同有关，大多学者以物理学中的**逆流交换**（counter-current exchange）和**逆流倍增**（counter-current multiplication）现象加以解释。

物理学中，两个下端相连通而并列的 U 形管道，其中液体流动的方向相反，称为逆流（图 8-21）。由图 A 可见，U 字形管的升、降支之间不能进行热量交换，所以降支中的冷水在流到热源以前得不到加温，升支中的水温在离开热源以后也不能降低。这样，冷水流过 U 字形管时，则从热源中带走大量热量，使热源的热量损失较多。在图 B 中，U 字形管升、降支之间能够进行热量交换，所以降支中的冷水在进入热源以前就被升支管壁透过来的热量所加温，而升支中的水则因热量不断透入降支而逐步降温。这样，冷水流过 U 字形管时，从热源带走的热量就很有限，因此热源损失掉的热量也很少。这种升、降支管壁相接触并能够相互进行热能交换的现象称为**逆流交换**。

如果上述的 U 字形管管壁是由细胞构成，而且管壁细胞又能够主动将升支中的溶质单向转运入降支，则降支溶液浓度由上而下逐渐升高，到达 U 字形管返折处达最高值；而升支中的小管液则因为失去了溶质，使小管液内溶液浓度自下而上逐渐降低。于是，U 字形管中的溶液浓度沿着管的长轴出现成倍增加现象，称为**逆流倍增**（图 8-22）。

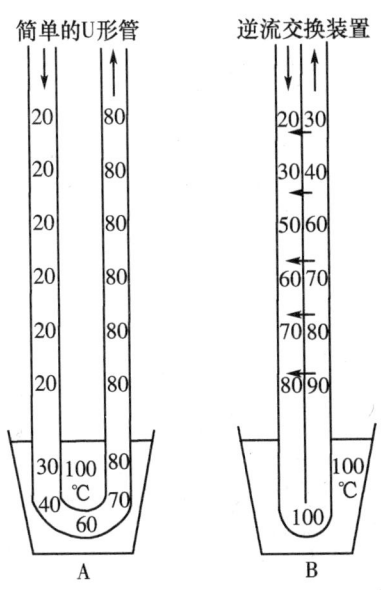

图 8-21 逆流交换作用的模式图

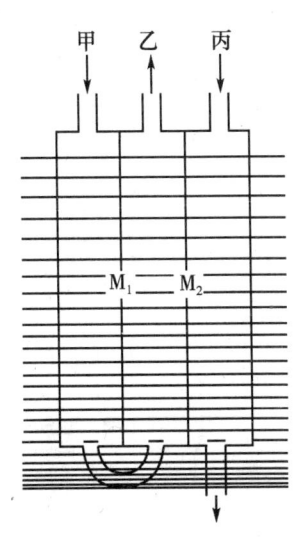

图 8-22 逆流倍增作用的模式图
甲管内液体向下、乙管内液体向上流，丙管内液体向下流。M_1 膜能将液体中的 Na^+ 由乙管泵入甲管，且对水不易通透，M_2 对水易通透

髓袢、集合管的结构排列与上述的逆流倍增的模型很相似，且管壁细胞对水和溶质又有选择性通透的特点（表 8-4）；因此认为肾髓质高渗梯度的形成是通过髓袢的逆流交换和逆流倍增来实现的。

表 8-4 髓袢、远曲小管和集合管对溶质和水的通透性

肾小管部位	水	NaCl	尿素
髓袢降支细段	易通透	不易通透	不易通透
髓袢升支细段	不易通透	易通透	中等通透
髓袢升支粗段	不易通透	Na^+ 主动重吸收	不易通透
		Cl^- 继发主动重吸收	
远曲小管	有 ADH 时易通透	主动重吸收	不易通透
集合管	有 ADH 时易通透	主动重吸收	皮质、外髓部不易通透
			内髓部易通透

（1）**外髓部渗透压梯度的形成**：由于位于外髓部的髓袢升支粗段能主动重吸收 NaCl，而对水不易通透，因此，升支粗段内小管液流向皮质时，随着管腔内 NaCl 的重吸收，外髓部组织液中的 Na^+ 和 Cl^- 浓度逐渐升高，渗透压也逐渐升高，愈靠近内髓部，渗透压愈高（图 8-23）。

（2）**内髓部渗透压梯度的形成**：

1）NaCl 在髓袢升支细段被动重吸收：由于髓袢升支细段对 NaCl 易通透，而对水不易通透，NaCl 将顺浓度梯度扩散进入内髓部组织液，增强内髓部组织液高渗梯度（图 8-23）。

2）尿素再循环流程：①远曲小管、皮质部和外髓部的集合管对尿素都不易通透，尿素不能重吸收；但在 ADH 作用下，水被重吸收。导致小管液尿素浓度逐渐升高；②含高浓度尿素的小管液进入内髓部集合管时，由于管壁对尿素易通透，尿素迅速扩散到内髓部组织液，增加内髓部组织液的高渗状态；③髓袢升支细段对尿素具有中等的通透性，所以内髓部组织液中的高浓度尿素可顺浓度梯度扩散入髓袢升支细段。然后再经髓袢升支粗段、远曲小管、皮质部和外髓部集合管，又回到内髓部集合管，再扩散到内髓部组织液中，如此形成**尿素再循环**（urea recycling）。尿素的再循环有助于内髓部组织液高渗梯度的形成。

此外，ADH 可激活内髓部集合管上皮细胞顶端膜和基底侧膜上的**尿素转运体**（urea uniporter），增加其通透性。

综上所述，肾髓质渗透压梯度的形成，在外髓部是由髓袢升支粗段主动重吸收 NaCl 形成，在内髓部是由髓袢升支细段被动重吸收 NaCl 和尿素在集合管与髓袢降支细段间的再循环形成。

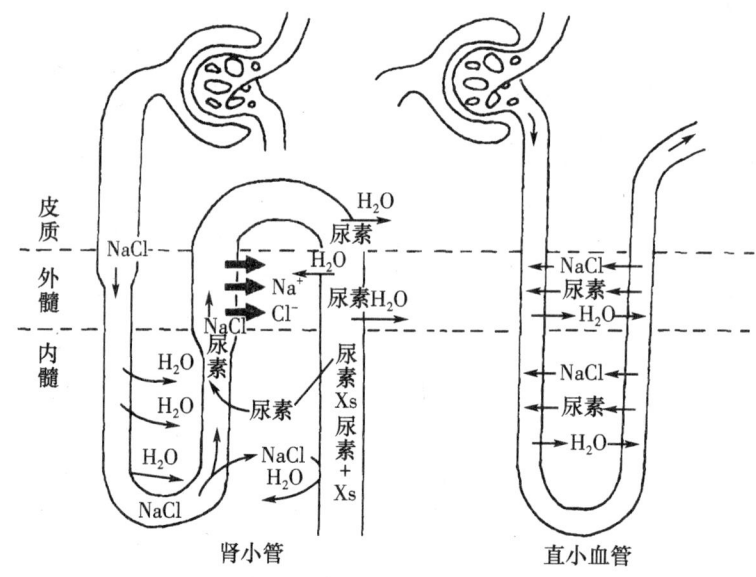

图 8-23　肾髓质渗透压梯度形成的示意图

3. 直小血管在维持肾髓质高渗梯度中的作用　与 U 形髓袢伴行的 U 形直小血管位于高渗髓质中，形成逆流系统。直小血管壁对水和小分子溶质（如 NaCl 和尿素）均具有通透性。直小血管降支流经肾髓质时，周围组织间液中的 Na^+ 和尿素顺着浓度差不断扩散进入降支，而降支中的水则顺着渗透压差渗出到组织间液。因此，越深入内髓部，直小血管降支中的 Na^+ 和尿素浓度越高。当血液折返流入直小血管升支时，由于血管内 Na^+ 和尿素的浓度比同一水平组织间液高，故 Na^+ 和尿素又反向逐渐扩散到组织液，并且再进入直小血管降支，而组织间液中的水则渗透进入直小血管升支内，并随血液返回体循环。这样，Na^+ 和尿素就可经直小血管降支→升支→髓质组织液→直小血管降支的途径循环，使 Na^+ 和尿素不致被血流带走过多而保存在肾髓质内；同时组织液中的水分能不断随血液返回体循环，使肾髓质始终保持在高渗梯度状态（图 8-23）。

（二）尿液浓缩的过程

尿液的浓缩主要是在通过集合管时完成，集合管周围肾髓质渗透压梯度为尿液浓缩提供了有利条件。而集合管管壁对水的通透性是另一个必备的条件，但集合管管壁对水是不易通透的（表 8-4），只有在 ADH 存在条件下，才可通透。因此正常情况下，ADH 的释放量是决定尿液浓缩程度的关键因素。

实验证明，无论终尿是低渗还是高渗，由髓袢升支粗段进入远曲小管的小管液都是低渗的。当等渗或低渗的远曲小管液进入集合管，穿过肾髓质高渗区流向肾乳头方向时，在 ADH 作用下，集合管管壁对水的通透性提高，水分被从管内抽吸到管外，并与周围高渗环境的渗透压取得平衡。于是集合管液的水分越来越少，渗透压越来越高，从而浓缩为高渗尿。

在机体高度缺水时，每日尿量可能只有 300~400ml，而尿的渗透压可高达 1200~1400mOsm/kg·H_2O，比血浆高 4~5 倍。

二、尿液的稀释

当各种原因（如大量饮水时）使血浆晶体渗透压下降时，ADH 释放减少。当等渗或低渗的远曲小管液流经集合管时，集合管对水的通透性降低，使水的重吸收减少，而 NaCl 被继续重吸收，使小管液溶质浓度和渗透压进一步降低，结果形成大量的低渗尿，实现尿液稀释。这就是**尿液稀释**（urine diluting）过程。

第七节 清 除 率

清除率是一个概念，它把肾脏在一定时间内排出的物质的量，同当时该物质在血浆中的浓度联系起来，因而能更好地说明肾脏排出某物质的能力。清除率概念用于理解肾脏的功能，也是现代肾脏生理学研究的一种重要方法。

一、血浆清除率的概念及计算

血浆清除率（plasma clearance，C）是指两肾在单位时间内（一般用每分钟）能将多少毫升血浆中所含的某物质完全清除出去，即一分钟内尿液中排出的某一物质来自多少毫升的血浆。这个被完全清除了该物质的血浆毫升数，称为该物质的**血浆清除率**（ml/min）。

计算公式为：

$$C = U \times V / P$$

公式中，C 为某物质血浆清除率；U 为尿中某物质的浓度（mmol/L）；V 为每分钟尿量（L/min）；P 为血浆中某物质的浓度（mmol/L）。

根据上式就可计算出各种物质的清除率。由于肾小管对各种物质的重吸收和分泌不同，因此各种物质的清除率也并不一样。例如，葡萄糖的清除率为 0，因为尿中不含葡萄糖（U = 0mg/100ml）；而尿素则为 70ml/min，等等。

二、血浆清除率的应用及其意义

（一）测定肾小球滤过率（GFR）

每分钟从肾排出某物质的量（$U \times V$）应为肾小球滤过量与肾小管、集合管的重吸收量和分泌量的代数和。设肾小球滤过率为 F；肾小囊超滤液中某物质（能自由滤过的物质）的浓度（应与血浆中的浓度一致）为 P；重吸收量为 R；分泌量为 E。则 $U \times V = F \times P - R + E$。如果某物质可以自由滤过，而且既不被重吸收（$R = 0$）也不被分泌（$E = 0$），则根据 $U \times V = F \times P$，就可算出 GFR。通过测定菊粉清除率和内生肌酐清除率可测定 GFR。

1. 菊粉清除率 菊粉（inulin，也称**菊糖**），是一种多糖，对人体无毒性，人体内也不存在内源性的菊粉，将其注入体内后可自由通过肾小球，但不被肾小管重吸收和分泌（图 8-24），因此尿中排出的菊粉全部来自肾小球的滤过，因而用它可准确的测定 GFR。

根据 $\qquad U_{in} \times V = F \times P_{in}$

所以 $\qquad F = U_{in} \times V / P = C_{in}$

用菊粉的血浆清除率测得,正常人肾小球滤过率为125ml/min,依此计算,两侧肾脏每昼夜从肾小球滤出的超滤液总量高达180L左右。

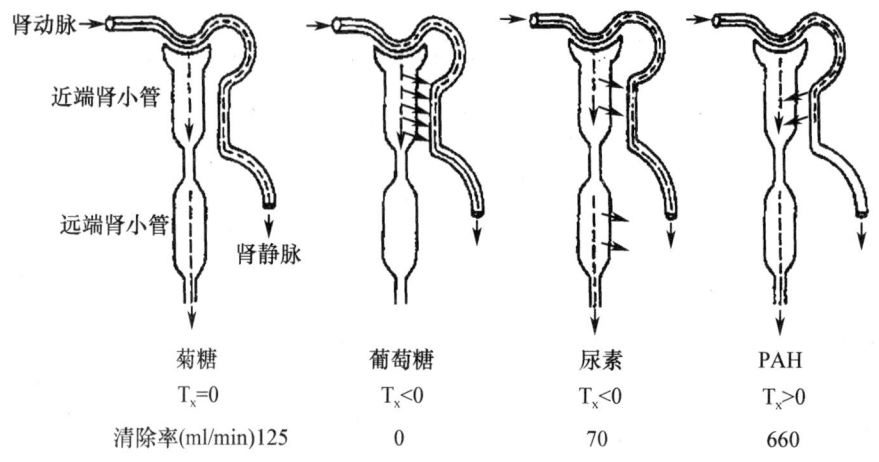

图8-24 血浆清除率在肾小球和肾小管功能测定中的应用

2. 内生肌酐血浆清除率(C_{cr}) 内生肌酐是指体内组织代谢所产生的肌酐。主要由肌肉的磷酸肌酸转变而来。肌酐能自由通过肾小球滤过,在肾小管中很少被重吸收,故它的血浆清除率也可代表肾小球滤过率。按下式可算出24小时的肌酐清除率。

$$C_{cr} = \frac{尿肌酐浓度(mg/L) \times 24h\ 尿量(L/24h)}{血浆肌酐浓度(mg/L)}$$

由于肾小管、集合管能分泌少量肌酐,也可重吸收少量肌酐,因此如果要准确地测定肾小球滤过率,不能直接用内生肌酐清除率的值来代替。

【临床联系】

GFR在正常成年人是相当恒定的,其数值可用于衡量肾脏疾病患者肾小球的滤过功能。如患慢性肾衰竭的患者,由于肾小球受损进行加重,GFR也进行性下降;急性肾小球肾炎患者,在其他肾功能没发生改变的情况下,GFR就有明显的降低。此外,在大量失血、脱水和循环衰竭时,GFR也明显下降。

(二) 测定肾血浆流量和推算肾血流量

如果血浆中某一物质,在经过肾循环一周后可以被完全清除,亦即在肾动脉中该物质有一定浓度,但经过肾小球滤过和肾小管分泌,该物质在肾静脉血液中的浓度为0,则该物质每分钟的尿中排出量($U \times V$),应等于每分钟通过肾的血浆中所含的量。设每分钟通过肾的血浆量为X,血浆中该物质浓度为P,即$U \times V = X \times P$,则该物质的清除率即为每分钟通过肾的血浆量。

$$U \times V = X \times P$$
$$C = U \times V / P = X$$

碘锐特(diodrast)或**对氨基马尿酸**(para-aminohippuric, PAH)的钠盐都符合上述条件,其血浆清除率即为每分钟肾血浆流量。所测清除率为660ml/min,这一数值代表了肾血浆流量。若再测定红细胞比容,就可用下式计算**肾血流量**(renal blood flow, RBF)。

RBF = C/(1 -红细胞比容) = 660ml/min÷(100-45)×100% =1200 ml/min

(三) 推测肾小管功能

菊粉从肾小球滤过以后,既不被重吸收,也不被分泌,所以菊粉的血浆清除率即为肾小球滤过率。与菊粉血浆清除率(125ml/min)进行比较,可判断肾小管重吸收与分泌功能。若测定某一物质的血浆清除率小于菊粉的血浆清除率,则表示该物质在肾小球滤过后,一部分肾小管重吸收;反之,若测定某一物质的血浆清除率大于菊粉的血浆清除率，则表明肾小管能分泌该物质。

第八节 尿液的排放

尿液的生成是个连续不断的过程，生成的尿液由集合管流出，汇入乳头管，经肾盏到肾盂，肾盂中的尿液通过输尿管周期性的蠕动运送到膀胱贮存，当膀胱内贮存的尿液达到一定量时引起排尿反射，尿液经尿道排出体外。

一、膀胱与尿道的神经支配

膀胱是一个中空的肌性器官，膀胱壁由逼尿肌构成，膀胱与尿道连接处为内括约肌，都是平滑肌组织，二者受盆神经和腹下神经支配；尿道外部是外括约肌，为骨骼肌组织，受阴部神经支配（图8-25）。

盆神经起源于脊髓$S_2 \sim S_4$的侧角，属副交感神经，当该神经兴奋时，可使膀胱逼尿肌收缩，尿道内括约肌松弛，从而促使排尿。腹下神经起源于脊髓$T_{12} \sim L_2$的侧角，属交感神经。腹下神经兴奋时，可使膀胱逼尿肌松弛，尿道内括约肌收缩，从而阻止排尿。阴部神经起源于脊髓$S_2 \sim S_4$的前角，属躯体运动神经，其活动受意识控制，当其兴奋时，使尿道外括约肌收缩，阻止排尿。

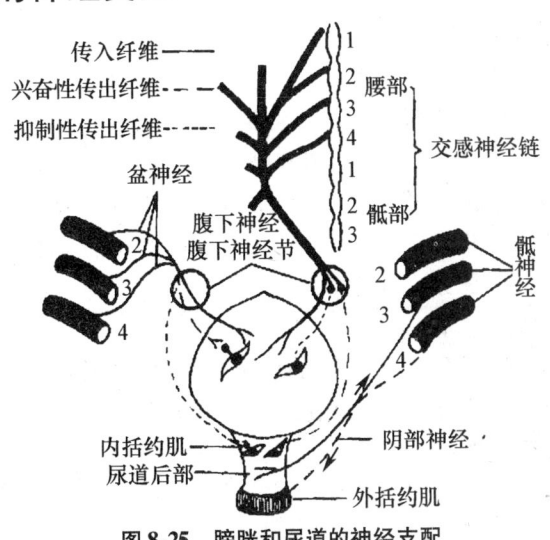

图8-25 膀胱和尿道的神经支配

二、排尿反射

排尿反射（micturition reflex）是一种脊髓反射，在脊髓内就可以完成。但在正常情况下，排尿反射还受大脑皮层等高级中枢的调节，因此排尿反射是受意识控制的。

正常情况下，由于副交感神经的紧张性作用，膀胱逼尿肌处于持续的轻度收缩状态，膀胱内压保持在$10cmH_2O$以下。当膀胱内尿量增加到$200 \sim 300ml$时，因为膀胱的伸展性，其内压虽有升高，但仍不超过$10cmH_2O$。当膀胱内尿量增加到$400 \sim 500ml$时，膀胱内压才会明显升高。尿量增加到$700ml$，膀胱内压增高到$35cmH_2O$时，逼尿肌便会出现节律性收缩而引起排尿活动。但此时大脑高级中枢仍然可以控制排尿。一旦膀胱内压达到$70cmH_2O$以上时，便会出现痛感而必须进行排尿活动。

排尿是一种反射活动（图8-26）。当膀胱内尿量增多到$400 \sim 500ml$，内压超过$10cmH_2O$时，膀胱壁牵张感受器受牵拉兴奋，冲动沿盆神经传入，到达脊髓骶段的排尿反射初级中枢的同时，冲动也向脑干和大脑排尿反射高级中枢传导，从而产生**尿意**（micturition desire）。如果条件许可进行排尿时，冲动便沿着盆神经传出，引起膀胱逼尿肌收缩，内括约肌松弛，尿液便会进入尿道。此时尿液可以刺激尿道的感受器，冲动沿盆神经再次传到脊髓排尿初级中枢，进一步加强其活动，并反射性抑制阴部神经的活动，使外括约肌松弛。于是尿液就被强大的膀胱内压驱出。这种由尿液刺激尿道感受器进一步反射性加强排尿中枢活动的过程是一种正反馈，它能促使排尿反射活动反复加强，直至尿液排完为止（图8-26）。在排尿时，腹肌和膈肌的强力收缩，可以使腹内压增高，有协助排尿活动的作用。

应指出，人可以有意识地控制排尿，脑干和大脑皮层一些神经元的活动可以抑制和易化排尿反射。多数情况下，高级中枢对骶髓初级排尿中枢保持一定的抑制作用。

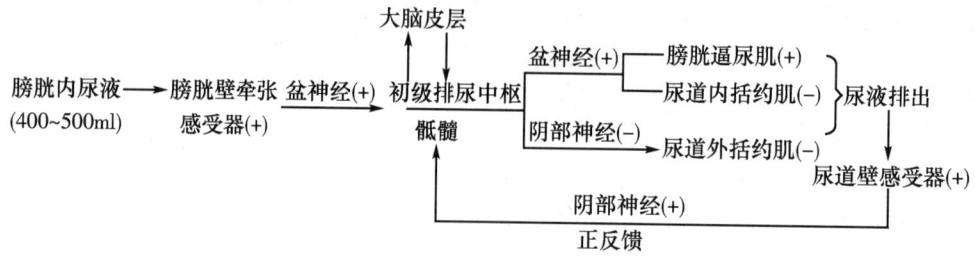

图 8-26 排尿反射示意图

【临床联系】

1. 尿崩症（diabetes insipidus） 当下丘脑病变累及视上核和室旁核或下丘脑-垂体束时，VP 的合成和释放发生障碍，可导致尿量明显增加，每日可达 10L 以上，称为尿崩症。

2. 尿失禁 当脊髓受损，以致初级中枢与大脑皮层等高级中枢失去联系时，排尿便失去了意识控制，可出现尿失禁。当出现膀胱过度充盈，尿液不受意识控制而自动流出尿道时，称为溢流性尿失禁。

3. 尿潴留 膀胱中尿液充盈过多而不能排出者称为尿潴留。尿潴留多半是由于腰骶部脊髓损伤使排尿反射初级中枢的活动发生障碍所致。尿路受阻也能造成尿潴留，如男性前列腺肥大。

4. 尿频 排放次数过多者称为尿频，常常是由于膀胱炎症或机械性刺激（如膀胱结石）而引起的。

5. 遗尿 大脑皮层的高级排尿中枢对骶髓初级排尿中枢有易化或抑制性的影响，控制着排尿反射活动。婴幼儿因大脑皮层发育尚未完善，对初级排尿中枢的控制能力较弱，故排尿次数较多，且常有遗尿现象。

（苗维纳　赵铁建）

第九章

内 分 泌

近100年来，**内分泌学**（endocrinology）领域的研究取得了长足进展。**内分泌**（endocrine）与**激素**（hormone）的概念和理论，经历着从经典认识向现代认识的方向，不断更新并不断完善的发展过程。

第一节 概 述

一、内分泌与内分泌系统

（一）内分泌的概念

内分泌是相对于**外分泌**（exocrine）而言的分泌方式。外分泌是指外分泌腺体通过附属的导管结构，将所产生的分泌物释放到体腔或体外的过程，如唾液腺、胰腺等消化腺及汗腺的分泌活动。经典的内分泌概念是指**无管腺分泌活动，即内分泌腺体**（endocrine gland）将所产生的生物活性物质"**激素**"直接释放到血液中并发挥调节作用的一种分泌方式，其分泌过程不需要导管。

（二）内分泌系统

现代研究发现，除内分泌腺具有内分泌功能外，机体某些具有特定功能的器官（消化道黏膜及胎盘）都含有"专职"的内分泌细胞兼具内分泌功能；脑、心、肝、肾等器官的一些细胞除了他们自身固有的功能外，还兼有内分泌功能。

因此，**内分泌系统**（endocrine system）由内分泌腺以及兼有内分泌功能的器官、组织共同构成，是通过激素传输信息调节靶细胞活动的系统。体内激素来源有二：

1. 内分泌腺来源 如垂体、甲状腺、甲状旁腺、胰岛、肾上腺、性腺等分泌的激素（表9-1）。

表9-1 内分泌腺及其分泌的主要激素

内分泌腺		激素
垂体	腺垂体	促甲状腺激素（TSH）、促肾上腺皮质激素（ACTH）、促卵泡激素（FSH）、黄体生成素（LH）、生长激素（GH）、催乳素（PRL）、促黑（素细胞）激素（MSH）
	神经垂体	血管升压素（抗利尿激素）VP（ADH）、缩宫素（OT）
松果体		褪黑素（MT）
甲状腺		甲状腺素（四碘甲腺原氨酸，T_4）、三碘甲腺原氨酸（T_3）
甲状旁腺		甲状旁腺激素（PTH）
胸腺		胸腺激素
胰岛		胰岛素、胰高血糖素、生长抑素（SS）、胰多肽（PP）
肾上腺	皮质	糖皮质激素（如皮质醇）、盐皮质激素（如醛固酮）
	髓质	肾上腺素（Ad）、去甲肾上腺素（NE或NA）、肾上腺髓质素（AM）
卵巢		雌二醇（E_2）、雌三醇（E_3）、孕酮（P）、抑制素、激活素
睾丸		睾酮（T）、抑制素、激活素

2. 兼有内分泌功能的器官、组织分泌的主要激素（表9-2）。

表9-2 兼有内分泌功能的器官、组织及其分泌的主要激素

器官	激素
下丘脑	促甲状腺激素释放激素（TRH）、促性腺激素释放激素（GnRH）、生长激素释放抑制激素（生长抑素）、(GHRIH、SS）、生长激素释放激素（GHRH）、促肾上腺皮质激素释放激素（CRH）、催乳素释放因子（PRF）、催乳素释放抑制因子（PIF）、促黑（素细胞）激素释放因子（MRF）、促黑（素细胞）激素释放抑制因子（MIF）
心脏、血管	心房钠尿肽（ANP）、内皮素（ET）、一氧化氮（NO）
肝脏	胰岛素样生长因子（IGF）
胃肠道	促胃液素、缩胆囊素（CCK）、促胰液素、血管活性肠肽（VIP）
肾脏	促红细胞生成素（EPO）、维生素D_3 $[1,25\text{-}(OH)_2\text{-}VD_3]$
胎盘	人绒毛膜促性腺激素（hCG）
其他部位	前列腺素（PG）、瘦素（Lp）

二、激　素

（一）激素的概念

早期"激素"的经典概念是"由内分泌器官产生，释放到血液中，并经血流递送到远端部位，能调节靶器官或靶组织生理功能的微量化学物质"。

现代研究认为，激素主要通过内分泌方式经血液循环向远隔部位传输信息，完成细胞之间的**长距细胞通讯**（long distance cell communication），称为**远距分泌**（telecrine）。而且，激素在细胞间传输调节信息的途径，还有**短距细胞通讯**（short distance cell communication）传输信息的方式，包括**旁分泌**（paracrine）、**神经分泌**（neurocrine）、**自分泌**（autocrine）等（图9-1、表9-3）。

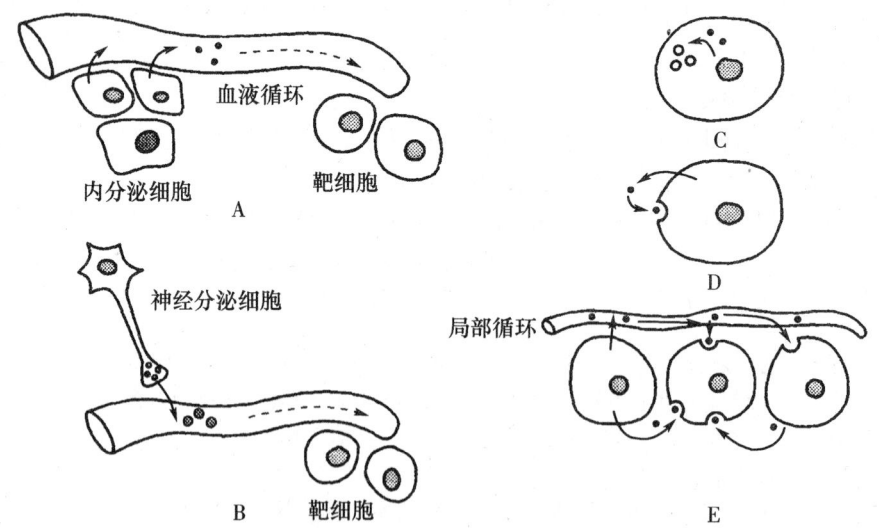

图 9-1　激素在细胞间传输信息的主要方式
A：内分泌；B：神经分泌；C：内在分泌；D：自分泌；E：旁分泌

综上可见，激素的现代概念应是"由机体内分泌细胞所分泌，以体液为媒介在细胞间递送信息的化学信使"。

激素分子形式多样，来源与化学性质都很复杂。多数内分泌细胞通常只分泌一种激素，但并非绝对。同一内分泌细胞也可分泌多种激素，如黄体生成素和卵泡刺激素同为腺垂体促性腺激素分泌细胞

所合成分泌；同一种激素也可由多种内分泌细胞分泌，如生长抑素可分别由下丘脑、甲状腺、胰岛、肠黏膜等部位分泌。

表 9-3　激素传输信息的主要方式

传输信息的方式		示例
远距分泌	激素分泌入血后，经血液循环运输至远隔部位的靶组织发挥作用	多数经典内分泌腺和非内分泌器官分泌的激素
旁分泌	分泌的激素仅由组织液扩散而作用于邻近的靶细胞，也称邻分泌	如性激素在卵巢局部的作用，胰高血糖素刺激胰岛 B 细胞分泌胰岛素
自分泌	激素可以原位作用于产生该激素的同一细胞或同类的细胞；甚至可以不释放，直接在合成激素的细胞内即发挥作用。后者又称内在分泌或胞内分泌	胰岛素可抑制 B 细胞自身分泌胰岛素的活动；甚至肾上腺髓质激素抑制自身合成酶的活性
神经分泌	激素由神经元合成后沿轴突运送至末梢释放，可弥散作用于邻近细胞，或直接释放到血液循环中发挥作用	下丘脑神经元分泌的调节肽通过垂体门脉系统作用于腺垂体
腔分泌	激素直接释放到管腔中发挥作用	某些胃肠激素可直接分泌到肠腔中

（二）激素的分类

根据分子化学结构，可将激素分为胺类、多肽与蛋白质类和脂类激素三大类。

1. 胺类激素（amine hormone）　多为氨基酸的衍生物，往往以氨基酸为原料修饰合成。儿茶酚胺类激素以酪氨酸为原料合成，主要为肾上腺素与去甲肾上腺素；甲状腺激素是由甲状腺球蛋白裂解下的含碘酪氨酸缩合物；褪黑素以色氨酸作为原料合成。

儿茶酚胺等在分泌前通常储存在胞质的分泌颗粒中，只在机体需要时才释放。儿茶酚胺类激素的亲水性强，在血液中主要以游离形式运输，并且在相应细胞膜受体的介导下产生调节效应。儿茶酚胺类的半衰期通常只有 2~3min。

但同为胺类激素的甲状腺激素则为亲脂性激素，以甲状腺胶质的形式大量储备在细胞外的滤泡腔中，而在血液中近乎100%与血浆蛋白质结合，成为流动状的储备形式。因此，甲状腺激素的半衰期很长（甲状腺素半衰期可长达 7 日左右）。

2. 多肽类激素（polypeptide hormone）**和蛋白质类激素**（protein hormone）　分子从最小的 3 肽到最多约 200 余氨基酸残基构成的多肽链，种类繁多，来源广泛。这类激素的合成遵循蛋白质合成的一般规律，激素生成后经高尔基体包装，如对肽链的糖基化等处理。储存在细胞内分泌颗粒（囊泡）中的可为**前激素原**（preprohormone）、**激素原**（prohormone）或者激素本身等形式，在机体需要时通过出胞方式释放。

机体对这类激素分泌的调节环节主要是作用在其释放水平，而不在合成的过程中。这类激素分子量大，水溶性强，要经靶细胞的膜受体介导，通过启动细胞内信号转导途径产生调节效应，而它们自身通常并不进入靶细胞内。

下丘脑、垂体、甲状旁腺、胰岛、胃肠道等部位分泌的激素大多属于此类。除生长激素和胰岛素样生长因子-1 外，这类激素在血液中主要以游离形式存在和运输。大多数多肽的半衰期一般只有 4~40min，蛋白质类激素的半衰期约为 15~170min。

3. 脂类激素　包括胆固醇或脂肪酸衍生物。

（1）**类固醇激素**（steroid hormone）：均由**胆固醇**（cholesterol）合成，故名。类固醇激素可分为 6 种，其中生物活性强的各类典型代表产物分别为皮质醇、醛固酮、孕酮、雌二醇、睾酮和 1,25-二羟维生素 D_3 等。前五种由肾上腺皮质和性腺所合成与分泌，均含有 17 碳的**环戊烷多氢菲**（cyclopentanoperhydrophenanthrene）母核的四环结构，以及侧链，也被形象地称为甾体激素或甾醇。类固醇激素为亲脂性激素，分子量小，在血液中大多与运载蛋白结合而存在，半衰期多在 4~120min 之间。

类固醇激素主要通过直接穿越靶细胞膜，进入细胞后分别与定位在胞浆或胞核内的受体结合引起信号转导，产生生物调节效应。

1,25-二羟维生素 D_3，系维生素 D 在皮肤、肝和肾等组织的联合作用下产生的活化衍生物，其环戊烷多氢菲四环结构中的 β 环被打开，也称**固醇激素**（sterol hormone）。固醇激素的作用特征和机制等都与类固醇激素相似。

（2）**脂肪酸衍生物**：主要指**类二十烷酸**（eicosanoid），其为含 18、20 和 22 碳的多不饱和脂肪酸一类的化合物。这类化合物主要包括由**花生四烯酸**（arachidonic acid）转化的**前列腺素族**（prostaglandin，PG）、**血栓烷**（血栓素，thromboxane，TX）和**白三烯**（leukotriene，LT）等，多作为局部激素或细胞内信使，经旁分泌或自分泌方式广泛影响细胞活动。这类物质最初来源于细胞膜的脂质成分——膜磷脂，因此几乎所有细胞都可生成，种类繁多、作用复杂。但也有人不将这一类物质视为激素。类二十烷酸经细胞膜受体，少数经细胞内受体介导信号发挥调节作用。

（三）激素的调节作用

1. 维持内环境稳态 激素参与水、电解质平衡、酸碱平衡、体温、血压等调节过程，直接参与机体的应激反应等，全面整合机体功能，维持内环境稳态。与神经系统和免疫系统共同维护机体对生存环境变化的适应能力。

2. 调节新陈代谢 多数激素都参与调节组织细胞的物质代谢和能量代谢，维持机体的营养和能量平衡，成为机体各种生命活动的基础。

3. 维持生长发育 许多激素都能促进全身组织细胞的生长、增殖、分化和成熟，参与细胞凋亡过程等，确保并影响各系统、器官的正常生长发育和功能活动。

4. 调控生殖过程 激素能维持生殖器官的正常发育、成熟和生殖的全过程，维持生殖细胞的生成，直到妊娠和哺乳，以保证个体生命的绵延和种系的繁衍。

（四）激素的作用机制

激素对靶细胞作用机制的实质就是其所携带的信息激活靶细胞内信号转导通路，经多层次信号分子传递，最终改变靶细胞活动状态，引起细胞固有的生物效应。概括而言，激素分别通过定位于靶细胞膜或靶细胞内（包括细胞质和细胞核内）受体的介导而实现细胞的信号转导。以下分述亲水性激素和亲脂性激素（表9-4）的作用机制。

表 9-4　激素作用机制的分类

亲水性激素与细胞膜受体结合	1. cAMP 为第二信使 促肾上腺皮质激素释放激素[s]、生长激素抑制激素[i]、促甲状腺激素[s]、促肾上腺皮质激素[s]、促卵泡激素[s]、黄体生成素[s]、胰高血糖素[s]、黑素细胞刺激素[s]、促脂素[s]、血管升压素[s]、绒毛膜促性腺激素[s]、阿片肽[i]、降钙素[s]、甲状旁腺激素[s]、血管紧张素Ⅱ[i]、儿茶酚胺（β-肾上腺素能[s]、α-肾上腺素能[i]） 2. cGMP 为第二信使 心房钠尿肽 3. 磷脂酰肌醇/Ca^{2+}为第二信使 儿茶酚胺、血管紧张素Ⅱ、缩宫素、促胃液素、促胰酶素、促性腺激素释放激素、促甲状腺激素释放激素 4. 激酶/磷酸酶级联反应（酶/酶偶联受体） 生长激素、催乳素、缩宫素、促红细胞生成素、瘦素、胰岛素、胰岛素样生长因子（IGF-1 IGF-2）
亲脂性激素与细胞内受体结合	皮质醇、醛固酮、孕激素、雄激素、雌激素、1,25-$(OH)_2 VD_3$、甲状腺素、三碘甲腺原氨酸

注：s 为刺激腺苷酸环化酶的激素；i 为抑制腺苷酸化酶的激素

1. 膜受体主要介导亲水性激素的细胞调节效应

（1）**G蛋白偶联受体介导的信号转导途径**：儿茶酚胺和大多数多肽类、蛋白质激素通过这一途径发挥作用。激素与G蛋白偶联受体相应结合后，必须先活化G蛋白，再调节（激活或抑制）**效应器蛋白**（effector protein）的活性，经G蛋白调控的效应蛋白主要有腺苷酸环化酶以及离子通道等。

如果效应蛋白是酶（AC、PDE、PLC、PLA$_2$），则酶的激活或抑制分别能改变细胞第二信使（cAMP、IP$_3$、DG和Ca^{2+}）的浓度，使与第二信使相关的蛋白激酶（PKA、PKC、PKG、CAMK）被磷酸化或去磷酸化，从而进一步引起下游一系列功能蛋白质活性的改变，最终改变靶细胞的生物效应。

如果效应蛋白是离子通道，则通道的开、关将导致跨膜离子流的改变（如钙通道开放可使细胞质内的游离Ca^{2+}浓度升高），再进一步引起后续的生理效应（图9-2）。

G蛋白偶联受体的信号转导途径产生的生理效应可大致分为核外效应和核内效应两方面。核外效应主要为酶系的系列激活而调节代谢活动，如糖原的分解、脂肪的合成等；核内效应主要是调节基因转录过程，如通过**cAMP反应元件结合蛋白**（cAMP response element binding protein, CREB）介导并促进基因转录，生成新的功能蛋白质等。

（2）**酶偶联受体介导的信号转导途径**

1）**酪氨酸激酶受体介导的信号转导途径**：胰岛素和胰岛素样生长因子通过这一途径发挥作用。酪氨酸激酶受体（TKR）也称**受体酪氨酸激酶**（receptor tyrosine kinase, RTK），其分子自身即同时兼备受

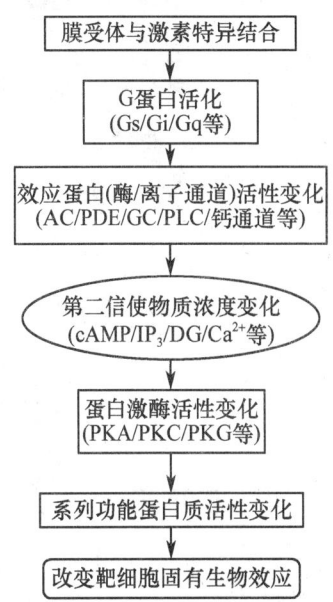

图9-2 细胞膜受体（G蛋白偶联受体）介导的信号转导途径

体和效应器酶的双重功能。激素与相应受体结合后，通过受体二聚化发挥作用，胞内域酪氨酸等残基片段发生**自身磷酸化**（autophosphorylation），随即直接催化胞质内底物蛋白磷酸化；进而再激活其下游多层次信息转导的级联反应，最后引起靶细胞的生物效应。活化的受体也可以启动Ras信号转导途径，也称**丝裂原活化蛋白激酶**（mitogen activated protein kinase, MAPK）途径。激活的MAPK作用于胞质中或胞核内的下游信号分子，最终表现为对物质代谢，细胞生长、增殖和分化等过程的调节效应。

2）**非受体酪氨酸激酶介导的信号转导途径**：生长激素、促红细胞生成素和瘦素受体通过这一途径发挥作用。激素与相应受体结合后，受体膜内域就能吸附胞质中酪氨酸蛋白激酶（如Janus kinase, JAK）等，最后通过细胞核内的**信号转导与转录激活因子**（signal transduction and activators of transcription, STATs）等，诱导并改变相应靶基因的转录过程，通称为JAK-STATs信号转导途径。

3）**鸟苷酸环化酶受体介导的转导信号途径**：钠尿肽类（如心房钠尿肽、脑钠尿肽）激素通过这一途径发挥作用。鸟苷酸环化酶受体的胞内域具有**鸟苷酸环化酶**（guanylyl cyclase, GC）的活性片段。钠尿肽激素与相应受体结合后，使受体分子构象发生变化，鸟苷酸环化酶自我激活，进而催化胞内的GTP转化为cGMP。作为第二信使，cGMP激活PKG，导致相应的底物蛋白（酶与离子通道）磷酸化，进而调节细胞的功能。

2. 细胞核受体介导亲脂性激素的细胞调节效应

细胞内受体（intracellular receptor）分布于胞质或核内，本质上都是配体调控的**转录因子**（transcription factor），均在核内启动信号转导并影响基因转录，统称**核受体**（nuclear receptor）核受体按其结构和功能分为Ⅰ型核受体（类固醇激素受体家族，雌激素受体除外）和Ⅱ型核受体（甲状腺素受体家族，包括甲状腺激素受体、维生素D$_3$受体、维A酸受体等）。核受体多为单肽链结构，含有激素结合域，DNA结合域和转录激活结合域等功能区。

类固醇激素受体位于胞质内，与**热休克蛋白**（heat shock protein, HSP）结合，处于非活化状态。类固醇激素与受体的结合使HSP与受体解离，暴露DNA结合区。激活的受体二聚化并移入核内，与

DNA 上的**激素反应元件**（hormone response element，HRE）相结合，调节靶基因转录表达产物，再引起生物效应（图 9-3）。激素的这种"基因组效应"（genomic effect）需要经过数小时甚至数天才能完成。

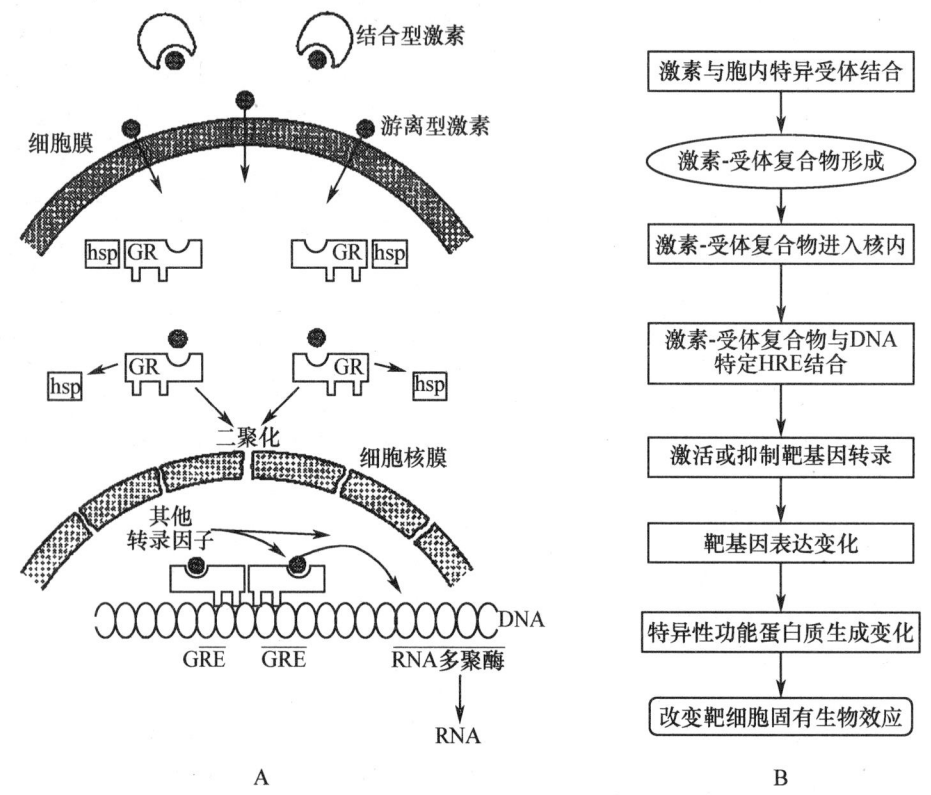

图 9-3 胞内受体介导的信号转导途径
A：核受体介导的激素基因效应；B：核受体介导的信号转导途径
GR：糖皮质激素受体；hsp：热休克蛋白；GRE：糖皮质激素反应原件；HRE：激素反应原件

甲状腺素类受体位于核内，不与 HSP 结合。甲状腺素与受体结合后，激活受体并与 HRE 结合，从而调节基因转录。基因转录的变化会导致蛋白质翻译水平的改变，从而在较长时间跨度内实现对细胞代谢和功能的调节。因此，外界信号不仅可使细胞出现即时反应，而且可通过基因表达的改变而造成细胞反应能力的长时程改变。

激素作用所涉及的细胞信号转导机制十分复杂，以上仅仅是概述了激素作用机制，实际上激素作用机制非常复杂，并非绝对。实验证实，处于 I 组的类固醇激素既可通过核受体影响靶细胞 DNA 的转录过程发挥作用，也可迅速调节神经细胞的兴奋性，显然是通过细胞膜受体以及离子通道所引起的快速反应（数分甚至数秒），称为类固醇激素的"**非基因组效应**"（non-genomic effect）。某种激素携带的信息也并非只有一条转导途径，胰岛素可激活细胞内三条转导途径；胰高血糖素激活腺苷酸环化酶后不仅可以调节酶的活性，还可影响基因转录过程。

（五）激素作用的一般特征

1. 激素作用的相对特异性 激素释放进入血液，被运送到全身各个部位，虽然与各处的组织细胞有广泛接触，但只选择地作用于某些器官、组织和细胞。被激素选择性作用的器官、组织和细胞，分别称为靶器官、靶组织和靶细胞。有些激素选择性地作用于某一内分泌腺，该内分泌腺称为激素的靶腺。

2. 激素作用的高效能放大作用 激素在血中的浓度都很低，但作用显著，这是因为激素与受体结合后，可使细胞内发生一系列酶促反应，逐级放大，形成一个高效能的生物放大系统。例如，一般几个 pg 的下丘脑释放激素，可使动物腺垂体激素分泌量成倍增多；ACTH 能引起使肾上腺皮质分泌糖皮质激素的效应放大400倍。

3. 激素间的相互作用 多种激素共同参与某一生理活动的调节时,激素之间往往存在着协同作用、拮抗作用和**允许作用**(permissive action)等。允许作用是指有些激素本身并不能直接对某些组织细胞产生效应,然而它的存在可使另一种激素的作用明显增强,即对另一种激素的效应起支持作用。如在糖皮质激素的存在条件下,儿茶酚胺才能很好地发挥对心血管的调节作用。

第二节 下丘脑与垂体的内分泌功能

一、下丘脑的内分泌功能

(一)下丘脑神经内分泌细胞

在中枢神经系统内,一些神经元既能产生和传导神经冲动,又能合成和释放激素,这类神经元实际是一种神经内分泌细胞。下丘脑神经内分泌细胞,按细胞形态大小可分为两类。

1. 大细胞神经分泌系统(magnocellular neurosecretory system) 主要由**室旁核**(PVN)的大细胞部、**视上核**(SON)以及散在于两者之间的一些副核团共同组成。细胞体积大,胞质丰富,内含神经分泌颗粒,主要合成**血管升压素**(VP)和**缩宫素**(OT),其神经纤维组成下丘脑-垂体束投射到神经垂体。

2. 小细胞神经分泌系统(parvocellular neurosecretory system) 主要分布在下丘脑**促垂体区**。下丘脑基底部,包括正中隆起、弓状核、视交叉上核、腹内侧核和室周核等核团,合称下丘脑"**促垂体区**"(hypothalamic hypophysiotropic area,HTA)。此区的神经元分泌多种**下丘脑促垂体激素**并集中于正中隆起的外带,经垂体门脉系统运送到腺垂体,发挥对腺垂体分泌的调控作用。

(二)下丘脑与垂体的功能联系

大脑或中枢神经系统其他部位传到下丘脑的神经信息转变为内分泌信息,起着换能神经元的作用,从而以下丘脑为枢纽,把神经调节与体液调节紧密联系起来。下丘脑与垂体的功能联系分为如下两个系统。

1. 下丘脑-神经垂体系统 下丘脑视上核和室旁核内的神经内分泌细胞的轴突分别组成视上核-垂体束和室旁核-垂体束,穿过垂体柄终止于神经垂体,构成下丘脑-神经垂体系统(图9-4)。下丘脑-垂体束通过轴浆运输,将到达末梢的血管升压素和缩宫素在神经垂体处释放。

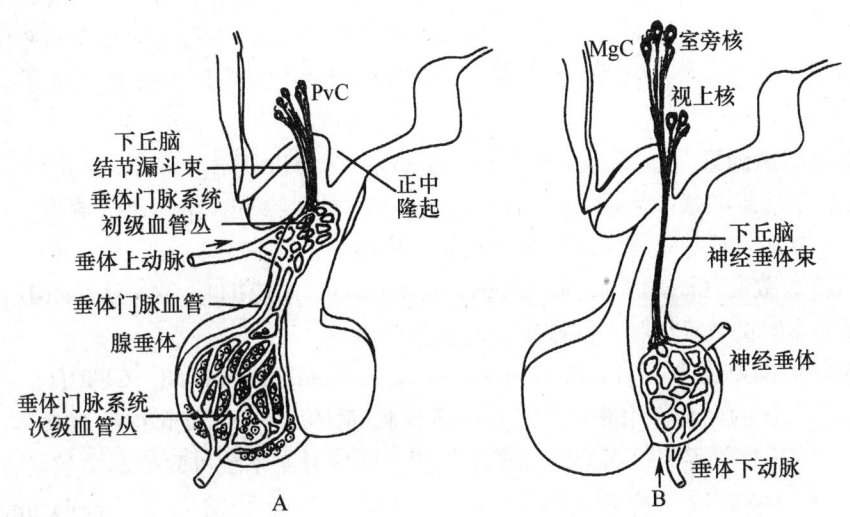

图9-4 下丘脑与垂体的功能和结构联系
A. 下丘脑-腺垂体系统;B. 下丘脑-神经垂体系统

2. 下丘脑-腺垂体系统 下丘脑"促垂体区"神经内分泌细胞的轴突末梢与垂体门脉系统的初级毛细血管网接触,将下丘脑调节肽释入垂体门脉系统,通过垂体门脉系统到达腺垂体,调节腺垂体的分泌功能。

(三) 下丘脑调节肽

由下丘脑"促垂体区"神经内分泌细胞合成和分泌的、主要调节腺垂体功能的肽类物质称为**下丘脑调节肽**(hypothalamic regulatory peptides,HRP),属于神经激素。HRP的主要作用是调节腺垂体的分泌活动,但是它们几乎都有一定的垂体外作用。而且,在下丘脑以外也有分泌这些肽类激素的内分泌细胞。目前,有5种HRP的分子结构和氨基酸顺序已搞清楚,称为激素,还有4种化学结构尚不十分清楚,暂称因子,以示区别(表9-5)。

表9-5 下丘脑调节肽的化学性质与主要作用

种类	英文缩写	化学性质	主要作用
促甲状腺激素释放激素	TRH	3肽	促进TSH和PRL释放
促性腺激素释放激素	GnRH	10肽	促进LH与FSH释放(以LH为主)
生长素释放抑制激素(生长抑素)	GHRIH(SS)	14肽	抑制GH释放,对LH、FSH、TSH PRL及ACTH的分泌也有抑制作用
生长素释放激素	GHRH	44肽	促进GH释放
促肾上腺皮质激素释放激素	CRH	41肽	促进ACTH释放
催乳素释放因子	PRF	肽	促进PRL释放
催乳素释放抑制因子	PIF	多巴胺	抑制PRL释放
促黑(素细胞)激素释放因子	MRF	肽	促进MSH释放
促黑(素细胞)激素释放抑制因子	MIF	肽	抑制MSH释放

1. 促甲状腺激素释放激素(thyrotropin-releasing hormone,TRH) 3肽TRH具有促进腺垂体分泌促甲状腺激素的作用。此外还有轻度刺激腺垂体催乳素和生长激素分泌的作用。TRH具有垂体外作用,如对中枢神经系统有兴奋作用。

2. 促肾上腺皮质激素释放激素(corticotropin-releasing hormone,CRH) 41肽CRH的主要作用是促进腺垂体分泌促肾上腺皮质激素(ACTH)。CRH主要受"应激"和生物节律的刺激。CRH呈脉冲式分泌,并具有昼夜周期节律,腺垂体的分泌(ACTH)与肾上腺皮质的分泌(皮质醇)节奏与CRH分泌同步。

3. 促性腺激素释放激素(gonadotropin-releasing hormone,GnRH) 10肽GnRH的主要作用是促进腺垂体合成和释放促性腺激素。但是,药理剂量的GnRH对性腺有直接抑制,导致孕酮合成障碍,排卵停止,闭经;在男性表现为睾酮合成减少,精子生成障碍。

4. 生长激素释放激素(growth hormone releasing hormone,GHRH) 44肽GHRH的主要作用是选择性的作用于腺垂体生长激素细胞,促进生长激素的分泌。

5. 生长激素释放抑制激素(growth hormone release-inhibiting hormone,GHRIH) 简称**生长抑素**(somatostatin,SS)。SS的生理作用非常广泛。在下丘脑-垂体系统SS可起神经激素作用,在胃肠道可起胃肠激素作用,在中枢神经系统可起神经递质作用,在内分泌系统可起抑制性激素作用等。

6. 下丘脑分泌的释放因子和释放抑制因子 包括**催乳素释放因子**(prolactin releasing factor,PRF)、**催乳素释放抑制因子**(prolactin release inhibiting factor,PIF)、**促黑(素细胞)激素释放因子**(melanocyte-stimulating hormone releasing factor,MRF)、**促黑(素细胞)激素释放抑制因子**(melanocyte-stimulating hormone release inhibiting factor,MIF)。

(四) 下丘脑调节肽分泌的调节

下丘脑、腺垂体和靶腺之间形成的闭合调节回路，进行"闭环调节"。下丘脑分泌的调节肽（释放激素或释放抑制激素），通过垂体门脉系统作用于腺垂体，促进或抑制腺垂体激素的分泌活动；腺垂体分泌多种促激素作用于各自的靶腺（如甲状腺、肾上腺及性腺），促进靶腺激素的分泌，构成三个主要的下丘脑-腺垂体-靶腺轴（图9-5）。

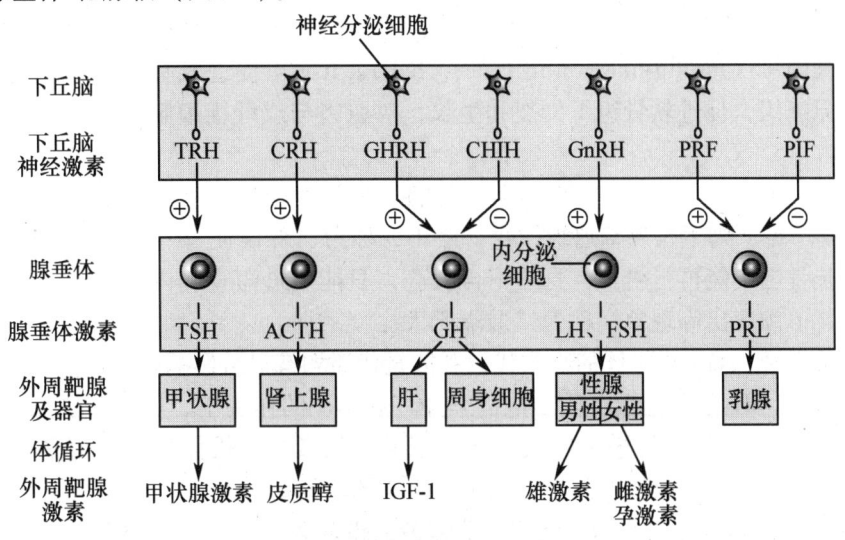

图9-5　下丘脑-腺垂体-靶腺轴激素及对外周器官作用的关系

下丘脑-腺垂体-靶腺轴的反馈调节有三种：①靶腺激素对下丘脑或腺垂体的反馈调节，称为长反馈；②腺垂体促激素对下丘脑的反馈调节称为短反馈；③激素对其自身合成细胞的局部抑制影响称为超短反馈（图9-6）。超短反馈调节不需要通过血液运输，如下丘脑调节肽对下丘脑神经元本身的抑制作用，腺垂体促激素对腺垂体细胞的影响，靶腺激素对靶腺细胞的调节等，均称为超短反馈调节。

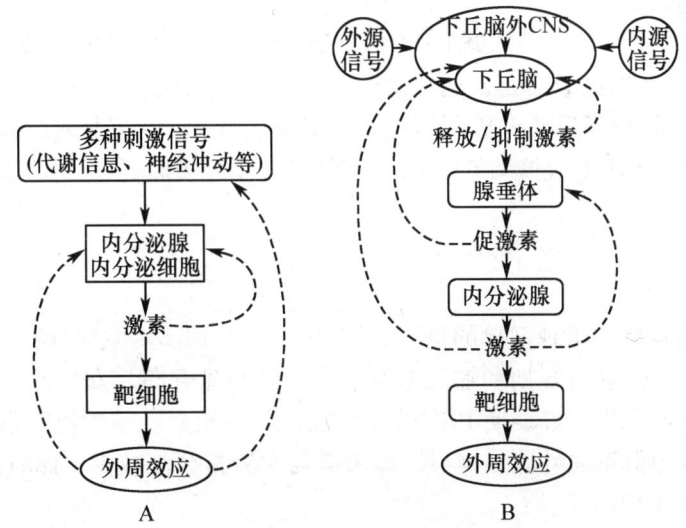

图9-6　激素分泌的反馈调节
实线表示：促进作用途径；　　虚线表示：抑制作用途径

二、腺垂体激素

腺垂体分泌的激素化学本质都是蛋白质，对机体生长发育、物质代谢具有重要调节作用，并能调节肾上腺皮质、甲状腺和性腺的功能活动。

（一）生长激素

1. 生长激素的作用

（1）**促进生长作用**：机体生长受多种因素影响，而生长激素（growth hormone，GH）是关键因素。GH 能促进蛋白质合成，促进骨、软骨和其他组织的生长，从而促进生长发育。

GH 能诱导靶细胞产生一种具有促生长作用的肽类物质，称为**生长激素介质**（生长介素，somatomedin，SM）。在 GH 作用下，SM 主要由肝脏产生，因其化学结构与胰岛素近似并具有其活性，故又称为**胰岛素样生长因子**（insulin-like growth factor，IGF）。IGF 可促进氨基酸进入软骨组织，加速蛋白质合成，增加胶原组织，促进软骨组织分裂和生长，对肌肉与成纤维细胞也可能有类似作用，但对脑的发育生长无影响。

人类若在幼年时期 GH 分泌过多，全身各部分将普遍过度生长，患巨大畸形的巨人症；如果人在幼年时期 GH 分泌不足，则生长发育迟缓，身材矮小，称为"侏儒症"，但智力正常。倘若成年后 GH 分泌过多，由于长骨已不能再行生长，身体不再长高，只能促进短骨和内脏器官的生长，以致出现手大、指粗、鼻高、下颌突出等现象，称为"肢端肥大症"。

（2）**促进代谢作用**：GH 对机体的物质代谢和能量代谢均有显著影响。

1）**蛋白质代谢**：GH 有促进蛋白质合成的作用。在 GH 的作用下，氨基酸进入细胞的速度加快，并促进细胞内 RNA 合成，从而促进蛋白质合成，尿氮排出减少，机体呈现正氮平衡。同时 GH 增强钠、钾、钙、磷、硫等元素的摄取与利用，提供骨生长的原料。

2）**糖代谢**：GH 能降低肌肉、脂肪组织对葡萄糖的摄取和利用，减少糖消耗，同时促进肝脏转化生成葡萄糖，其结果是使血糖升高，即生长激素的生糖作用。

3）**脂肪代谢**：GH 有促进脂肪分解的作用，使脂肪组织中的脂肪量减少，特别是肢体中的脂肪量减少，血中游离脂肪酸增加，游离脂肪酸进入肝脏后在肝内氧化以提供能量。

总之，生长激素能促进蛋白质合成，加速脂肪的分解，抑制糖消耗。使能量来源由糖代谢转向脂肪代谢，有利于机体的生长和修复过程。

2. 生长激素分泌的调节

（1）**下丘脑激素对生长激素分泌的调节**：GH 分泌受下丘脑的 GHRH 和 SS 的双重调节（图 9-7），GHRH 促进 GH 分泌，SS 抑制 GH 分泌。通常情况下 SS 作用占优势。

（2）**反馈调节**：①GH 对下丘脑和腺垂体具有负反馈调节作用，主要是通过刺激 SS 来抑制 GH 分泌；②IGF-1 对下丘脑和腺垂体具有负反馈调节作用，特别是 IGF-1 反馈抑制 GHRH，进而抑制 GH 分泌。

（二）催乳素

1. 催乳素的作用

（1）**对乳腺的作用**：人类生理剂量的催乳素（prolactin，PRL）主要作用是促进乳腺生长发育，引起并维持乳腺分泌。PRL 在妊娠期和哺乳期血浆中含量明显升高。女性青春期乳腺发育主要依赖雌激素和生长激素的协同作用；妊娠期 PRL 分泌增加，与雌激素和孕酮协同作用进一步促进乳腺发育，使乳腺具有泌乳能力但不泌乳。分娩后，雌激素与孕激素分泌减少，此时 PRL 才发挥催乳（始动作用）和维持泌乳的作用。

（2）**对性腺的作用**：在女性，PRL 与 PRL 受体结合后，可刺激黄体生成素（LH）受体生成；LH 与其受体结合后，促进排卵、黄体生成，以及孕激素和雌激素的分泌。实验表明，小量 PRL 对卵巢雌激素与孕激素的合成有促进作用；但大剂量 PRL 则有抑制作用。

在男性，在睾酮存在的条件下，PRL 可促进前列腺及精囊的生长。

2. 催乳素分泌的调节

PRL 受下丘脑 PRF 和 PIF 的双重调节，PRF 促进 PRL 分泌，PIF 抑制 PRL 分泌。下丘脑的 TRH 能促进 PRL 的分泌。吸吮乳头或触摸乳房可反射性地引起 PRL 大量分泌（图 9-8）。

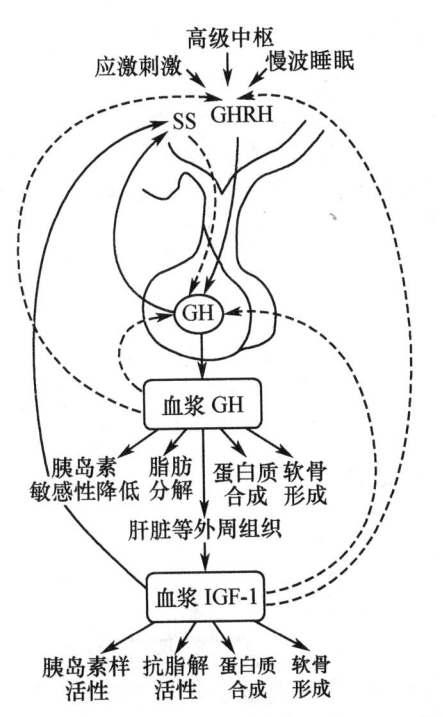

图 9-7 生长激素分泌调节中的反馈控制示意图

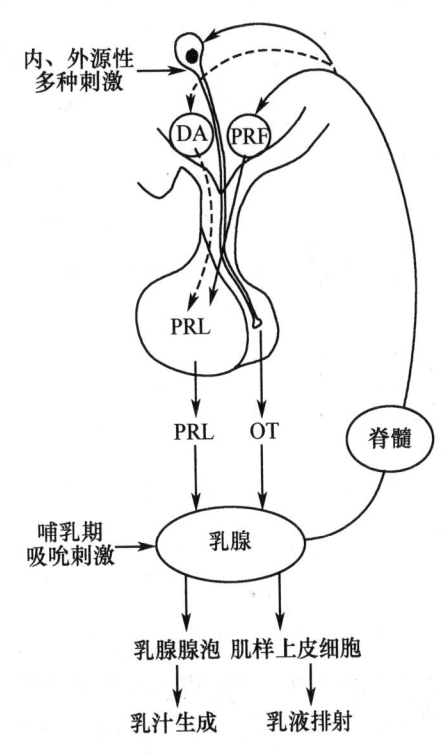

图 9-8 催乳素分泌的调节与射乳反射示意图

(三) 促甲状腺激素

促甲状腺激素（thyroid-stimulating hormone，TSH）是调节甲状腺功能的主要激素，TSH 的作用是促进甲状腺激素的合成与释放，长期效应是刺激甲状腺腺细胞增生，腺体增大。切除垂体之后，血中 TSH 迅速消失，甲状腺也发生萎缩，甲状腺激素分泌明显减少。

(四) 促肾上腺皮质激素

促肾上腺皮质激素（adrenocorticotropic hormone，ACTH）是调节肾上腺皮质功能的主要激素。ACTH 可刺激肾上腺皮质束状带与网状带的生长和发育，增强糖皮质激素的合成与分泌。

(五) 促性腺激素

促性腺激素（gonadotropic hormone，GTH）包括促卵泡激素和黄体生成素两种。

1. 促卵泡激素（follicle stimulating hormone，FSH） 在女性，FSH 的作用是刺激卵巢未成熟颗粒细胞的分化，促进颗粒细胞合成雌二醇，并与雌二醇协同作用使优势卵泡发育成为成熟卵泡；在男性 FSH 主要作用是促进曲细精管产生精子。

2. 黄体生成素（luteinizing hormone，LH） 在女性，排卵前 LH 高峰是触发卵巢排卵的重要因素之一。LH 促使黄体生成，并维持孕酮的分泌；在男性，LH 促进睾丸间质细胞合成与分泌睾酮，所以 LH 也称为间质细胞刺激素。

(六) 促黑（素细胞）激素（MSH）

体内黑素细胞分布于皮肤、毛发、眼球虹膜及视网膜色素层等处。皮肤黑素细胞胞浆内有特殊的黑色素小体，内含酪氨酸酶，可催化酪氨酸转变为黑色素。MSH 主要作用于黑素细胞，生成黑色素，使皮肤与毛发的颜色变深。

三、神经垂体激素

神经垂体内不含内分泌细胞，不能合成激素。神经垂体释放的激素，实际是由下丘脑视上核和室旁核的神经内分泌大细胞合成的。视上核以产生**血管升压素**（VP）为主，室旁核以产生**缩宫素**（oxytocin，OT）为主。VP 和 OT 合成后，由下丘脑-垂体束的轴浆运送到末梢，在神经垂体处贮存和释放。OT 与 VP 的化学结构相似（都是 9 肽激素），它们的生理作用有一定程度的交叉。

（一）血管升压素

血管升压素（vasopressin，VP）又称**抗利尿激素**（antidiuretic hormone，ADH）。VP/ADH 的合成、贮存、生理作用，以及释放的调节已于第 4 章和第 8 章详述，不再重复。

（二）缩宫素

缩宫素（OT）和 VP 只是第 3 与第 8 位氨基酸残基有所不同。

1. 缩宫素的作用

（1）**刺激乳腺排乳**：OT 是分娩后乳腺排乳的关键激素。哺乳期乳腺不断分泌乳汁，贮存于腺泡中。乳汁的排出是典型的神经内分泌反射-**射乳反射**（milk-ejection reflex）：当婴儿吸吮乳头时，感觉信息传入至下丘脑，兴奋 OT 神经元，引起 OT 分泌入血，OT 作用于乳腺，促使乳腺腺泡周围的肌上皮细胞收缩，使腺泡内压力升高，将乳汁排出。此外，OT 还有维持乳腺在哺乳期持续泌乳的作用，使乳腺不致萎缩。

（2）**对子宫的作用**：OT 能促进子宫强烈收缩，但 OT 并不是发动分娩子宫收缩的决定因素。在分娩过程中，胎儿刺激子宫颈可引起 OT 的释放。将近分娩时，子宫平滑肌细胞表面 OT 受体数量增多，因此，缩宫素的作用在分娩时显著增强。

雌激素能增加子宫对 OT 的敏感性，而孕激素可抑制子宫对 OT 的反应。

2. 缩宫素分泌的调节 OT 分泌的调节是通过下丘脑实现的。乳头含有丰富的感觉神经末梢，吸吮和触觉等刺激均可反射性引起 OT 分泌。

第三节 甲 状 腺

甲状腺（thyroid）是人体内最大的内分泌腺（平均重 20～30g），内含有许多腺泡（或称滤泡）。腺泡由单层的腺泡上皮细胞围成，腺泡腔内充满胶质，主要成分为含有**甲状腺激素**（thyroid hormone，TH）的**甲状腺球蛋白**（thyroglobulin，TG）。甲状腺分泌的激素主要是**四碘甲腺原氨酸**（3，5，3′，5′-tetraiodothyronine，T_4，即**甲状腺素**，thyroxine）、**三碘甲腺原氨酸**（3，5，3′-triiodothyronine，T_3）和**反-三碘甲腺原氨酸**（3，3′，5′-triiodothyronine，rT_3）。在甲状腺激素作用的细胞核受体上，存在 T_3 和 T_4 结合位点，因此，T_3 和 T_4 都具有生理作用。

一、甲状腺激素的合成与代谢

T_4 与 T_3 两者都是酪氨酸碘化物，因此，酪氨酸和碘是合成甲状腺激素的基本原料。

（一）甲状腺激素的合成

1. 甲状腺腺泡聚碘和碘的活化 合成甲状腺激素的第一步是将细胞外液中的碘转运到甲状腺腺泡细胞内。甲状腺腺泡细胞摄取碘的过程是逆电-化学梯度进行的主动过程。

摄入腺泡细胞的碘离子（I^-），被过氧化酶氧化成活化碘，活化的部位是在腺泡上皮细胞顶端质膜微绒毛与腺泡腔交界处。这一过程可能是由 I^- 变成 I_2。

2. 酪氨酸碘化与甲状腺激素的合成 甲状腺腺泡上皮细胞可合成甲状腺球蛋白（TG），通过出胞作用进入腺泡腔贮存，它在甲状腺激素合成的一系列反应中起着底物作用。每个甲状腺球蛋白分子上有 140 个酪氨酸残基，活化碘与酪氨酸残基结合生成**一碘酪氨酸**（monoiodotyrosine, MIT）和**二碘酪氨酸**（diiodotyrosine, DIT），这一过程称为碘化。一个分子的 MIT 和一个分子 DIT 偶联生成三碘甲腺原氨酸（T_3），二个分子的 DIT 偶联生成四碘甲腺原氨酸（T_4）。MIT、DIT、T_3 和 T_4 均附着在甲状腺球蛋白上，贮存于腺泡腔内（图9-9）。

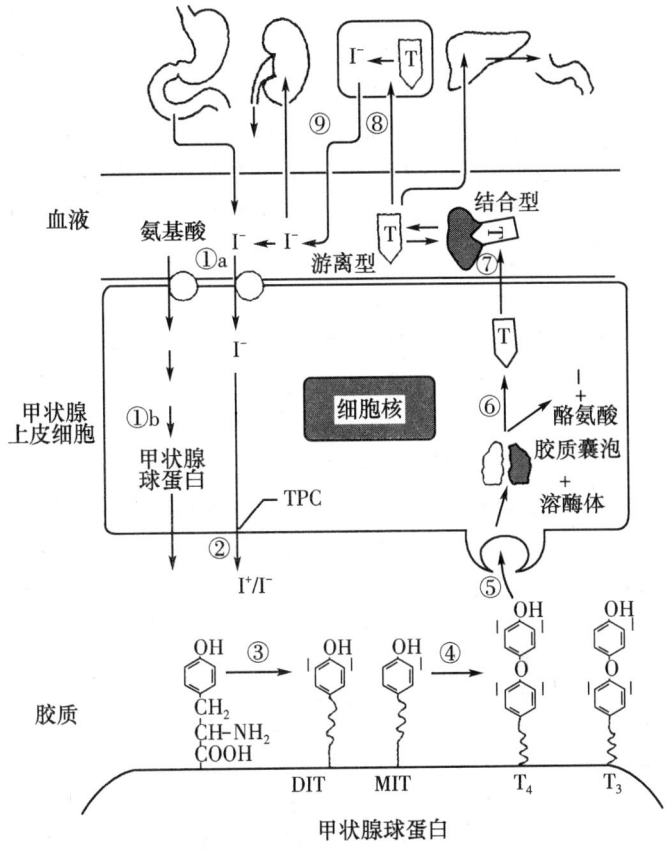

（二）甲状腺激素的贮存、释放和运输

1. 甲状腺激素的贮存 TH 贮存量较大，正常人的甲状腺激素储备量可供 2~4 个月代谢需求。所以使用抗甲状腺药物时，用药后需要较长时间才能奏效。

2. 甲状腺激素的释放 TH 释放时，腺泡细胞顶端向腺泡腔伸出伪足，将含有 DIT、MIT、T_3、T_4 的甲状腺球蛋白吞入腺泡细胞内，

图9-9 甲状腺激素合成、分泌与代谢示意图

形成含胶体物的小滴，甲状腺球蛋白在蛋白水解酶作用下水解，逐渐脱下 MIT、DIT、T_3、T_4。MIT 和 DIT 受脱碘酶的作用而脱碘，供机体重新利用合成激素。T_3、T_4 可抗拒脱碘作用，进入血液。

3. 甲状腺激素的运输 释放入血液的 TH 以 T_4 为主，约占总量的90%。T_3 和 rT_3 分别占总量的8%和2%；但 T_3 的生物活性为 T_4 的 3~8 倍。大约80%已分泌的 T_4 经脱碘酶作用脱碘转变成 T_3 后，才能发挥生物效能。rT_3 几乎没有生物活性。

进入血液的 T_4 和 T_3 绝大部分与血浆蛋白结合呈结合型（约占99%），游离型的 T_3、T_4 在血中含量甚微，但只有游离型的 T_3、T_4 才能进入靶细胞，发挥其生物学作用。两种形式的 TH 可以互相转化，以保持动态平衡。

成年人血浆中 T_4 浓度平均为 51~142nmol/L，半衰期为 6~8 天。血浆中 T_3 浓度约为 12~34nmol/L，半衰期仅 1~2 天。

二、甲状腺激素的生理作用

甲状腺激素几乎影响机体所有器官和组织的活动。主要生理作用是促进物质代谢与能量代谢、促进机体的生长与发育。

（一）对新陈代谢的影响

1. 促进机体能量代谢 甲状腺激素可提高机体绝大多数组织的耗氧量和产热量，使基础代谢率增高，实验表明1mg T_4 可增加产热 4180kJ，效果非常显著。TH 的**产热效应**（calorigenic effect）在肝、骨骼肌、心脏等组织十分明显，但在脑、性腺、肺、胸腺和皮肤等几乎不见有产热效应。

临床上甲亢患者的耗氧量增加，产热量增加，基础代谢升高。病人烦热多汗、体温偏高、喜冷怕热，表现为一派"阴虚阳亢"的症候。甲状腺功能低下患者则相反，基础代谢率降低，皮肤冷而苍

白，体温偏低，表现出"阳虚"的症候。

2. 对物质代谢的影响 TH对代谢不同环节的影响十分复杂，常表现为双相效应。通常，生理水平的TH对糖、脂肪和蛋白质的合成与分解均有促进作用，而大量的TH以促进分解代谢表现尤为显著。甲状腺激素通过促进代谢间接促进消化，故甲亢患者多食善饥且消瘦。

（1）**糖代谢**：TH可促使小肠黏膜吸收葡萄糖增加，肝糖原分解加强。同时，TH能加强肾上腺素、胰高血糖素、皮质醇和生长激素的生糖作用。因此，TH有促使血糖升高作用。但是，TH还可加速外周组织对糖的利用，降低血糖，血糖耐量试验可在正常范围。甲亢病人进食后，血糖迅速升高，甚至出现尿糖。但随后血糖又迅速降低。

（2）**脂肪代谢**：TH对脂肪代谢的合成、动员、分解都有促进作用。但是对脂类分解代谢的刺激作用更强。TH既促进胆固醇的合成，又可通过肝加速胆固醇的降解，但分解的速度超过合成的速度。用同位素追踪法研究胆固醇的结果证明，TH虽然能促进肝组织摄取乙酸，加速胆固醇的合成，但更明显的是增强胆固醇降解。所以甲亢患者，血中胆固醇含量低于正常。

（3）**蛋白质代谢**：生理剂量TH促进蛋白质合成。尤其是肌肉、肝、肾脏蛋白质合成增加，尿氮排出减少，表现正氮平衡。TH的一般作用是激活靶细胞核内大量的基因转录，促使结构蛋白、转运蛋白、酶、信息蛋白和其他物质合成。因此，TH生物效应广泛而持久。

【临床联系】

甲状腺功能亢进时，TH分泌过多，对蛋白质代谢的影响与正常生理分泌时作用有明显区别，此时蛋白质分解大大加强，特别是骨骼肌蛋白质分解尤为增强，病人肌肉组织消耗，疲乏无力；相反，成年人甲状腺功能低下时，TH分泌不足，蛋白质合成减少，肌肉无力，但细胞间隙的黏液蛋白增多。黏液蛋白为多价负离子，可结合大量正离子和水分子，使皮下组织细胞间隙积水，引起水肿，称为**黏液性水肿**（myxoedema）。

（二）对生长发育的影响

TH促进组织分化，是维持机体正常生长、发育和成熟不可缺少的激素，特别是对脑、骨骼及生殖器官的发育与生长十分重要。研究资料表明，神经细胞树突与轴突的形成、髓鞘与胶质细胞生长、神经系统功能的发生与发展均有赖于适量的TH。

【临床联系】

小儿缺乏甲状腺激素，则患**呆小症**（cretinism），表现为智力迟钝，长骨的生长迟缓，上身与下身长度明显不成比例，牙齿发育不全。若胚胎期缺碘，造成甲状腺激素合成不足或出生后甲状腺功能低下，患儿脑的发育明显障碍，脑各部位的神经细胞变小，轴突、树突与髓鞘均减少，胶质细胞数量变少。出生后，特别是在头四个月内，甲状腺激素缺乏对生长发育的影响最大，故治疗呆小症必须抓紧时机，及时补充甲状腺激素。

（三）对中枢神经系统的影响

成年人神经系统已分化成熟，TH的作用主要为提高中枢神经系统的兴奋性。

【临床联系】

成年人甲亢时，常有烦躁不安、易激动、多言、失眠以及注意力不集中等兴奋性增强的表现；相反，甲状腺功能低下时，则出现记忆力减退、言语行动迟缓、感觉迟钝、思睡等临床表现。

（四）对血管系统的影响

TH对心脏活动影响显著，TH与心肌细胞膜上TH受体结合，激活与心肌收缩有关的蛋白质，增强心肌收缩力，加快心率，使心输出量增加。甲状腺激素的促进产热效应，引起相对缺氧，导致外周血管舒张，外周阻力减低。结合甲状腺激素的强心效应，动脉血压往往表现为收缩压升高，而舒张压偏低，脉压增大。

三、甲状腺功能的调节

(一) 下丘脑-腺垂体-甲状腺轴的调节

1. 下丘脑-腺垂体系统

(1) **下丘脑TRH作用**：下丘脑分泌的TRH经垂体门脉系统到达腺垂体，促进TSH的合成和分泌（图9-10）。

(2) **腺垂体TSH作用**：腺垂体分泌的TSH经血液循环运送到甲状腺，与甲状腺腺泡上皮细胞膜上TSH受体结合，通过cAMP-PKA系统产生如下生理效应：①加速甲状腺球蛋白水解，促进TH的分泌；②加强腺泡上皮细胞碘的转运，促进TH合成。

寒冷是促进TRH释放的最强烈刺激。寒冷信号传入到中枢神经系统，到达下丘脑体温调节中枢及其邻近的TRH神经元，促进TRH释放，继而使腺垂体TSH分泌也增加，进而加强甲状腺活动、使甲状腺激素分泌增加，提高机体的能量代谢水平，适应寒冷环境。

2. 反馈调节 腺垂体除受下丘脑TRH调节外，T_3和T_4在血液中浓度的升降也经常反馈性调节腺垂体促甲状腺素细胞的活动，当血液中T_4和T_3浓度升高时，作用于腺垂体抑制TSH分泌；T_4与T_3比较，T_3对腺垂体TSH分泌的抑制作用比T_4更强。

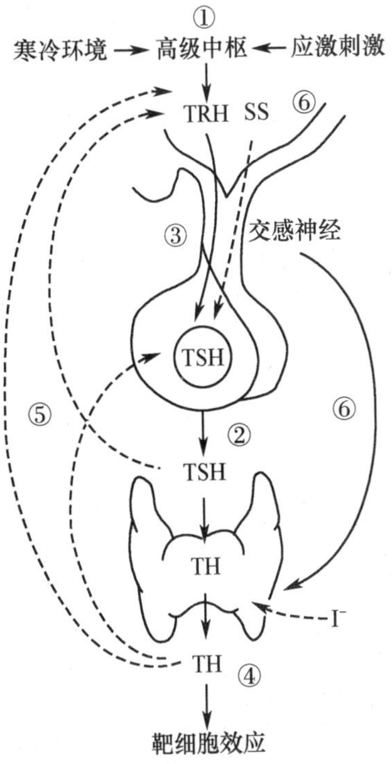

(二) 甲状腺的自身调节

甲状腺具有随着碘的供应量变化而调节自身对碘的摄取与合成甲状腺激素的能力，称为甲状腺的自身调节。这是一个缓慢的有限度的调节过程。实验可见，血碘浓度增加时，最初甲状腺激素的合成有所增加，但碘量超过一定限度后，甲状腺激素的合成在维持一段高水平之后，随即明显下降。当血碘浓度超过1mmol/L时，甲状腺摄碘能力开始下降，若血碘浓度达到10mmol/L时，甲状腺聚碘作用完全消失。

图9-10 下丘脑-腺垂体-甲状腺轴的活动

SS：生长抑素；TH：甲状腺激素；TSH：促甲状腺素；TRH：促甲状腺素释放激素；实线表示促进作用或分泌活动；虚线表示抑制作用

(三) 神经调节

在甲状腺腺泡细胞的膜上存在有α受体、β受体和M受体。交感肾上腺素能纤维兴奋可促进甲状腺激素的合成与释放，而副交感胆碱能纤维兴奋则抑制甲状腺激素的分泌。

【临床联系】

地方性甲状腺肿 主要是由于食物及饮水中缺碘，使甲状腺激素合成和分泌减少，以致T_3和T_4对腺垂体的负反馈作用减弱，而使TRH对腺垂体作用增强，引起TSH分泌增多，使甲状腺代偿性肿大。

第四节 调节钙、磷代谢的激素

甲状旁腺激素、降钙素和1,25-二羟维生素D_3是直接参与钙、磷代谢调节的三种重要激素，统称为**钙调节激素**（calcium-regulating hormone）。它们调节骨代谢，共同控制血钙和血磷水平的稳态。

一、甲状旁腺激素

甲状旁腺(parathyroid)的主细胞合成和分泌**甲状旁腺激素**(parathyroid hormone,PTH)。PTH 为单链多肽(84 肽),相对分子质量为 9500,是最重要的钙调节激素。

(一)甲状旁腺激素的作用

PTH 的总效应是升高血钙,降低血磷。骨和肾是 PTH 重要的靶器官。

1. 对骨的作用 骨是体内最大的钙库,PTH 动员骨钙入血,使血钙升高。其效应包括两个时相。

(1)**快速效应**:在 PTH 作用数分钟内即发生。PTH 能迅速提高骨细胞膜对 Ca^{2+} 的通透性,使骨液中的 Ca^{2+} 进入细胞内,并使骨细胞膜上的钙泵活性增强,将 Ca^{2+} 转运到细胞外液中去。

(2)**延缓效应**:延缓效应在 PTH 作用后 12~14 小时后出现,几天甚至几周到达高峰。PTH 刺激破骨细胞增殖,加强破骨细胞的溶骨作用,促进 Ca^{2+} 释放入血液,可使血钙水平长时间升高。

2. 对肾脏的作用 PTH 促进肾远曲小管和集合管对钙的重吸收,使尿钙减少,血钙升高。PTH 抑制近端小管对磷酸盐的重吸收,促使磷酸盐随尿排出,使血磷水平降低。

除此之外,PTH 对肾脏的另一重要作用是激活 1α-羟化酶,促进 $25\text{-}OH\text{-}D_3$ 转化成有活性的 $1,25$-二羟维生素 D_3。

(二)甲状旁腺激素分泌的调节

PTH 分泌主要受血钙水平的调节,血钙水平和 PTH 分泌水平二者间呈反变关系。血钙浓度升高,可抑制甲状旁腺分泌 PTH,甲状旁腺体积缩小;相反,血钙浓度降低时,可使甲状旁腺分泌 PTH 的速度加快。血钙浓度与 PTH 分泌的负反馈机制在控制血钙水平上是非常有效的。

二、降 钙 素

甲状腺腺泡旁细胞(C 细胞)分泌**降钙素**(calcitonin,CT)。CT 是单链多肽(32 肽),分子量 3400。CT 的靶器官是骨和肾,总效应是降低血钙和血磷水平。

(一)降钙素的作用

CT 抑制破骨细胞活动,减弱溶骨过程,这一反应发生很快。大剂量的 CT 在 15min 内便可使破骨细胞活动减弱 70%。CT 作用 1h 左右,出现成骨细胞活动增强,并可持续几天。这样,CT 减弱溶骨过程,增强成骨过程,使骨组织释放钙、磷减少,钙、磷沉积增加,从而使血钙与血磷下降。这一效应对儿童骨骼生长发育具有一定意义。

此外,CT 能抑制肾小管对钙、磷、钠、氯、钾、镁的重吸收,使这些离子从尿中排出增多(图 9-11)。

(二)降钙素分泌的调节

调节 CT 分泌的主要因素是血钙浓度。血钙浓度升高引起 CT 分泌的速度加快,但 CT 只对血钙水平产生短期调节作用。

三、维生素 D_3

维生素 D_3 可由皮肤中的 7-脱氢胆固醇经日光中紫外线照射转化而来,也可由动物性食物中获

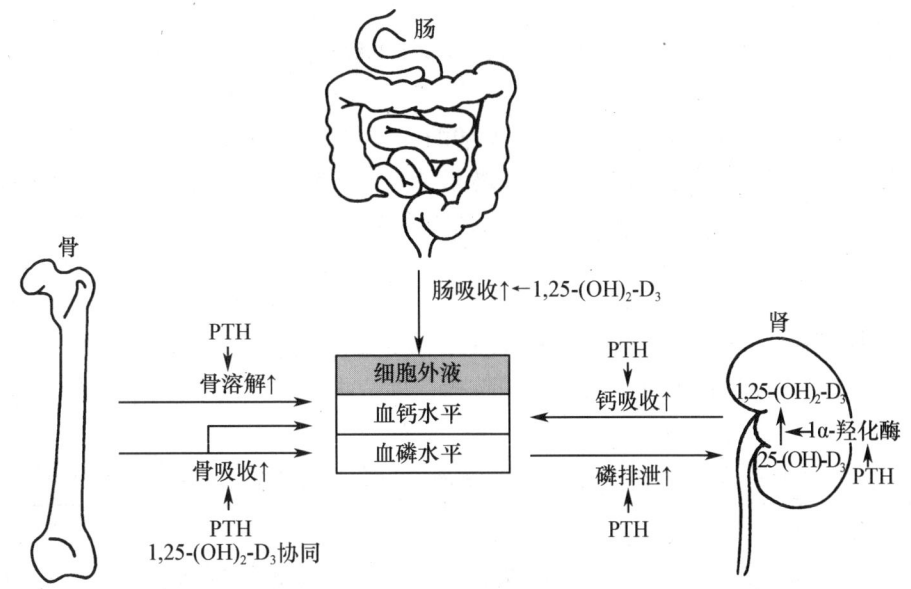

图 9-11 调节钙磷代谢激素的主要作用环节

得。但维生素 D_3 必须经过活化,才具备激素的生物活性。维生素 D_3 活性形式包括 25-羟维生素 D_3（25-OH-D_3）、1,25-二羟维生素 D_3 [1,25-(OH)$_2$-D_3] 以及 24,25-二羟维生素 D_3。其中 1,25-(OH)$_2$-D_3 生物活性最强。维生素 D_3 的主要靶器官是小肠,总效应是升高血钙和血磷水平。

（一）1,25-二羟维生素 D_3 的作用

1. 对小肠的作用

1,25-(OH)$_2$-D_3 的最基本作用是促进小肠黏膜对钙的吸收,它对小肠黏膜转运钙的各个环节均有调节作用,同时还可促进小肠黏膜对磷和镁的吸收。

2. 对骨的作用 1,25-(OH)$_2$-D_3 对骨盐动员和沉积均有作用,但 1,25-(OH)$_2$-D_3 的净效应是动员骨钙和磷入血,使血钙和血磷浓度均升高。

3. 对肾的作用 1,25-(OH)$_2$-D_3 促进肾小管对钙、磷的重吸收,使尿钙和尿磷排出减少。

（二）1,25-二羟维生素 D_3 生成的调节

1,25-(OH)$_2$-D_3 生成受血钙和血磷水平调节。低血钙时,肾 24-羟化酶活性降低,1,25-(OH)$_2$-D_3 生成增加；高血钙时,肾 24-羟化酶活性增强,1,25-(OH)$_2$-D_3 的生成减少。低血磷可促进 1,25-(OH)$_2$-D_3 生成,而高血磷则促使 1,25-(OH)$_2$-D_3 生成减少。PTH、CT 和 1,25-(OH)$_2$-D_3 共同维持血钙的稳态。

第五节 胰　岛

人类的胰岛细胞按其染色和形态学特点可分为 5 种类型,其中 A 细胞约占胰岛细胞的 20%,分泌**胰高血糖素**（glucagon）；B 细胞约占 75%,分泌**胰岛素**（insulin）；D 细胞占 5%,分泌**生长抑素**（SS）；PP 细胞数量很少,分泌**胰多肽**（pancreatic polypeptide, PP）。

一、胰岛素

人胰岛素相对分子质量为6000，由21个氨基酸的A链与30个氨基酸的B链组成。1965年我国首先用化学方法人工合成了有高度生物活性的牛胰岛素结晶，这是人类首次人工合成蛋白质。正常人空腹时血清胰岛素含量为35~145pmol/L，血中半衰期为5min。

（一）胰岛素的生物学作用

胰岛素的生物学作用主要有二：①调节物质代谢，胰岛素是促进机体**合成代谢**的关键激素（表9-6），在维持新陈代谢的稳态中与胰高血糖素的作用相抗衡，维持正常的血糖水平；②调节细胞的生长、增殖，抑制细胞凋亡。

表9-6　糖、脂肪和蛋白质三大营养物质代谢相关激素的主要调节效应

激素	肝组织		肌肉组织	脂肪组织
胰岛素	↑糖原合成 ↓糖原分解 ↓酮体生成	↑糖酵解 ↓糖异生	↑葡萄糖摄取 ↑氨基酸摄取 ↓蛋白质分解	↑葡萄糖摄取 ↑脂肪酸摄取 ↓脂肪分解
胰高血糖素	↑糖原分解 ↑酮体生成	↑糖异生	作用微弱	作用微弱
生长激素	↑糖异生		↓葡萄糖摄取 ↑氨基酸摄取	↑脂肪分解 ↓葡萄糖摄取
肾上腺素	↑糖原分解 ↑酮体生成	↑糖异生	↑糖原分解 ↑葡萄糖摄取	↑脂肪分解 ↓胰岛素作用
皮质醇	↑糖原合成	↑糖异生	↓氨基酸摄取 ↑蛋白质分解 ↓胰岛素作用	↑脂肪分解 ↓胰岛素作用
甲状腺素			↑蛋白质分解	↑脂肪分解

1. 调节物质代谢作用　胰岛素的靶器官主要是肝、脂肪组织和肌肉，其作用主要是通过调节代谢过程中多种酶的生物活性来调节物质代谢的。

（1）**对糖代谢的调节**：胰岛素最显著的生物学作用是**降低血糖**。胰岛素能促进组织细胞对葡萄糖的摄取和利用，加速葡萄糖合成为糖原，贮存于肝脏和肌肉中。同时抑制糖异生，使血糖的来源减少。

【临床联系】

胰岛素缺乏时，血糖升高，当血糖浓度超过肾糖阈时，尿中将出现葡萄糖，称为**糖尿病**。如果给人或动物注射过量胰岛素，将使血糖迅速下降，影响最大的是脑组织，可出现惊厥、昏迷，称为**胰岛素休克**。

（2）**对脂肪代谢的调节**：胰岛素能促进脂肪合成和贮存，抑制脂肪分解。主要是促进肝脏合成脂肪酸，然后转运到脂肪细胞内贮存起来。脂肪细胞本身在胰岛素作用下也可合成少量脂肪酸。胰岛素还促进葡萄糖进入脂肪细胞，除用于合成脂肪酸外，更重要的是使其转化成α-磷酸甘油，并与脂肪酸合成甘油三酯贮存于细胞中。同时，胰岛素还抑制对激素敏感的脂肪酶的活性，转而抑制脂肪分解。因此，可使贮存脂肪增多而血中脂肪减少，酮体生成减少。

【临床联系】

胰岛素缺乏时，糖分解利用受阻，血糖升高，脂肪分解增加，大量的脂肪酸在肝内氧化，以致生成大量酮体，引起酮血症、酸中毒。大量脂肪酸氧化，又能产生大量乙酰辅酶A，为胆固醇合成提供了充足的原料，并且肝脏利用胆固醇能力降低。因此，糖尿病人都伴有高胆固醇血症，并易发生动脉硬化，进而导致脑血管疾病和心血管系统疾病。

(3) **对蛋白质代谢的调节**：胰岛素能促进蛋白质的合成和贮存，抑制蛋白质分解，有利于机体生长。胰岛素促进蛋白质合成的作用主要表现在3个方面：①加速氨基酸运入细胞的过程；②增加DNA和RNA的生成，加速核糖体翻译过程，促进蛋白质合成；③抑制蛋白质分解，并能抑制肝脏的糖异生，使血中用于糖异生的氨基酸用于合成蛋白质。

【临床联系】

胰岛素缺乏时，蛋白质分解增强，肌肉释放氨基酸增多，糖异生增强。结果蛋白质消耗，导致负氮平衡，身体消瘦。

2. 调节能量代谢作用　胰岛素不仅在细胞水平发挥调节代谢作用，在整体水平还参与摄食平衡的调节。胰岛素的某些作用，与瘦素相类似，而且，能增强瘦素的作用。因此，当脂肪组织增加时，血中胰岛素水平升高。进入中枢神经系统的胰岛素，除能引起饱感外，还可通过提高交感神经系统的活动水平，增加能量消耗，提高代谢率。与此同时，胰岛素与瘦素均可抑制下丘脑弓状核的神经肽Y（NPY）神经元的表达，从而使刺激摄食活动的NPY生成减少。

3. 促进生长作用　胰岛素是重要的促生长因子，实验研究证实胰岛素的促进生长作用与生长激素的作用相当。以往认为胰岛素的促进生长作用是通过促进蛋白质的合成而实现的。近来的研究表明，胰岛素的调节物质代谢和促进生长作用信号转导途径不同。而且，胰岛素的促进生长作用有直接和间接作用之分。直接作用是通过胰岛素受体实现；间接作用则通过其他促生长因子（如生长激素和胰岛素样生长因子）实现。胰岛素单独的促生长作用并不很强，只有与生长激素共同作用时，才能发挥明显的促进生长作用。

(二) 胰岛素的作用机制

胰岛素调节代谢的过程主要是通过它与分布在各种组织细胞上的胰岛素受体相结合，并决定组织细胞对胰岛素作用的应答反应。目前，关于胰岛素作用机制的研究主要集中在胰岛素受体和受体后信息传递机制上。

1. 胰岛素受体　胰岛素受体属于酪氨酸激酶受体，几乎体内所有的细胞膜上都有胰岛素受体。胰岛素受体具有高度的特异性，它能识别胰岛素并与之结合，它也不能与分解的胰岛素A链或B链及C肽结合。胰岛素与受体结合可激活酪氨酸蛋白激酶，使受体内的酪氨酸残基磷酸化，这对跨膜信息传递、调节细胞的功能起着十分重要的作用。

2. 受体后信息传递机制　目前研究发现，在胰岛素敏感的组织细胞胞浆内存在两种**胰岛素受体底物**（insulin receptor substrate，IRS），即IRS-Ⅰ和IRS-Ⅱ。它们是传递胰岛素各种生物作用的信号蛋白。当胰岛素受体与胰岛素结合后，激活β亚单位上的酪氨酸蛋白激酶，并使酪氨酸残基磷酸化，从而导致β亚单位活化，并与近膜区的ISR-Ⅰ结合，引起后者多个酪氨酸残基磷酸化，进而IRS-Ⅰ能与细胞内某些靶蛋白结合，并使之激活，如激活多种蛋白激酶以及与糖、脂肪和蛋白质代谢有关的酶系，调节细胞的代谢与生长（图9-12）。IRS-Ⅱ也是胰岛素样生长因子（IGF-Ⅰ）受体的底物。IRS-Ⅱ的作用与IRS-Ⅰ作用相似，但IRS-Ⅱ的磷酸化与激活所需要的胰岛素远较IRS-Ⅰ为多。

【临床联系】

胰岛素抵抗（insulin resistance，IR）　是指胰岛素的外周组织及靶器官、靶组织（主要是肝脏、脂肪组织、骨骼肌）对胰岛素的敏感性及反应性降低，致使正常量的胰岛素产生的生物学效应低于正常水平。

胰岛素抵抗与代谢性相关疾病的发生、发展具有密切关系。患者可表现高胰岛素血症，甚至较正常水平高数十倍，而胰岛素的活性降低。胰岛素抵抗是2型糖尿病发病的主要环节，遗传和环境因素都可能引起胰岛素抵抗。胰岛素作用削弱和受体后缺陷，可能是导致血糖升高和**非胰岛素依赖型糖尿病**（noninsulin-dependent diabetes mellitus，NIDDM），即2型糖尿病发生的主要原因。

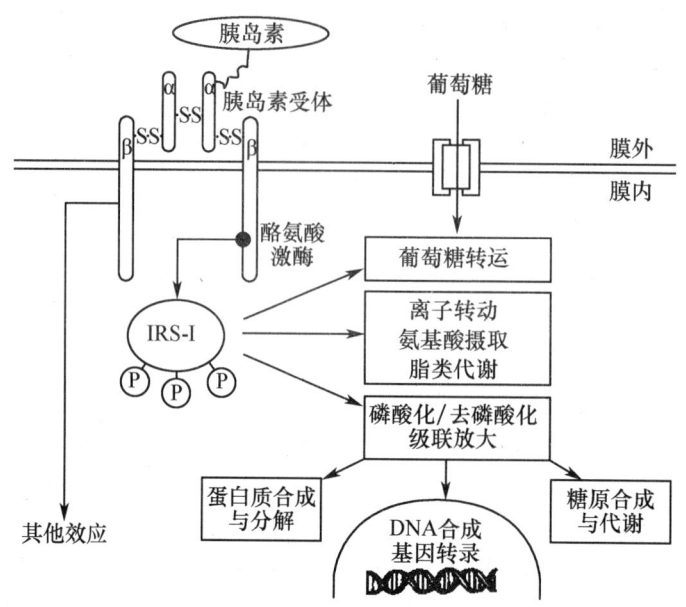

图 9-12 胰岛素受体及其作用机制模式图

代谢综合征（metabolic syndrome）是一组以中心性肥胖、高血糖（糖尿病或糖调节受损）、血脂异常[包括高甘油三酯血症和（或）低、高密度脂蛋白胆固醇血症]以及高血压等聚集发病，严重影响机体健康的临床症候群，以多种代谢性疾病合并出现为临床特点。这些因素可直接促进动脉粥样硬化性心血管疾病的发生，也可增加发生 2 型糖尿病的风险。胰岛素抵抗被认为是代谢综合征的核心，代谢综合征的临床表现呈慢性进展，在病程的不同发展阶段，症状轻重的差异很大。在疾病早期，仅有轻度胰岛素抵抗，症状隐匿或轻微，不易被察觉。随着心血管疾病危险因素的递增及交互影响，伴随的胰岛素抵抗逐渐加重，临床症状渐趋明显并逐渐加重。

（三）胰岛素分泌的调节

1. 血糖浓度 胰岛 B 细胞对血糖浓度的变化十分敏感，血糖浓度在 5.0mmol/L 时，胰岛素保持基础性分泌；血糖高于 5.5mmol/L 时，分泌率显著提高；血糖高达 17.0mmol/L 时，胰岛素分泌达到极限。当血糖低于 1.7~2.5mmol/L，则胰岛素分泌完全停止。

血糖浓度与胰岛素分泌之间相互制约，维持血糖和胰岛素水平的稳态。当血糖浓度升高时，胰岛素分泌增加，使血糖下降；反之，血糖浓度降低时，胰岛素分泌也相应减少。当血糖浓度下降至正常水平时，胰岛素的分泌也迅速回到基础水平。在持续高血糖刺激下，胰岛素的分泌可分为两个时相：①第一时相。血糖升高的最初 5min 内，胰岛素的分泌可增加 10 倍，主要来源于 B 细胞内贮存的胰岛素释放，因此持续时间不长，10min 后胰岛素的分泌便下降 50%；②第二时相。血糖升高 15min 后，出现胰岛素分泌的第二次增多，在 2~3h 达高峰，并持续较长的时间，这主要是激活了 B 细胞的胰岛素合成酶系，促进合成与释放；若高血糖持续一周左右，胰岛素的分泌还可进一步增加，这是由于长时间的高血糖刺激 B 细胞增殖而引起的。

2. 氨基酸和脂肪酸的作用 血中氨基酸、脂肪酸和酮体大量增加时，也可刺激胰岛素分泌，尤其是精氨酸和赖氨酸作用最强。倘若血糖升高，同时伴有氨基酸、脂肪酸或酮体存在，则胰岛素分泌明显增加。

3. 激素的作用 许多激素对胰岛素分泌都有影响。刺激胰岛素分泌的激素有胃肠激素（如促胃液素、促胰液素、胆囊收缩素、抑胃肽等）、胰高血糖素，其中抑胃肽的作用最为明显。生长激素、糖皮质激素、甲状腺激素等可通过升高血糖而间接刺激胰岛素分泌。相反，肾上腺素、去甲肾上腺素则抑制胰岛素分泌。胰岛 D 细胞分泌的生长抑素可通过旁分泌作用，抑制胰岛素的分泌。

4. 神经调节 支配胰岛的迷走神经末梢释放 ACh，通过作用于 B 细胞上的 M 受体直接引起胰岛素的分泌，迷走神经还可通过刺激胃肠激素释放，间接促进胰岛素的分泌；交感神经兴奋时，末梢释放 NA，作用于 B 细胞上的 α 受体而抑制胰岛素的分泌。

二、胰高血糖素

胰高血糖素（glucagon）为 29 肽，血清浓度为 50~100ng/L，半衰期为 5~10min。

（一）胰高血糖素的作用

胰高血糖素的生理作用与胰岛素相反，它是体内促进能量动员的一个重要激素，主要生理作用是升高血糖。胰高血糖素具有很强的促进糖原分解和糖异生的作用。胰高血糖素还能激活脂肪酶，促使脂肪分解，生成脂肪酸释放入血，同时又可加强脂肪酸氧化生成酮体，故胰高血糖素又可使血液中脂肪酸和酮体增加。

（二）胰高血糖素分泌的调节

1. 血糖浓度是调节胰高血糖素分泌最重要的因素 血糖升高时，胰高血糖素分泌减少；血糖降低时，胰高血糖素分泌增加。

2. 氨基酸的作用 血中氨基酸含量升高时能促进胰高血糖素分泌，血中氨基酸增多，一方面可促进胰岛素释放，使血糖降低；另一方面还能同时刺激胰高血糖素分泌，这对防止低血糖有一定的生理意义。

3. 胰岛素的双向作用 胰岛素也可直接作用于邻近的 A 细胞，抑制胰高血糖素的分泌。胰岛素也可通过降低血糖间接刺激胰高血糖素的分泌。

4. 神经调节 迷走神经末梢释放 ACh 作用于胰岛 A 细胞 M 受体抑制其分泌，而交感神经末梢释放 NE 作用于胰岛 A 细胞 β 受体促进其分泌。

案例

[背景资料] 女，66 岁，教师。

[病史与主诉] 1 年来，出现口干、多饮、多尿现象，时感疲乏，因工作忙而被忽略。半月前症状加重、视物模糊方来就诊。门诊检查尿糖（+++），遂收入院诊疗。

[体格检查] T 36.3℃，H 74 次/min，R 16 次/min，BP 160/100mmHg。神志清楚，体形肥胖，口唇无发绀，颈软，甲状腺不大。心率 74 次/min，律齐，肺呼吸音清。腹壁平软，肝于肋缘下未及。双肾区叩击痛（-），下肢水肿（-）。眼科会诊，双眼白内障。

[辅助检查] 实验室检查：FBG 8.12mmol/L；胰岛素自身抗体 GAD（-），ICA（-），IAA（-）；空腹血糖 8.0 mmol/L；胰岛素 5.5mIU/L；口服 100g 葡萄糖后 2h 才出现胰岛素高峰。CHAL 6.08 mmol/L，TG 9.54 mmol/L；ECG：窦性心律，正常心电图；腹部 B 超：脂肪肝（轻度）。

[初步诊断] 1. 糖尿病；2. 高脂血症；3. 脂肪肝；4. 白内障

问题与思考

根据胰岛内分泌功能和胰岛素的作用特点分析糖尿病的发病特点及产生机制。

提示

1. 糖尿病（diabetes mellitus）是一组常见的内分泌疾病。其发病机制为绝对或相对胰岛素分泌不足所引起的代谢紊乱（包括糖、脂肪、蛋白质、水及电解质紊乱）；其特征为高血糖、糖尿。临床典型症状是多食善饥、多饮多尿、烦渴、疲乏，体重减轻，皮肤瘙痒等。糖尿病酮症酸中毒及昏迷是病情恶化的严重表现。长期病程者往往累及心、脑、肾、血管以及神经系统，导致高血压、高血脂、高血液黏度、动脉硬化、冠心病等。

2. 糖尿病主要临床分型分为两种类型：①1型糖尿病。由于胰岛自身免疫损伤，β细胞毁坏，导致胰岛素绝对缺乏；②2型糖尿病。由于胰岛素抵抗或胰岛素代偿性分泌反应不足，导致胰岛素相对缺乏。2型糖尿病最常见，一般起病徐缓，病程漫长。糖尿病无症状期90%以上是2型糖尿病，患者食欲良好，体态肥胖，精力和体力如同常人。无症状期难以估计，至症状出现或临床确诊，往往历时数年甚至数十年。2型糖尿病常在体检中因尿糖阳性而被发现。

3. 2型糖尿病：轻症患者空腹血糖可正常，餐后超过11.1 mmol/L. 而且空腹胰岛素水平可正常或偏高，肥胖患者口服葡萄糖刺激呈延迟释放，胰岛素高峰延至服糖后2 h。若口服葡萄糖刺激后，胰岛素水平无明显上升或低平，提示B细胞功能低下。

第六节 肾 上 腺

肾上腺包括中央部的髓质和周围部的皮质两个部分，二者在发生、结构和功能上均不相同，因此，**肾上腺皮质**（adrenal cortex）和**肾上腺髓质**（adrenal medulla）实际上是两种内分泌腺，仅位置上联合在一起。肾上腺是维持生命所必需的内分泌腺，动物若摘除双侧肾上腺，会在一至两周内死亡，只有及时补充必需的肾上腺激素，动物才能存活。肾上腺皮质分泌的激素为类固醇激素，这些激素作用广泛，在维持人体基本的生命活动方面起着重要的作用；肾上腺髓质在功能上相当于交感节后神经元，其分泌的儿茶酚胺类激素在机体的应急反应中具有重要的作用。

一、肾上腺皮质

肾上腺皮质起源于中胚层，与性腺来源相似。其结构由外向内分别为球状带、束状带和网状带。肾上腺皮质分泌的激素有三类，均为类固醇激素。肾上腺皮质球状带分泌**盐皮质激素**（mineralocorticoid hormone），在人类主要有醛固酮和脱氧皮质酮，主要参与调节水盐代谢；肾上腺皮质束状带分泌**糖皮质激素**（glucocorticoid，GC），主要有皮质醇、皮质酮和皮质素，人类以皮质醇为主，主要参与调节糖代谢；肾上腺皮质网状带分泌少量的性激素，主要是雄激素（脱氢表雄酮），也分泌少量的雌二醇和糖皮质激素（图9-13）。醛固酮作为盐皮质激素的代表，其生理作用与分泌调节，已于第八章述及。以下介绍糖皮质激素的作用及调节。

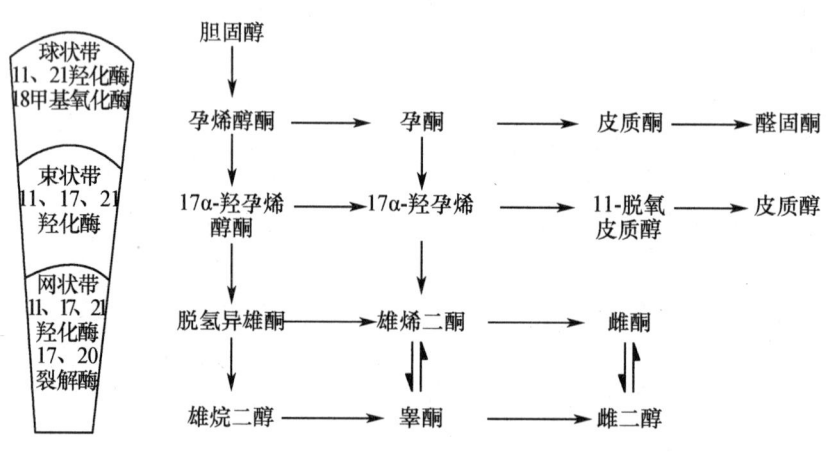

图 9-13 肾上腺皮质激素合成的主要步骤示意图

(一) 糖皮质激素的作用

1. 对物质代谢的影响

(1) **糖代谢**：糖皮质激素是维持机体正常糖代谢的激素，有升高血糖的作用。糖皮质激素通过促进肝脏摄取血液中的氨基酸，同时增强肝脏内与糖异生有关酶的活性，使糖异生过程大大加强，血糖升高。此外，糖皮质激素又有抗胰岛素作用，降低肌肉与脂肪等组织细胞对胰岛素的反应性，以致外周组织对葡萄糖的利用减少，促使血糖升高。

(2) **蛋白质代谢**：糖皮质激素能促进肝以外组织，特别是肌肉组织蛋白质分解，以及骨骼和皮肤的蛋白质分解，加速氨基酸转移至肝脏以供糖异生之用，同时肝外组织对氨基酸的摄取和蛋白质合成也受到抑制。

(3) **脂肪代谢**：糖皮质激素促进脂肪分解，增强脂肪酸在肝内的氧化过程，有利于糖异生。

【临床联系】

肾上腺皮质功能亢进时，糖皮质激素对身体不同部位的脂肪作用不同，可使四肢脂肪组织分解，四肢的脂肪量减少；而腹、面、两肩及背部脂肪合成反而增加，呈现出满月脸、水牛背、向中性肥胖的特殊体形。

2. 在应激反应中的作用 各种有害刺激（如缺氧、感染、手术、创伤、中毒、疼痛、饥饿、寒冷、精神高度紧张或焦虑等）常引起机体发生同一样式的非特异性的全身反应，称为**应激反应**（stress reaction）。应激反应时，血中 ACTH 浓度立即增加，糖皮质激素也相应增加，以增强机体对有害刺激的耐受力，这在维持生命和生命活动方面具有十分重要的意义。应激反应中，除下丘脑-垂体-肾上腺皮质系统参加外，交感-肾上腺髓质系统也参与其中，所以在应激反应中，血中儿茶酚胺的含量也相应增加。

【临床联系】

肾上腺皮质功能不全，如阿狄森病患者，应激能力减弱，抗感染能力大大降低，严重时可危及生命。动物实验也表明，切除肾上腺髓质的动物能应付应激刺激，不产生严重后果；但切除肾上腺皮质后，机体应激反应减弱，对有害刺激的抵抗力大大降低，若不适当处理，一二周内即可死亡。若及时给予正常维持量的皮质激素，则可在安静的条件下生存较长时间。

3. 对血细胞的影响 糖皮质激素可使红细胞、血小板和中性粒细胞在血液中数量增加，而使淋巴细胞和嗜酸粒细胞减少。

4. 对心血管系统的影响 糖皮质激素没有直接收缩血管的作用，但是，糖皮质激素能增强血管平滑肌对儿茶酚胺的敏感性，即"允许作用"。因为糖皮质激素能抑制**儿茶酚氧位甲基转移酶**（COMT），使儿茶酚胺降解减少，其结果是加强了儿茶酚胺收缩血管的作用，有利于提高血管的张力和维持血压。另外，糖皮质激素对离体心脏有强心作用，但在整体条件下对心脏的作用并不明显。

5. 其他作用 糖皮质激素能提高胃腺细胞对迷走神经和胃泌促胃液素的反应性，增强胃酸和胃蛋白酶原的分泌。因此，临床上大量应用糖皮质激素可诱发或加剧溃疡。

肾上腺皮质功能低下患者常见肌无力、烦躁不安、失眠、注意力不集中等症状，这些变化可被皮质醇消除。表明糖皮质激素还有提高肌力，提高大脑皮层兴奋性，维持中枢神经系统的正常功能等作用。

(二) 糖皮质激素分泌的调节

下丘脑-垂体-肾上腺皮质轴（hypothalamic-pituitary-adrenocortical axis）是一种闭环调节系统，它维持着正常状态下糖皮质激素浓度的稳态和在不同状态下糖皮质激素水平的适应性变化。

1. 下丘脑-腺垂体系统的调节 腺垂体分泌的 ACTH 是调节糖皮质激素合成和释放的最重要的生理因素。无论是糖皮质激素的基础分泌，还是应激状态下的分泌，都受 ACTH 的调控。

下丘脑分泌的**促肾上腺皮质激素释放素**（CRH），经垂体-门脉系统到达腺垂体，刺激 ACTH 的分

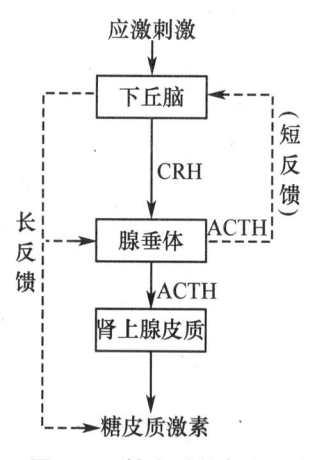

图 9-14 糖皮质激素分泌的调节示意图

实线表示促进；虚表示抑制

泌。此外，引起应激反应的各种有害刺激，是通过外周神经传入信号到达下丘脑，引起 CRH 分泌，从而增加腺垂体 ACTH 和肾上腺皮质激素的分泌。

2. 反馈调节　当血中糖皮质激素浓度升高时，可反馈性作用于下丘脑和腺垂体，使 CRH 和 ACTH 的合成和释放减少，同时，腺垂体对 CRH 的反应性减弱。这种反馈属于长反馈；ACTH 释放过多还可反馈抑制下丘脑 CRH 神经元，即短反馈（图 9-14）。

ACTH 分泌呈现日周期节律。入睡后 ACTH 分泌逐渐减少，午夜最低，随后逐渐增多，至觉醒起床前达到高峰，白天维持在较低水平。由于 ACTH 呈日周期性波动，因此，糖皮质激素的分泌也发生相应的波动。

二、肾上腺髓质

肾上腺髓质发生于外胚层，与交感神经节细胞同源，主要由嗜铬细胞和少量交感神经细胞组成，它们在机能上相当于交感神经节后神经元，直接受交感神经胆碱能节前纤维支配。肾上腺髓质分泌**肾上腺髓质激素**（adrenal medullary hormone），其中**肾上腺素**（epinephrin，E）约占 80%，**去甲肾上腺素**（norepinephrine，NE）约占 20%。

近年来发现，肾上腺髓质嗜铬细胞还能分泌一种由 50 个氨基酸组成的活性多肽，称为**肾上腺髓质素**（adrenomedullin，ADM），它具有扩张血管、降低血压、抑制内皮素和血管紧张素Ⅱ释放等作用。

（一）肾上腺髓质激素的合成与灭活

肾上腺素和去甲肾上腺素都是酪氨酸衍生的胺类，分子结构中都有儿茶酚基（邻苯二酚基），故属于儿茶酚胺类激素。肾上腺髓质嗜铬细胞利用酪氨酸，在一系列酶的作用下合成肾上腺素和去甲肾上腺素。这一过程与交感神经节后神经元合成去甲肾上腺素过程基本一致，所不同的是嗜铬细胞胞浆中存在大量的**苯乙醇胺氮位甲基转移酶**（phenylethanolamine-N-methyl transferase，PNMT），可使去甲肾上腺素甲基化而成为肾上腺素，因此肾上腺髓质内以合成肾上腺素为主，生成的肾上腺素又回到嗜铬颗粒中，与去甲肾上腺素一起贮存，以待释放（图 9-15）。

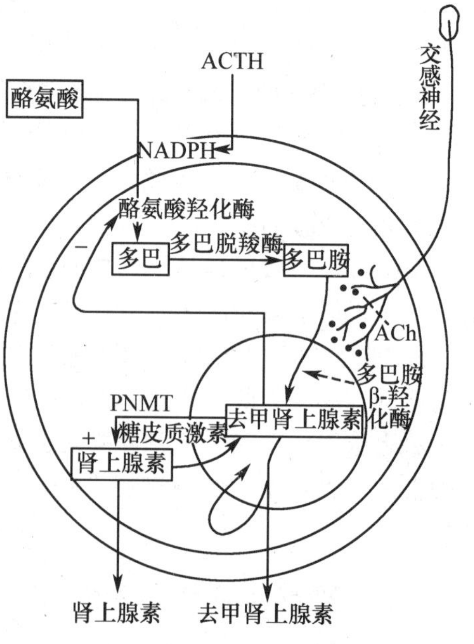

肾上腺髓质激素对全身各器官系统进行着广泛的调节，这部分内容已于各有关章节介绍。以下重点介绍肾上腺髓质激素在应急反应中的作用。

（二）肾上腺髓质激素的作用

Cannon 最早全面研究了交感-肾上腺髓质系统的作用，提出**应急学说**（emergency reaction hypothesis），认为机体遭遇特殊紧急情况时（如畏惧、焦虑、剧痛、失血、脱水、低氧、暴冷暴热以及剧烈运动等），交感-肾上腺髓质系统将立即被调动起来，肾上腺素与去甲肾上腺素的分泌增加，引起多系统的广泛的适应性反应，称为**应急反应**（emergency reaction）。

图 9-15　肾上腺髓质激素生物合成示意图
PNMT：苯乙醇胺氮位甲基移位酶

应急反应主要包括：①中枢神经系统兴奋性升高，使机体处于警觉状态，反应灵敏；②呼吸功能加强，呼吸加强加快，肺通气量增加；③心血管活动加强，心跳加快，心缩力增强，心输出量增加。动脉血压升高，血液循环加快，内脏血管收缩，骨骼肌血管舒张同时血流量增多，全身血液重新分配，以利于应急时重要器官得到更多的血液供应；④加强能量代谢，肝糖原分解增强，血糖升高，脂肪分解加速，血中游离脂肪酸增多，葡萄糖与脂肪酸氧化过程增强，以适应在应急情况下对能量的需要。实际上，引起应急反应的各种刺激，也是引起应激反应的刺激，当机体受到应激刺激时，同时引起应急反应与应激反应，两者相辅相成，共同维持机体的适应能力。

第七节　性腺与生殖

生殖器官包括**主性器官**（primary sexual organ）和**附性器官**（accessory sexual organ）。主性器官（睾丸和卵巢）即是**性腺**（gonad）。性腺具有产生生殖细胞和产生性激素的双重生理功能。性激素不仅是青春期发育的动力来源，而且是产生两性差别的根本原因。

一、男性性腺与功能

睾丸（testis）既是男性的主性器官，又是男性的性腺。睾丸功能受下丘脑-垂体-睾丸轴活动的调节。

（一）睾丸的功能

睾丸由**曲细精管**（seminiferous tubule）和**间质细胞**（leydig cell）组成，主要功能有二。

1. 曲细精管的生精作用　曲细精管由各级生精细胞和支持细胞构成。从青春期开始，在相关激素的作用下，精原细胞开始分裂、分化，依次经过初级精母细胞、次级精母细胞、精子细胞等阶段，最后形成精子并进入管腔。精原细胞发育成为精子约需74天，一个精原细胞经过大约7次分裂可产生近百个精子。在精子生成的过程中，**支持细胞**（sertoli cell）构成了特殊的"微环境"，既对生精细胞起支持作用，又为生精细胞提供多种必要的营养物质。

精子发生（spermatogenesis）是指从精原细胞经过一系列的分裂增殖，发育为成熟精子的过程。包括连续的3个阶段：①精原细胞的有丝分裂期；②精母细胞减数分裂期；③精子形成期。

2. 睾丸的内分泌功能　间质细胞分泌**雄激素**（androgen），支持细胞分泌**抑制素**（inhibin）。

（1）**雄激素的作用**：雄激素中**睾酮**（testosterone，T）活性最强，睾酮与脱氢表雄酮、雄烯二酮、雄酮的活性比为100：16：12：10。

1）刺激男性性器官的生长发育和副性征的出现：在青春期，睾酮的分泌不断增加，刺激男性附性器官（阴茎、阴囊、前列腺和精囊）的生长发育。从青春期开始，男孩出现副性征，例如喉结突出、声音低沉、骨骼粗壮、肌肉发达等，还能产生并维持性欲。

2）维持生精：睾酮与支持细胞产生的**雄激素结合蛋白**（ABP）结合后，转运至曲细精管内，与雄激素受体结合，启动并维持精子发生。

3）影响代谢：睾酮促进蛋白质（特别是肌肉、骨骼内的）的合成；使骨基质增加，钙盐沉积增加，骨骼生长加速；由于睾酮与生长激素的协同作用，男性在青春期出现一次显著的生长过程。

（2）**抑制素**（inhibin）：对腺垂体FSH的分泌有很强的抑制作用。

（二）睾丸功能的调节

睾丸的生精和内分泌功能主要受**下丘脑-垂体-睾丸轴**（hypothalamic-pituitary-testis axis）的调节。

1. 下丘脑-垂体系统　下丘脑分泌的GnRH经垂体门脉系统到达腺垂体，促进腺垂体合成和分泌促性腺激素（FSH和LH）。

腺垂体分泌FSH主要作用于曲细精管的生精细胞和支持细胞；LH主要作用于间质细胞。LH和FSH相互配合，共同调节生精过程。FSH对生精过程有启动作用，LH的作用是通过促进间质细胞分泌睾酮而间接维持生精效应（图9-16）。

2. 反馈调节　睾酮对下丘脑和腺垂体具有负反馈作用。血中睾酮达到一定浓度，将分别抑制GnRH和

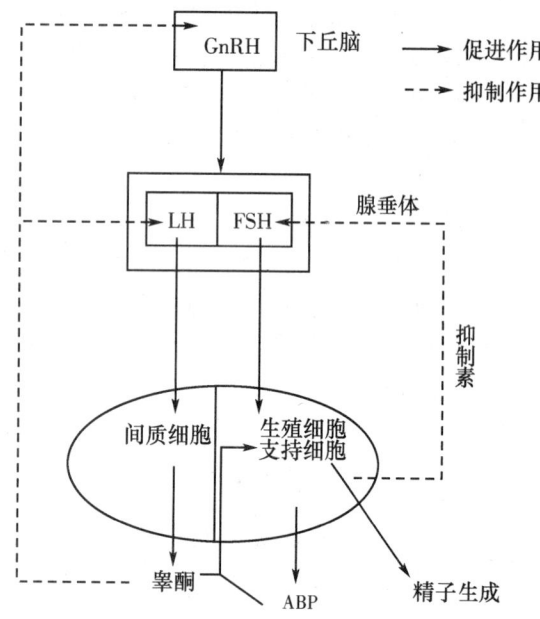

图9-16 下丘脑-垂体-睾丸轴功能调节示意图
GnRH：促性腺激素释放激素；FSH：促卵泡激素（精子生成素）；LH：黄体生成素；ABP：雄激素结合蛋白

LH的分泌。抑制素对腺垂体FSH分泌具有抑制作用。这些作用使血液中睾酮的浓度保持在一个相对稳定的水平。

二、女性性腺与功能

卵巢（ovary）作为女性主性器官具有产生卵子的功能，作为女性性腺可分泌雌激素和孕激素。卵巢功能受下丘脑-垂体-卵巢轴调节。

（一）卵巢的功能

1. 卵巢的生卵功能 在人胚胎发育过程中，原始生殖细胞产生于中胚层的尿囊，向卵巢迁移，增生分化成为原始卵泡。卵泡发育是指由原始卵泡发育为生长卵泡和成熟卵泡的过程。其中经历原始卵泡→生长卵泡（初级卵泡和次级卵泡）→成熟卵泡等3个阶段。从原始卵泡到卵子成熟全过程大约14天。从青春期开始，女性通常每月有15~20个原始卵泡同时进入生长发育时期，但在促性腺激素和卵巢激素的作用下，只有1个卵泡发育成优势卵泡并成熟、排卵，其余的卵泡退化为闭锁卵泡。所以，女性一生中只有约400~500个卵泡能发育成熟。

2. 卵巢的内分泌功能 卵巢主要分泌雌激素和孕激素，还分泌少量雄激素。排卵前由卵泡分泌雌激素，排卵后由黄体分泌雌激素和孕激素。

（1）**雌激素**（estrogen）**的生理作用**：卵巢分泌的雌激素主要为**雌二醇**（estradiol, E_2），雌酮、雌三醇（E_3），其中雌二醇的活性最强，三者的活性比为100:10:3。

1）对女性生殖器官的作用：①促进卵泡发育，诱导排卵前出现LH峰，促进排卵；②促进子宫发育，使子宫内膜产生**增生期**（proliferative phase）的变化，有利于精子穿行。在分娩前，雌激素可提高子宫平滑肌的兴奋性，提高子宫平滑肌对催产素的敏感性；③促进输卵管的分泌与运动，有利于卵子和精子的运行；④促使阴道黏膜上皮的增生、角化，增加糖原含量。糖原分解产物使阴道环境呈酸性（pH 4~5），有利于阴道乳酸菌的生长，抑制其他致病菌的繁殖，增强阴道抵抗力，维持阴道的自净作用。

2）对乳腺和副性征的作用：刺激乳腺导管和结缔组织增生，促进乳腺发育，使全身脂肪和毛发分布具有女性特征，如音调较高、骨盆宽大、臀部肥厚等。

3）对代谢的调节：作用比较广泛，①加强成骨细胞的活动，抑制破骨细胞的活动，促进钙盐沉积，加速骨的生长，促进骨骺愈合；②降低血浆胆固醇和β-脂蛋白含量；③促进肝细胞合成某些特殊蛋白质（如纤维蛋白原）；④高浓度的雌激素有促进钠水潴留的趋势，可能是雌激素促进醛固酮分泌所致。

（2）**孕激素**（progestin）**的生理作用**：卵巢分泌的孕激素主要为**孕酮**（progesterone, P），主要由黄体生成。孕酮主要作用于子宫内膜和子宫肌，适应受精卵着床并维持妊娠。孕酮的功能要在雌激素作用的基础上完成。

1）对子宫的作用：①在雌激素的作用基础上使子宫内膜发生**分泌期**（secretory phase）改变，为受精卵的着床做准备；②促使着床后的子宫基质细胞转化为蜕膜细胞，为胚泡提供营养；③在妊娠期，降低子宫平滑肌兴奋性，抑制子宫平滑肌的收缩；④降低母体对胎儿的免疫排斥反应。所以孕酮有安宫保胎的作用。

2）对乳腺的作用：孕酮可促进乳腺腺泡发育，为分娩后泌乳做准备。

3）产热作用：女子基础体温在排卵前出现短暂降低，排卵后升高0.5℃左右，并在黄体期一直维持在此水平上。临床上将这种基础体温的双相改变作为判断排卵日期的标志之一。

【临床联系】

基础体温（BBT）监测排卵 BBT 是指机体在静息状态下的体温，反映静息状态下机体能量代谢水平。妇女排卵后黄体产生孕酮，孕酮可作用于丘脑的体温调节中枢而使基础体温升高 0.3~0.5℃，一直持续到月经前 1~2 天或月经期的第 1 天，体温又降至原来水平。因此，正常有排卵的月经周期，每日测得的基础体温呈双相曲线；若无排卵，基础体温则无上升改变，为单相曲线。通常，清晨醒后即刻测定基础体温。

（二）月经与月经周期

月经（menstruation）是指在卵巢激素作用下，子宫内膜发生周期性脱落产生流血的现象。月经始于青春期，具有周期性，约每月行经一次，周而复始，故称为**月经周期**（menstrual cycle）。月经周期的形成机制非常复杂，与卵巢内分泌有密切关系，子宫内膜的周期性变化由卵巢功能的周期性变化所决定，而后者则受**下丘脑-垂体-卵巢轴**（hypothalamic-pituitary-ovary axis）的调控。

在一个月经周期中，以子宫内膜的变化特点为基础，可分为月经期、增生期和分泌期；若按卵巢的变化分期，可将月经周期分为卵泡期（相当于子宫内膜的月经期和增生期）和黄体期（相当于子宫内膜的分泌期）。

1. 卵泡期（排卵前期） 卵泡期开始时，血液中雌激素和孕激素均处于低水平，解除了对 FSH 和 LH 分泌的负反馈抑制作用，导致血中 FSH 和 LH 先后升高，促使卵泡分泌雌激素；在排卵前一周，血中雌激素浓度明显升高，由于雌激素的局部正反馈作用，使雌激素在血液中浓度不断升高；在排卵前 1 天左右，雌激素分泌达到高峰。高浓度的雌激素对下丘脑产生正反馈效应，促使 GnRH 分泌，进而刺激腺垂体分泌 LH，并形成 LH 分泌高峰，诱发排卵（图 9-17）。卵泡期的雌激素引起子宫内膜产生增殖期的改变，即子宫内膜增生发育、腺体增多，但并不分泌。

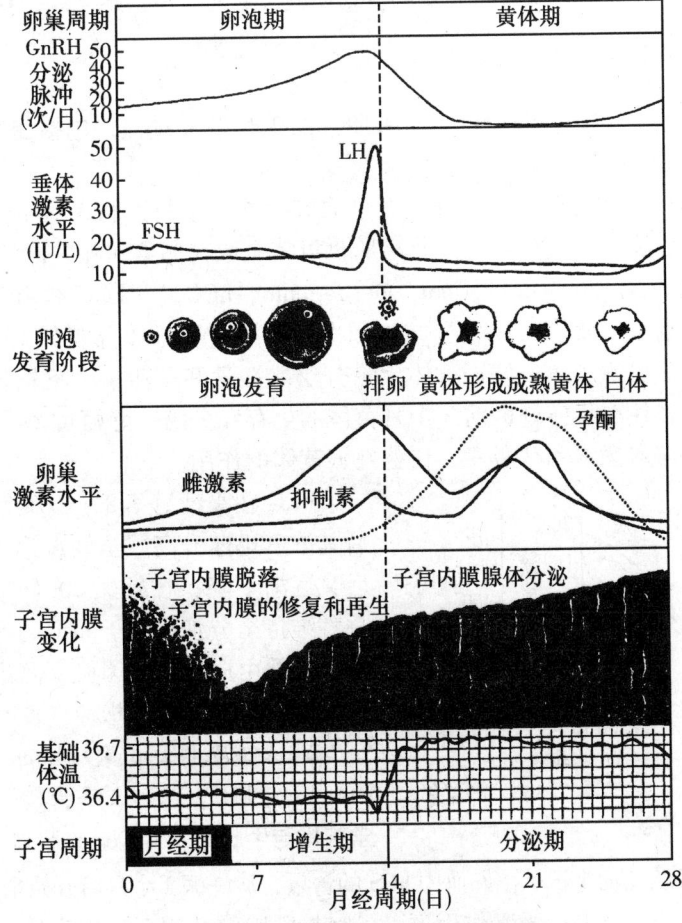

图 9-17 月经周期中血中相关激素的变化

2. 黄体期（排卵后期）　排卵后，在 LH 的作用下，**黄体**逐渐发育，分泌大量的雌激素和孕激素。在雌激素的作用基础上使子宫内膜发生分泌期改变，为受精卵的着床做准备；在排卵后 7~8 天使血液中雌激素第二次升高。

若未受孕，在高水平的雌激素和孕激素反馈抑制下，下丘脑 **GnRH** 和腺垂体 **FSH** 和 **LH** 分泌量减少。黄体在排卵后 9~10 天退化变性为**白体（月经黄体）**；雌激素和孕激素分泌减少。失去雌激素和孕激素支持的子宫内膜剥脱出血，进入月经期。

若受孕，在受精 10 天后，胎盘分泌**人绒毛膜促性腺激素**（hCG），代替腺垂体的 LH 和 FSH。在 hCG 的作用下，**妊娠黄体**继续增长，分泌孕激素和雌激素以维持妊娠。

【临床联系】

闭经（amenorrhea）　是包括原发性闭经和继发性闭经两种。原发性闭经为指除正常生理性闭经外，年满 14 周岁无月经，亦无第二性征发育者；或第二性征发育成熟但 2 年以上年过 16 岁无月经来潮者；继发性闭经指或病理性月经停止 6 个月以上者。其常见病因有：①下生殖道和子宫病变，如先天性无子宫、子宫内膜损伤、结核等；②卵巢病变，如先天性卵巢发育不全、卵巢早衰等；③腺垂体病变，如腺垂体功能减退、垂体肿瘤等；④下丘脑及中枢神经系统病变，如下丘脑-垂体-卵巢轴功能失调；⑤精神因素。

更年期综合征（climacteric syndrome）　是指妇女从生育旺盛和正常性活动逐渐向老年衰退的一段过渡时期，即卵巢功能开始减退直至完全消失的这段时间。以绝经的表现最为突出。绝经年龄因人而异，一般在 45 岁~52 岁。在绝经前后可出现一系列以自主神经功能紊乱为主的症候群，称为更年期综合征。少数妇女症状较严重，影响生活与工作。其产生原因是卵巢组织的衰退变化，继之则为功能的逐渐减退，相应某些激素分泌异常，全身许多系统与器官组织结构也受到影响，产生一系列衰退症状。主要临床表现是：①月经紊乱及闭经；②心血管症状（心率和动脉血压不稳定），阵发潮热及汗出；③精神、神经症状，如忧虑、抑郁、易激动、失眠、好哭、记忆力减退、思想不集中等，甚至喜怒无常，类似精神病发作；④乳腺、生殖器官萎缩；⑤皮肤、毛发干燥、无光泽、视力不佳、关节疼痛等。

（三）妊娠与内分泌

妊娠（pregnancy）是指母体内胚胎的形成及胎儿的生长发育过程，包括受精、着床、妊娠的维持及胎儿的生长发育等过程。

胎盘是妊娠期的重要内分泌器官，能分泌大量的雌激素、孕激素和人绒毛膜促性腺激素，以维持正常妊娠并促进胎儿的正常发育。妊娠 3 个月后胎盘可完全取代卵巢和腺垂体的内分泌作用。

1. 人绒毛膜促性腺激素（human chorionic gonadotropin，hCG）　hCG 是由胎盘绒毛组织的合体滋养层细胞分泌的一种糖蛋白激素。hCG 化学结构和生理作用与腺垂体分泌的 LH 相类似，其主要作用是使卵巢中的黄体发育为妊娠黄体。妊娠黄体大量分泌雌激素和孕激素，反馈抑制腺垂体的分泌，使卵巢不再排卵。hCG 的作用是维持妊娠前 3 个月黄体的生存和分泌。妊娠黄体的寿命大约为 10 周，此后发生萎缩，由胎盘分泌雌激素和孕激素，代替妊娠黄体的作用。

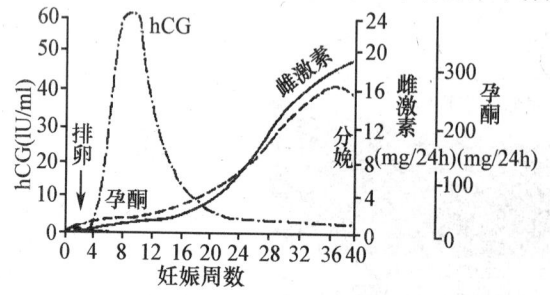

图 9-18　妊娠期间 hCG、雌激素和孕酮分泌变化示意图

hCG 在受精后第 8~10 天就出现在母体血中，随后其浓度迅速升高，至妊娠第 8 周左右达到顶峰，然后又逐渐下降，在妊娠 20 周左右降至较低水平，并一直维持至分娩。由于 hCG 在妊娠早期即可出现在母血中，并由尿排出，因此，测定血或尿中的 hCG，可作为诊断早期妊娠的指标（图 9-18）。

2. 人绒毛膜生长素（human chorionic somatomammotropin，hCS）　hCS 是胎盘分泌的糖蛋白激素，其化学结构与生长激素类似。hCS 调节母体与胎儿的糖、脂肪和蛋白质的代谢，促进胎儿的生长。孕妇血中 hCS 的含量，从妊娠 2 个月后开始增加，直至分娩前停止。

3. 雌激素与孕激素　在雌、孕激素作用下，子宫与乳腺继续明显地发育增大；雌三醇可以通过产生前列腺素以增加胎盘和子宫之间的血液量；孕酮则抑制妊娠时子宫肌收缩，维持子宫内膜和蜕膜、抑制T淋巴细胞、对抗母体排斥胎儿的作用，具有安胎作用。

【临床联系】

不孕症（infertility）是指婚后两年，同居，有正常性生活，未采取任何避孕措施而不能生育者。

女性不孕症的主要原因有：①卵巢功能障碍：包括持续性不排卵、黄体功能不全等；②输卵管功能障碍是不孕症最常见因素。如输卵管发育不全、输卵管炎症等；③子宫功能障碍，如子宫先天畸形、子宫内膜炎、或子宫内膜分泌反应不良、宫颈管感染、宫颈息肉、宫颈肌瘤等；④阴道功能障碍，如阴道损伤后形成的粘连瘢痕性狭窄、严重阴道炎症等。

男性不育症的主要原因有：①精液异常，如无精子或精子过少，活力减弱，形态异常；②精子运送受阻，如附睾及输精管结核等；③免疫因素，精浆在体内产生对抗自身精子的抗体可造成男性不育；④内分泌功能障碍，如甲状腺功能减退、肾上腺皮质功能亢进、垂体功能减退等均能引起不育。

第八节　其他激素

一、松果体激素

松果体（pineal body）分泌的激素有两大类：一类是吲哚类，如褪黑素，因其能使蛙的皮肤褪色而得名；另一类为多肽类，包括 GnRH、TRH 及 OXT 等。

褪黑激素（melatonin，MT 或 Mel）的化学结构为 **N-乙酰基-5-甲氧基色胺**，为色氨酸的衍生物。人类出生 3 个月开始分泌 MT，6 岁达到高峰。从青春期开始，松果体内结缔组织逐渐增多并钙化，MT 分泌随年龄增长而减少。MT 的分泌具有明显的昼夜节律，即昼低夜高。MT 具有广泛的生物学作用，简述如下。

1. 抑制下丘脑-腺垂体-靶腺轴　MT 通过抑制下丘脑-腺垂体-靶腺轴从而影响性腺、甲状腺轴和肾上腺皮质功能。切除幼年动物的松果体，性腺的重量增加，甲状腺和肾上腺明显增大，性腺功能活动增强，甲状腺的摄碘作用增强；血浆皮质酮和醛固酮含量升高，并诱发实验性高血压。

2. 调整生物节律　下丘脑视交叉上核是控制昼夜节律的生物钟（图1-8）。MT 可作为一个内源性因子作用于视交叉上核神经元上的 MT 受体，调控昼夜节律，使机体功能与昼夜节律同步。MT 是一种生理性睡眠诱导剂。主要是调整入睡的时间节律，使睡眠的发生时间前移，而对睡眠的过程以及持续时间并无直接影响，有提高睡眠质量，改善各种生物节律性失眠的效应。

3. MT 对中枢神经系统的调节作用　研究表明，在大脑的许多部位存在 MT 受体，MT 具有镇静、催眠、提高痛阈及抗惊厥等作用。

MT 对神经系统有镇静、镇痛、抗惊厥、抗抑郁等作用。

4. MT 对免疫系统的作用　MT 增强机体免疫力。MT 不仅影响免疫器官的生长发育，而且对细胞免疫、体液免疫和细胞因子均有调节作用。在各类免疫细胞如胸腺细胞、脾脏细胞以及淋巴细胞上，均有 MT 受体的存在。

5. MT 抗氧化衰老作用　MT 是迄今所发现的最强的抗氧化物。MT 具有高脂溶性，可通过各种生物膜进入细胞，直接清除氧自由基，以对抗氧自由基以及过氧化脂质的氧化损伤，维护线粒体的功能。其作用是谷胱甘肽的 5 倍，是维生素 E 的 3 倍。

二、前列腺素

前列腺素（prostaglandins，PGs）为一族二十碳多不饱和脂肪酸衍生物，又称为**类二十烷类酸**（eicosanoids），结构中含有一个五碳环和两条侧链，根据环上取代基的不同，前列腺素有 PGA、PGB、PGC、PGD、PGE、PGF、PGG、PGH、PGI 之分。其中 PGA_2 和**前列环素**（prostacyclin，PGI_2）以经典的内分泌方式发挥作用，但大多数的前列腺素是以旁分泌和自分泌的方式在组织局部发挥作用。

（一）前列腺素与跨膜信号转导系统

花生四烯酸及其代谢产物，特别是前列腺素具有广泛的生物活性。这些物质大多作为第一信使在细胞间通讯中起作用，部分还可作为第二信使参与胞内信号传递。前列腺素是**磷脂酶 A_2**（phospholipase，PLA_2）-**花生四烯酸**（arachidonic acid，AA）-前列腺素信号转导系统重要成员。

1. 磷脂酶 A_2 的激活机制　肾上腺素、缓激肽等激素都可激活 PLA_2，有些 PLA_2 通过 G 蛋白激活；有些 PLA_2 被磷脂酶 C（PLC）激活。

2. 磷脂酶 A_2-花生四烯酸-前列腺素信号转导系统的转导及意义　在活化的 PLA_2 作用下，胆碱和磷脂酰乙醇胺被水解，产生花生四烯酸（AA）。

花生四烯酸在**环加氧酶**（cyclooxygenase，COX）的作用下首先转化为环内过氧化物，后者再在不同的异构酶的作用下分别转化为不同的前列腺素、**血栓烷 A_2**（TXA_2）和**前列环素**（PGI_2）（图 9-19）。

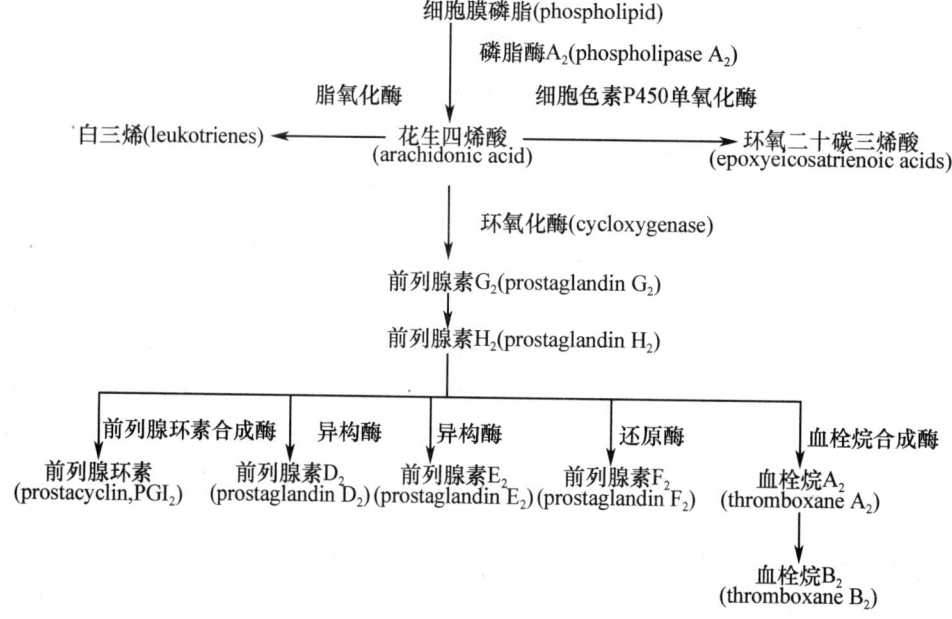

图 9-19　花生四烯酸的代谢

（二）前列腺素的生物学作用

1. 前列腺素的主要生物学作用　前列腺素因其首先从前列腺组织中被提取而得名，后来的研究发现，前列腺素广泛存在于体内多种组织，具有广泛的生物学作用，参与机体多种功能的调节。它对体内各系统的主要作用（表 9-7）。前列腺素还是主要的致痛介质、致炎介质和致过敏介质。临床上应用环加氧酶抑制剂抑制前列腺素的合成，有良好的退热、抑制血栓形成、镇痛和减轻炎症反应等作用。

表 9-7　前列腺素的主要生物学作用

系统/组织	主要作用
神经系统	调节体温、行为和自主神经活动，参与睡眠过程、调制神经递质的释放
循环系统	促进/抑制血小板聚集、影响血栓形成，收缩舒张血管，影响毛细血管通透性
呼吸系统	收缩/舒张支气管平滑肌
消化系统	抑制胃酸分泌，舒张黏膜血管，保护胃黏膜，刺激小肠运动，调节胰腺、肠道黏膜的分泌功能
泌尿系统	增加肾血流量，促进水、钠排出
内分泌系统	影响甲状腺、肾上腺、卵巢、睾丸等的分泌功能
生殖系统	促进精子运行，收缩/舒张子宫平滑肌，参与月经、排卵的调节以及分娩
脂肪组织	抑制脂肪分解

2. 前列腺素作用机制　前列腺素既可与细胞膜上的 G 蛋白偶联受体结合，通过 PKA、PKC 或 Ca^{2+} 等信号转导途径发挥生物活性作用，也可通过核受体影响基因转录而调节靶细胞的功能。

三、瘦　素

瘦素（leptin）是由脂肪细胞 6 号染色体的**肥胖基因**（obese gene, ob gene）表达的激素可以降低体重，因此将此激素命名为瘦素。在哺乳动物，瘦素为脂肪细胞，特别是白色脂肪的特异性产物。

（一）瘦素的作用

脂肪细胞合成的瘦素被分泌入血后，作用于外周和中枢的瘦素受体，参与糖、脂肪及能量代谢的调节，可使机体减少摄食，并能抑制脂肪的合成，增加能量的释放，从而使体重减轻。

瘦素进入中枢神经系统后，作用于下丘脑与摄食有关的神经核（室旁核、下丘脑腹内侧核、背内侧核和弓状核等），抑制下丘脑中与摄食有关的**神经肽 Y**（neuropeptide Y, NPY）的合成和释放。

瘦素不仅参与对体重的调节，还能影响心血管、胰腺、免疫系统和生殖系统的功能，与糖尿病、肥胖症的发生、发展有一定的关系。大多数肥胖者血中瘦素水平升高；一般在出现高瘦素水平的同时，还伴有瘦素抵抗。

（二）瘦素的信号转导途径

瘦素受体为 4 号染色体的**糖尿病基因**（diabetes gene）的产物，瘦素受体可分为短型（OB-RS）和长型（OB-RL）两类。机体多种组织中的瘦素受体，一般以 OB-RS 为主，而下丘脑中则以 OB-RL 为主。

两型受体的细胞外结构相同，但细胞内结构的差异很大。OB-RS 的细胞内结构没有与细胞内信使相偶联的结构，因此其介导瘦素作用的可能性很小。OB-RL 的细胞内结构可以与细胞内信使偶联。当瘦素与 OB-RL 结合后，其细胞内结构域发生磷酸化，从而激活细胞内的转录因子，后者进入细胞核内，调节基因的转录过程。

四、胸腺激素

胸腺（thymus）在出生前可达到 $10\sim15g$，出生后继续发育。到青春期后，胸腺开始退化、萎缩，且逐渐被纤维组织和脂肪组织取代。

胸腺是免疫器官，是 T 淋巴细胞分化、发育成熟的场所。而且胸腺是内分泌器官，能分泌多种肽类物质，如**胸腺素**（thymosin）、**胸腺生长素**（thymopoietin）和**胸腺刺激素**（thymulin）等，由骨髓释放到外周血液中的淋巴系干细胞迁入胸腺，成为前胸腺细胞。胸腺分泌的激素可促进前胸腺细胞分化为 T 细胞，并获得免疫活性。可见，胸腺激素的作用是胸腺发挥免疫功能的重要条件。

（郭　健　陈凤江　刘志敏）

第十章

神经系统

神经系统（nervous system）在机体神经-内分泌-免疫网络整合调控中，是起主导作用的功能调节系统。它可整合体内各器官、系统的功能，使之相互联系、相互制约，使生命活动规律地进行。同时，还能对体内外各种环境变化作出迅速而完善的适应性调节，以维持机体的稳态。神经系统除整合感觉、调制随意运动和内脏活动外，还整合脑的高级功能，以实现学习与记忆、语言与思维、情绪与心理、觉醒与睡眠等高级神经活动。

第一节 神经元与神经胶质细胞

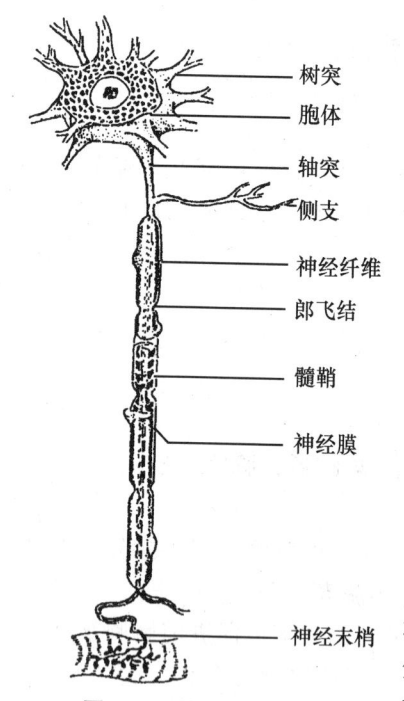

图 10-1 神经元的结构

一、神 经 元

（一）神经元的一般结构与功能

神经元（neuron）是神经系统最基本的结构和功能单位。神经元可分为胞体和突起两部分，突起又分为树突和轴突（图 10-1）。一般来说，树突是接受信息的部位，胞体是接受、处理信息的部位，轴突是传出信息的部位。习惯上把轴突称为**神经纤维**（nerve fiber）。

（二）神经纤维的分类

神经纤维分类方法有以下两种：

1. 根据电生理学特性分类 主要根据神经纤维动作电位传导速度和锋电位时程等方面的差异，将哺乳类动物的周围神经纤维分为 A、B、C 三类。其中，A 类纤维又分为 α、β、γ、δ 四种亚类（表 10-1）。

表 10-1 神经纤维的分类（一）

纤维分类		来源	纤维直径（μm）	传导速度（m/s）	锋电位时程（ms）	绝对不应期（ms）
A（有髓）	A_α	初级肌梭传入纤维和支配梭外肌的传出纤维	13~22	70~120	0.4~0.5	0.4~1.0
	A_β	皮肤的触-压觉传入纤维	8~13	30~70	0.4~0.5	0.4~1.0
	A_γ	支配梭内肌的传出纤维	4~8	15~30	0.4~0.5	0.4~1.0
	A_δ	皮肤痛、温度觉传入纤维	1~4	12~30	0.4~0.5	0.4~1.0
B（有髓）		自主神经节前纤维	1~3	3~15	1.2	1.2
C（无髓）	sC	自主神经节后纤维	0.3~1.3	0.7~2.3	2.0	2.0
	drC	后根中传导痛觉的传入纤维	0.4~1.2	0.6~2.0		

2. 根据神经纤维的直径和来源分类　可将传入纤维分为Ⅰ、Ⅱ、Ⅲ、Ⅳ四类。其中，Ⅰ类纤维又分为I_a和I_b两种亚类（表10-2）。比较上述两种分类法之间的相互关系，一般认为Ⅰ类纤维相当于A_α类纤维，Ⅱ类纤维相当于A_β类，Ⅲ类纤维相当于A_δ类，Ⅳ类纤维相当于C类纤维。

表10-2　神经纤维的分类（二）

纤维分类	来源	直径（μm）	电生理学分类
I_a	肌梭的传入纤维	12~22	A_α
I_b	腱器官的传入纤维	12左右	A_α
Ⅱ	皮肤的机械感受器传入纤维（触-压、振动觉）	5~12	A_β
Ⅲ	皮肤痛觉、温度觉、肌肉的深部压觉传入纤维	2~5	A_δ
Ⅳ	无髓的痛觉、温度、机械感受器传入纤维	0.1~1.3	C

（三）神经纤维兴奋的传导

神经纤维的主要功能是传导神经冲动，神经冲动是指沿神经纤维传导的动作电位。

1. 神经纤维传导兴奋的特征

（1）**完整性**：神经纤维传导兴奋的必要条件是结构和功能的完整性。如果神经纤维受损伤或被切断，或局部使用麻醉药、冷冻或压迫，均可使兴奋传导受阻。

（2）**绝缘性**：一根神经干中含有许多神经纤维，但各纤维传导兴奋基本上互不干扰。这主要是因为神经胶质细胞的绝缘作用，使兴奋能精确地沿神经通路传导。

（3）**双向性**：实验条件下，神经纤维上任何一点的兴奋可同时向两端传导。因为局部电流可在刺激处向两端扩布。

（4）**相对不疲劳性**：实验中连续电刺激神经纤维大约10余小时，神经纤维依然保持产生、传导兴奋的能力。相比之下，突触传递则容易发生疲劳，因为突触传递涉及递质耗竭问题。

2. 神经纤维传导兴奋的速度　一般来说，神经纤维直径越大，传导速度越快；有髓鞘神经纤维比无髓鞘纤维传导速度快；温度升高可加快传导速度，反之亦然。温度过低时，神经传导发生阻滞，这是临床上低温麻醉的基础。

（四）神经纤维的轴浆运输

神经纤维通过其内的胞浆（轴浆）运输物质，可分为顺向运输和逆向运输。顺向运输是指从神经元的胞体向神经末梢方向的运输（如递质囊泡）。顺向轴浆运输有快慢速之分（表10-3）。快速轴浆运输通常运输细胞器（如线粒体、分泌囊泡），其转运速度可达300~400mm/d。慢速轴浆运输指微管和微丝等结构不断向前延伸的过程，其速度仅为1~12mm/d。逆向运输是指自末梢向胞体的运输，这种反向的轴浆流动可能与递质的回收和异物的处理有关，也可能对蛋白质合成起负反馈调节作用。

表10-3　轴突运输的主要速率及成分

成分	速率（mm/d）	构造与组成
快速转运		
顺向	200~400	递质囊泡、分泌颗粒、膜蛋白、膜脂质
逆向	200~300	溶酶体、囊泡与酶
慢速转运		
Sca	0.1~1.0	微丝、代谢酶
Scb	2.0~4.0	神经微丝与微管

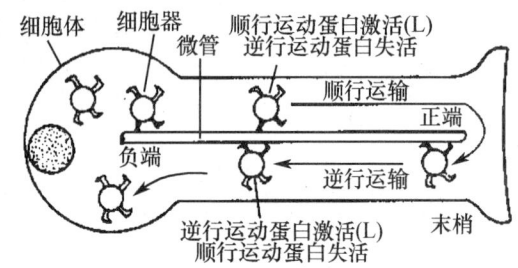

图 10-2 轴突运输模式图

轴突运输机制与微管和微丝等细胞骨架的功能有关。微管是轴浆运输的主要结构基础，微管蛋白多聚体起着运输通道的作用，而微管运动蛋白为快速转运提供动力。已发现的运动蛋白主要有**激动蛋白**（kinesin）和**原动蛋白**（dynein），它们具有 ATP 酶活性，一旦与囊泡附着点结合就被激活，随即分解 ATP 释放出能量为转运提供动力。激动蛋白和原动蛋白均是单向运输蛋白，以相反方向沿微管运动，激动蛋白（顺向运动蛋白）由胞体向轴突末梢运动，原动蛋白（逆向运动蛋白）自末梢向胞体运动（图 10-2）。

（五）神经的营养性作用

神经对所支配的组织，除发挥调节作用（功能性作用）以外，还通过末梢释放一些物质，调节所支配组织的代谢，持久地影响其结构、生化和生理变化，称为神经的**营养性作用**（trophic action）。目前认为，神经的营养性作用是通过神经末梢释放"营养性因子"，作用于所支配组织实现的。

神经元也接受**神经营养因子**（neurotrophin，NT）的支持，以维持其正常的结构和功能。NT 产生于神经所支配的组织和星形胶质细胞，NT 被神经末梢摄取后，经逆向轴浆运输运送到胞体，产生广泛的营养性生物学效应（包括调节胞体合成相关蛋白质），维持神经元的生长、发育、分化与成熟。目前已发现并分离多种 NT，其中**神经生长因子**（nerve growth factor，NGF）是研究较多的一种，NGF 对交感神经元和感觉神经元的生存是必需的。

二、神经胶质细胞

神经系统中除神经元外，还有大量的**神经胶质细胞**（neuroglia），它们分布于神经元之间。从数量上看，神经胶质细胞约为神经元的 10～50 倍；从重量上比较，神经胶质细胞约占脑重量的一半。神经胶质细胞广泛地分布于中枢与周围神经系统。中枢神经系统内的胶质细胞主要包括星形胶质细胞、少突胶质细胞、小胶质细胞与室管膜细胞等；而分布于周围神经系统的胶质细胞有包绕轴索形成髓鞘的**施万细胞**（Schwann cell）和脊神经节的**卫星细胞**。神经胶质细胞也具有突起，但无树突和轴突之分，与邻近细胞不形成突触样结构。

神经胶质细胞对神经元形态、功能的完整性和维持神经系统微环境的稳定性等都具有很重要的作用。神经胶质细胞与神经元的交互作用，因此有人把神经胶质细胞与神经元比喻成同等重要的功能伙伴。

（一）支持、绝缘和屏障作用

神经胶质细胞充填于神经元及其突起间的空隙内，构成神经元的网架，对神经元起支持作用。神经胶质细胞还可分隔神经元起绝缘作用。少突胶质细胞与施万细胞分别形成中枢与周围神经纤维的髓鞘，均可防止神经冲动传导时的电流扩散，以免神经元活动的相互干扰。

神经胶质细胞还参与血-脑屏障的形成。电镜观察发现，星形胶质细胞的部分突起末端膨大而形成血管周足，与毛细血管的内皮紧密相接，这些血管周足几乎包被了脑毛细血管表面积的 70%～80%，是构成血-脑屏障的重要组成部分（图 10-3）。

（二）修复与再生作用

神经胶质细胞具有分裂的能力，特别是当神经元因疾病、缺氧或损伤而发生变性或死亡时，胶质细胞特别是星形胶质细胞能通过有丝分裂进行增生，填补神经元死亡造成的缺损，从而起到修复和再生的作用。

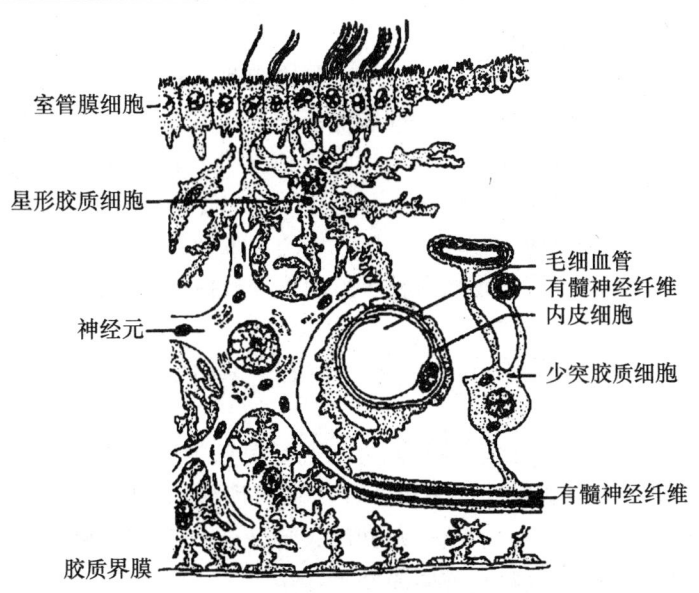

图 10-3 中枢神经胶质细胞与神经元和毛细血管的关系

(三) 物质代谢和营养性作用

神经元几乎全被胶质细胞包围,这两种细胞之间的间隙十分狭窄,其中充满的细胞间液是神经元直接生存的微环境。星形胶质细胞的少数长突起形成的血管周足终止在毛细血管壁上,其余的突起则穿行于神经元之间,贴附于神经元的胞体与树突上。神经胶质细胞的这种分布特点有利于神经元摄取营养物质与排除代谢产物。

星形胶质细胞还能产生神经营养性因子,以维持神经元的生长、发育和生存,并保持其功能的完整性。

(四) 维持神经元正常活动

在中枢神经系统,内环境离子成分的相对稳定对维持神经元正常活动极为重要。神经元膜内、外侧 Na^+ 与 K^+ 的跨膜运动,是形成跨膜电位的离子机制。当神经元活动时有 K^+ 从神经元释放,细胞外液中 K^+ 浓度随之升高。此时星形胶质细胞可通过加强自身膜上 Na^+-K^+ 泵的活动,将细胞外液中积聚的 K^+ 泵入细胞内,并通过细胞之间的缝隙连接迅速扩散到其他神经胶质细胞,从而缓冲了细胞外液 K^+ 的过分增多,避免细胞外高 K^+ 干扰神经元的正常活动。

(五) 参与神经递质及生物活性物质的代谢

脑内星形胶质细胞能摄取**谷氨酸**(Glu)与 **γ-氨基丁酸**(GABA)两种递质,可消除两种递质对神经元的持续作用;同时又可通过星形胶质细胞的代谢,将两种递质再转变为两类神经元可重新利用的递质前体物质。

此外,星形胶质细胞还能合成并分泌生物活性物质(如血管紧张素原、胰岛素样因子、前列腺素,以及多种神经营养因子等)。而且,神经胶质细胞通过对神经递质的摄取或生物活性物质的合成与分泌,从而发挥其对神经元功能活动的调节作用。

(六) 参与神经免疫调节作用

神经胶质细胞在中枢神经系统内是一种具有免疫调节作用的细胞。其主要作用表现为:

1. 产生细胞因子和补体等免疫分子 活化的星状胶质细胞与小胶质细胞能产生**白细胞介素**(IL-1、IL-2、IL-6)、巨噬细胞集落刺激因子(M-CSF)和**干扰素-α**(IFN-α)等细胞因子;并产生补体系统分子及补体受体,以及补体调控分子。这些免疫分子在神经免疫调节回路中发挥重要作用。此外,胶质细胞还可产生阿片肽,它对 T 淋巴细胞、B 淋巴细胞和**自然杀伤**(NK)细胞等细胞的免疫功能也具有重要调节作用，可表现为免疫增强或免疫抑制效应。

2. 起抗原呈递细胞作用 在机体的免疫系统中，T 淋巴细胞识别外来的抗原需要依靠一些**抗原呈递细胞**（antigen-presenting cell，APC）的帮助才能引起免疫应答反应。研究证明，星状胶质细胞是中枢神经系统中的抗原呈递细胞，外来抗原可与星状胶质细胞膜上具有特异性的**主要组织相容性复合体**（major histocompatibility complex，MHC）结合，后者能与处理过的外来抗原相结合，将抗原呈递给 T 淋巴细胞并使之激活，产生免疫反应，破坏或排斥入侵的外来物质。

此外，小胶质细胞作为吞噬细胞，是抵御神经组织感染或损伤的第一线。

第二节 突触的信息传递

神经调节是通过神经反射来进行的。神经元之间进行信息传递的特殊接触部位，称为**突触**（synapse）。神经元之间通过复杂的突触联系，完成各种信息的传递和整合。根据信息传递介导物性质分类，基本方式有**化学性突触**（chemical synapse）和**电突触**（electrical synapse）两种。化学性突触的信息传递介导物质是神经递质，而电突触则为局部电流。

化学性突触又根据突触前、后成分之间有无紧密的解剖学关系，可分为**定向突触**（directed synapse）和**非定向突触**（non-directed synapse）。定向突触释放的递质仅作用于范围极为局限的突触后成分，例如经典的突触和神经-骨骼肌接头；非定向突触释放的递质则可扩散到距离较远和范围较广的突触后成分，例如神经-心肌接头和神经-平滑肌接头。

一、经典的突触传递

（一）经典突触的结构与分类

经典突触由突触前膜、突触后膜和突触间隙三部分组成。突触前神经元的末梢分成许多分支，每个分支的末端膨大形成突触小体；突触小体内含有大量的线粒体和囊泡（突触小泡），囊泡内含有高浓度的神经递质。突触前膜和突触后膜都较一般神经元膜厚。突触间隙为 20nm 左右，充满组织液。突触后膜上有特异的受体（图 10-4）。根据接触部位，突触可分为**轴突-胞体突触**、**轴突-树突突触**与**轴突-轴突突触**三种类型（图 10-5）。

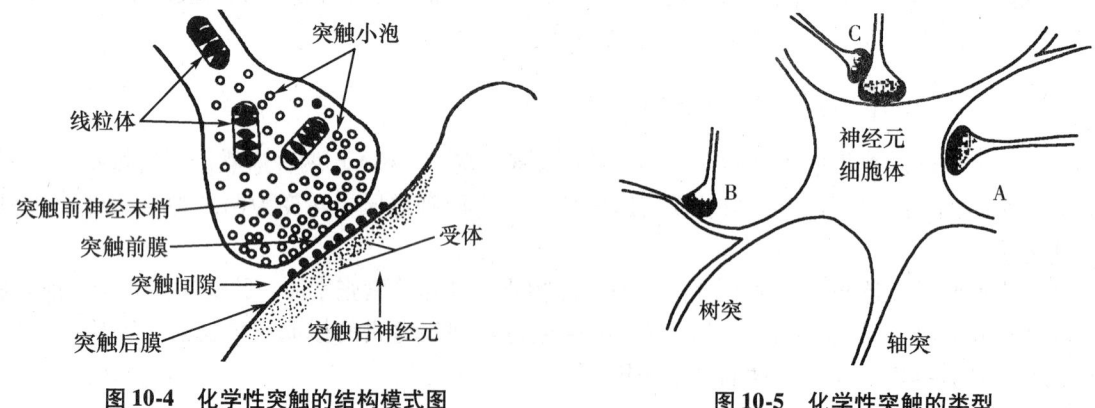

图 10-4 化学性突触的结构模式图

图 10-5 化学性突触的类型
A：轴突-胞体突触；B：轴突-树突突触；
C：轴突-轴突突触

（二）经典突触传递的原理

经典突触传递的效应与突触后电位的产生有密切关系。

1. 突触传递的基本过程（图 10-6）

（1）**突触前过程**：主要包括如下几个步骤：①突触前神经元兴奋、动作电位抵达神经末梢，引起突触前膜去极化;②去极化使前膜结构中电压门控式 Ca^{2+} 通道开放,产生 Ca^{2+} 内流;③突触小泡前移,与前膜接触、融合;④小泡内神经递质以胞裂外排方式释放入突触间隙。

(2) **突触后过程**:其主要步骤有:①从间隙扩散到达突触后膜的递质,作用于后膜的特异性受体或化学门控式通道;②突触后膜离子通道开放或关闭,引起跨膜离子活动;③**突触后电位**(postsynaptic potential, PSP)产生,引起突触后神经元兴奋性的改变;④递质与受体作用之后立即被分解或移除。

从以上全过程来看,化学性突触传递是一个电-化学-电的过程;也就是说,突触前神经元的生物电活动,通过诱发突触前神经末梢化学递质的释放,最终导致突触后神经元的电活动变化。

2. 兴奋性突触后电位与抑制性突触后电位

(1) **兴奋性突触后电位**:突触前膜释放兴奋性递质,经过突触间隙的扩散与突触后膜上受体结合,提高突触后膜对 Na^+ 和 K^+(特别是 Na^+)的通透性,发生净的内向电流(Na^+ 内流大于 K^+ 外流),使突触后膜去极化,突触后神经元的兴奋性提高。这种去极化电位称为**兴奋性突触后电位**(excitatory postsynaptic potential, EPSP)(图 10-7)。

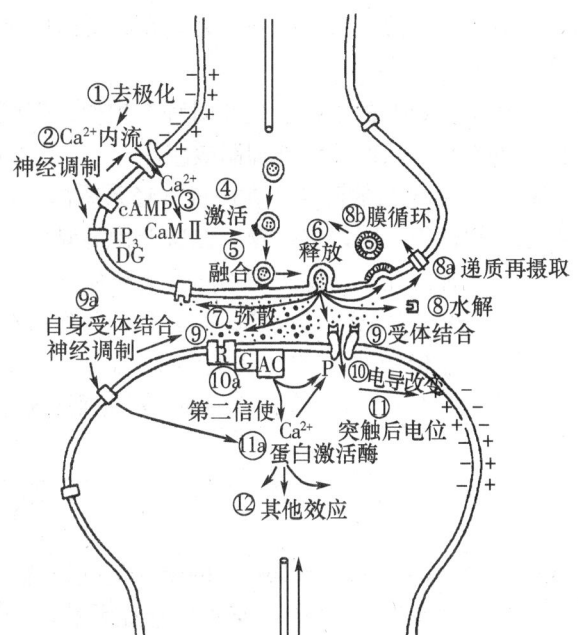

图 10-6 经典突触传递的主要步骤模式图

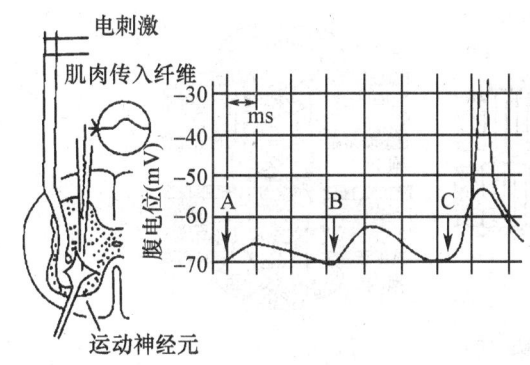

图 10-7 兴奋性突触后电位
A、B、C 表示刺激强度逐步增大

EPSP 是局部兴奋,它的大小取决于突触前膜释放的递质量。当突触前神经元传来神经冲动数量增加(发生时间总和)或参与活动的突触数目增多(发生空间总和),递质释放量增多,由递质作用所形成的 EPSP 通过总和,使电位幅度增大,若增大到阈电位水平时,便可在突触后神经元轴突始段处诱发动作电位,引起突触后神经元兴奋。如果未能达阈电位水平,虽不能产生动作电位,但由于该局部兴奋电位能提高突触后神经元的兴奋性,使之容易发生兴奋,这种现象称为**突触后易化**(postsynaptic facilitation)。

谷氨酸是中枢神经系统比较重要的兴奋性递质,在突触后膜上与介导 EPSP 有关的谷氨酸受体主要有两类,其中 NMDA(N-甲基-D-门冬氨酸)受体介导慢时程 EPSP,而非 NMDA 受体介导快时程 EPSP。

(2) **抑制性突触后电位**:突触前膜释放抑制性递质,与突触后膜受体结合后,可提高突触后膜对 Cl^- 和 K^+(尤其是 Cl^-)通透性,发生外向电流(Cl^- 的内流和 K^+ 外流),使突触后膜发生超极化,突触后神经元兴奋性下降,这种超极化电位称为**抑制性突触后电位**(inhibitory postsynaptic potential, IPSP)(图 10-8)。IPSP 与 EPSP 在时程上相似,但使突触后神经元膜电位距离阈电位更远,因而更难产生动作电位。

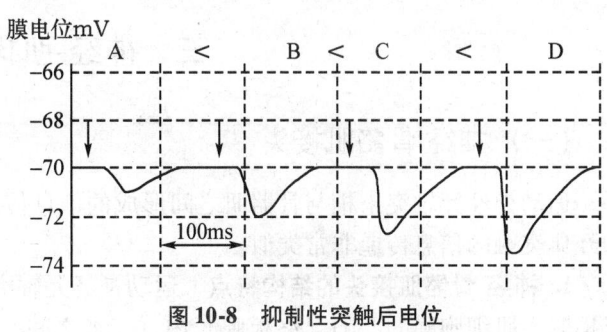

图 10-8 抑制性突触后电位
刺激的是拮抗肌传入神经

在各类中枢神经元上记录到的 IPSP 均可被 GABA 拮抗剂和甘氨酸(Gly)拮抗剂所阻断,其他资料也都证明 GABA 和 Gly 二者是中枢神经系统的抑制性递质。在突触后膜上的 GABA 受体有 $GABA_A$ 受

体和 $GABA_B$ 受体两类，$GABA_B$ 受体是 G 蛋白偶联受体，$GABA_A$ 受体和 Gly 受体均属递质门控阴离子通道，主要对 Cl^- 通透。

IPSP 与 EPSP 的电位变化在时程上相似，但极性相反，故可降低突触后神经元的兴奋性，使动作电位难以产生，从而发挥其抑制效应。

3. 突触后电位的整合 在中枢神经系统内，每个神经元的表面都会聚着大量的来自其他神经元的突触小体，从而构成许多突触。在这无数突触中，有的是兴奋性的，有的是抑制性的，其活动有强弱之分。中枢神经元不断地接受不同性质和强度的突触性输入的激动，神经元将每一瞬间发生的所有的 EPSP 与 IPSP 不断进行空间和时间总和，并加以精确平衡。突触后神经元的状态实际上取决于同时产生的 EPSP 与 IPSP 的总和（代数和）。如果，EPSP 占优势并达阈电位水平时，突触后神经元产生兴奋；相反，若 IPSP 占优势，突触后神经元则呈现抑制状态。

二、电突触传递

电突触（electrical synapse）的结构基础为**缝隙连接**（gap junction），相邻的两个神经元膜之间距离特别近，仅有约 2～3nm，连接处神经元膜不增厚，其邻近轴浆内无突触囊泡存在。图 10-9 可见，电突触的每一侧膜上都镶嵌着许多**连接蛋白**（connexin），每个连接蛋白是由 6 个蛋白质亚基构成的 6 聚体，中间包绕着一个水相孔道。两侧膜上的连接蛋白跨过狭窄的细胞间隙相互对接，构成一条能沟通相邻，有胞浆连续的细胞胞间通道。该通道允许带电离子通过细胞间通道而传递电信息，所以称为电突触传递。电突触传递的特点是兴奋传递快，几乎不存在潜伏期，为双向性传递。电突触存在的可能功能意义是，使相邻的许多神经元产生同步化活动。

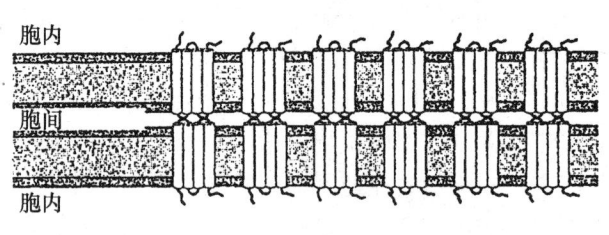
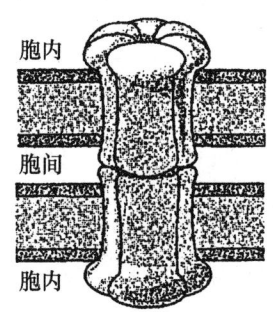

图 10-9 电突触结构模式图

在哺乳动物的某些脑区，如大脑皮层的星状细胞、小脑皮层的篮状细胞、前庭核、下橄榄核等内部均存在电突触。而且，这种联系可出现在树突与树突、胞体与胞体、轴突与胞体、树突与胞体以及轴突与树突之间。

三、神经-肌肉接头传递

（一）神经-骨骼肌接头

运动神经元轴突末梢与骨骼肌之间形成的信息传递部位，称为神经-骨骼肌接头，其信息传递过程和经典突触的信息传递非常类似。

1. 神经-骨骼肌接头的结构特点 运动神经元轴突末梢在接近骨骼肌时先失去髓鞘，以裸露的轴突末梢嵌入肌细胞膜的凹陷（终板膜）内，二者之间有约 15～50nm 的接头间隙（图 10-10）。终板膜上有 N_2 型乙酰胆碱受体。一个运动神经元轴突末梢大约含有 30 万个囊泡，每个囊泡中有约 5000～10000 个乙酰胆碱（ACh）分子。囊泡的释放（胞吐）是以囊泡为单位（1 个囊泡的 ACh 为 1 个量子）倾囊而出的，称为**量子式释放**（quantal release）。终板膜上有 N_2 型胆碱受体（阳离子通道）。

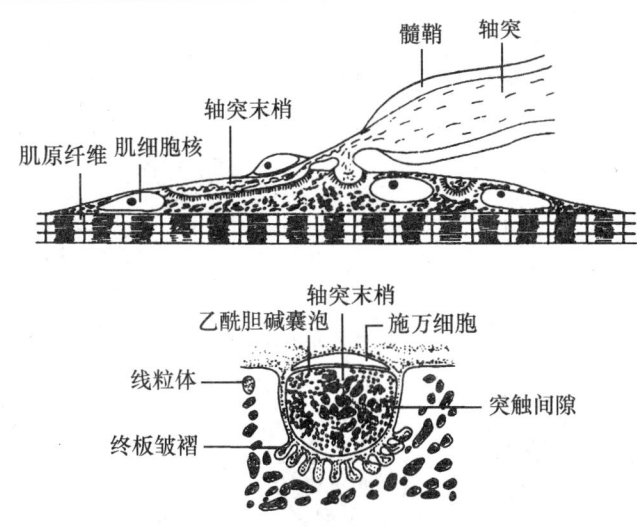

图 10-10 神经-骨骼肌接头处的超微结构模式图

2. 神经-骨骼肌接头的兴奋传递过程 在安静状态时,神经末梢可发生每秒1次的ACh量子自发释放,并引起终板膜电位变化。这种由1个ACh量子引起的微小终板膜电位变化称为**微终板电位**(miniature end-plate potential,MEPP)(图10-11)。通常每个MEPP的平均幅度仅有0.1~1.0mV,不足以引起肌细胞的兴奋。

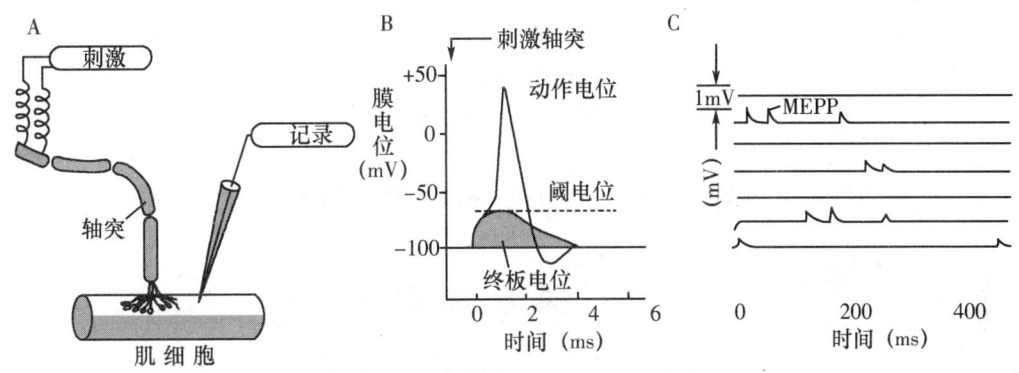

图 10-11 终板电位和微终板电位记录
A. 实验布置;B. 终板区附近记录到的终板电位和动作电位;C. 不施加刺激时,自发出现的微终板电位

实验证明,一次动作电位到达末梢,能使大约200~300个囊泡几乎同步释放,近 10^7 个ACh分子进入接头间隙。当ACh通过间隙扩散至终板膜时,便与膜上的胆碱能 N_2 型受体阳离子通道结合,并使之激活开放,使终板膜对 Na^+、K^+ 的通透性增加,出现 Na^+ 内流与 K^+ 外流,产生净的内向电流(Na^+ 内流大于 K^+ 外流),导致终板膜去极化,这种去极化局部电位,称为**终板电位**(end-plate potential,EPP)。终板电位以电紧张扩布的形式影响其邻近的肌细胞膜,使之去极化。当邻近肌细胞膜去极化达阈电位水平时,便爆发动作电位并扩布到整个肌细胞,引起肌细胞收缩,从而完成神经和骨骼肌之间的信息传递。

应指出,EPP类似于EPSP,具有局部反应特点。但是运动神经元一次神经冲动到达时,EPP幅度足够大(可达50~70mV),不需要总和,即可引起动作电位,使骨骼肌细胞兴奋,即神经-骨骼肌接头处的兴奋传递是1∶1的。这点和中枢神经系统内EPSP必须经过总和才能使突触后神经元兴奋不同。

(二)神经-心肌接头和神经-平滑肌接头

自主神经节后神经元的轴突末梢与心肌和平滑肌细胞之间形成的功能联系部位,分别称为**神经-心肌接头**和**神经-平滑肌接头**。这些接头处的信息传递仍然靠神经末梢释放神经递质实现,不过这种信息传递不在典型的突触结构进行。例如交感神经节后纤维末梢分支布满了呈念珠状的曲张体,内含装有递质的囊泡。递质释放后，经细胞外液扩散，弥散地作用于邻近的靶细胞，发挥调节效应。这种无特定突触结构的化学信息传递，称为**非突触性化学传递**（non-synaptic chemical transmission）。此类突触不存在突触的对应支配关系，调节范围较广，作用较为弥散（图10-12）。

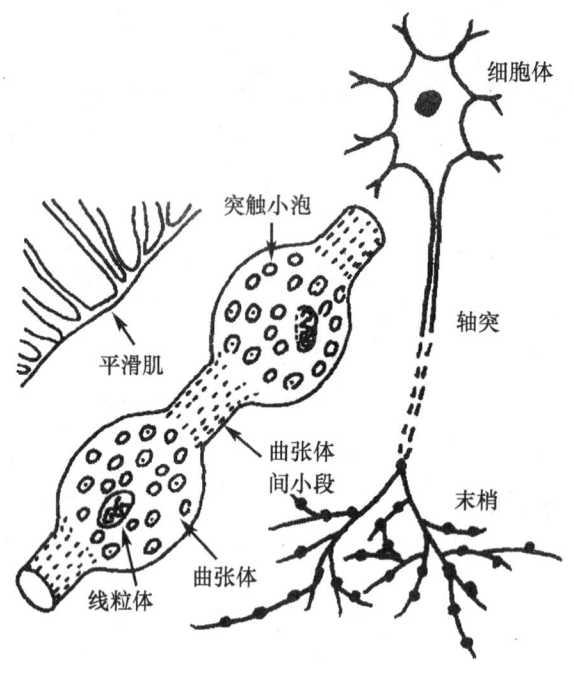

图10-12 非突触性化学传递模式图
左上部分为放大的曲张体和平滑肌

第三节 神经递质和受体

一、神 经 递 质

神经递质（neurotransmitter）是介导化学性突触信息传递的物质。它由突触前神经元合成并在末梢处释放，特异性地作用于突触后神经元或效应器细胞上的受体，使信息从突触前传递到突触后神经元。通常，神经递质必须符合以下条件：①突触前神经元应具有合成递质的前体和酶系统，能合成递质并贮存在囊泡内；②当兴奋抵达突触前神经末梢时，囊泡内递质能释放入突触间隙；③递质能作用于突触后膜上的特异受体，产生相应的生理效应；④在突触部位存在着能使递质失活的酶或其他使递质移除的机制；⑤有特异的受体激动剂和拮抗剂能分别模拟或阻断该递质的突触传递作用。

在神经系统中还有一类化学物质，虽由神经元产生，也作用于特定的受体，但它们并非在神经元之间起直接传递信息的作用，而是调节信息传递的效率，增强或削弱递质的效应，这类化学物质称为**神经调质**（neuromodulator）。

一个神经元，往往存在两种或两种以上的递质（或调质）共存于同一神经元，这种**递质共存**（coexistence of transmitters）的意义在于协调某些生理过程。

根据其存在部位不同，神经递质可分为中枢神经递质和外周神经递质。

（一）外周神经递质的种类及其分布

由外周传出神经末梢（自主神经系统传出神经和躯体运动神经）所释放的递质，称为**外周神经递质**（peripheral neurotransmitter），主要包括ACh、NA和肽类。

1. 乙酰胆碱（ACh） 神经末梢释放ACh的神经纤维，统称为胆碱能纤维。包括①交感神经的节前纤维；②副交感神经的节前纤维；③大多数副交感神经节后纤维；④少数交感神经的节后纤维（如支配汗腺的交感胆碱能纤维、支配骨骼肌血管的交感舒血管纤维）；⑤躯体运动神经纤维。

2. 去甲肾上腺素（NA） 释放 NA 的神经纤维，统称为肾上腺素能纤维。大部分交感神经节后纤维都是肾上腺素能纤维。

3. 肽类 在自主神经的节后纤维中，存在非胆碱、非肾上腺素能纤维，即释放神经肽的肽能纤维。肽能纤维广泛地分布于外周神经组织，释放多种肽类递质，包括降钙素基因相关肽、血管活性肠肽、阿片肽、P 物质、促胃液素与生长抑素等。

（二）中枢神经递质的种类及其分布

在中枢神经系统内参与突触传递的化学物质，称为**中枢神经递质**（central neurotransmitter）。脑内可作为中枢神经递质的化学物质有几十种，以下简略地介绍几种较重要的中枢神经递质。

1. 乙酰胆碱（ACh） 在中枢神经系统中分布极为广泛，主要分布在脊髓前角运动神经元、脑干网状结构上行激动系统、纹状体以及边缘系统等部位。ACh 在中枢神经系统的作用以兴奋为主，它在传递特异性感觉，维持机体觉醒状态，调节躯体运动、心血管活动、呼吸、体温、摄食、饮水以及促进学习、记忆等生理活动中均起重要作用。

2. 单胺类

（1）**去甲肾上腺素（NA）**：NA 递质系统比较集中，绝大多数 NA 神经元分布在低位脑干。NA 递质系统参与睡眠与觉醒、学习与记忆、体温、情绪、摄食行为、躯体运动与心血管活动等调节。

（2）**多巴胺（dopamine，DA）**：中枢多巴胺递质系统主要包括 3 个部分：黑质-纹状体部分、中脑边缘系统部分和结节-漏斗部分。脑内 DA 主要由黑质合成制造，参与躯体运动和情绪的调控。

（3）**5-羟色胺（5-HT）**：5-HT 递质系统也比较集中，神经元胞体主要位于低位脑干近中线区的中缝核群。5-HT 递质与睡眠、情绪、精神活动、内分泌、心血管活动及体温调节有关。

3. 氨基酸类

（1）**兴奋性氨基酸**：谷氨酸（glutamate，Glu）为兴奋性氨基酸。Glu 对所有中枢神经元都表现明显的兴奋作用，是脑和脊髓内主要的兴奋性递质，在学习与记忆、应激反应中均起重要作用，而且是脊髓中传递初级痛信息的神经递质。

（2）**抑制性氨基酸**：γ-氨基丁酸（γ-aminobutyric acid，GABA）主要分布在大脑皮层、小脑、黑质、纹状体和脊髓等部位。GABA 对中枢神经元具有普遍的抑制作用，在调节内分泌活动、痛调制、抗焦虑中均起重要作用。甘氨酸（glycine，Gly）主要分布在脊髓与脑干，参与对躯体感觉和运动的调控。

（3）**肽类物质**：神经元释放的具有神经活性的肽类化学物质，称为**神经肽**（neuropeptide）。迄今为止，在中枢神经系统内陆续发现的神经肽有 100 多种。这些神经肽中，有些已明确为神经激素，有些则被认为是神经递质或调质，还有一些既是神经激素也可能是神经递质。目前，已肯定为中枢肽类递质的主要有 P 物质（Substance P）和**阿片肽**（内啡肽、脑啡肽、强啡肽）等。

（4）**其他递质**：一氧化氮（NO）是一种气体分子，在中枢神经系统中也起递质（或调质）的作用。NO 可通过改变突触前膜的递质释放来调节突触功能。此外，**一氧化碳（CO）**也可能是脑内递质。

（三）递质的代谢

在神经递质中，其代谢过程研究得比较清楚的有以下几种：

（1）**ACh**：在胞浆内，以胆碱（Ch）与乙酰辅酶 A（AcCoA）为原料，在胆碱乙酰化酶的催化下生成 ACh。Ch 由血液供给，AcCoA 由葡萄糖氧化产生。ACh 合成后，进入囊泡内贮存。胆碱能神经元释放的 ACh，与突触后膜受体结合发挥生理效应。ACh 可被胆碱酯酶（ChE）水解失活，产生的乙酸即进入血液，部分 Ch 可被神经末梢摄取利用。

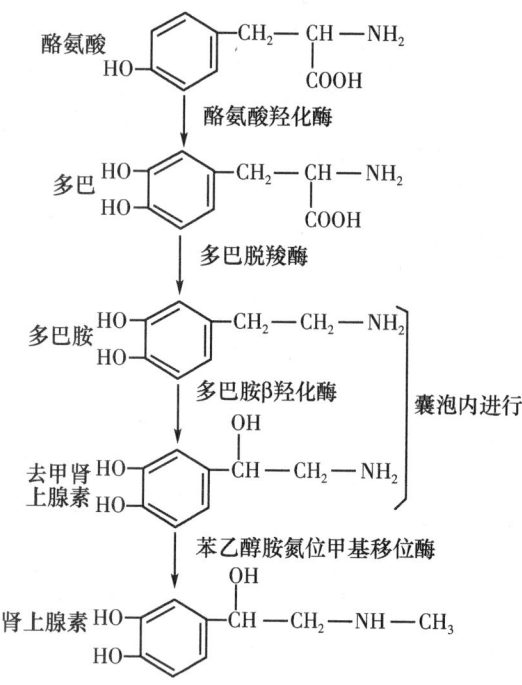

图 10-13 单胺类递质合成过程示意图

(2) **NA**：在胞浆内，以酪氨酸为原料合成 NA（图 10-13），贮存在小泡中。NA 释放后与相应受体结合产生效应。其后大部分被前膜重摄取，并贮存于小泡内以备再用；小部分在效应细胞经单胺氧化酶（MAO）与儿茶酚胺氧位甲基转移酶（COMT）破坏失活，另一小部分进入血液循环，在肝、肾中被上述两种酶灭活。

(3) **5-羟色胺**：在胞浆内，以色氨酸为原料，在色氨酸羟化酶作用下生成 5-羟色氨酸，然后经 5-羟色氨酸脱羧酶脱羧生成 5-HT，进入小泡内贮存。5-HT 释放进入突触间隙与 5-HT 受体结合产生效应后，失活方式或被前膜重摄取，或被单胺氧化酶灭活。

二、神经递质的受体

受体（receptor）是指细胞膜或细胞内能与信息分子（如递质、激素）发生特异性结合并诱发生物效应的特殊物质结构。能与受体结合并产生生物效应的物质称为受体的**激动剂**（agonists）；只与受体结合而不产生生物效应的称为受体的**阻断剂**（blocker），或受体**拮抗剂**（antagonists）。

神经递质作为传递信息的第一信使，必须选择性地作用于突触后膜或效应器细胞膜上的受体，才能发挥作用。神经递质的受体种类很多，一般根据与其结合的神经递质命名。例如，凡能与 ACh 结合的受体称为**胆碱能受体**（cholinoceptor），凡能与 NA 或 Ad 结合的受体称为**肾上腺素能受体**（adrenoceptor），以此类推。

（一）胆碱受体的分布及效应

根据其药理特性，胆碱受体可分为**毒蕈碱受体**（muscarinic receptor，M 受体）和**烟碱受体**（nicotinic receptor，N 受体）两大类。

1. M 受体　既可以和 ACh 结合，也可以和毒蕈碱结合，产生相同的效应，ACh 的这种作用称为毒蕈碱样作用。M 受体广泛地分布于绝大多数副交感节后纤维支配的效应器以及部分交感胆碱能纤维支配的效应器（汗腺、骨骼肌血管）细胞膜上。ACh 与 M 受体结合后，可产生一系列自主神经节后胆碱能纤维兴奋的效应，包括心脏活动的抑制；支气管、消化道平滑肌、膀胱逼尿肌和瞳孔括约肌的收缩；消化腺和汗腺分泌增加；以及骨骼肌血管的舒张等（表 10-4）。**阿托品**（atropine）是 M 受体的阻断剂。

目前已克隆 5 种 M 受体亚型，均为 G 蛋白偶联受体。M_1 受体在脑内含量丰富；M_2 受体主要分布于心脏；M_3 受体和 M_4 受体则见于平滑肌中；M_4 受体分布在胰腺；最近发现 M_5 受体在外周组织和 CNS 的血管内皮上分布。

2. N 受体　既可以和 ACh 结合，也可以和烟碱结合，产生相同的效应，ACh 的这种作用称为烟碱样作用。N 受体又分为 N_1 和 N_2 两种亚型。现已知道，N 型受体实际上是一种 ACh 门控通道。N_1 受体存在于自主神经节突触后膜上，N_2 受体存在于神经-骨骼肌接头后膜上，ACh 与 N 受体结合时可分别引起节后神经元的兴奋和骨骼肌细胞兴奋。**筒箭毒碱**（tubocurarine）能阻断 N_1 和 N_2 受体；**六烃季铵**（hexamethonium）主要阻断 N_1 型受体，**十烃季铵**（decamethonium）则主要阻断 N_2 型受体。

表 10-4　胆碱能受体的分布及效应

效应器		受体	效应
自主神经节		N_1	节前-节后神经元兴奋传递
眼	虹膜环行肌	M	收缩（缩瞳）
	睫状体肌	M	收缩（视近物）
	泪腺	M	分泌增加
心脏	窦房结	M	心率减慢
	传导系统	M	传导减慢
	心房、心室肌	M	收缩力减弱
血管	冠状血管	M	舒张（交感胆碱能舒血管纤维）
呼吸道	支气管平滑肌	M	收缩
	支气管腺体	M	分泌增加
胃肠	胃平滑肌	M	收缩
	小肠平滑肌	M	收缩
	括约肌	M	舒张
	消化腺	M	分泌增加
胆	胆囊和胆道平滑肌	M	收缩
膀胱	逼尿肌	M	收缩
	三角肌和括约肌	M	舒张
输尿管	平滑肌	M	收缩
子宫	平滑肌	M	收缩
皮肤	汗腺	M	分泌增加（交感胆碱能纤维）
肾上腺	髓质	N	分泌 Ad 和 NA 增加
胰	腺泡	M	分泌增加
	胰岛	M	胰岛素分泌增加

（二）肾上腺素能受体

凡是能和 Ad 或 NA 相结合的受体，均称为肾上腺素能受体。肾上腺素能受体可分为 α 和 β 两种。α 受体又分为 $α_1$ 和 $α_2$ 两种亚型；β 受体又能分成 $β_1$、$β_2$ 和 $β_3$ 三个类型。所有的肾上腺素能受体均为 G 蛋白偶联受体。多数交感节后纤维末梢支配的效应器细胞膜上具有肾上腺素能受体（表10-5）。

1. α受体　$α_1$ 受体主要分布于平滑肌，$α_1$ 受体激动后的效应主要是兴奋性的，例如血管收缩、子宫收缩和扩瞳肌的收缩等。$α_2$ 受体为突触前受体，参与对 NA 释放的调制。**哌唑嗪**（prazosin）是 $α_1$ 受体阻断剂；**育亨宾**（yohimbine）是 $α_2$ 受体阻断剂；**酚妥拉明**（phentolamine）可同时阻断 $α_1$ 和 $α_2$ 受体。

2. β受体　$β_1$ 受体主要分布于心脏组织中，$β_1$ 受体激动后的效应是兴奋性的；$β_2$ 受体主要分布于平滑肌，$β_2$ 受体激动后效应是抑制性的，包括支气管平滑肌、胃肠道平滑肌、子宫平滑肌以及血管平滑肌（主要在冠状动脉、骨骼肌血管）舒张。$β_3$ 受体主要分布于脂肪组织，$β_3$ 受体激动后的效应是促进脂肪分解（表10-5）。β受体阻断剂已广泛应用于临床。**普萘洛尔**（propranolol，心得安）能阻断 $β_1$ 受体和 $β_2$ 受体，**阿替洛尔**（atenolol）或**普拉洛尔**（practolol，心得宁）为选择性 $β_1$ 受体阻断剂。

【临床联系】

心动过速或心绞痛疾病的患者,应用普萘洛尔可降低心肌代谢与活动,达到治疗目的;但对伴有呼吸系统疾病的患者,应用后易引发支气管痉挛,应选用阿替洛尔或普拉洛尔。

表 10-5 肾上腺素能受体的分布及效应

效应器		受体	效应
眼	虹膜辐射状肌	α_1	收缩(扩瞳)
	睫状体肌	β_2	舒张
心脏	窦房结	β_1	心率加快
	传导系统	β_1	传导加快
	心肌	β_1	收缩力加强
血管	冠状血管	α_1	收缩
		β_2(主要)	舒张
	皮肤、黏膜血管	α_1	收缩
	骨骼肌血管	α_1	收缩
		β_2(主要)	舒张
	脑血管	α_1	收缩
	腹腔内脏血管	α_1(主要)	收缩
		β_2	舒张
支气管	平滑肌	β_2	舒张
胃肠	胃平滑肌	β_2	舒张
	小肠平滑肌	β_2	舒张
	括约肌	α_1	收缩
膀胱	逼尿肌	β_2	舒张
	三角区和括约肌	α_1	收缩
子宫	平滑肌	α_1	收缩(有孕子宫)
		β_2	舒张(无孕子宫)
皮肤	竖毛肌	α_1	收缩
脂肪		β_3	分解增加
代谢	肝脏	β_2	糖酵解增加

(三)突触前受体

突触前受体(presynaptic receptor)是指分布于突触前膜上的受体,被激活时可调节神经递质的释放。例如,肾上腺素能纤维末梢(突触前膜)上,存在 α_2 受体和 β_2 受体。当 α_2 受体被激活时,能反馈性抑制 NA 的释放(负反馈);而当 β_2 受体被激活时,则引起 NA 释放增多(正反馈)。

(四)中枢递质的受体

中枢神经系统 99% 以上是中间神经元,神经元之间形成多种形式的突触联系,其递质和受体关系复杂。中枢神经递质与受体种类繁多,各种受体都有其相应的激动剂和拮抗剂。除胆碱能(M型与N型)受体和肾上腺素能(α型与β型)受体外,还有多巴胺受体、5-羟色胺受体、兴奋性氨基酸受体、抑制性氨基酸受体和阿片受体等。

案例

[背景资料] 男，33岁，农民。

[病史与主诉] 4小时前自感头晕、头痛、恶心、呕吐。经社区诊所处理，未见好转。而且病情增重，来院急诊。患者烦躁不安，呼吸困难，抽搐。家属介绍上午曾在塑料大棚内进行有机磷农药（乐果）喷洒作业。

[体格检查] T 36℃，H 60次/min，R 20次/min，BP 160/90mmHg。谵妄，双侧瞳孔缩小，对光反射减弱，口唇发绀，流涎。颈软无抵抗。心率60次/min，律齐。未闻及病理杂音；双肺布满干性啰音与散在湿性啰音。腹软，肝脾未触及，肠鸣音活跃。大量出汗，双下肢肌束震颤，病理反射未引出。

[辅助检查] ECG：窦性心律，正常心电图。

[初步诊断] 有机磷农药中毒

问题与思考

根据本章对神经递质的介绍，结合该病例病情，试分析有机磷农药中毒对机体损害及其机制。

提示

（1）有机磷农药的毒性主要是对乙酰胆碱酯酶的抑制，使胆碱能神经末梢释放的乙酰胆碱蓄积，导致胆碱能神经先兴奋后衰竭的一系列的毒蕈碱样效应、烟碱样效应和中枢神经系统损害等症状；严重患者可因昏迷和呼吸衰竭而死亡。

（2）毒蕈碱样效应：这组症状出现最早，主要表现为副交感神经末梢兴奋时症状，类似毒蕈碱作用，表现为平滑肌痉挛和腺体分泌增加。临床表现有恶心、呕吐、腹痛、多汗、流泪、流涕、大量流涎、腹泻、尿频、大小便失禁、心跳减慢和瞳孔缩小（针尖样瞳孔）。支气管痉挛和分泌物增加、咳嗽、气急，严重患者出现肺水肿。

（3）烟碱样效应：乙酰胆碱在神经肌肉接头处过度蓄积和刺激，使面、眼睑、舌、四肢和全身横纹肌发生肌纤维颤动，甚至全身肌肉强直性痉挛。患者常有全身紧束和压迫感，而后发生肌力减退和瘫痪。呼吸肌麻痹引起周围性呼吸衰竭。

（4）交感神经节受乙酰胆碱刺激，其节后交感神经纤维末梢释放儿茶酚胺使血管收缩；引起血压增高、心跳加快和心律失常。

（5）中枢神经系统症状：中枢神经系统受乙酰胆碱刺激后有头晕、头痛、疲乏、共济失调、烦躁不安、谵妄、抽搐和昏迷。

第四节　神经中枢活动的一般规律

一、反射与反射中枢

反射（reflex）是神经系统功能活动的基本方式，一个最简单的反射只通过一个突触，称为**单突触反射**（monosynaptic reflex），例如膝反射。这种反射的反射时最短，参与的中枢范围较窄；但大多数反射经过两个以上的突触，称为**多突触反射**（multisynaptic reflex），其反射时较长，反射较复杂，参与的中枢范围则很广。

反射中枢（neural reflex）是反射最关键的环节，它是中枢神经系统内调节某一特定生理功能的神经元群。反射中枢的主要作用是：①通过传入神经接受来自感受器的传入冲动；②对传入信息进行整合分析和处理；③根据整合的结果发出指令（兴奋或抑制），通过传出神经送达效应器，使其活动增强或减弱,甚至消失。

反射中枢大致可分为脊髓水平、皮层下结构水平与大脑皮层水平。一般来说,脊髓水平控制的反射都是最为简单、原始的反射;皮层下结构水平(包括脑干、小脑、丘脑、下丘脑和基底神经节等)控制的反射比较复杂,其中很多是调节生命活动的反射;大脑皮层水平控制的反射是最高级、最复杂的反射,这些反射多半是有意识的。

二、中枢神经元的联系方式

中枢神经系统由数以千亿计的神经元所组成,它们之间的联系非常复杂。归纳起来有以下几种(图10-14):

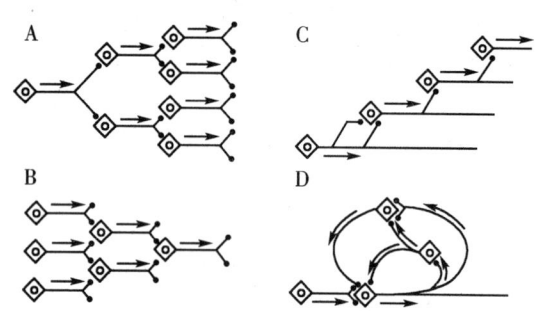

图10-14 中枢神经元的联系方式
A. 辐散式联系; B. 聚合式联系; C. 链锁式联系;
D. 环状联系

(一)辐散式联系

一个神经元可通过其轴突末梢分支与其他许多神经元建立突触联系,称为**辐散**(divergence)或称分散。辐散可使传入神经元的信息扩布到许多神经元,导致许多神经元同时兴奋或抑制。辐散式联系在感觉传导通路上多见。

(二)聚合式联系

许多神经元的轴突末梢共同与同一个神经元的胞体和树突建立突触联系称为**聚合**(convergence),或称会聚。聚合可使许多神经元的作用集中到同一神经元,从而发生整合或总和作用。聚合式联系在传出通路上多见。

(三)链锁式与环式联系

中间神经元之间的联系方式多种多样,有的形成**链锁式**(chain circuit),有的则呈**环式**(recurrent circuit)。兴奋通过链锁式联系,可扩大作用的空间范围;兴奋通过环式联系,可以形成反馈回路,若为正反馈可使兴奋得到加强和时间上的延续,产生后发放现象;若为负反馈,则使兴奋减弱,或及时终止。

三、神经中枢内兴奋传递的特征

兴奋在中枢内传递时,必须通过突触接替而连续传下去。由于突触本身的结构特点和电-化学等多种因素的影响,神经中枢内的兴奋传递要比神经纤维上的兴奋传导复杂得多,其特征如下。

(一)单向传递

兴奋通过突触传递只能作单向传递,即从突触前神经元传向突触后神经元而不能逆向传递,这是因为神经递质只能由突触前膜释放来影响突触后膜。但应指出,突触后神经元也能释放一些化学物质(如NO、前列腺素、多肽等),逆向作用于突触前膜,改变突触前神经元的递质释放。因此从突触前后的信息沟通的角度看,影响是双向的,但兴奋的传递是单向的。

(二)中枢延搁

反射过程中,兴奋通过中枢部分时,传递比较缓慢,称为中枢延搁。据测定,兴奋通过一个突触耗时0.3~0.5ms,比兴奋在神经纤维上传导同样的距离要慢得多,这是因为突触传递的过程比较复杂,包括突触前膜释放递质、递质扩散、递质作用于突触后膜等多个环节。反射活动中通过的突触数目越多,延搁时间越长。有些与大脑皮层有关的反射活动,反射所需时间达 500ms。

(三) 总和

在突触传递中,突触前膜兴奋时一次释放的递质量所产生的 EPSP 很小,必须加以总和(时间总和和空间总和)才能使突触后膜电位到达阈电位水平,产生动作电位。如果总和未达到阈电位水平,此时膜电位与静息状态下相比,兴奋性有所提高,表现为易化。

(四) 兴奋节律的改变

在兴奋传递过程中,突触前神经元发放冲动的频率与突触后神经元的兴奋频率,往往并不相同。这是由于突触后神经元的兴奋节律不仅取决于传入冲动频率的影响,也与其本身的功能状态、中间神经元的功能以及联系方式对它的影响有关。因此,作为最后公路的传出神经元的兴奋节律,最终取决于综合各种因素后的总结果。

(五) 后发放

在反射活动中,当传入刺激停止后,传出神经仍继续发放冲动,使效应器活动持续一段时间,这种现象称为后发放。发生后发放的结构基础是中间神经元的环状联系。

(六) 对内环境变化的敏感和易疲劳性

突触部位易受内环境理化因素变化的影响(如缺氧、二氧化碳增多、麻醉剂以及某些药物),从而改变突触传递的能力。突触部位是反射弧中最易发生疲劳的环节。实验表明,用较高频率电刺激连续刺激突触前神经元时,几秒钟后突触后神经元放电频率即很快下降,而突触前神经元在数小时内放电频率不会减少,突触传递易疲劳的原因可能与递质耗竭有关。疲劳的出现,是防止中枢过度兴奋的一种保护性抑制。

四、突触传递的抑制与易化现象

反射中枢内的兴奋和抑制过程都是主动性的活动,二者的对立统一是反射活动协调的基础。**中枢抑制**(central inhibition)产生的部位主要在突触,因此中枢抑制实际上是突触抑制,可分为**突触后抑制**(postsynaptic inhibition)与**突触前抑制**(presynaptic inhibition)。

(一) 突触后抑制

突触后抑制是由抑制性中间神经元释放抑制性递质引起的。通常是抑制性中间神经元与后继神经元构成抑制性突触,突触前膜释放抑制性递质,突触后神经元产生 IPSP,产生抑制效应。根据抑制性神经元功能与联系方式的不同,可分为**传入侧支性抑制**(afferent collateral inhibition)与**回返性抑制**(recurrent inhibition)两种形式。

1. 传入侧支性抑制 传入侧支性抑制是指传入纤维进入中枢后,一方面通过突触联系去兴奋某一中枢神经元产生传出效应;另一方面通过侧支兴奋另一抑制性中间神经元,通过该抑制性神经元活动,转而抑制另一中枢神经元。例如屈反射的传入神经进入脊髓后,一方面可直接兴奋屈肌运动神经元,同时通过侧支兴奋抑制性中间神经元,通过突触后抑制作用抑制伸肌运动神经元,以使在屈肌收缩的同时,伸肌舒张(图10-15)。传入侧支性抑制又称**交互抑制**,是中枢神经系统最基本的活动方式之一,其意义在于使互相拮抗的两个中枢活动协调起来。

2. 回返性抑制 回返性抑制是指一个中枢神经元的兴奋,其传出冲动沿轴突外传的同时,又经其侧支兴奋另一抑制性中间神经元,后者返回来抑制原先发动兴奋的神经元及同一中枢的其他神经元。例如,脊髓前角运动神经元的轴突通常发出返回侧支,兴奋闰绍细胞,而闰绍细胞的轴突反过来抑制该前角运动神经元（图10-16）。回返性抑制又称为**自抑制**，这是一种负反馈抑制，其意义在于及时终止该神经元的兴奋。

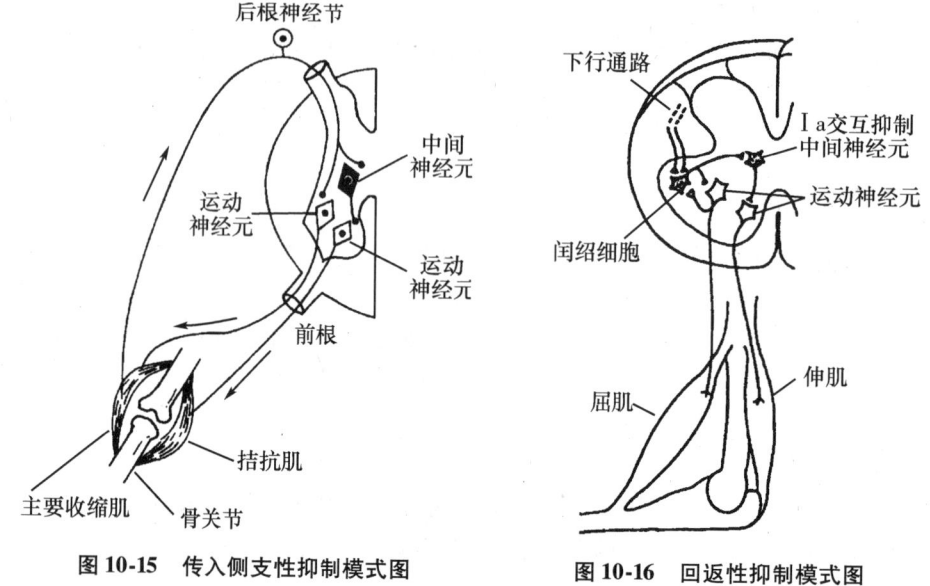

图 10-15　传入侧支性抑制模式图
图中黑色神经元为抑制性中间神经元

图 10-16　回返性抑制模式图

（二）突触前抑制

突触前抑制是指由于中间神经元的活动导致兴奋性突触前末梢释放的递质量减少，不容易甚至不能引起突触后神经元兴奋的现象。实验证明突触前末梢释放递质量的多少，与该末梢兴奋时所产生的动作电位幅度的大小有明显的关系（图10-17）。当动作电位减小时，释放的递质量也明显减少。因此，突触前抑制发生的基本过程是：中间神经元兴奋→释放特殊递质（如GABA）→使兴奋性突触前末梢去极化（或超极化）→膜电位改变→在此膜电位的基础上产生动作电位幅度变小（或不易产生动作电位）→末梢释放兴奋性递质的量减少→使突触后膜产生的EPSP减小→不易或不能发生兴奋，产生抑制。

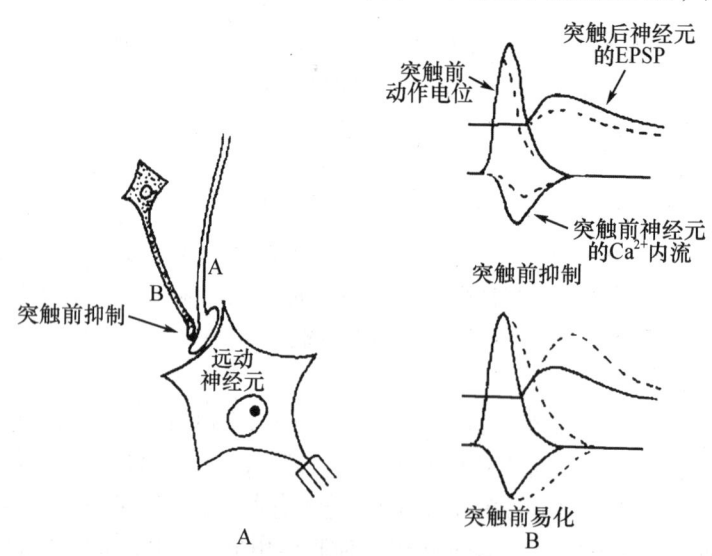

图 10-17　突触前抑制和突触前易化的神经元联系方式及机制示意图
A. 神经元联系方式；B. 机制

突触前抑制在中枢神经系统内广泛存在，尤其多见于感觉传入系统的各级转换站。此外，从大脑皮层、脑干与小脑等处发出的下行冲动的影响，也可对感觉传导束发生突触前抑制。因此，突触前抑制的生理意义是调控制感觉信息向中枢的传入。

与突触后抑制相比，突触前抑制的潜伏期较长，抑制效应持续时间也长，是一种很有效的抑制作用。突触前抑制与突触后抑制两者的主要区别见表 10-6。

表 10-6 突触前抑制与突触后抑制的主要区别

	突触前抑制	突触后抑制
产生抑制的关键部位	突触前轴突末梢	突触后膜
产生抑制的有关递质	GABA、腺苷、5-HT 等	GABA、Gly
产生抑制的主要机制	突触前轴突末梢去极化或超极化 →释放兴奋性递质减少 →EPSP 减小（不产生 IPSP）	突触后膜超极化产生 IPSP
发生抑制的生理意义	调节感觉信息的传入活动	通过交互抑制与负反馈作用协调中枢活动

（三）突触前易化

突触前易化（presynaptic facilitation）是在与上述突触前抑制同样的结构基础上产生的。目前的研究认为，这种易化过程是 5-HT 通过 cAMP 第二信使系统起作用的。中间神经元释放 5-HT，激活突触前轴突末梢（初级传入神经元）5-HT 受体，促使细胞内的 cAMP 生成增多，进而激活蛋白激酶 A（PKA），使膜上的 K^+ 通道发生磷酸化而关闭，K^+ 外流减少，以致延缓突触前轴突末梢动作电位的复极过程，从而允许更多的 Ca^{2+} 进入其轴突膜内，引发更多的递质释放，最终导致突触后神经元的 EPSP 增大，使之容易产生兴奋，即发生突触前易化（图 10-17）。

第五节 神经系统的感觉功能

人体对外界事物和机体内环境中各种刺激，首先是由感受器或感觉器官感受，然后将其转化为传入神经上的动作电位，通过特定的传入神经通路传向中枢。结果，除产生各种反射效应外，传入冲动还通过大脑皮层的分析，产生各种感觉。

一、躯体感觉传导通路

（一）脊髓和脑干

来自躯体的感觉信息经初级传入纤维通过脊神经后根进入脊髓后，可循不同的上行通路传向脑高位中枢。其感觉传导路径大致可分为两大类：

1. 浅感觉传导通路 传导浅感觉（皮肤黏膜痛、温度觉和轻触觉）的传入纤维，由后根的外侧进入脊髓，在后角更换神经元后，再发出纤维在中央管前交叉到对侧，分别经脊髓-丘脑侧束（传导痛、温度觉）和脊髓-丘脑前束（传导轻触觉）上行抵达丘脑（图 10-18）。

2. 深感觉传导通路 传导深感觉（肌肉本体感觉和深部压觉）的传入纤维，由后根内侧进入脊髓后，即在同侧后索上行。抵达延髓下部薄束核与楔束核，更换神经元后，再发出纤维交叉到对侧，经内侧丘系至丘脑。

因此，浅感觉传导通路是先交叉后上行，而深感觉传导通路是先上行后交叉。

【临床联系】

当脊髓出现半离断损伤时，浅感觉障碍出现在离断的对侧，而深感觉障碍发生在离断的同侧，同时出现离断侧的运动障碍，临床上称为**脊髓半切综合征**。

（二）丘脑及其感觉投射系统

1. 丘脑感觉功能核团 大脑皮层发达的动物，丘脑成为重要的感觉传导的换元接替站。丘脑的功能核团有三类（图 10-19）。

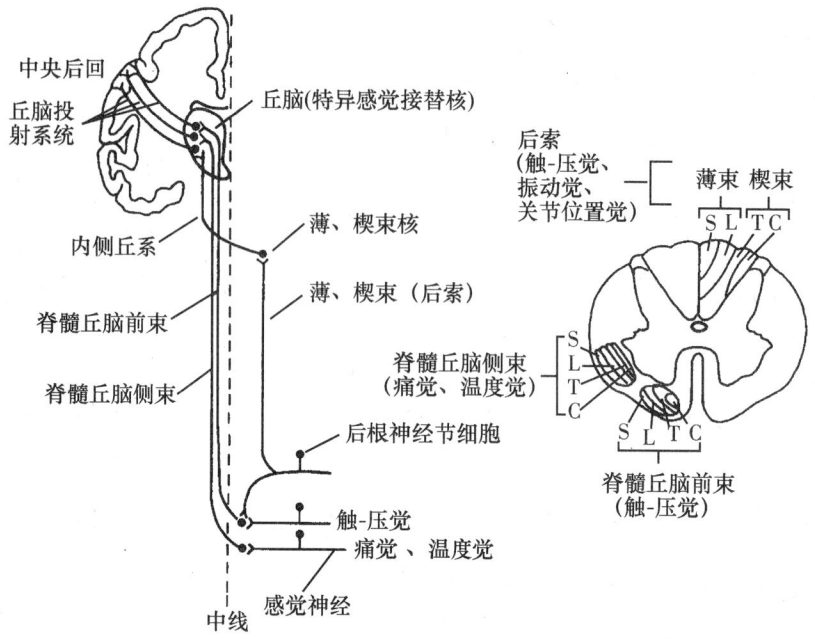

图 10-18 四肢和躯干的体表感觉传导通路及脊髓横断面示意图

C：颈；T：胸；S：腰；L：骶

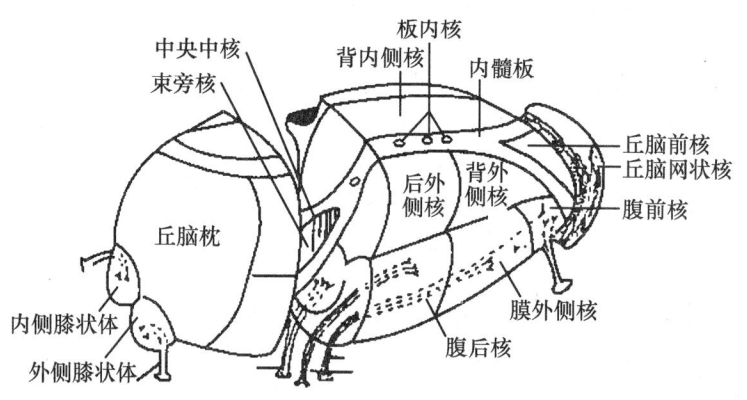

图 10-19 丘脑主要核团示意图

（1）**感觉接替核**：是机体所有特定感觉（嗅觉除外）纤维投射到大脑皮层特定区域的中继换元部位。各种感觉功能在丘脑内有严格的定位组构，例如后腹核接受躯干、肢体、头面部来的纤维，换元后投射到大脑皮层的感觉运动区。内侧膝状体为听觉传导通路的换元站，外侧膝状体为视觉传导通路的换元站。

（2）**联络核**：联络核接受感觉接替核和其他皮层下中枢来的纤维（但不直接接受感觉投射纤维），换元后也投射到大脑皮层的某一特定区域。其功能与各种感觉信息在丘脑和大脑皮层之间的联系、协调有关。主要包括丘脑枕核、外侧腹核和丘脑前核等。

（3）**非特异核群**：主要是髓板内核群。接受脑干网状结构的上行纤维投射，经多突触接替后，弥散地投射到整个大脑皮层，起着维持和改变大脑皮层兴奋状态的作用。主要包括中央中核、束旁核、中央外侧核和中线核群。

2. 丘脑感觉投射系统 根据丘脑向大脑皮层投射特征的不同，分为以下二类（图10-20）。

（1）**特异投射系统**（specific projection system）：由丘脑感觉接替核发出纤维投射到大脑皮层特定区域，构成特异投射系统。每一种感觉的投射系统，都具有专一性，与皮层具有点对点投射关系。特异投射系统的功能是引起各种特定感觉，并激发大脑皮层发出传出神经冲动。

此外，丘脑的联络核在结构上大部分也与大脑皮层有特定的投射关系，投射到皮层的特定区域，所以也归属于这一系统。

（2）**非特异投射系统**（non-specific projection system）：是指由丘脑的髓板内核群发出纤维弥散地投射到大脑皮层广泛区域的感觉投射系统。非特异投射系统的主要功能是维持和改变大脑皮层的兴奋状态，但不产生特定感觉。

特异性感觉传导通路中第二级神经元（嗅觉除外）的轴突在经过脑干时，发出侧支与脑干网状结构的神经元发生突触联系，并经短轴突多次换元，各种来源的兴奋互相会聚，形成共同的通路抵达丘脑髓板内核群，然后弥散地投射到大脑皮层广泛区域。因此，非特异投射系统失去了专一性的特异性感觉传导功能，成为各种不同感觉共同上行的通路。

综上，特异投射系统传递特异感觉冲动，产生特定感觉；但感觉的产生有赖于非特异投射系统提高皮层的兴奋水平及其所保持的觉醒状态；而非特异性传入冲动又来源于特异投射系统的感觉传入信息。正常情况下，由于二者之间的相互作用与配合，使大脑皮层既能处于觉醒状态，又能产生各种特定感觉。

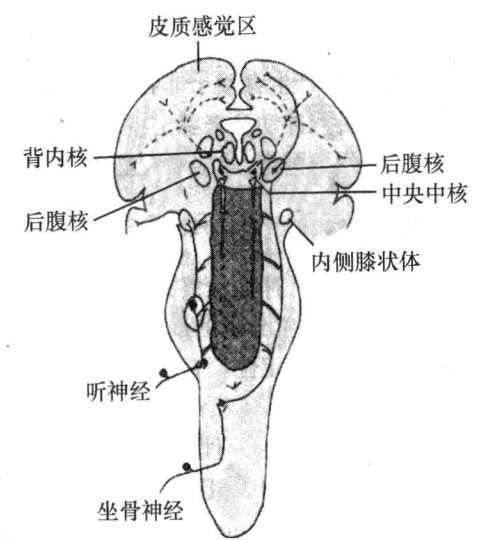

图 10-20　丘脑的感觉投射系统示意图
黑色区代表脑干结构，实线代表特异投射系统，虚线代表非特异投射系统

动物实验中观察到，刺激动物中脑网状结构，能唤醒动物；而在中脑头端切断网状结构时，则出现类似睡眠的现象，这说明脑干网状结构内存在着具有上行唤醒作用的功能系统，称为**网状结构上行激动系统**（ascending activating system）。目前认为，网状结构上行激动系统主要是通过非特异投射系统而发挥作用的（图 10-21）。

【临床联系】

网状结构上行激动系统经多突触接替，所以易受药物的影响而产生传导阻滞，如巴比妥类催眠药，全身麻醉药乙醚都有可能是阻断了该系统的活动而发挥作用的。

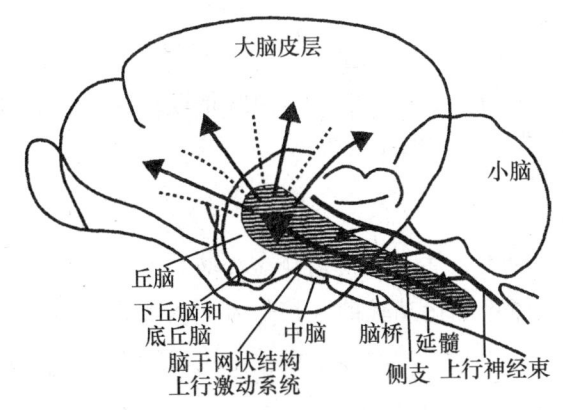

图 10-21　网状结构上行激动系统模式图

二、大脑皮层的感觉分析功能

各种感觉传入冲动最终到达大脑皮层，通过精细的分析、综合而产生相应的感觉。因此，大脑皮层是感觉的最高级中枢。皮层的不同区域在感觉功能上具有不同的分工，不同性质的感觉投射到大脑皮层的不同区域。

（一）躯体感觉代表区

1. 第一感觉区（somatic sensory area Ⅰ，SⅠ）　位于大脑皮层中央后回，所产生的感觉定位明确，性质清晰。其感觉投射有以下规律：①交叉投射。一侧体表感觉传入投射到对侧大脑皮层相应区域，但头面部感觉投射是双侧性的；②倒置投射。投射区域在中央后回的空间安排是倒置的，即下肢代表区在顶部（膝以下的代表区在皮层内侧面），上肢代表区在中间，头面部代表区在底部，但在头面部代表区内部安排是正立的（图 10-22）；③投射区的大小与体表感觉的灵敏度有关。感觉灵敏度高的拇指、食指、口唇的代表区大，而躯干部位的感觉灵敏度低，其皮层的代表区也小。这是因为感觉灵敏部位有大量的感受器，皮层与其联系的神经元数量也必然较多，这种结构特点有利于精细的感觉分析。

2. 第二感觉区（somatic sensory area Ⅱ，SⅡ）　位于中央前回和岛叶之间，面积较小。体表感觉向此区的投射是双侧性的，空间安排呈正立位，且有很大程度的重叠。第二感觉区对感觉仅有粗糙的分析作用，其感觉定位不明确，性质不清晰。

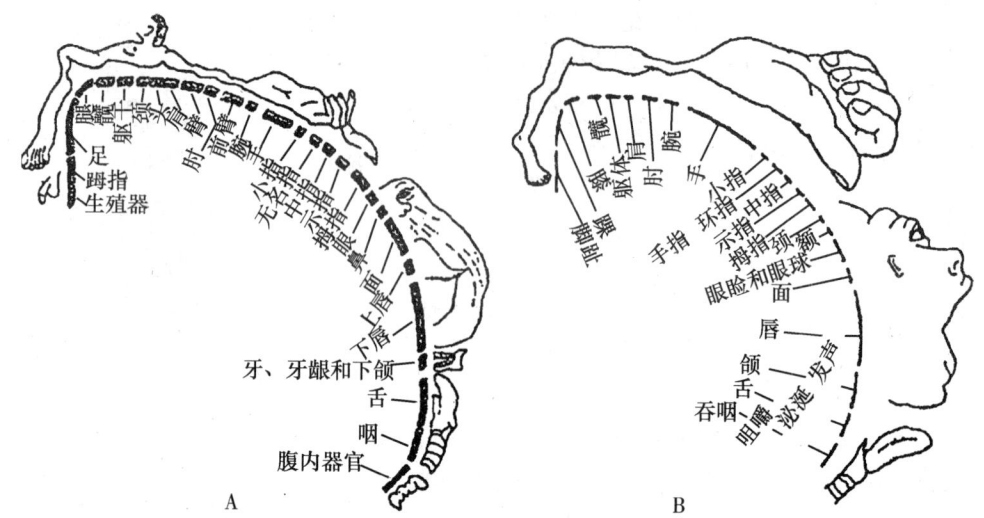

图 10-22 大脑皮层体表感觉和躯体运动功能代表区示意图
A. 皮层感觉区；B. 皮层运动区

（二）本体感觉代表区

本体感觉（proprioception）是指肌肉、关节等的运动觉与位置觉。中央前回既是运动区，也是本体感觉代表区。刺激人脑的中央前回，可引起受试者试图发动运动的主观感觉。

（三）内脏感觉代表区

内脏感觉区（visceral sensory area）与躯体感觉代表区有某些重叠，区域比较分散。腹腔和盆腔的内脏传入可投射到第一感觉区的躯干和下肢部位；第二感觉区和运动辅助区都与内脏感觉有关，边缘系统也接受内脏的感觉投射。

（四）视觉代表区

枕叶皮层内侧面的距状裂上、下缘是视觉的主要投射区。左眼颞侧和右眼鼻侧视网膜的传入纤维投射到左侧枕叶皮层；同样，右眼颞侧和左眼鼻侧视网膜的传入纤维投射到右侧枕叶皮层。视网膜上半部投射到距状裂的上缘，下半部投射到下缘；视网膜中央的黄斑区投射到距状裂的后部，周边区投射到距状裂的前部。

（五）听觉代表区

颞横回和颞上回是听觉投射区。听觉投射是双侧性的，一侧听皮层接受双侧耳蜗感觉投射，故一侧听皮层受损不会引起全聋。

（六）嗅觉和味觉代表区

嗅觉皮层代表区位于边缘叶的前底部，包括梨状区皮层的前部和杏仁核的一部分；味觉投射区在中央后回头面部感觉区的下侧。

三、痛 觉 生 理

疼痛（pain）是伤害性或潜在**伤害性刺激**（noxious stimulus）引起的不愉快的主观体验，常伴有自主神经活动、运动反射与情绪反应。疼痛可作为机体受损害时的一种报警信号，对机体起保护作用。

疼痛也是最常见的临床症状，疼痛特别是慢性疼痛或剧痛，往往使病人深受折磨，导致机体功能失调，甚至发生休克。

（一）皮肤痛觉

伤害性刺激作用于皮肤时，可先后出现快痛与慢痛两种性质的痛觉。快痛是一种尖锐的刺痛。其特点是刺激时很快发生，撤除刺激后迅速消失，感觉清晰，定位明确；慢痛一般在刺激作用 0.5~1.0s 后才产生，特点是定位不太明确，持续时间较长，为一种强烈而难以忍受的烧灼痛，常伴有情绪反应及心血管、呼吸等方面的反应。快痛由 $A_δ$ 纤维传导，慢痛则由 C 纤维传导。

（二）深部痛觉

发生在骨、关节、骨膜、肌腱、韧带和肌肉等处的痛称为深部痛觉。深部痛一般表现为慢痛，其特点是定位不明确，可伴有恶心、出汗和血压改变等自主神经反应。肌肉痛是深部痛觉最普遍的形式。在肌腱、骨和关节损伤出现痛觉时，可反射性地引起邻近骨骼肌收缩，肌肉的持续收缩又使疼痛进一步加剧。通常，缺血是引起肌肉痛的主要原因之一。

（三）内脏痛与牵涉痛

1. 内脏痛（visceral pain）　内脏痛是伤害性刺激作用于内脏器官引起的，通过自主神经的传入纤维传入脊髓，也经脊髓丘脑束和感觉投射系统到达皮层。

内脏痛有两个明显特征：①疼痛定位不明确、发生缓慢、持续时间长，常伴有明显的自主神经活动变化（如恶心、呕吐）和情绪反应；②机械性牵拉、缺血、痉挛、炎症与化学刺激是诱发内脏痛的常见原因。

2. 牵涉痛（referred pain）　牵涉痛是指某些内脏疾病往往引起远隔的体表部位发生疼痛和痛觉过敏的现象。例如心肌缺血时，可出现左肩、左上臂、心前区疼痛；胆囊炎、胆结石可出现右肩胛部疼痛；阑尾炎初期常感上腹部或脐区疼痛；肾结石则可引起腹股沟区疼痛。

第六节　神经系统对姿势和运动的调节

躯体运动是行为的基础。在日常生活、工作与劳动中，人体所处的各种姿势以及所进行的多种形式的运动，都是以骨骼肌的活动为基础的。在运动过程中，骨骼肌的舒缩活动，不同肌群之间的相互配合，均有赖于神经系统的调节，一般来说，调节躯体运动的神经结构从低级到高级，可分为脊髓、脑干下行系统和大脑皮层运动区三个水平。此外，小脑和基底神经节是两个重要的皮层下运动调控机构（图 10-23）。

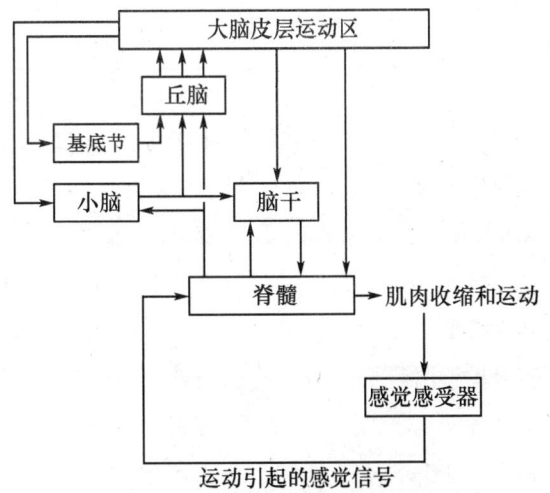

图 10-23　运动系统各结构间相互关系示意图

一、脊髓对躯体运动的调节

脊髓是调节躯体运动的最基本中枢，可完成一些比较简单的运动反射，如屈反射、牵张反射等，但这些反射是正常机体复杂的躯体反射的基础。

（一）脊髓前角的运动神经元

脊髓前角存在大量的运动神经元（α、γ神经元），轴突经前根离开脊髓后直达所支配的骨骼肌。

1. α运动神经元和运动单位 α运动神经元的胞体较大、纤维较粗,分出许多小支,每一小支支配一根骨骼肌纤维(梭外肌纤维)。由一个α运动神经元及其所支配的全部肌纤维组成的功能单位,称为**运动单位**(motor unit)。一般是肌肉越粗大,运动单位越大,例如一个四肢肌的运动神经元所支配的肌纤维可达2000根,而一个眼外肌运动神经元,只支配6~12根肌纤维。由于α神经元传出纤维直接支配骨骼肌,因此,α运动神经元是脊髓反射的最后公路。

2. γ运动神经元 γ运动神经元的胞体分散在α运动神经元之间,胞体较小,传出纤维也较细,γ传出纤维支配骨骼肌肌梭内的梭内肌,γ神经元兴奋时,引起梭内肌纤维收缩。γ运动神经元兴奋性较高,常以较高频率持续放电。γ运动神经元的活动,主要受高位中枢的下行性调节。

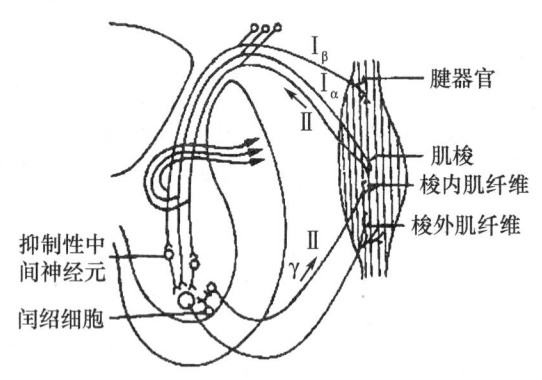

图10-24 肌牵张反射示意图

(二) 脊髓反射

1. 肌牵张反射 在体骨骼肌受到外力牵拉而伸长时,能反射性引起受牵拉的同一肌肉收缩,称为骨骼肌的**牵张反射**(stretch reflex)(图10-24)。

(1) **肌牵张反射的类型**:分为腱反射和肌紧张两种。

1) **腱反射**(tendon reflex):是指快速牵拉肌腱时发生的牵张反射,表现为被牵拉肌肉迅速而明显地缩短。例如快速叩击股四头肌肌腱,可使股四头肌受到牵拉而发生一次快速收缩,引起膝关节伸直,称膝反射。此外,叩击跟腱使腓肠肌收缩称为跟腱反射,叩击肱二头肌引起肘部屈曲称为肘反射。由于腱反射引起明显的肢体运动,又称为位相性牵张反射。由于腱反射的潜伏期很短,只够一次突触接替的时间延搁,因此腱反射是单突触反射。

2) **肌紧张**(muscle tonus):是指缓慢持续牵拉肌腱时发生的牵张反射,其表现为受牵拉的肌肉发生紧张性收缩,阻止其被拉长,受牵拉肌肉处于轻度的收缩状态,又称紧张性牵张反射。肌紧张是维持躯体姿势最基本的反射活动,是姿势反射的基础。例如,人体取直立位时,由于重力的作用,头将向前倾,胸、腰将不能挺直,弯曲的关节使伸肌肌腱受到牵拉,从而发生牵张反射,使伸肌的紧张性增强,保持直立的姿势。肌紧张反射弧的中枢为多突触接替,属于多突触反射。表10-7总结了骨骼肌牵张反射的分类及区别。

表10-7 骨骼肌牵张反射的分类及区别

项目	肌紧张	腱反射
别称	紧张性牵张反射	位相性牵张反射
反射分类	多突触反射	单突触反射
牵拉刺激	缓慢持续地牵拉	快速牵拉
感受器	肌梭-静态反应	肌梭-动态反应
传入纤维	Ⅱ类和Ia类	Ia类
反射基本中枢	脊髓	脊髓
效应器	慢肌成分	快肌成分
肌肉收缩形式	交替收缩	同步收缩
意义	维持躯体姿势	中枢神经系统功能的临床检测指标

【临床联系】

在整体内,牵张反射受高位中枢的调节,腱反射的减弱或消失,常提示反射弧的传入、传出通路或脊髓中枢的损害或中断;而腱反射的亢进,则提示高位中枢可能有病变。因此,临床上通过对腱反射的检查了解神经系统的功能状态。

(2) **肌牵张反射的感受器**：肌牵张反射的感受器主要是肌梭。肌梭是一种感受肌肉长度变化或牵拉刺激的梭形感受装置，属于本体感受器。肌梭呈梭形、两端细小中间膨大。外层为一结缔组织囊，囊内含有约 6~12 根肌纤维，称为梭内肌纤维。囊外的一般肌纤维称为梭外肌纤维，与梭内肌纤维平行排列呈并联关系（图10-25）。当梭外肌收缩时，梭内肌被放松，所受牵拉刺激减少；而当梭外肌被拉长或梭内肌收缩时，均可使肌梭受到牵拉刺激而兴奋。

梭内肌感受装置的传入纤维可分为两类（图10-26）：①Ia 纤维。Ia 纤维的末梢以螺旋形式环绕于核袋纤维中间部，感受被牵张速率和肌梭长度变化，Ia 类纤维的传入冲动可能与位相性和紧张性牵张反射有关；②Ⅱ类纤维。其末梢花枝样分布于核链纤维的中部，感受肌梭长度变化。Ⅱ类纤维的传入冲动主要与本体感觉有关。

Ia 和 Ⅱ类纤维的传入冲动进入脊髓后，除与 α 运动神经元等形成突触产生牵张反射外，还通过侧支和中间神经元接替上传到小脑和大脑皮层感觉区。

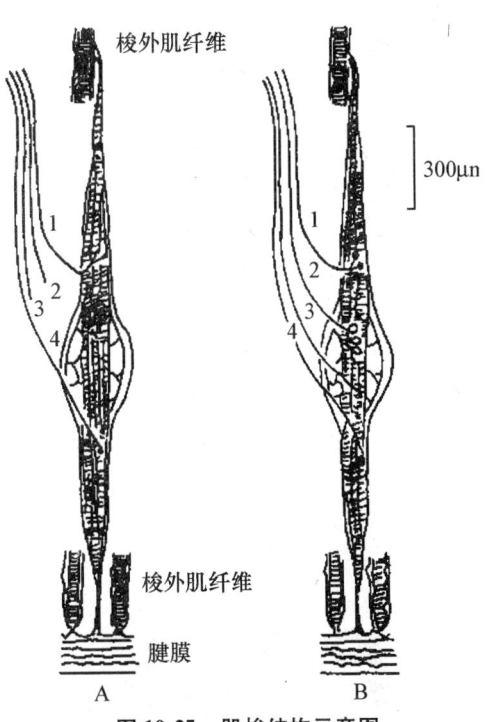

图10-25　肌梭结构示意图

(3) **γ 运动神经元对牵张反射的调节**：γ 运动神经元兴奋时，并不能直接引起肌肉的收缩，因为梭内肌收缩的强度不足以使整块肌肉缩短。但 γ 运动神经元的传出活动仅可使梭内肌收缩，并通过 Ia 传入纤维使 α 运动神经元兴奋，从而导致肌肉收缩。这种由 γ 运动神经元→梭内肌纤维→Ia 传入纤维→α 运动神经元→梭外肌形成的反馈环路，称为 γ 环路。因此，γ 运动神经元的传出冲动可通过肌梭调节肌紧张。正常生理情况下，γ 运动神经元接受上位中枢的调节，例如脑干网状结构对肌紧张的调节就是通过兴奋或抑制 γ 神经元来实现的。

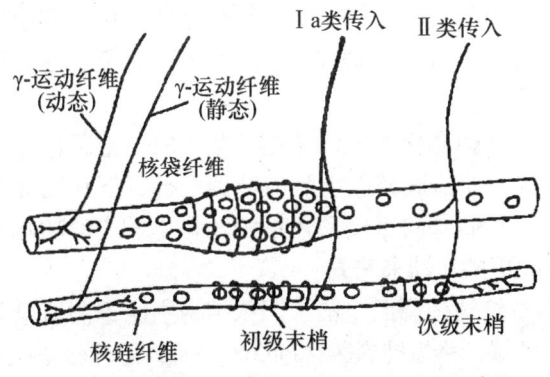

图10-26　哺乳类动物肌梭主要组成部分示意图

(4) **腱器官**（tendon organ）：位于肌腱胶原纤维之间，是一种张力（牵张）感受器。腱器官与梭外肌呈串联关系，传入神经是 Ib 纤维，Ib 纤维从后根进入脊髓后，兴奋一个抑制性中间神经元，再通过这个抑制性中间神经元抑制同一肌肉的 α 运动神经元。

一般情况下，当肌肉受到牵拉时，首先兴奋肌梭而发动牵张反射，引起受牵拉的肌肉收缩；当肌肉收缩达到一定强度时，张力便作用于腱器官，通过兴奋腱器官而抑制牵张反射，腱器官活动的生理意义在于避免肌肉过度收缩引起肌肉的损伤。

2. 屈反射与交叉伸肌反射

(1) **屈反射**：皮肤受到伤害性刺激时，受刺激一侧肢体屈曲，即关节的屈肌收缩，伸肌舒张，称为**屈反射**（flexion reflex）。屈反射使受刺激肢体避开有害刺激，对机体有保护意义。

(2) **交叉伸肌反射**：在一侧肢体发生屈反射的基础上，当刺激进一步加大时，可引起对侧伸肌收缩，屈肌舒张，关节伸直，称为**交叉伸肌反射**（crossed extensor reflex）。这是一种姿势反射，其意义在于当一侧肢体屈曲时，同时另一侧肢体伸直，支撑体重，以维持直立姿势而不至于跌倒。

(三) 脊休克

当脊髓与高位中枢断离后，断面以下的脊髓暂时丧失反射活动的能力，进入无反应状态，这种现象称为**脊休克**（spinal shock）。脊休克的主要表现有：在横断面以下脊髓所整合的屈反射、交叉伸肌反射、腱反射与肌紧张均丧失；外周血管扩张，动脉血压下降，发汗、排便和排尿等自主神经反射均不能出现；说明躯体与内脏反射活动均减弱或消失。

脊休克是一过现象，一般而言，低等动物恢复较快，动物越高等恢复越慢。如蛙的脊休克只持续数分钟，犬持续几天，人的脊休克期持续数周甚至数月。在恢复过程中，比较原始、简单的反射（如腱反射、屈反射）先恢复，而较复杂的反射（如交叉伸肌反射）恢复较晚；在脊髓躯体反射恢复后，部分内脏反射活动也随之恢复，如血压逐渐回升到正常，发汗，排尿，排便反射亦有不同程度的恢复，由此可见，脊髓本身可完成一些简单的反射，即存在着低级的躯体反射和内脏反射中枢。

【临床联系】

高位中枢对脊髓反射既有易化作用，也有抑制作用，例如脊反射恢复后，屈反射增强，伸肌反射则减弱，故屈反射常相对占优势，这不利于瘫痪肢体支持体重，因此对于脊髓横贯性损伤的病人，通过站立姿势的积极锻炼发展伸肌反射很重要。

二、脑干对肌紧张的调节

脑干是脊髓以上水平对运动的控制中枢，它能完成一系列反射，通过调节肌紧张以保持一定的姿势，并参与躯体运动的协调；即使失去高级中枢的脑干动物也具有站立、行走和姿势控制等整合活动的能力。脑干是除皮层脊髓束以外的所有运动下行通路的发源地。

（一）脑干网状结构的易化区和抑制区

脑干网状结构对脊髓运动神经元的调节具有两重性，分别称为脑干网状结构的易化区和抑制区（图10-27）。

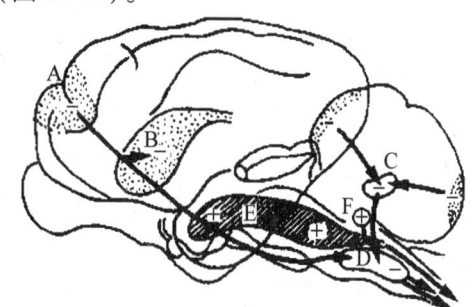

图10-27 猫脑内肌紧张调节有关的脑区及其下行路径示意图

(-)：下行抑制作用路径：(D) 为脑干网状结构抑制区，发放下行冲动抑制脊髓牵张反射。该区接受大脑皮层（A）、基底神经节（B）和小脑（C）传来的冲动（+）：下行易化作用路径：(E) 为脑干网状结构易化区，发放下行冲动加强脊髓牵张反射；(F) 为延髓前庭核，有加强脊髓牵张反射的作用。

1. 脑干网状结构易化区 脑干网状结构中能加强肌紧张和肌肉运动的区域，称为**易化区**（facilitatory area）。易化区范围较广，包括延髓网状结构的背外侧部分、脑桥被盖、中脑的中央灰质与被盖等脑干中央区域。易化区的作用主要由网状脊髓束下行通路兴奋γ运动神经元，通过γ环路，增强肌紧张与肌肉运动。

除脑干网状结构易化区处，易化肌紧张的中枢部位还有脑干外神经结构，如前庭核、小脑前叶两侧部、下丘脑和丘脑中缝核群等，它们共同组成易化系统。易化系统的功能通过网状结构易化区的活动来完成。

2. 脑干网状结构抑制区 脑干网状结构中能抑制肌紧张和肌肉运动的区域，称为**抑制区**（inhibitory area）。该区较小，位于延髓网状结构的腹内侧部分。抑制区通过网状脊髓束抑制γ运动神经元，减弱γ-环路的活动。

抑制肌紧张的中枢部位除网状结构抑制区外，还有大脑皮层运动区、纹状体与小脑前叶中间部，它们构成抑制系统。这些脑干外神经结构既可通过网状结构抑制区的活动抑制肌紧张，还能抑制网状结构易化区的活动。

（二）去大脑僵直

去大脑僵直（decerebrate rigidity） 在中脑上、下丘之间横断脑干的**去大脑动物**（decerebrate animal），会立即出现全身肌紧张、特别是伸肌肌紧张过度亢进，表现为头尾昂起、脊柱挺硬、四肢伸直的角弓反张现象，称为去大脑僵直（图10-28）。

去大脑僵直现象是由于切断了大脑皮层和纹状体等部位与脑干网状结构的功能联系，抑制区失去了上位中枢的始动作用，使抑制区的活动水平下降；而易化区虽然也失去了和上位中枢的一些联系，但前庭核对易化区作用依然存在，易化区本身存在自发活动，所以易化区的活动明显占优势。去大脑僵直主要由抗重力肌的肌紧张加强所致。

去大脑僵直有γ僵直与α僵直两种类型。

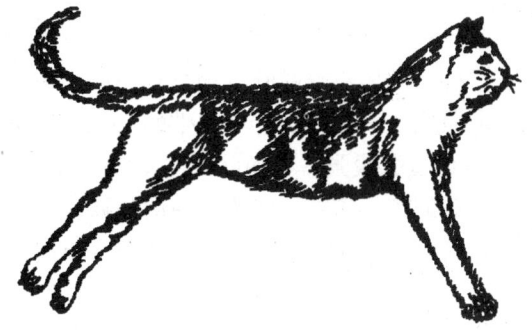

图10-28 去大脑僵直示意图

（1）γ**僵直**：γ僵直是指由于高位中枢的下行性作用，首先提高γ运动神经元的活动，通过加强γ环路的活动，转而增强α运动神经元的活动，使肌紧张增强而出现的僵直（图10-29）。上述中脑上、下丘之间横断所形成的去大脑僵直即属于γ僵直。因为将去大脑动物的背根传入纤维切断，僵直现象便基本消失。这表明其肌紧张亢进主要是通过γ环路的活动实现的，故属γ僵直。临床上，脑损伤、脑出血与脑炎等患者，有时也可出现类似去大脑僵直γ僵直的表现，这往往是病变已严重侵犯脑干、预后不良的征兆。

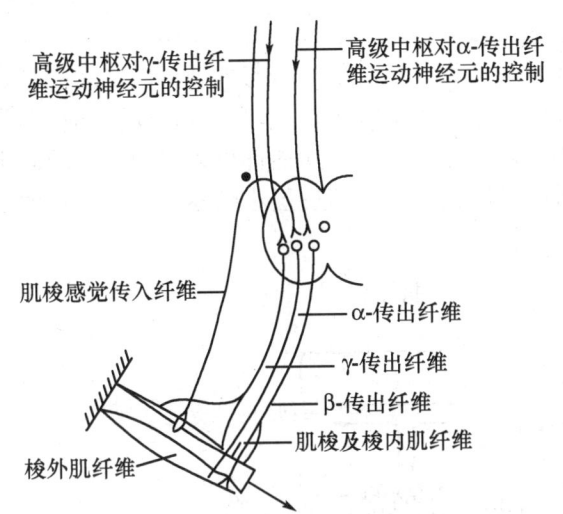

图10-29 高级中枢对骨骼肌运动控制的模式图

（2）α**僵直**：α僵直是指由于高位中枢的下行性作用直接或间接通过脊髓中间神经元增强α运动神经元的活动，导致肌紧张增强而出现的僵直。若在切断背根的去大脑动物身上，再切除小脑前叶，又可使僵直重新出现。由于这种动物已不能产生γ僵直，显然只能是α运动神经元的活动增强所致，因此该僵直属α僵直。如果在此基础上，进一步破坏前庭核或切除第Ⅷ对脑神经，以消除内耳前庭传入冲动对前庭核的兴奋作用，则α僵直也消失。说明α僵直是通过前庭核系统作用于α运动神经元所致。

三、小脑对躯体运动的调节

小脑是中枢神经系统中最大的运动结构。小脑对于维持身体平衡、调节肌紧张、协调与形成随意运动均有重要作用。小脑可分为**前庭小脑**（vestibulocerebellum）、**脊髓小脑**（spinocerebellum）与**皮层小脑**（cerebrocerebellum）三个功能部分（图10-30）。它们分别主要接受前庭系统、脊髓和大脑皮层的传入，其传出也主要相应到达前庭核、脊髓和大脑皮层，形成三个闭合的神经回路。

（一）前庭小脑-维持身体平衡

前庭小脑主要由**绒球小结叶**构成，其主要功能是维持身体平衡。绒球小结叶的平衡功能与前庭器官和前庭核的活动有密切关系。其反射途径为：前庭器官→前庭核→绒球小结叶→前庭核→脊髓运动神经元→肌肉装置。绒球小结叶通过对前庭核的作用，转而经前庭脊髓束下行纤维的作用，调节脊髓运动神经元的兴奋与肌肉的收缩活动，以维持躯体运动的平衡。

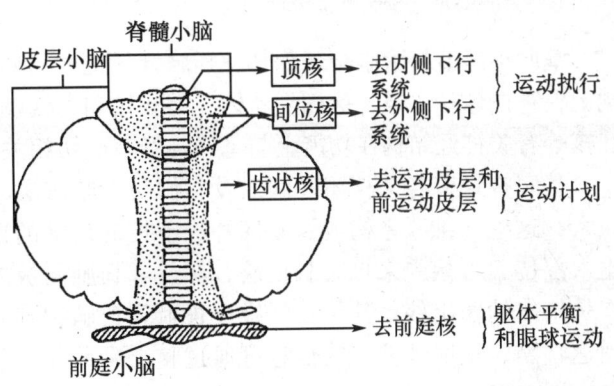

图10-30 小脑的功能分区示意图

(二) 脊髓小脑-调节肌紧张与协调随意运动

脊髓小脑由小脑前叶（包括单小叶）和后叶的中间带（包括旁中央小叶）组成。小脑前叶的功能是调节肌紧张，小脑后叶中间带的功能主要是协调随意运动，但也有调节肌紧张的作用。

1. 调节肌紧张　小脑前叶主要接受来自肌肉、关节等本体感受器的传入冲动，也少量接受视、听觉与前庭的传入信息；其传出冲动分别通过网状脊髓束、前庭脊髓束以及腹侧皮层脊髓束的下行系统，调节脊髓γ运动神经元的活动，转而调节肌紧张。

人类小脑前叶对肌紧张的调节作用以易化为主，小脑损伤时，仅表现为肌紧张降低。

2. 协调随意运动　小脑后叶中间带接受来自皮层运动区和本体感受器两方面的反馈信息，经整合后，转而将整合结果通过红核、丘脑腹外侧核等反馈环路返回皮层运动区，调整皮层到脊髓的下行冲动，纠正运动的偏差，借此以保持躯体运动的协调、准确和稳定。

【临床联系】

当小脑后叶中间带受到损伤时，可出现随意运动协调的障碍，称为**小脑性共济失调**（cerebellar ataxia）；表现为随意运动的力量、方向及限度等将发生很大的紊乱，行走摇摆不定，完成动作时抖动而把握不住方向，指物不准，称为**意向性震颤**（intention tremor）。

(三) 皮层小脑-参与随意运动设计

皮层小脑是指小脑后叶的外侧部，其功能是参与随意运动设计。皮层小脑与大脑皮层之间的联合活动与运动的计划及程序编制有关。一个随意运动的产生，包括运动的设计（计划与编程）和运动程序执行的两个不同阶段。皮层小脑和脊髓小脑在小脑中是两个相对独立的功能部分，它们在运动的不同阶段发挥作用。脊髓小脑利用感觉反馈信息对运动进行即时的管理，而皮层小脑参与运动计划的形成和运动程序的编制（图10-31）。

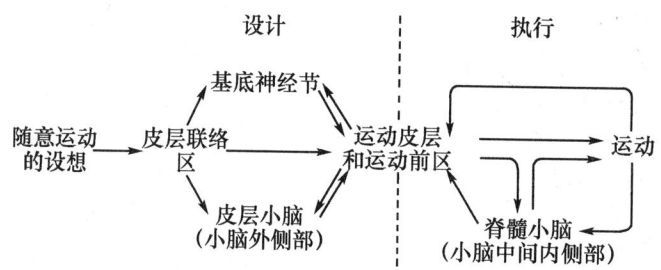

图10-31　高位中枢在产生和调节随意运动中作用示意图

四、基底神经节对躯体运动的调节

(一) 基底神经节的组成和神经联系

基底神经节指大脑半球深部，丘脑背外侧的一些神经核，主要包括尾状核、壳核和苍白球。在进化上，苍白球较古老，称旧纹状体；尾状核和壳核较新，称新纹状体。此外，丘脑底核、中脑黑质与红核等有关神经结构在功能上与基底神经节密切相关，故也归属于基底神经节系统。

基底神经节各个核团之间以及它们与大脑皮层、皮层下有关结构之间存在着广泛而复杂的纤维联系，这些纤维联系构成了基底神经节控制运动的重要环路。新纹状体可看作是基底神经节的信息输入部位，可接受来自大脑皮层、黑质、丘脑髓板内核群和中缝核群等结构的传入；而苍白球可看作是传出的输出核，其传出纤维可投射到丘脑和脑干，再达大脑皮层；大脑皮层通过下行运动通路到达脊髓；投射到脑干的信息可通过脑干网状结构发出的网状脊髓束到达脊髓，以控制躯体运动功能（图10-32）。

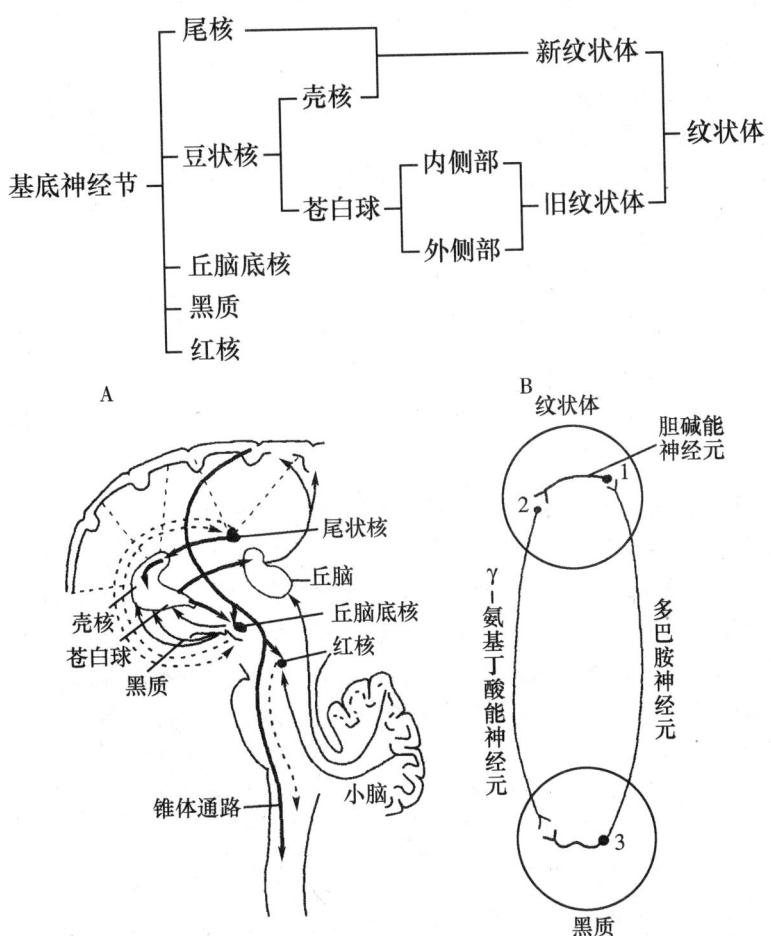

图 10-32 基底神经节及其纤维联系示意图
A. 基底神经节及其纤维联系；B. 黑质-纹状体环路；1：胆碱能神经元；
2：γ-氨基丁酸能神经元；3：多巴胺能神经元

(二) 基底神经节的功能

1. 基底神经节的运动调节功能　基底神经节的主要功能是调节运动，与随意运动的产生和稳定、肌紧张的调节及本体感受器的传入信息的处理均有密切关系。

临床上，基底神经节损害的主要表现分为两大类，一类是运动过少而肌紧张亢进的综合征，例如**震颤麻痹**（paralysis agitans）又称**帕金森病**；另一类是运动过多而肌紧张低下的综合征，例如**舞蹈病**（chorea）又称**亨廷顿病**。

2. 参与运动的设计与编程　近年来的研究发现，基底神经节神经元的放电发生在运动开始之前，这一实验结果与小脑半球外侧部的神经元的观察极为相似，这表明基底神经节和皮层小脑功能相似，在运动的设计与程序编制中也起一定作用。

总之，基底神经节与皮层小脑一起接受并处理来自感觉联络皮层的运动意念信息，编制运动指令，并将生成的指令交给前运动皮层和运动皮层去执行。与此同时，基底神经节与小脑共同对协调的随意运动和肌紧张发挥调节作用。

【临床联系】

帕金森病（Parkinson's disease，PD）　主要症状是全身肌紧张增强、肌肉强直、随意运动减少、动作迟缓、面部表情呆板。此外患者常伴有静止性震颤（static tremor），多出现于上肢。病理学研究表明，震颤麻痹患者中脑黑质有病变，并且脑内多巴胺含量明显下降。目前认为黑质多巴胺递质系统的功能在于抑制纹状体 ACh 递质系统的功能。当黑质病变时，多巴胺递质系统的功能减退，导致 ACh 递质系统的功能亢进，从而产生震颤麻痹。所以，临床上应用左旋多巴以增强多巴胺的合成，或应用M受体拮抗剂以阻断ACh的作用，均对震颤麻痹有一定的治疗作用。

亨廷顿病（Huntington's disease，HD） 其主要临床表现为不由自主地上肢和头部的舞蹈样动作，并伴有肌张力降低等。病理变化主要在纹状体。目前认为，舞蹈病的产生是由于纹状体中胆碱能神经元和γ-氨基丁酸能神经元功能减退，从而减弱了对黑质多巴胺能神经元的抑制，使多巴胺能神经元的功能相对亢进所致。

五、大脑皮层对躯体运动的调节

大脑皮层是调节躯体运动的最高级中枢，如果人类大脑皮层出现损伤，随意运动将出现严重障碍。

（一）大脑皮层主要运动区

大脑皮层中与躯体运动密切相关的区域，称为**大脑皮层运动区**。

1. 主要运动区 在灵长类动物，大脑皮层运动区主要位于中央前回和运动前区，相当于Brodmann分区的4区和6区。4区主要控制肢体远端运动，6区主要控制肢体近端运动。主要运动区具有下列功能特征：①交叉支配。一侧皮层主要支配对侧躯体的运动，但在头面部，除下部面肌和舌肌主要受对侧面神经和舌下神经支配外，其余多数部分为双侧性支配；②倒置支配。从运动区的定位可看出，皮层的一定区域支配一定部位的肌肉，定位安排是倒置的，与感觉区类似（图10-22）。下肢代表区在顶部，上肢、躯干部在中间；头面部肌肉代表区在底部，但头部代表区内部的安排仍为正立；③运动区的大小与运动的精细、复杂程度有关。运动越精细、复杂，皮层运动区越大，例如：手和五指所占的皮层区域与整个下肢所占面积相当。

2. 其他运动区 ①第二运动区：位于中央前回与岛叶之间，即第二感觉区的位置，用较强的电刺激能引起双侧的运动反应，定位也与第二感觉区类似；②辅助运动区：位于大脑皮层内侧面，即两半球纵裂的内侧壁，扣带回以上，运动区之前。刺激该区可引起肢体运动和发声，反应一般为双侧性。

（二）运动传导通路

1. 皮层脊髓束（corticospinal tract） 指由皮层发出，经内囊、脑干到达脊髓前角的下行运动传导束。

（1）**皮层脊髓侧束**（lateral corticospinal tract）：皮层脊髓束80%的纤维在延髓锥体下部交叉到对侧，在脊髓外侧索下行纵贯脊髓全长，其纤维终止于脊髓前角外侧部分的神经元。脊髓前角外侧部分的运动神经元控制四肢远端的肌肉，与精细技巧性的运动有关。

（2）**皮层脊髓前束**（ventral corticospinal tract）：皮层脊髓束20%的纤维在延髓锥体不交叉，在同侧脊髓前索下行。前束一般只下降到胸部，逐节段交叉到对侧。在到达对侧前角后，通过中间神经元的接替，再与前角内侧部分的运动神经元形成突触联系。通过前角内侧的运动神经元控制躯干和四肢近端的肌肉，尤其是屈肌，与姿势的维持和肢体粗大运动有关。

2. 皮层脑干束（corticobulbar tract） 指由皮层发出，经内囊到达脑干躯体运动神经核的传导束。下行过程中，大部分纤维陆续终止于双侧脑神经躯体运动核；小部分纤维完全交叉，至对侧支配面神经核下部和舌下神经核。

3. 其他运动传导通路 皮层脊髓束、皮层脑干束，除直接控制脊髓和脑干运动神经元外，还发出侧支，并与一些直接起源于运动皮层的纤维一起，经脑干的某些核团接替后，形成顶盖脊髓束、网状脊髓束、前庭脊髓束，其功能与皮层脊髓前束功能相似，主要参与肢体近端肌肉粗大运动的调节和姿势调节。而红核脊髓束则与皮层脊髓侧束相似，参与四肢远端肌肉有关精细运动的调节。

（三）锥体系与锥体外系

大脑皮层对躯体运动的调节是通过锥体系与锥体外系两大传出功能系统的协调活动完成的（图10-33）。

1. 锥体系及其功能 锥体系（pyramidal system）是指由大脑皮层运动区发出，控制躯体运动的下行系统，包括皮层脊髓束（锥体束）与皮层脑干束。锥体束一般是指由皮层发出、经内囊和延髓锥体下行到达脊髓前角的传导束；而由皮层发出、经内囊抵达脑神经运动核的皮层脑干束，虽不通过锥体，但在功能上与皮层脊髓束相同，所以也包括在锥体系的概念之中。前者通过脊髓前角运动神经元支配四肢和躯干的肌肉，后者则通过脑神经运动神经元支配头面部的肌肉。

锥体束的皮层起源比较广泛，大部分纤维来自中央前回，还有部分纤维来自中央后回及其他区域。由皮层4区第5层的大锥体细胞发出的轴突是锥体束内传导速度最快的粗大纤维，它是运动皮层发动随意运动的主要下行通路。其余的锥体束纤维为传导速度慢的细纤维，其中大部分由4区第3至6层的小锥体细胞发出，还有一些纤维束来源于皮层区域的小神经细胞，但运动辅助区的下行纤维不进入锥体束。

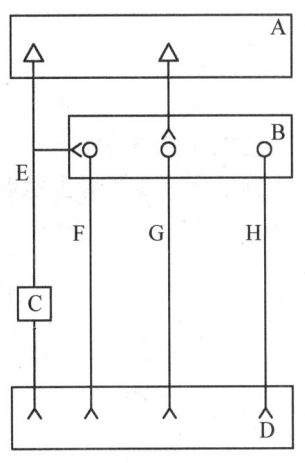

图 10-33 锥体系和锥体外系示意图
A. 大脑皮层；B. 皮层下核团；C. 延髓锥体；D. 脊髓；E. 锥体束；F. 旁锥体系；G. 皮层起源的锥体外系；H. 锥体外系

锥体束的下行纤维可与脊髓α运动神经元和γ运动神经元发生直接突触联系，并有兴奋性与抑制性两种突触。在随意运动时，锥体束通过这种单突触联系，可激活α运动神经元，支配梭外肌，以发动肌肉运动。同时，往往又可引起γ运动神经元的兴奋，通过γ环路调整肌梭的敏感性，以配合肌肉运动，两者协同活动控制着肌肉的收缩。

锥体束中大量的下行纤维还可与脊髓中间神经元构成突触联系，易化或抑制脊髓的多突触反射，改变脊髓拮抗肌运动神经元之间的对抗平衡，使肢体运动具有合适的强度，以保持运动的协调性。

2. 锥体外系及其功能 锥体外系（extrapyramidal system）是指锥体系以外的调节躯体运动的下行传导系统。它可区分为皮层起源的锥体外系与旁锥体外系。

皮层起源的锥体外系是指由大脑皮层下行，并通过皮层下核团接替，转而控制脊髓运动神经元的传导系统。其皮层起源比较广泛，除运动皮层外，还包括第二运动区、辅助运动区及其他皮层。因此，锥体外系与锥体系的皮层起源有许多是重叠的。锥体外系的皮层细胞一般属中小型锥体细胞，其轴突较短，离开大脑皮层后经皮层下的基底神经节、丘脑、红核、黑质、脑桥、延髓网状结构以及小脑等核团神经元中转，继而影响脊髓的运动功能。锥体外系对脊髓运动神经元的控制是双侧性的，它除影响α运动神经元外，还可激活γ运动神经元。

旁锥体外系是指由锥体束侧支进入皮层下核团，转而控制脊髓运动神经元的传导系统。锥体外系皮层下结构除与锥体束下行纤维的侧支有联系外，还有上行纤维经丘脑与大脑皮层发生联系，形成反馈环路。

锥体外系的主要功能是调节肌紧张，维持身体姿势和协调肌群的运动。锥体系与锥体外系对于肌紧张有相互拮抗的作用，前者易化脊髓运动神经元，倾向于使肌紧张增强；后者则通过基底神经节和脑干网状结构等神经结构传递抑制性信息，使肌紧张倾向于减弱；二者保持相对平衡。实际上，大脑皮层的运动功能都是通过锥体系与锥体外系的协同活动实现的，在锥体外系保持肢体稳定、适宜的肌张力和姿势协调的情况下，锥体系执行精细的运动。

第七节　神经系统对内脏活动的调节

在一般情况下，调节内脏活动的神经系统不受意识的控制，故称之为**自主神经系统**（autonomic nervous system）。自主神经系统分为中枢和外周两部分。中枢部分包括从脊髓到大脑的有关神经结构。外周部分包括传入神经和传出神经，但习惯上仅指支配内脏器官的传出神经，并将其分为**交感神经**（sympathetic nerve）和**副交感神经**（parasympathetic nerve）两部分。

一、自主神经系统的结构特征

与躯体传出神经不同,交感和副交感神经从中枢发出后,在到达效应器之前,都要在神经节更换一次神经元(支配肾上腺髓质的交感神经例外)。节前神经元的胞体位于中枢,轴突为**节前纤维**(preganglionic fiber);节后神经元的轴突为**节后纤维**(postganglionic fiber),支配效应器官。

(一) 交感神经系统

交感神经的节前纤维起源于脊髓胸腰段($T_1 \sim L_3$)灰质侧角,它们分别在椎旁神经节和椎前神经节内换元,其节后纤维分布广泛,几乎所有的内脏器官、血管、汗腺都受其支配(图10-34)。交感神经的节前纤维较短,节后纤维较长,一根节前纤维可以和许多节后神经元发生突触联系,所以交感神经兴奋时影响的范围比较广泛。

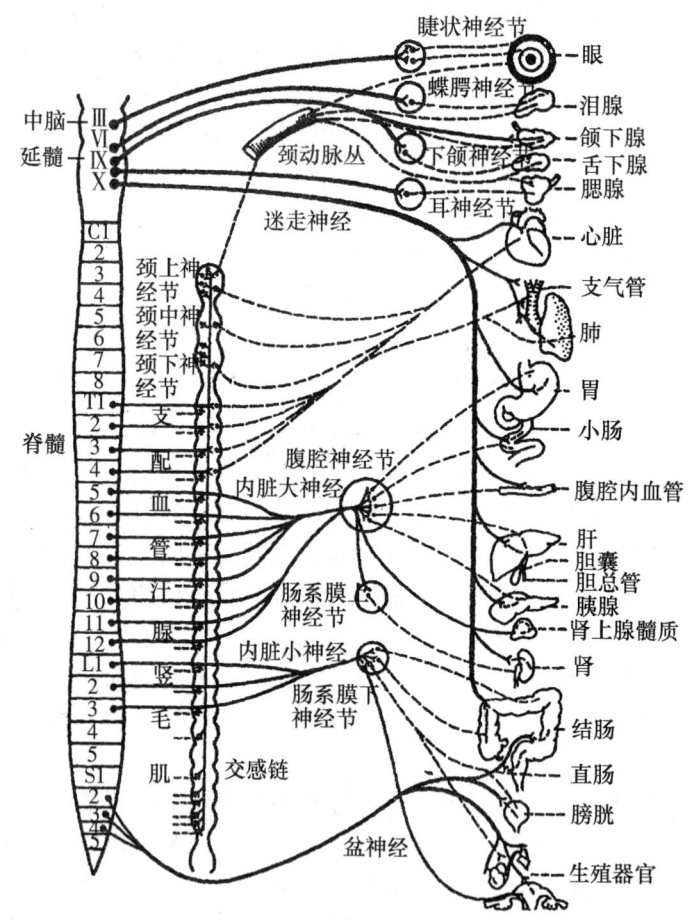

图10-34 自主神经分布示意图
细线:交感神经;粗线:副交感神经;实线:节前纤维,虚线:节后纤维

(二) 副交感神经系统

副交感神经节前纤维一部分起自脑干的副交感神经核,另一部分起自骶段脊髓的灰质侧角。副交感神经分布比较局限,某些器官没有副交感神经的支配,例如皮肤和肌肉的血管、汗腺、竖毛肌等。迷走神经支配胸腔和腹腔内的内脏器官。发源于脊髓骶段的副交感神经纤维分布于盆腔内器官和血管。副交感神经节前纤维较长而节后纤维较短,节后纤维靠近所支配的器官,一根副交感节前纤维只与几个节后神经元形成突触联系,所以副交感神经兴奋时影响范围较局限。

二、自主神经系统的功能特点

（一）自主神经系统的主要功能

自主神经系统的功能在于调节心肌、平滑肌和腺体（消化腺、汗腺、部分内分泌腺）的活动，其调节功能是通过不同的递质和受体系统实现的。交感和副交感神经的节前纤维，绝大多数副交感神经节后纤维，少数交感神经的节后纤维都是胆碱能纤维，以 ACh 为神经递质。多数交感神经节后纤维以 NA 为递质，这两种递质作用于相应的受体而产生不同的生理作用（表 10-8）。

表 10-8 自主神经系统的主要功能

效应器	交感神经（NA）	副交感神经（ACh）
眼	瞳孔扩大（虹膜辐射肌收缩、α_1 受体）	瞳孔缩小（虹膜环行肌收缩、M 受体）
	睫状肌松弛——视远物（β_2 受体）	睫状肌收缩——视近物（M 受体）
心脏	心跳加快加强（β_1 受体）	心跳减慢，心房肌收缩减弱（M 受体）
血管	腹腔内脏血管、皮肤血管收缩（α_1 受体）	软脑膜血管、外生殖器血管舒张（M 受体）
支气管	支气管平滑肌舒张（β_2 受体）	支气管平滑肌收缩（M 受体）
	抑制支气管腺体分泌（α_1 受体）	促进支气管腺体分泌（M 受体）
消化腺	抑制消化腺分泌（α_2 受体）	促进消化腺分泌（M 受体）
消化道	平滑肌舒张（α_1、α_2、β_2 受体）	平滑肌收缩（M 受体）
	括约肌收缩（α_1 受体）	括约肌舒张（M 受体）
皮肤	竖毛肌收缩，促进精神性发汗（α_1 受体）	促进温热性发汗（M 受体，交感胆碱能纤维）
内分泌	促进肾上腺髓质激素、胰高血糖素和甲状腺激素的分泌和释放	促进胰岛素分泌（M 受体）
代谢	促进糖原分解（β_2 受体）、	促进糖原合成（M 受体）
	脂肪分解（β_3 受体）	促进脂肪和蛋白质合成（M 受体）

（二）自主神经系统的功能活动特点

1. 双重支配　人体多数内脏器官都接受交感和副交感神经双重支配，二者的作用往往是拮抗的。例如对于心脏，迷走神经具有抑制作用，而交感神经具有兴奋作用；又如在小肠平滑肌，迷走神经使运动增强，交感神经则抑制平滑肌收缩，这使自主神经系统能从正反两方面调节内脏的活动，从而使这种调节更灵敏，更能适应机体的需要。

2. 紧张性作用　自主神经对效应器官的支配，一般具有持续性紧张性作用，即在安静时自主神经不断地向效应器发放低频神经冲动。例如交感缩血管神经的紧张性作用，对产生外周阻力，维持动脉血压具有重要意义。

3. 效应器功能状态的影响　自主神经对内脏活动的调节与其功能状态有关，例如对小肠平滑肌，副交感神经兴奋一般是加强其运动，而交感神经则产生抑制作用，但若小肠肌紧张性升高，则交感神经和副交感神经协同使之舒张；反之，若小肠肌紧张性降低，则两种神经兴奋都使之收缩，从而维持小肠肌紧张性的相对稳定。

（三）自主神经系统在整体活动中的意义

交感神经系统支配比较广泛，在环境急剧变化时，交感神经系统可以动员许多器官的潜在力量，以适应环境的变化。

副交感神经系统活动比较局限，机体在安静时副交感神经系统活动较强。该系统的活动主要在于促进消化吸收、积蓄能量、加强排泄，有保护机体，促进休整恢复的作用。

一般而言，交感中枢和副交感中枢的活动是对立的，当交感神经系统活动增加时，副交感神经系统活动就处于减弱状态；反之亦然。通常机体在活动和兴奋时，交感-肾上腺髓质系统活动水平较高，而相对安静和睡眠状态下，迷走-胰岛素系统活动水平较高。

三、内脏活动的中枢调节

（一）脊髓对内脏活动的调节

脊髓是内脏反射活动的初级中枢。在整体内，脊髓本身并不具有精确的整合性调节功能，它们是中枢神经系统调节内脏功能的最后传出通路。前已述及，脊休克后，内脏反射的恢复是初步的，尚不能很好适应生理功能的需要。可见，在整体内，脊髓的自主性神经功能是在上位高级中枢调节下完成的。

（二）低位脑干对内脏活动的调节

延髓发出的副交感神经传出纤维支配心脏、食管、胃、胰腺、肝和小肠等。延髓网状结构中存在着许多与心血管、呼吸、消化等内脏活动有关的神经细胞群，成为循环、呼吸、消化等重要生命活动的基本中枢，一旦延髓受损，生命可立即终结，故延髓有"生命中枢"之称。

脑桥有角膜反射中枢、呼吸调整中枢。中脑存在瞳孔对光反射中枢，还可能是防御性心血管反应的主要神经部位。

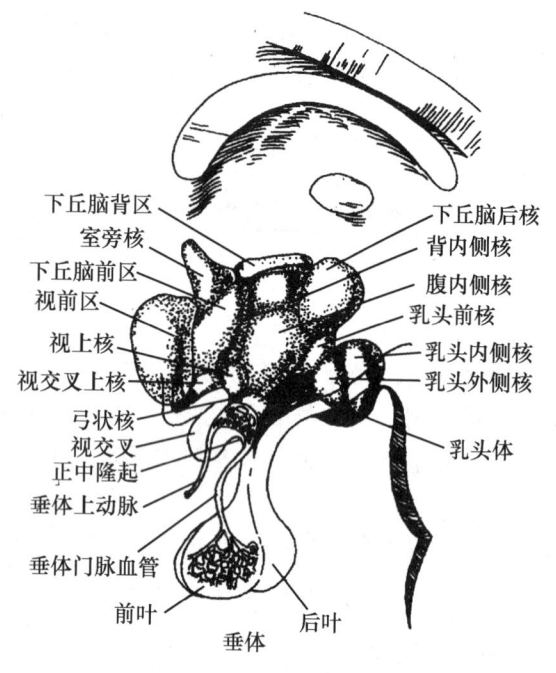

图 10-35　下丘脑核群示意图

（三）下丘脑对内脏活动的调节

下丘脑是自主神经系统的高级中枢，是调控内脏活动的皮层下高级中枢。下丘脑内含有丰富的参与调节内脏活动的神经核团，如视前核、视上核、视交叉上核、室旁核、弓状核、结节核和乳头体核群等（图10-35）。

下丘脑对内脏活动的调节的重要性在于整合调控。下丘脑把内脏活动与其他生理活动联系起来，成为自主性、躯体性和内分泌性功能活动的重要整合中枢，完成一些复杂的生理功能调节。下面主要介绍对内脏、摄食、水平衡、情绪反应等方面的作用。

1. 调节内脏活动　下丘脑是对各种内脏功能进行整合的较高级中枢。例如下丘脑存在着调节心血管活动的重要整合中枢，通过脑干心血管中枢影响心血管活动。**下丘脑内侧区**存在着两类神经元，分别参与心血管压力与化学感受性反射，下丘脑背内侧核还接受容量感受器的传入信息，通过调节血管升压素的合成与释放调节血量和血压；**下丘脑后区**参与机体防御反应中心血管活动的整合。

2. 调节摄食行为　下丘脑调节机体的食欲。用电极刺激清醒动物下丘脑外侧区，则引致动物多食；而刺激下丘脑腹内侧核，可使动物拒食。由此认为，**摄食中枢**（feeding center）位于下丘脑外侧区，**饱中枢**（satiety center）位于腹内侧核，二者之间存在着交互抑制的关系。

用微电极分别记录下丘脑摄食中枢和饱中枢的神经元放电，发现动物在饥饿时，前者放电频率较高而后者放电频率较低;静注葡萄糖后,则前者放电频率减少而后者放电频率增加,说明这些神经元对血糖敏感,血糖浓度的高低可能调节着摄食中枢和饱中枢的活动。

3. 调节水平衡 下丘脑通过对饮水行为和肾脏排水两方面的调节实现机体水平衡。下丘脑外侧区(靠近摄食中枢后方)存在着控制摄水的区域,即**饮水中枢**(drinking center),也称渴中枢。目前认为,下丘脑渗透压感受器兴奋,既产生渴觉和饮水行为,又调节血管升压素的分泌,以控制肾脏排水,从而实现机体的水平衡。

4. 调节情绪变化 动物实验表明,下丘脑与情绪反应密切相关。在间脑以上水平切除猫的大脑,仅保留下丘脑及以下结构,给予轻微刺激即可引起"假怒"现象,动物表现甩尾、竖毛、扩瞳、张牙舞爪、呼吸加快和血压升高,就像通常情况下猫在搏斗;若损毁整个下丘脑,则"假怒"现象不再出现。平时下丘脑的这种作用受到大脑的抑制不易表现;而切除大脑后,这种抑制解除了,下丘脑的防御反应功能被释放出来。

(四)大脑皮层对内脏活动的调节

大脑皮层是内脏活动的最高级中枢,整合各系统的功能活动,以适应内外环境变化。

1. 新皮层 指大脑半球外侧面结构。电刺激动物的新皮层,除能引起躯体运动反应外,也能引起内脏活动的变化。例如刺激皮层 4 区内侧面,能引起直肠和膀胱运动变化;刺激 4 区外侧面,会引起呼吸、血管运动的变化;刺激 4 区底部,会引起消化道运动和唾液分泌的改变;刺激 6 区一定部位,会出现竖毛、出汗以及上下肢血管的舒缩反应。电刺激人类大脑皮层也能见到类似结果。

2. 边缘系统 与内脏活动关系最密切的皮层结构是边缘系统(图 10-36)。边缘系统由边缘叶和与之相联系的皮层下结构组成。边缘叶是指围绕脑干的大脑内侧面部分,包括海马、穹窿、扣带回、海马回等。

刺激边缘系统的不同部位,可引起复杂的内脏活动变化。电刺激边缘系统,内脏活动变化是双向的(心率加快或减慢,血压上升或下降)、不像初级中枢的活动那样局限和单纯。因为边缘系统是许多初级中枢活动的上位中枢,它通过促进或抑制各初级中枢的活动来调节复杂的内脏活动。

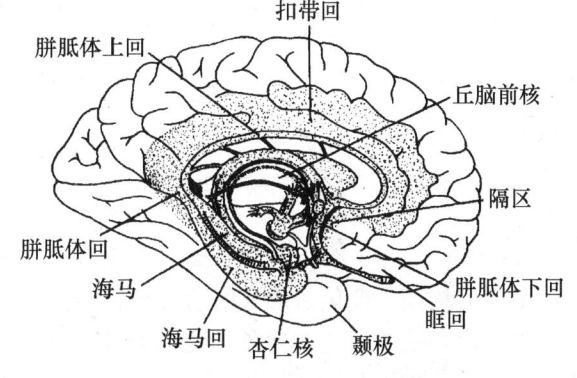

图 10-36 边缘系统示意图

第八节 脑的高级功能

大脑皮层是人体各种生理功能活动的最高级中枢,除具有对感觉、躯体和内脏活动的调节功能外,还有觉醒与睡眠、学习与记忆及语言与思维等高级功能。当大脑皮层活动时,伴有生物电变化,这是研究大脑皮层功能活动的重要指标之一。

一、大脑皮层的生物电活动

大脑皮层神经元的电活动有两种形式,即**自发脑电活动**(spontaneous electric activity of the brain)和**皮层诱发电位**(evoked cortical potential)。前者是指大脑皮层的神经元,在无特定外加刺激作用的情况下,能产生持续的节律性电位变化;后者是指刺激特定感受器或感觉传入系统时,在大脑皮层相应区域引出的电位变化。

如果在头皮上安置引导电极,通过脑电图仪可记录到的自发脑电活动的图形,称为**脑电图**(electroencephalogram,EEG)。

(一) 正常脑电图波形

人的脑电图可根据频率和振幅，分为 α、β、γ 和 δ 四种基本波形图（图 10-37）。

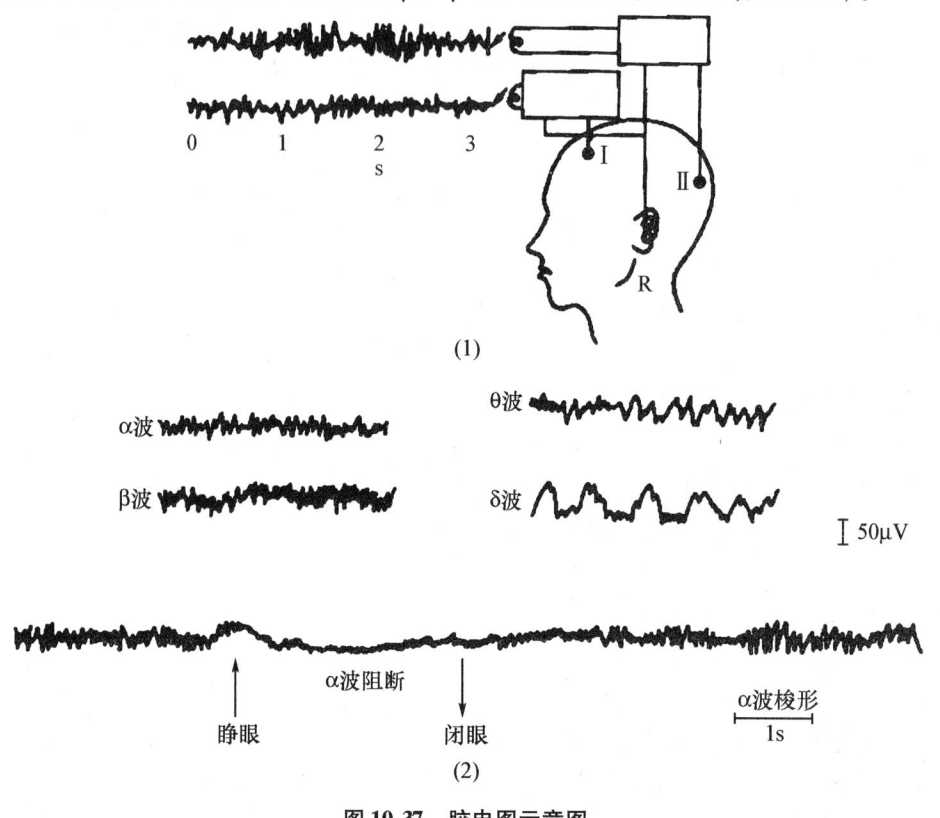

图 10-37 脑电图示意图

1. α波 人类 α 波在清醒、安静并闭眼时出现，在枕叶部位最大。α 波的波幅常出现自小而大、自大而小的周期性变化，形成所谓 α 节律的梭形波形。当受试者睁开眼睛或接受其他刺激时，α 波立即消失，出现快波，这一现象称为 α 阻断（α-block），如果受试者再安静闭目，则 α 波又重新出现，通常认为，α 波是大脑皮层在安静时的主要电活动表现。α 波的频率为 8~13Hz，振幅约 20~100μV。

2. β波 在 α 波的基础上，如睁眼视物、思考问题或接受其他刺激，α 波立即消失，出现频率增快、波幅减小的 β 波，β 波在额叶和顶叶较显著，一般认为，β 波是新皮层处于紧张状态时的电活动表现。β 波的频率约 14~30Hz，振幅约 5~20μV。

3. θ波 θ 波在成人困倦时出现，枕叶和顶叶记录较明显。幼儿时期，脑电频率较成人慢，常见 θ 波。θ 波的频率约 4~7Hz，振幅约 20~150μV。

4. δ波 正常成人在清醒时几乎没有 δ 波，只在睡眠时才出现，婴儿的脑电波比幼儿更慢，常可见到 δ 波，极度疲劳、深度麻醉、智力发育不全的人，可出现 δ 波。一般认为，θ 波和 δ 波是大脑皮层处于抑制状态时的主要电位表现。δ 波的频率约 0.5~2Hz，振幅约 20~200μV。

脑电图的波形随大脑皮层活动状态的不同而变化，当大脑皮层许多神经元的电活动趋于步调一致时，就出现高幅慢波（如 δ 波），此现象称为同步化；相反，当皮层神经元的电活动不一致时，就出现低幅快波（如 β 波），称为去同步化。一般认为，脑电活动由同步化转变为去同步化时，表示大脑皮层的兴奋活动增强；相反，由去同步化转变为同步化时，则表示大脑皮层由兴奋转为抑制。

(二) 脑电波形成机制

很显然皮层单一神经元的突触后电位变化不足以引起皮层表面电位改变，只有大量皮层神经元同时产生突触后电位变化，才能同步起来引起皮层表面出现电位改变。实验表明，脑电的 α 节律来自丘脑非特异投射系统的一些神经核，β节律是由于脑干网状结构上行激活系统的上行冲动，扰乱了安静时丘脑非特异投射系统与皮层间的同步活动，出现去同步化的结果。θ波与δ波出现时，是由于脑干网状结构上行激活系统的活动降低，大脑皮层处于抑制状态，脑电活动节律减慢使电位进一步同步化的结果。

(三) 皮层诱发电位

皮层诱发电位一般是指在感觉传入系统受刺激时，在皮层某一局限区域引导的电位变化。因此在寻找感觉投射部位，研究皮层功能定位方面起重要作用。在皮层相应的感觉区引导的诱发电位可分为两部分，一为主反应，另一为后发放（图10-38）。主反应的潜伏期约5~12ms，潜伏期的长短取决于感觉传导路径的长短和冲动传导速度的快慢，后发放的周期节律一般为8~12次/s，是由于皮层与丘脑感觉接替核之间环路活动的结果。目前皮层诱发电位已成为研究人类的感觉机能、神经系统疾病、行为和心理活动的一种重要手段。

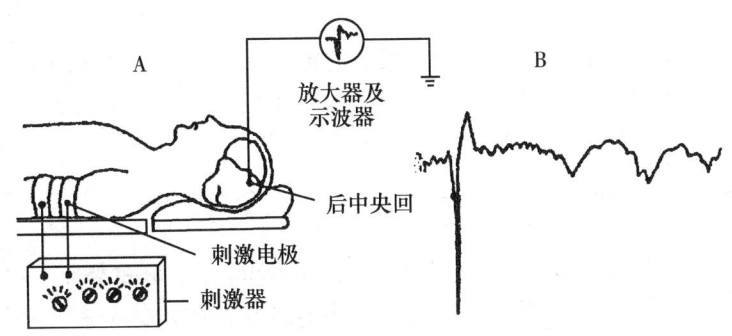

图10-38 皮层诱发电位的记录及波形
A：描记方法示意图；B：波形，向下为正，向上为负

二、睡 眠

觉醒和睡眠都是人体正常的生理活动，只有在觉醒状态下，才能从事各种体力、脑力活动；通过睡眠，可以使人的精力和体力得到恢复，保持良好的觉醒状态。成年人每天需要睡眠7~9小时，儿童需要的睡眠时间比成年人长，老年人需要的睡眠时间比较短。

(一) 睡眠的时相

根据睡眠时脑电波的变化特点，将睡眠分为两种时相：

1. 慢波睡眠（slow wave sleep，SWS） 脑电波呈现同步化慢波。SWS期间，嗅、视、听、触觉等感觉功能减退，肌紧张下降，骨骼肌反射减弱，同时心率减慢，血压下降，呼吸缓慢，瞳孔缩小，体温降低，胃液分泌增多，唾液分泌减少等。血中生长素增加，显然SWS对促进生长、消除疲劳、促进体力恢复有重要意义。

2. 快波睡眠（fast wave sleep，FWS） 脑电波呈去同步化快波，脑电活动增加。FWS期间可出现快速的眼球转动（50~60次/min），各种感觉功能进一步减退，肌紧张和骨骼肌反射活动进一步减弱。FWS常伴有部分肢体抽动、心率加快、血压上升、呼吸加快而不规则等生理活动的改变，这可能促使慢性疾病或某些潜伏疾病，如心绞痛、脑出血、哮喘等的突然发作或恶化。FWS与成年人建立新的突触联系有关，对促进学习记忆的活动、恢复精力有重要意义。

睡眠过程中两个时相相互交替，成年人睡眠开始后首先进入SWS，持续80~120min后转入FWS，持续20~30min，又转入SWS，如此反复进行。越接近睡眠后期，FWS持续时间越长，成年人的SWS和FWS均可直接转为觉醒状态，但在觉醒状态下只能进入SWS，而不能直接进入FWS。在FWS间，如果将其唤醒，被试者往往报告他正在做梦，一般认为做梦是快波睡眠的特征之一。

（二）睡眠发生机制

目前认为，睡眠是中枢内特定神经结构和神经递质主动活动的结果。在下丘脑、延髓网状结构和前脑基底部，都有一些睡眠区，一定频率的电刺激可引起慢波睡眠。诱导快波睡眠的主要结构主要位于脑桥网状结构。实验观察到，在脑干尾端存在能引起睡眠的中枢，它们的上行冲动作用于大脑皮层，与脑干网状结构上行激活系统相对抗，诱导睡眠，称为脑干网状结构**上行抑制系统**（ascending inhibitory system）。

睡眠的产生与中枢内某些递质有密切关系，实验表明，慢波睡眠主要与脑干5-HT递质系统活动有关，快波睡眠主要与脑内NA、5-HT及ACh系统功能有关。

三、学习和记忆

学习和记忆是大脑的重要功能，是两个相互联系的神经活动过程。学习是指通过神经系统的活动，在环境的不断变化中获得新的行为习惯（经验），以适应环境的过程。记忆则是将学习到的信息贮存一定时期并重新"读出"的过程。

（一）学习和记忆的形式

学习主要有两种形式即**非联合型学习**（nonassociative learning）和**联合型学习**（associative learning）。前者是一种简单的学习形式，它不需要刺激与反应之间形成某种明确的关系，不同形式的刺激使突触发生习惯化与敏感化的可塑性改变就属于这种类型的学习。敏感化是指刺激和反应之间存在明确的关系，在时间上很靠近的两个事件重复发生，最后在脑内逐渐形成关联。

人的绝大多数学习是联合型学习，经典条件反射和操作式条件反射均属联合型学习。

（二）条件反射活动的基本规律

1. 经典条件反射

（1）**条件反射的建立**：条件反射建立在非条件反射的基础上，是通过无关刺激与非条件刺激在时间上的结合形成的。经典的条件反射包含着条件刺激与非条件刺激之间形成联系的过程，这个过程称为**强化**（reinforcement）。一种刺激成为预示另一种刺激即将出现的信号，是一种学习的过程。

（2）**条件反射的泛化、分化和消退**：当一种条件反射建立后，若给予和条件刺激相近似的刺激，也可获得条件刺激效果，引起同样的条件反射，这种现象称为条件反射的**泛化**。它是由于条件刺激引起大脑皮层兴奋向周围扩散所致。如果这种近似刺激得不到非条件刺激的强化，该近似刺激就不再引起条件反射，这种现象称为条件反射的**分化**。条件反射的泛化与分化，都是脑的高级整合功能的基础。

条件反射的消退是指在条件反射建立以后，如果仅使用条件刺激，而得不到非条件刺激的强化，条件反射的效应就会逐渐减弱，直至最后完全**消退**。条件反射的分化和消退都是大脑皮层发生抑制过程的表现。前者是分化抑制，后者为消退抑制。

2. 操作式条件反射 有些条件反射比较复杂，动物必须通过自己完成一定的动作或操作，才能得到强化，称为**操作式条件反射**（operant conditioning reflex），如训练动物走迷宫，表演各种动作等。这类条件反射是一种很复杂的行为，更能代表动物日常生活的习得性行为。

3. 两种信号系统 条件反射是大脑皮层活动的具体表现，引起条件反射的刺激是信号刺激。巴甫洛夫将一切信号区分为两大类：①第一信号。是具体信号，如食物的形状、灯光与铃声等都是以本身的理化性质来发挥刺激作用的。对第一信号建立条件反射的大脑皮层功能系统，称为**第一信号系统**（first signal system）；②第二信号，是抽象信号，即语言、文字，它是以其所代表的含义来发挥刺激作用的。对第二信号产生条件反射的大脑皮层功能系统，称为**第二信号系统**（second signal system）。人类同时具有这二类系统,而动物仅有第一信号系统,这是人类区别于动物的主要所在。人类由于有第二信号系统活动,就能借助于语言与文字对一切事物进行抽象概括,表达思维活动,形成推理,总结经验,从而扩大人类的认识能力。

（三）记忆的过程

外界通过感觉器官进入大脑的信息量是很大的,据估计仅有1%的信息能被较长时期地贮存记忆。因此,在信息贮存过程中必然包含对信息的选择和遗忘。记忆可分为短时程记忆和长时程记忆（图10-39）。

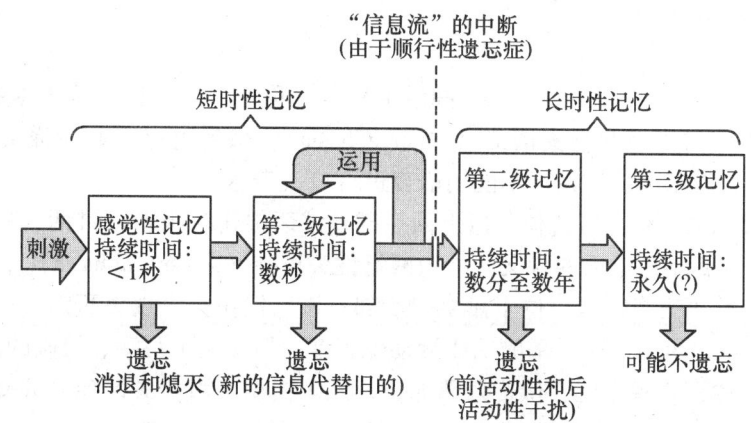

图10-39　从感觉性记忆至第三记忆的信息流图解
图示在每一级记忆内贮存的持续时间以及遗忘的可能机制。只有一部分的贮存材料能够达到最稳定的记忆之中。复习（运用）使得从第一级转入第二级记忆更容易

1. 短时程记忆（short term memory）　是指大脑暂时保存信息的过程,包括感觉性记忆和第一级记忆,感觉性记忆指将感觉信息贮存于皮层感觉区的时间一般不超1s,如果能在1s内对信息进行一定处理,就能转入第一级记忆,但也只能贮存几秒至几分钟。从第一级记忆向第二级记忆转化,这个转化过程依赖于新的蛋白质的合成。

2. 长时程记忆（long term memory）　包括第二级记忆和第三级记忆。如果信息反复运用,便能转入第二级记忆,第二级记忆的信息量大,且能较持久贮存,记忆持续时间可达数分钟乃至数年不等。有些信息,如自己的名字以及每天都在进行操作的手艺等,由于经常运用,可成为终生不忘的第三级记忆;第三级记忆贮存的信息量最大,时间最长,它是一种牢固的记忆,常可保持终生。

（四）记忆形成的机制

1. 学习和记忆的脑功能定位　学习记忆过程是皮层和皮层下大量神经元配合活动的结果。资料表明,大脑皮层联络区、海马及其邻近结构、丘脑和脑干网状结构等脑区与学习记忆密切相关。

神经环路的连续活动可能是第一级记忆的基础,海马→穹窿→下丘脑乳头体→丘脑前核→扣带回→海马所构成的所谓**海马回路**（hippocampus circuit）可能与第一级记忆转入第二级记忆有关。

2. 神经生理机制　近年来的研究表明,**突触可塑性**（synaptic plasticity）变化是学习和记忆的神经基础。1973年Bliss及其同事首先描述了当兔海马受到高频电脉冲的短暂重复刺激时,引起突触活动的**长时程增强**（long-term potentiation, LTP）,其持续时间甚至可达10小时以上。实验显示,记忆能力强的、年轻的动物其LTP大,诱导时间短;而记忆能力差、年龄大的动物则LTP小,诱导时间长。海马LTP可能是陈述式记忆的神经生物学基础。此外,在小脑还观察到**长时程抑制**（long-term depression, LTD）效应,是技巧和运动的学习与记忆有关的神经细胞分子学基础,对于脑内完整的学习记忆神经网络来说,LTP和LTD都是必不可少的。

四、语言中枢和大脑皮层功能的一侧优势

语言是人脑的高级功能,它包括与语言、文字有关的全部智力活动。当大脑皮层一定区域发生损伤时,可导致特有的语言、文字认知障碍,说明大脑皮层存在语言中枢。语言中枢主要分布在皮层4个不同的区域(图10-40),分别与四个方面的语言、文字认知功能有关。

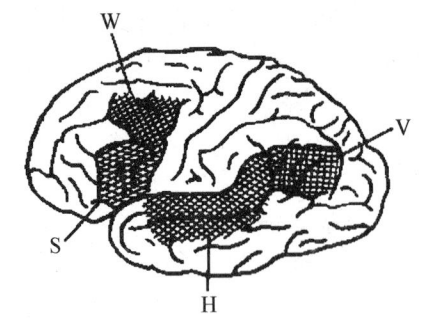

图10-40 大脑皮层的语言中枢
V. 角回;H. 颞上回后部;S. 中央前回下部的前方;W. 额中回后部

(一) 语言中枢

1. 说话中枢 又称语言运动区,位于**中央前回下部的前方**,即44区处,该区损伤可导致**运动性失语症**(motor aphasia),患者可书写和看懂文字,能听懂别人说话,发音器官也正常,但却不能讲话,不能用语言进行口头表达。

2. 听话中枢 又称语言听觉区,位于**颞上回后部**,该区损伤时患者可讲话、写字、阅读文字、也能听到别人发声,但却听不懂讲话的含义,称为**感觉性失语症**(sensory aphasia)。

3. 书写中枢 又称语言书写区,位于**额中回后部**。该区损伤会出现**失写症**(agraphia),患者可听懂别人说话,看懂文字,也会讲话,手的功能活动也正常,但丧失了写字、绘画的能力。

4. 阅读中枢 又称语言视觉区,位于**角回部位**,该区损伤可引起**失读症**(alexia),患者能听懂别人谈话,能讲话,也能书写,虽然视觉功能良好,但却看不懂文字含义。

大脑皮层语言中枢虽有一定的区域性,但各区的活动仍有密切的联系,语言功能的正常有赖于广大皮层区域的共同活动,因此,当大脑皮层受损时,常出现几种失语症合并存在,严重时出现4种语言功能同时障碍。

(二) 皮层功能的一侧优势

大脑一侧半球主管语言活动的功能,即大脑语言功能的**一侧优势**(laterality cerebral dominance)。有资料表明,习惯用右手的人,如右侧大脑皮层的44区(说话中枢处)损伤不出现上述失语症,而左侧大脑皮层的44区损伤则产生失语症,说明左侧大脑皮层在语言功能上占优势,即左侧半球为**优势半球**(dominant hemisphere)。一般以右手劳动为主的成人,其左侧优势半球的功能主要是语言文字的识别、书写、精确的计算和理性的思考等;而右侧半球,则在对非语词性的认识功能上占优势,如对触觉认识、深度知觉、空间辨认,以及音乐的欣赏和分辨等表现出功能优势。

(朱庆文 程薇 蔡圣荣)

第十一章

感觉器官

感觉（sense）是客观事物在人脑中的主观反应，包括视觉、听觉、嗅觉、味觉、躯体感觉和内脏感觉。感觉是通过感受器（或感觉器官）、感觉传导路和皮层感觉中枢等三部分活动共同完成的。有关感觉的初级传入和中枢机制已于前述，本章则重点讨论感受器和感觉器官的功能及其机制。

第一节 概 述

一、感受器和感觉器官

（一）感受器

感受器（receptor）是指分布在体表或各种组织内部专门感受机体内、外环境变化的特殊结构或装置。感受器形式多样，有的是感觉神经末梢（如痛觉感受器），或包有结缔组织被膜的神经末梢（如环层小体及触觉小体）；也有高度分化的感受细胞（如视杆细胞和视锥细胞）。

感受器感受到各种刺激后，可产生两类效应。

1. 产生特定的感觉 感受器是一种换能装置，能把各种形式的刺激能量（机械能、热能、光能和化学能）转换为电信号，并以神经冲动的形式沿一定的传导路径传导到大脑皮层的特定部位，各感觉皮层对传来的神经冲动加以分析、处理，产生特定的感觉。

2. 产生调节性反应 感受器是反射弧的第一个环节，感受器接受刺激并转换为电信号后，经传入神经到达反射中枢，反射中枢对传入信息整合后发出指令经传出神经传递给效应器，最后由效应器作出适应性反应，即产生对效应器的调节性反应。

（二）感觉器官

感受器连同它们的附属结构（如眼的折光系统、耳的集音与传音装置等）构成各种**感觉器官**（sense organ）。附属结构的功能是有效地将刺激传送到感受器。通常把分布于头部，并与脑神经相连的感觉器官称为**特殊感官**（special sense organ），如眼、耳、前庭、鼻、舌等。

二、感受器的分类

人体所感受的内、外环境变化形式多样，故感受器有多种类型，例如化学感受器、机械感受器、电磁感受器、温度感受器等（表11-1）。

表 11-1　人体的主要感觉类型及感受器类型

感觉类型	感受器结构	感受器类型	感觉器官
1. 视觉	视杆和视锥细胞	电磁感受器	眼
2. 听觉	毛细胞	机械感受器	耳
3. 嗅觉	嗅神经元	化学感受器	鼻
4. 味觉	味蕾	化学感受器	舌
5. 平衡觉	毛细胞	机械感受器	前庭器官
6. 触压觉	神经末梢	机械感受器	皮肤和深部组织
7. 温度觉	神经末梢/中枢神经元	温度感受器	皮肤、下丘脑
8. 痛觉	游离神经末梢	化学感受器	皮肤和各种器官
9. 肌肉长度	神经末梢	机械感受器	肌梭
10. 肌肉张力	神经末梢	机械感受器	腱器官
11. 动脉血压	神经末梢	机械感受器	血管
12. 动脉氧分压	神经末梢	化学感受器	血管
13. 血浆葡萄糖	下丘脑某些细胞	化学感受器	下丘脑
14. 血浆渗透压	下丘脑前部某些细胞	化学感受器	下丘脑

表中前 8 项通常能引起主观感觉，其余的感受器一般只是向中枢神经系统提供内、外环境中某些因素改变的信息，引起各种调节性反应，但这时在主观上并不产生特定的感觉，如颈动脉窦、主动脉弓压力感受器。

三、感受器的一般生理特性

（一）感受器的适宜刺激

适宜刺激（adequate stimulus）是指感受器最敏感的特定能量形式的刺激（如视网膜光感受细胞的适宜刺激是一定波长的电磁波）。通常将引起感觉所需要的最小刺激强度称为**感觉阈**（sensory threshold）。感受器并不只是对适宜刺激有反应，对于一些非适宜刺激也可发生反应，但所需刺激强度往往要比适宜刺激大得多。

（二）感受器的换能作用

换能作用（transduction）是指感受器将不同形式的刺激能量转变为神经纤维动作电位（神经冲动）的能量转换过程。在换能过程中，一般并不是直接把刺激能量转变为神经冲动，而是先在感受器细胞或感觉神经末梢产生相应的电位变化，前者称为**感受器电位**（receptor potential），后者产生**启动电位**或**发生器电位**（generator potential）。感受器电位或发生器电位均为局部反应，性质如同突触后电位。

（三）感受器的编码功能

感受器通过换能作用将感觉刺激转换为神经动作电位时，不仅仅是发生了能量形式的转换，而且将刺激包含的内外环境变化的各种信息（如刺激的部位、类型、强度等）也转换到了动作电位的序列之中，这一现象称为感受器的**编码**（coding）功能。

感受器的编码功能十分复杂，其详细机制尚未完全清楚。目前认为，感受器的编码主要发生在两个方面：①对外界刺激"质"的编码；②对外界刺激"量"的编码。

(四) 感受器的适应现象

适应（adaptation）是指当刺激强度持续不变地作用于感受器时，其感觉神经纤维上产生的动作电位频率随刺激时间的延长而逐渐降低的现象。适应出现的快慢不同，皮肤感受器适应较快，而颈动脉窦压力感受器适应较慢。快适应（触觉和嗅觉感受器）有利于探索新异的刺激；慢适应（肌梭、窦-弓感受器）则有利于机体对某些功能状态（如姿势、血压等）进行长期持续的监测，以便随时进行调整。

第二节　视觉器官

视觉（vision）是由视觉器官（眼）、视觉传导路和视觉中枢共同活动完成的。人体从外界环境接受到的各种信息，其中 90% 以上是通过视觉器官感知的，其适宜刺激是波长为 370～740nm 的电磁波。与视觉功能直接相关的眼结构是折光系统和感光换能系统（图 11-1）。

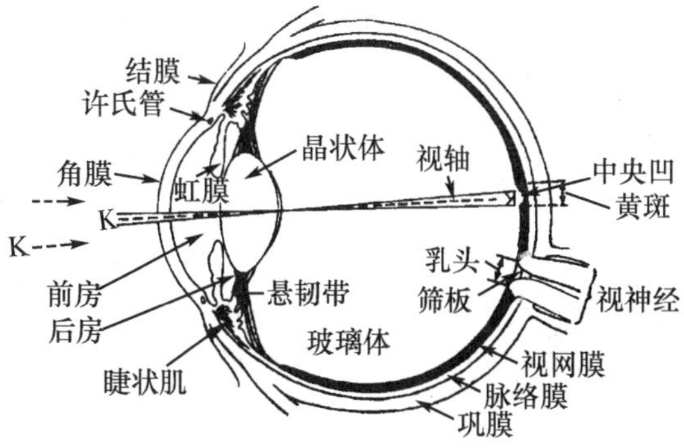

图 11-1　眼球的水平切面（右眼）

一、折光系统的功能

（一）眼的折光成像原理

1. 折光系统（refractive system）组成　眼的折光系统是一个复杂的生物透镜系统，由角膜、房水、晶状体和玻璃体组成。光线经空气进入眼后，先经过角膜、房水、晶状体和玻璃体等四种折光率不同的介质和四个曲率半径都不同的球形界面，即角膜和晶状体的前后表面。四个折光体在眼内形成一组复合凸透镜。其节点、主焦点的位置与简单凸透镜不同，故用一般几何光学原理画出光线在眼内的行进途径和成像过程是十分复杂的。

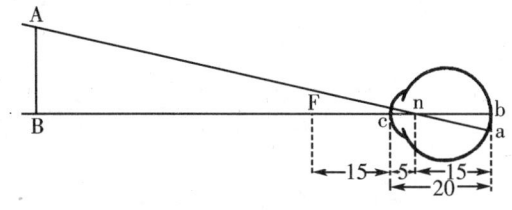

图 11-2　简化眼及其成像原理
n 为节点，AnB 和 anb 是两个相似的三角形；如果物距为已知，就可由物体的大小算出物像的大小，也可算出两个三角形的顶角（视角）的大小。F 为前焦点；图中的数字单位为 mm

2. 简化眼（reduced eye）模型　光学参数与正常人眼折光系统总的光学参数相等。简化眼将光线射入眼后在视网膜上形成物像的过程，简化为单球面凸透镜成像过程，其前后径为 20mm，内容物为均匀的折光体，折光率为 1.333，外界光线进入眼时，只在球形界面发生折射。该球面曲率半径为 5mm，即节点 n 到前表面的距离为 5mm，后主焦点在节点后方 15mm 处，正相当于视网膜的位置（图 11-2）。

简化眼模型和正常安静时的人眼一样，能使来自 6m 以外的平行光线聚焦在视网膜上，形成一个清晰的物像。利用简化眼可以方便地计算出不同远近的物体在视网膜上形成物像的大小。

$$\frac{物体的大小（AB）}{物体至节点的距离（Bn）} = \frac{物像的大小（ab）}{节点至视网膜的距离（nb）}$$

式中 nb 固定不变，相当于 15mm，根据物体的大小和物体与眼的距离，就可计算出物像的大小。

（二）眼折光能力的调节

通常，外界的平行光线（6m 以外）经眼的折光系统后恰好聚焦于视网膜上，这种折光状态的眼称为**正视眼**（emmetropia），此时，睫状肌呈舒张状态，晶状体周围的睫状小带被拉紧，晶状体呈扁平状态。通常将人眼不作任何调节时所能看清物体的最远距离称为**远点**（far point of vision），正视眼远点为无限远。

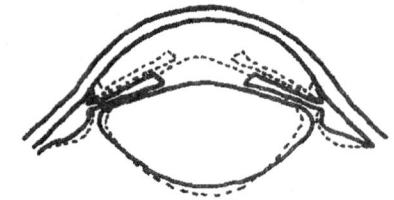

图11-3 眼调节前后的睫状体位置和晶状体形状的改变

当眼看近物（6m以内）时，从物体上发出的入眼光线呈辐散状，经过眼的折光系统后，将成像于视网膜的后面，形成模糊物像。实际上，正常人眼看近物时也非常清楚，这是因为眼在看近物时对其折光系统进行了有效的调节，这一过程称为**眼的调节**（visual accommodation）。

眼的调节是通过神经反射性活动来完成的，主要包括晶状体变凸、瞳孔缩小及眼球会聚。

1. 晶状体调节 当眼视近物时，如果眼不作任何调节，光线经折光系统折射后成像在视网膜后，在视皮质形成模糊的物像，此信息经中脑正中核整合后，反射性地引起动眼神经副交感神经核兴奋，其发出的副交感神经（睫状神经），使睫状肌收缩，睫状小带松弛，晶状体依其自身的弹性回缩，使前后凸度加大，尤其是前凸更为明显，折光能力增强，物像前移，恰好聚焦于视网膜上，形成清晰的物像（图11-3）。人眼作最大限度调节时所能增加的折光能力，称为眼的**调节力**（accommodation force），其大小可用近点来表示。人眼作充分调节时所能看清物体的最近距离，称为**近点**（near point of vision）。

2. 瞳孔的调节 当眼视近物时，晶状体变凸的同时，还反射性地引起双侧瞳孔缩小，称为**瞳孔近反射**（near reflex of the pupil），其反射通路与晶状体调节的反射通路相似，不同之处为效应器（瞳孔括约肌收缩，瞳孔缩小）。瞳孔近反射的生理意义是减少进入眼内的光线量，并减少由折光系统造成的球面像差和色像差，使视网膜上形成更清晰的物像。

在不同光照情况下，通过**瞳孔对光反射**（pupillary light reflex）也可改变瞳孔大小，来调节入眼的光线。遇强光时，瞳孔变小；遇弱光时，瞳孔变大。

3. 眼球会聚 当眼视近物时，除晶状体、瞳孔调节外，两眼球内收和视轴同时向鼻侧会聚，此现象称为眼球**会聚**（convergence）。眼球会聚反射途径与晶状体调节相似，但效应器是内直肌。眼球会聚的生理意义是，使物像分别落在两眼视网膜的对称点上，而不会产生复视。

眼的折光调节能力异常时，物像都不能聚焦于视网膜上，称为**非正视眼**（ametropia），包括近视、远视和散光（图11-4）。

【临床联系】

近视（myopia） 近视眼看6m以外的物体，物像成像在视网膜之前，在视网膜上形成模糊的物像。近视的发生多数是由于眼球前后径过长（轴性近视），也可因晶状体曲率过大、折光力过强（屈光性近视）导致远物发出的平行光线不能聚焦成像在视网膜上。因此，近视眼看不清远物；纠正近视可用凹透镜，使入眼的平行光线适当分散，再经眼的折光后就能成像于视网膜上。

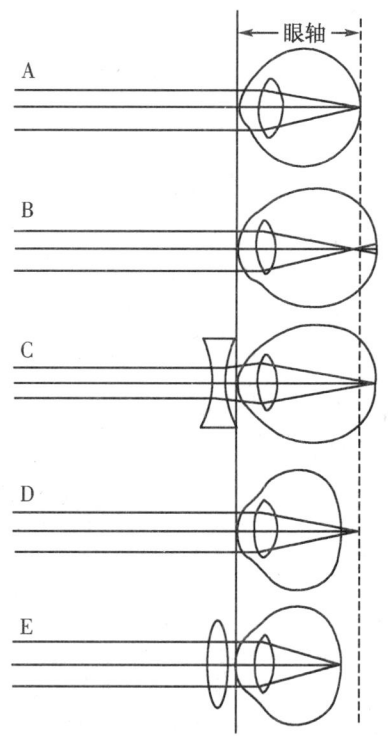

图11-4 眼的折光异常及其矫正
A. 正视眼；B. 近视；C. 近视的矫正；
D. 远视；E. 远视的矫正

远视（hyperopia） 与近视眼相反，远视眼看6m以外的物体时，物像成像在视网膜之后。远视的发生多数由于眼球的前后径过短（轴性远视）或折光系统的折光能力过弱（屈光性远视）。纠正远视可用凸透镜增加光线聚合，使远处平行光线不需晶状体调节就能在视网膜上形成清晰的物像。

散光（astigmatism） 正视眼折光系统的各个折光面都是正球面，即折光表面不同方位的曲率半径都是相同的。而散光眼多因眼的折光表面不呈正球面，导致折光表面不同方位的曲率半径不相同。因此，各点的平行光线不能同时聚焦于视网膜上，在视网膜上成像不清晰或产生物像变形。纠正散光可用圆柱形透镜，使曲率异常得到纠正。

老视（presbyopia） 随着年龄增长，眼睛的晶状体弹性减弱，睫状肌收缩能力降低而引起眼睛的近点远移，导致视近困难，称为老视。在近距离的工作中，需加凸透镜矫正。老视眼的发生和发展与年龄直接相关，多出现在45岁以后。

白内障（cataract） 晶状体混浊称为白内障。世界卫生组织从防盲、治盲的角度出发，将晶状体混浊并导致矫正视力低于0.5者，称为临床意义的白内障。白内障是全球第一位致盲眼病，随着人口老龄化，白内障发病率不断上升。老年性白内障是最常见后天性白内障，是晶状体老化过程中逐渐出现的退行性改变，与全身疾病如糖尿病、高血压、动脉硬化、老化因素及晶状体营养和代谢状况有关。视力下降是白内障最明显也是最重要的症状。至今为止尚无药物可完全阻止或逆转晶状体混浊，手术仍是各种白内障的主要治疗方法。

二、感光系统的功能

视网膜位于眼球壁最内层，它的功能是接收和传递视觉信息。来自外界物体的光线，通过眼的折光系统在视网膜上形成清晰的物像，然后经过视网膜的感光换能作用，将物像的光能转换为视神经上的动作电位，最后传入视皮层产生视觉。

（一）视网膜的结构特点

视网膜（retina）是一层透明的神经组织膜，厚度约为0.1~0.5mm。其结构精细，主要功能细胞有四层，由外向内依次为：色素上皮细胞层、感光细胞层、双极细胞层和神经节细胞层（图11-5）。

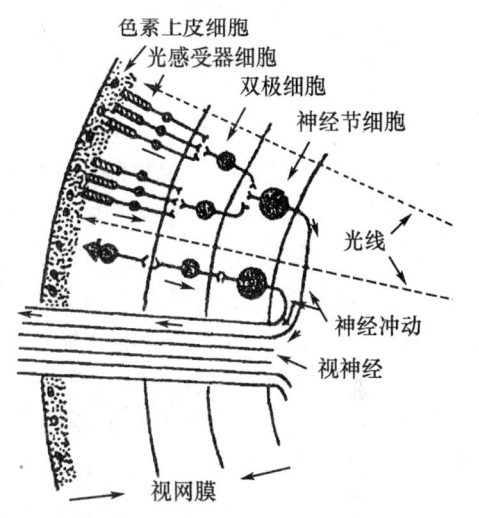

图11-5 视网膜层次结构模式图

1. 色素上皮细胞层 含有黑色素颗粒和维生素A，对感光细胞起营养和保护作用；在强光照射视网膜时，色素上皮细胞可伸出伪足样突起，包被视杆细胞外段，使其相互隔离；而在暗光条件下，视杆细胞外段才暴露出来。

2. 感光细胞层 具有**视杆细胞**（rod cell）和**视锥细胞**（cone cell）两种感光细胞，它们都是高度分化的细胞，含有特殊的感光色素（视色素）。视杆细胞和视锥细胞在形态上都可分为四部分，即外段、内段、胞体和终足（图11-6），外段是视色素集中的部位，在感光换能过程中起重要作用。视杆细胞外段呈长杆状，而视锥细胞外段呈圆锥状。两种感光细胞通过终足和双极细胞发生突触联系。

视杆细胞和视锥细胞在空间的分布极不均匀，视杆细胞主要分布在视网膜周边部，视锥细胞在视网膜的中央部最为密集。在黄斑的中央凹处只有视锥细胞，而无视杆细胞。

3. 双极细胞层 双极细胞的一极与感光细胞发生突触联系，另一极与神经节细胞发生突触联系。

4. 神经节细胞层 由神经节细胞发出的轴突汇集成束形成视神经，穿过视网膜出眼球后极上行至中枢。在视神经穿出视网膜的部位形成视神经乳头，此处无感光细胞，故无视觉感受，在视野中形成生理**盲点**（blind spot）。

视网膜中除纵向的细胞间联系外，还存在着横向联系，如在感光细胞层和双极细胞层之间有水平细胞，在双极细胞层和神经节细胞层之间有无长突细胞。这些细胞的突起在两层细胞间横向延伸，在水平方向传递信号；有些无长突细胞还可以直接向神经节细胞传递信号。近几年来发现，视网膜内还存在一种网间细胞，其胞体位于内网状层与外网状层之间，其作用是从内网状层向外网状层逆向传递抑制性信号，通过外网状层的水平细胞来控制视觉信号向外侧的扩散，其作用可能与视觉成像对比度的控制有关。

（二）视网膜的两种感光换能

视网膜中存在着两种感光换能系统：①**视杆系统**或**晚光觉**（scotopic vision）系统，由视杆细胞和与它们相联系的双极细胞和神经节细胞等成分组成。该系统对光的敏感度较高，能在昏暗的环境中感受光刺激而引起视觉，但不能分辨颜色，只能区别明暗。而且视物时只能有较粗略的轮廓，精确性差；②**视锥系统**或**昼光觉**（photopic vision）系统，由视锥细胞和与之有关的传递细胞等成分组成。该系统对光的敏感性较差，只有在类似白昼的强光条件下才能被刺激，但具有高分辨能力，对物体表面的细节和轮廓境界都能看得很清楚，而且视物时可以分辨颜色。

1. 视杆系统的感光换能机制 视杆细胞的视色素（感光色素）是**视紫红质**（rhodopsin），它对不同波长光线的吸收光谱，基本上与晚光觉对光谱不同部分的敏感性曲线一致，说明视紫红质的光化学作用是晚光觉的基础。

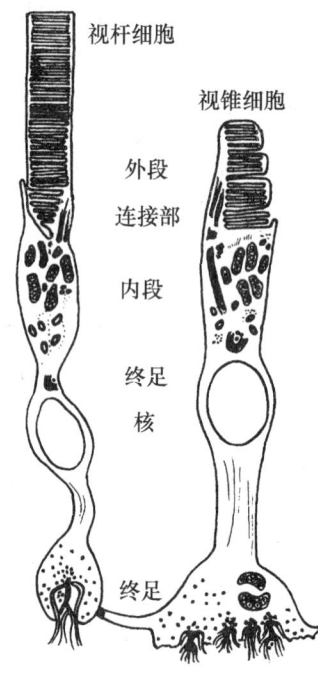

图 11-6 哺乳动物光感受器细胞模式图

（1）视紫红质的光化学反应：视紫红质主要由**视黄醛**（retinal）和**视蛋白**（opsin）组合而成。

视紫红质在光照时迅速分解为视黄醛和视蛋白，每吸收一个光量子即可使一个分子的视紫红质分解。视紫红质的分解过程是一个多阶段反应，首先是光照促使视黄醛发生构型改变，由本来的11-顺型视黄醛，转变为全反型的视黄醛。视黄醛的变构进而引发视蛋白变构，经过较复杂的信号转导系统的活动，诱发视杆细胞兴奋，产生超极化型的感受器电位。

视紫红质的光化学反应是可逆的，其反应的平衡点决定于光照的强度。它在光照下分解，在暗处又重新合成（图11-7），这是人在暗处能不断视物的基础。光线愈暗，合成过程愈超过分解过程，视网膜中处于合成状态的视紫红质也愈多，使视网膜对弱光愈敏感；反之，人在亮处视物时，视紫红质分解增强，合成过程减弱，这就使视网膜中处于分解状态的视紫红质较多，使视杆细胞几乎失去感受光刺激的能力。

视黄醛是由维生素A（视黄醇）在酶的作用下氧化而成，在视紫红质分解再合成的过程中，有一部分视黄醛被消耗，需要由食物进入血液循环（相当部分贮存于肝）中的维生素A来补充。若长期维生素A摄入不足，导致视紫红质合成障碍，影响人在暗处时的视力，引起**夜盲症**（nyctalopia）。

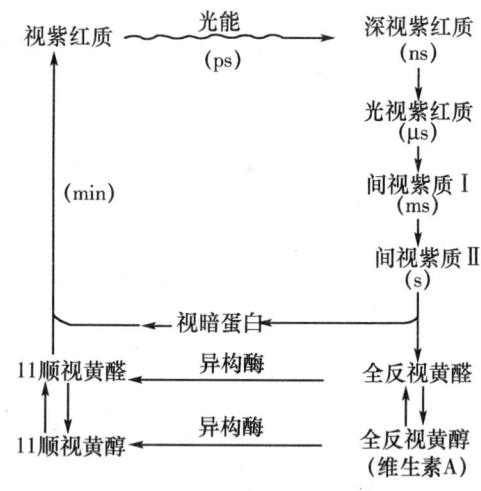

图 11-7 视杆细胞中视紫红质-视黄醛-视黄醇循环的光化学反应

（2）光-电换能中的信息传递：感光细胞的外段是进行光-电换能的关键部位。视杆细胞外段绝大部分为重叠成层的圆盘状结构，即膜盘。人的每个视杆细胞外段中有近千个膜盘，每个膜盘含有约100万个视紫红质分子。这样的结构促使进入视网膜的光量子与视紫红质接触并发生反应的机会增多。

未经光照射时，视杆细胞的静息电位只有-30～-40mV，比一般细胞小得多。这是由于外段膜在无光照时，就有相当数量的Na^+通道处于开放状态，并有持续的Na^+内流所造成。

感光细胞的Na^+通道是化学门控式的，控制通透性的内部信使是cGMP（图11-8）。在暗中，cGMP使外段膜的钠通道保持开放的构型。光照刺激激活视紫红质使转导蛋白（Gt）激活，后者转而激活**磷酸二酯酶**（PDE），PDE使cGMP转化为非活性产物GMP，促使cGMP水平降低，钠通道关闭，形成超极化感受器电位。感受器电位只能以电紧张性的扩布到达它的终足部分，影响终足（相当于轴突末梢)处的递质释放。

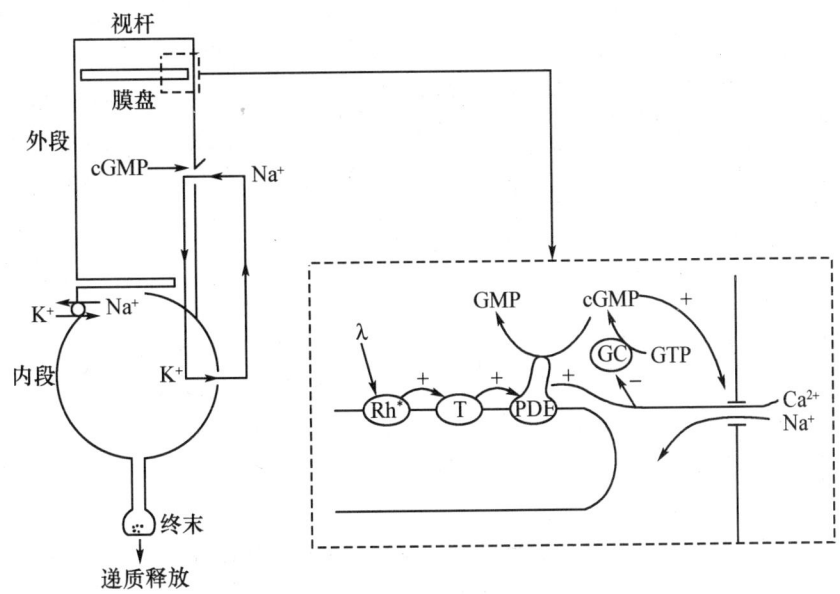

图 11-8 视杆细胞的光电换能机制示意图

2. 视锥系统的感光换能装置 视锥系统外段也具有与视杆细胞类似的盘状结构,并含有特殊的视锥色素。大多数脊椎动物具有三种不同的视锥色素,各存在于不同的视锥细胞中。这是视锥细胞具有分辨颜色能力的结构基础。光线作用于视锥细胞外段时,在它们的外段膜两侧也发生与视杆细胞类似的超极化型感受器电位,作为光-电转换的第一步,并最终在相应的神经节细胞上产生动作电位。

3. 颜色视觉(color vision) 是不同波长的光线作用于视网膜后在人脑引起的主观感觉,也表达了对光波波长的辨别能力。人眼一般可在光谱上区分出红、橙、黄、绿、青、蓝、紫等 7 种颜色,实际上人眼在光谱上可区分的颜色不下 150 种,在可见光光谱的范围内波长长度只要有 3~5nm 的增减,就可被视觉系统分辨为不同的颜色。早在 20 世纪初,就有人提出了视觉的**三原色学说**(trichromacy theory),设想在视网膜中存在着分别对红、绿、蓝光线特别敏感的三种视锥细胞或相应的三种感光色素。目前该假说,已经被许多实验所证实。

【临床联系】

色盲(color blindness) 是指人对三原色中的一种或两种缺乏辨别能力的现象。色盲与缺乏相应的某种视锥细胞有关。色盲分为全色盲和部分色盲。全色盲只能分辨明暗,呈单色觉,极为少见。红绿色盲多见,而蓝色盲少见。色盲除极少数人是由于视网膜发生病变外,绝大多数人是由先天性遗传所致。色盲的遗传方式是 X 连锁隐性遗传。男性仅有一条 X 染色体,因此只需一个色盲基因就表现出色盲。女性有两条 X 染色体,因此需有一对致病的等位基因,才会表现异常。

色弱(color weakness) 患者并非缺少某种色觉,而是对某种颜色的识别能力差一些。色弱并不是由于缺乏某种视锥细胞,而是视锥细胞对某种颜色的反应能力较正常人为弱的结果。色弱的发生多是后天的,是由于健康状况不佳所造成的色觉感受系统的一种病态发育。

(三) 视网膜的信息处理

视网膜中除有化学性突触以外,还存在大量的电突触。可见,在视网膜各级细胞间存在着复杂的联系,视觉信息在感光细胞层经感光换能作用变成电信号后,将首先在视网膜复杂的神经元回路中得到加工和处理。

视杆细胞和视锥细胞是视觉通路中的第一级感觉神经元,双极细胞和神经节细胞分别为第二级和第三级感觉神经元。但是,在视网膜的神经通路中,只有神经节细胞和少数无长突细胞具有产生动作电位的能力。

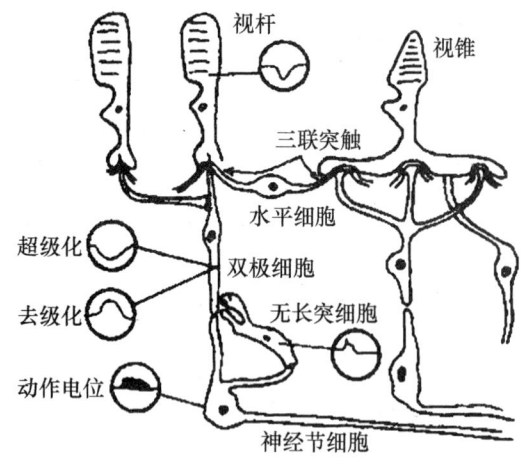

图 11-9 视网膜中各类细胞排列及其产生的电反应类型示意图

由视杆和视锥细胞产生的电信号,在到达神经节细胞以前,视觉信息的传递主要依赖电紧张性扩播的方式。

在光刺激下,感光细胞通过光化学作用产生感受器电位-超极化慢电位,该电位以电紧张性扩播到达突触前膜,引起末梢释放递质于突触间隙,从而引起下一级细胞产生慢电位变化。目前已经清楚,感光细胞与双极细胞间的信息传递是由谷氨酸介导的。谷氨酸在双极细胞引起的电反应呈两种不同的形式:当谷氨酸与去极化型谷氨酸受体结合时,则引起去极化型慢电位;当谷氨酸与超极化型谷氨酸受体结合时,则引起超极化型慢电位。当慢电位传递到神经节细胞时,通过总和,使神经节细胞的静息膜电位去极化到阈电位水平,才会产生动作电位,作为视网膜的最后输出信号传向中枢(图11-9)。

三、与视觉有关的其他现象

(一)视敏度

视敏度(visual acuity)又称视力,是指人眼对物体形态的精细分辨能力,即人眼能够分辨物体两点间的最小距离的能力。通常临床检查视敏度是以视角的倒数来表示,标准视力表就是根据这一原理设计的。**视角**是指物体两点所发出的光线投射到眼内,通过节点交叉所形成的夹角。当人眼能看清5m处视力表上第10行E字形的缺口(两光点间距离为1.5mm)方向时,此时视角为1分角(图11-10),定为正常视力。

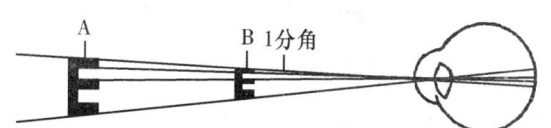

图 11-10 物体距离、大小与视角的关系示意图
A. 距离 10m 处; B. 距离 5m 处

人眼之所以能分辨是两个光点,是因为当视角为1分角时,在视网膜上所形成的两点间距离为4～5μm,恰好相当于一个视锥细胞的直径,这样两条光线分别刺激两个视锥细胞,而且中间至少间隔一个未被刺激的视锥细胞。

(二)视野

视野(visual field)是指单眼固定注视前方一点不动时,该眼所能看到的空间范围。正常视野图中,颞侧视野大于鼻侧视野,下侧视野大于上侧视野。在同一光照条件下,用不同颜色的目标物测得的视野大小不一样,白色视野最大,其次为黄、蓝色,再次为红色,而绿色视野最小(图11-11)。

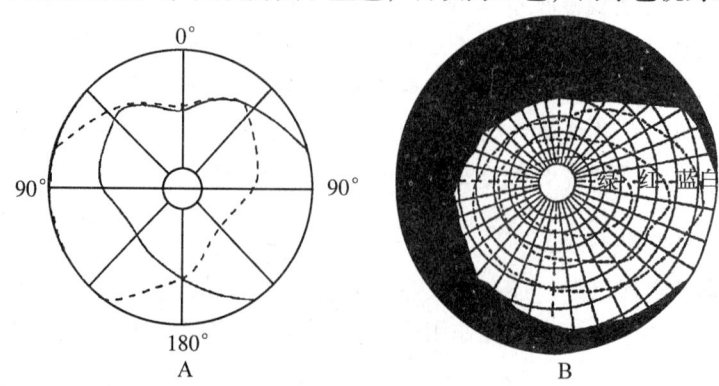

图 11-11 人右眼视野图

(三) 暗适应与明适应

1. 暗适应 (dark adaptation)　是指当人突然从亮处进入黑暗的环境，最初看不清任何物体，经过一段时间后，视力才逐渐恢复的现象。暗适应过程分为两个阶段：①视锥细胞的快暗适应过程，进入暗处后 7~8min 视觉阈值明显下降，主要与视锥细胞中视色素合成增加有关；②视杆细胞的慢暗适应过程，该阶段是暗适应的主要机制，进入暗处后 25~30min 时，阈值下降到最低点，并维持在这一水平，主要与视杆细胞中视紫红质合成增加有关。随着视紫红质合成逐渐增多，视网膜对弱光的敏感性逐渐升高，才能在暗处看清物体。

2. 明适应 (light adaptation)　是指人突然从暗处到光亮处时，最初感到一片耀眼，视物不清，稍等片刻后才能恢复视觉的现象。明适应较快，仅约 1min 即可完成。其机制是：从暗处到光亮处时，暗处合成的对光敏感性较高的视紫红质开始分解，最初产生耀眼的光感，待视紫红质迅速分解含量降低时，对光不敏感的视锥色素才能发挥作用。

(四) 双眼视觉和立体视觉

1. 双眼视觉 (binocular vision)　是指两眼同时视物时所产生的视觉。人和其他灵长类动物，双眼在头的前方，两眼的视野有相当一部分互相重叠，故具有双眼视觉功能。与单眼视觉相比，双眼视觉的意义主要是可以弥补单眼视野中的盲区缺损，扩大视野，并形成立体视觉。

2. 立体视觉 (stereopsis)　是指双眼视物时，不仅能看到物体的高度、宽度，还能看到物体厚度的现象。这主要是由于两眼的视差所造成的，两眼的视觉图像信息经过中枢神经系统处理后，产生一个有立体感的物体。但单眼视物时也能在一定程度上产生立体感觉，这与物体表面的光线反射情况、阴影的有无以及生活经验等有关。

第三节　听觉器官

听觉 (audition) 是由听觉器官、听觉传导路和听觉中枢共同活动产生的。听觉器官-耳，由外耳、中耳构成的**传音系统**和内耳构成的**感音系统**组成。

一、人耳的听阈和听域

人耳的适宜刺激是空气振动的疏密波，但振动的频率必须在一定范围内，并且达到一定强度，才能产生听觉。通常人耳能感受的振动频率范围为 20~20000Hz，强度范围为 0.0002~1000dyn/cm²。听力指听觉系统对声音的感受能力，通常以听阈的高低来表示。**听阈** (hearing threshold) 是指对于某一种频率的声波所具有的刚能引起听觉的最小强度。听阈越低，表示听力越好。当振动强度在听阈以上继续增加时，听觉的感受也相应增强，但当强度增加到某一限度时，可因鼓膜过度振动而引起压迫感或疼痛感觉，这个限度称为最大可听阈。人耳的听阈随着声音的频率而变化，而且每一种振动频率都有其听阈和最大可听阈，因而可据此绘制出表示人耳对振动频率和强度的感受范围的坐标图（图 11-12）。

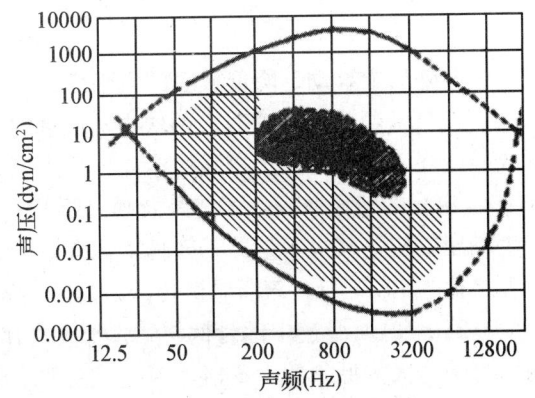

图 11-12　人耳正常听域图
中心斜线区：通常的语言区；下方的斜线区：次要的语言区；（1dyn=10^{-5}N）

图中下方的曲线表示不同振动频率的听阈，上方的曲线表示它们的最大可听阈，两条曲线所包围的区域称为**听域** (frequency range of hearing)。凡是人耳所能感受的声音，其频率和强度坐标都应在听域范围之内。从听域图上可以看出，人耳最敏感的频率在 1000~3000Hz 之间。人们日常说话的频率较此弱，而语音的强度在听阈和最大可听阈之间的中等强度处。

二、传音系统的功能

（一）外耳的功能

外耳（external ear）由耳郭和外耳道组成。耳郭起集音作用，并对声源方向的判断也有一定的作用。外耳道发挥共振作用，使声波由外耳道传到鼓膜时，强度可以增加 10 倍（最佳共振频率可达 3500Hz）。

（二）中耳的功能

1. 中耳（middle ear）**的传音功能**

（1）**鼓膜**（tympanic membrane）**的作用**：鼓膜就像电话机受话器中的振膜，是一个压力承受装置，具有较小的失真度和良好的频率响应。鼓膜本身无固有振动，频率小于 2400Hz 的声波振动作用于鼓膜时，鼓膜可以复制振动频率，其振动与声波振动同始同终。

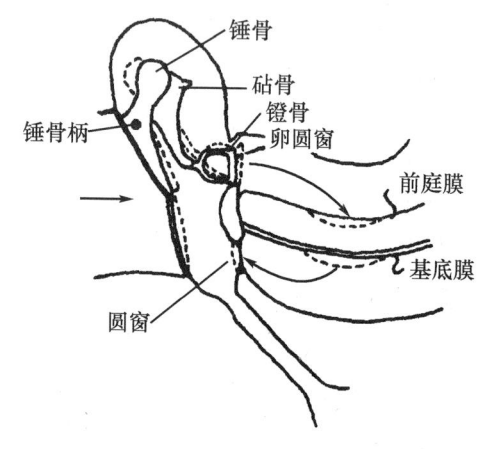

图 11-13　人中耳和耳蜗关系模式图
点线表示鼓膜向内侧震动时各有关结构的移动情况

（2）**听骨链**（ossicular chain）**的作用**：由**锤骨**、**砧骨**和**镫骨**依次连接而成。锤骨柄细长，附着于鼓膜；镫骨与卵圆窗膜相连；砧骨居中。三块听小骨形成一个两臂之间呈固定角度的杠杆，锤骨柄为长臂，砧骨长突为短臂（图11-13），杠杆支点的位置刚好在整个听骨链的重心上。因此，在能量传递过程中惰性最小，效率最高。因此，声波通过鼓膜、听骨链作用于卵圆窗膜时，声波振动压强增大，而振幅稍减小。产生所谓中耳的增压作用（总增压效应约为 22 倍）。当鼓膜振动时，如锤骨柄内移，则砧骨的长突和镫骨也与锤骨柄作同方向内移。

（3）**中耳肌的作用**：中耳肌包括鼓膜张肌和镫骨肌，与中耳传音功能有关。当鼓膜张肌收缩时，锤骨柄和鼓膜向内牵引，增加鼓膜的紧张度，减小其振幅，有利于接受高音刺激，并且对内耳有保护作用。当镫骨肌收缩时，镫骨脚板向外后方移动，降低鼓膜的紧张度，增大其振幅，有利于接受低音刺激。当强烈的声响（70dB以上）或气流经过外耳道时，两块中耳肌同时收缩，听骨链传递振幅减小，阻力增大，因而使中耳传音效能减弱，同时可阻止较强的振动传至内耳耳蜗，对感音装置起到保护作用。

2. 中耳的增压效应　声波经鼓膜、听骨链到达卵圆窗膜时，声波振动压强增大，而振幅稍减小，产生**增压效应**。其机制是：①鼓膜实际有效振动面积约为 55mm² 左右，而卵圆窗膜面积约为 3.2 mm²，两者之比为 17.2∶1，若听骨链传音时总压力不变，作用于卵圆窗膜上的压强为鼓膜上压强的 17.2 倍（55/3.2）；②听骨链中锤骨柄与砧骨长突之比，即杠杆长臂与短臂之比为 1.3∶1，这样作用于短臂上的压力将增大为原来的 1.3 倍。因此，在整个中耳传音过程中增压效应为 22 倍（17.2×1.3）。由于鼓膜和听骨链的增压作用，补偿了能量的消耗，可使声音真实地传入内耳。

3. 咽鼓管的功能　咽鼓管又称耳咽管，是连通鼓室与鼻咽部的通道。鼓室内空气通过咽鼓管与大气相通。咽鼓管主要生理功能是维持中耳内外压力平衡，使鼓膜保持正常的位置、形状和振动性能，维持正常听力。通常，咽鼓管处于关闭状态，能阻止鼻咽部的液体异物及感染病灶等进入中耳。

(三) 声音的传导途径

声音是通过空气传导与骨传导两条途径传入内耳的。在正常情况下，以气传导为主。

1. 气传导（air conduction） 主要途径是声波经外耳道引起鼓膜振动，再经听骨链和卵圆窗膜进入耳蜗，这是主要传导途径。

此外，鼓膜的振动也可引起鼓室内空气的振动，再经圆窗膜的振动传入耳蜗，这一途径在正常情况下并不重要，而在听骨链运动障碍时（如鼓膜穿孔或骨链硬化）可发挥一定的传音作用。

2. 骨传导（bone conduction） 声波可直接引起颅骨的振动，再引起位于颞骨骨质中的耳蜗内淋巴的振动。骨传导的敏感性比气传导低得多，因此在正常听觉的引起中作用甚微。临床上把音叉或其他振动物体直接贴在患者颅骨上，检查骨传导受损的情况来判断听觉异常的产生部位和原因。

【临床联系】

助听器是一种帮助聋人听取声音的扩音装置，它主要由微型传音器、放大器、耳机、耳膜和电源等组成。耳聋分为传音性耳聋和感音性耳聋两种。传音性耳聋是由于传音装置功能障碍，特别是鼓膜或中耳病变，导致气传导明显受损，而骨传导却不受影响，甚至相对增强；感音性耳聋（神经性耳聋）是由于感音装置功能障碍，如耳蜗、听神经损伤（药物中毒）或听觉传导路的某一环节功能障碍使听力功能减退或丧失。感音性耳聋时，气传导和骨传导将同样受损。感音性耳聋患者应尽早科学选配助听器，一般来说，中度听力损失者（听力损失在60dB左右）使用助听器后获益最大。

三、感音系统的功能

内耳又称**迷路**（labyrinth），由耳蜗和前庭器官组成。耳蜗是声音的感受器官，其感音功能可概括为两方面：对声音刺激的感受和对声音信息的初步分析。

(一) 耳蜗的结构

耳蜗（cochlea）是由一条骨质管腔围绕一锥形骨轴向上盘旋而成，形似蜗牛壳而得名。在耳蜗管的横断面上有两个分界膜，一是横行的基底膜，另一是斜形的前庭膜。两个膜将管腔分为三个腔，分别称为前庭阶、蜗管和鼓阶（图11-14）。前庭阶和鼓阶两腔充满外淋巴液，并在蜗顶部通过蜗孔彼此交通。**蜗管**是一个充满内淋巴液的盲管。

基底膜上有声音感受器——**螺旋器**（柯蒂器，Corti organ），浸浴在内淋巴中。螺旋器由毛细胞及支持细胞等组成。毛细胞的顶部表面都有上百条整齐排列的纤毛，与蜗管**内淋巴**（endolymph）相接触，底部有丰富的听神经末梢，与**外淋巴**（perilymph）相接触。盖膜在内侧连接耳蜗轴，外侧则游离在内淋巴中。

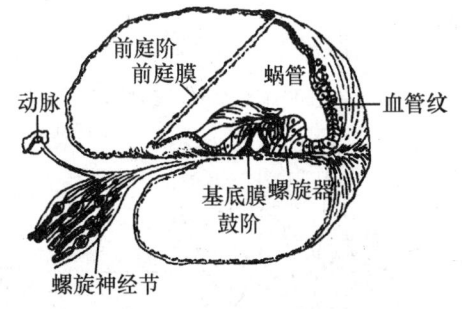

图11-14 耳蜗管横断面模式图

(二) 基底膜的振动与行波理论

声波振动能量通过镫骨脚板传到外淋巴后，立即传到整个耳蜗系统。同时镫骨脚板内移时，圆窗膜外突，前庭阶与鼓阶之间形成一压力差，从而引起基底膜的振动，于是振动以波的形式沿着基底膜向前传播，称之为**行波**（travelling wave）。行波的特点是，振动在基底膜从耳蜗的底部向顶部传播时，振幅逐渐增加，而传播的速度则逐渐变慢，波长变短。当振动到达基底膜的某一部位，即其共振频率与声波频率一致的部位，振幅最大，离开该处后，振幅迅速减少，再稍远些基底膜的位移完全停止。基底膜上不同部位的振幅与声波频率有密切关系。行波过程中，每一种频率的声波，在基底膜不同的部位有一个相应的最大振幅部位。高频声波的最大振幅部位靠近卵圆窗，而低频声波的最大振幅部位靠近蜗顶。即近卵圆窗部位的基底膜与高频声波发生共振作用，基底膜的中间部分与中频声波共振，耳蜗顶部的基底膜与低频声波共振（图10-15）。

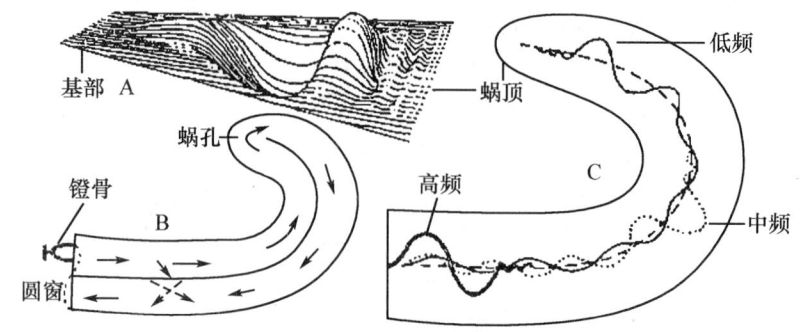

图 11-15 声波在耳蜗内的传播及其膜的波动形式
A. 基底膜的运动模式；B. 耳蜗内压力的传播方向；C. 高中低频声波在基底膜上引起的行波示意，波动最大点高频近卵圆窗，低频近蜗顶

基底膜不同部位的共振频率不同，在其相应频率的声波作用下，产生一最大振幅区，该区域的毛细胞与听神经受到的刺激最强。兴奋沿不同部位的听神经纤维传到听觉中枢的不同部位，产生不同的音调感觉。这就是耳蜗对声音频率的初步分析。但仅仅依靠耳蜗的分析能力很难达到较高的分辨水平，中枢神经系统在分辨频率的过程中起重要作用。

（三）耳蜗的感音换能机制

耳蜗的作用是将传到耳蜗的机械振动转变为听神经纤维的神经冲动，在这一换能过程中，耳蜗基底膜的振动是一个关键因素。当声波振动通过听骨链到达卵圆窗时，使外淋巴和内淋巴振动，造成基底膜振动。基底膜和盖膜各自沿着不同的轴向上或向下移动，两膜之间便发生交错的移行运动，使毛细胞上的纤毛弯曲和摆动。毛细胞上的纤毛弯曲和摆动是使此机械能转化成电能的开端。感受器电位经电紧张性扩布传至毛细胞底部，引起神经递质的释放，最后触发听神经产生动作电位，实现感音换能作用。

（四）耳蜗的生物电现象

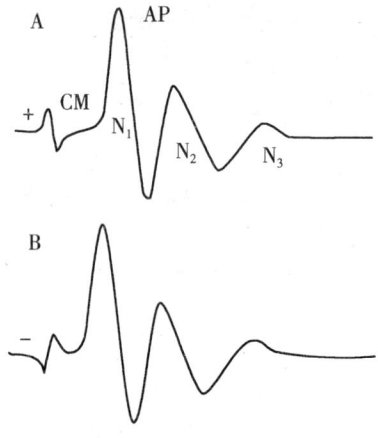

图 11-16 耳蜗微音器电位和听神经动作电位
CM：微音器电位；AP：耳蜗听神经动作电位（包括 N_1、N_2、N_3 3 个负电位）
A 与 B 对比表明，声音位相改变时，微音器电位位相倒转，但听神经复合动作电位位相没有改变

在安静或声音刺激时，耳蜗可产生直流和交流等多种电位，统称**耳蜗电位**。

1. 耳蜗静息电位 当耳蜗未受刺激时，将一个测量电极放在鼓阶外淋巴液中，接地并保持 0 电位，另一测量电极置于蜗管的内淋巴液中，便可记录内淋巴液中电位为+80mV 左右，称为**耳蜗内电位**（endocochlear potential），又称**内淋巴电位**（endolymphatic potential）。同样方法测得毛细胞膜内电位为-70~-80mV，此电位为**毛细胞静息电位**。由于毛细胞顶端与内淋巴接触，毛细胞的周围部分则浸浴在外淋巴液中，因此，毛细胞顶部膜内外电位差为 150~160mV，而毛细胞底部膜内外电位差为 70~80mV。这是耳蜗毛细胞静息电位与一般细胞的不同之处。

2. 耳蜗微音器电位（cochlear microphonic potential，CM） CM 是指耳蜗受到声波刺激时所产生的一种与声波波形相似的具有交流性质的电位（图11-16）。在一定范围内，CM 的频率、振幅与声波振动完全一致；潜伏期极短，小于 0.1ms；没有不应期；无真正的阈值；对缺氧和深度麻醉相对不敏感。

3. 听神经动作电位 听神经上的动作电位是耳蜗对声音刺激所

产生的一系列反应中最后出现的电变化,是耳蜗对声音刺激进行换能和编码的总结果。图 11-16 显示的是听神经的复合动作电位,它是听神经中所有纤维活动的综合反应。

第四节 前庭器官功能

前庭器官(vestibular apparatus)由内耳迷路中的椭圆囊、球囊和半规管共同组成(图 11-17)。前庭器官是感受自身运动状态和头部空间位置变化的感觉器官,在维持正常姿势和平衡方面起重要作用。

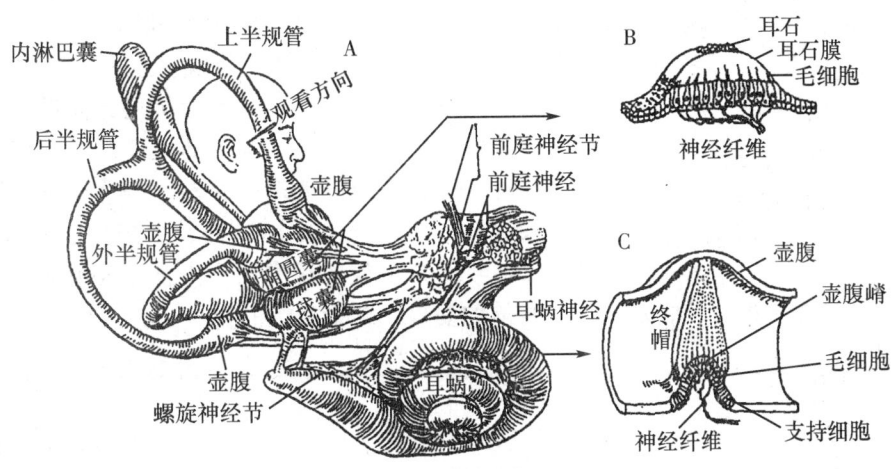

图 11-17 前庭器官模式图
A. 内耳迷路;B. 囊斑;C. 壶腹

一、前庭器官的感受细胞及适宜刺激

前庭器官的感受细胞是**毛细胞**(hair cell),毛细胞有两种纤毛,①**动纤毛**(kinocilia),只有一条,而且最长,位于细胞顶端的一侧边缘处;②**静纤毛**(stereocilium),数量多,每个细胞约 60~100 条,较细,长短不一,靠近动纤毛的长,并依次逐根变短,呈阶梯状,毛细胞的基底部有感觉神经分布。

毛细胞的适宜刺激是与纤毛生长面平行的剪切力的作用。当动纤毛和静纤毛都处于自然状态时,细胞膜的静息电位约为 -80mV,同时,与毛细胞相连的传入神经纤维上有一定频率的基础放电。在外力作用下,静纤毛倒向动纤毛一侧时,毛细胞去极化,达到阈电位(-60mV)时,毛细

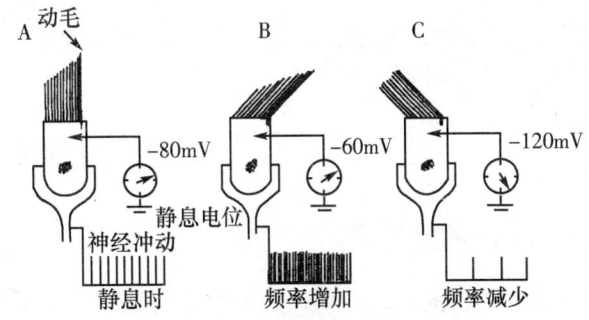

图 11-18 前庭器官毛细胞纤毛状态与神经冲动发放关系模式图

胞的传入神经纤维发放冲动增加,表现为兴奋效应;相反,当动纤毛倒向静纤毛一侧时,毛细胞超极化,传入冲动减少,表现为抑制效应(图 11-18),这是所有毛细胞感受外界刺激时的一般规律,其机械-电换能机制与耳蜗毛细胞相似。

二、前庭器官的功能

(一)椭圆囊和球囊的功能

椭圆囊(utriculus)和**球囊**(sacculus)内部充满了内淋巴液,囊内都有一个称为**囊斑**(macula)

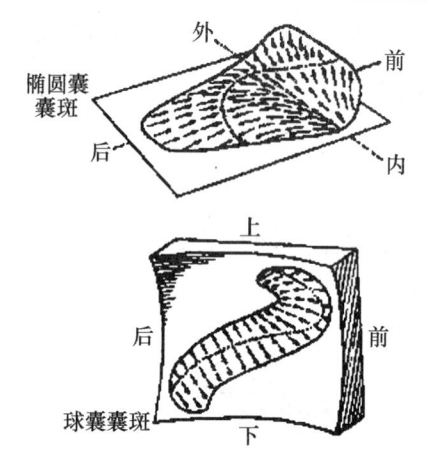

图11-19 椭圆囊及球囊的位置以及毛细胞顶部纤毛的排列方向
点线为微纹，箭头指向动纤毛的方向

的特殊结构，毛细胞存在于囊斑中，其纤毛埋置于**位砂膜**（otolithic membrane，耳石膜）中。位砂膜是一种胶质板，内含有许多微细的耳石。耳石主要由碳酸钙和蛋白质组成，比重大于内淋巴，有较大的惯性。椭圆囊的囊斑和球囊中的囊斑所处的空间位置有所不同。当人体直立不动时，椭圆囊的囊斑与地面平行，毛细胞的顶部朝上，纤毛是垂直向上竖立，位砂膜在毛细胞纤毛的正上方；而球囊的囊斑则与地面垂直，毛细胞顶部朝外，纤毛向水平方向伸出，位砂膜悬在纤毛的外侧面（图11-19）。

椭圆囊和球囊的功能是感受直线变速运动和头部的空间位置。因为，在囊斑中几乎每一个毛细胞的排列方向都不完全相同，它们能够感受各个方向的变化。当头部位置发生改变或躯体作直线变速运动时，位砂膜因惯性作用而发生偏移，使毛细胞的纤毛弯曲。如果静纤毛向动纤毛方向弯曲，则产生去极化感受器电位，引起传入神经纤维发放冲动增加，信息传入中枢，反射性引起颈部、躯干和四肢肌肉张力的改变，从而调整身体的姿势，维持身体平衡。

（二）半规管的功能

半规管可以分为上（前）、外（水平）和后三个半规管。当头向前倾30°时，外半规管与地平面平行，其余两个半规管与地平面垂直，三个半规管互成直角，一侧的上半规管与对侧的后半规管平行。每个半规管与椭圆囊连接处有一膨大部分叫做**壶腹**（ampulla）。壶腹中有一块隆起的结构称**壶腹嵴**，其中包括毛细胞与支持细胞，细胞的顶部有较厚的帽状胶质物，称为**终帽**。

半规管的功能是感受旋转变速运动。以水平半规管为例，当机体开始向左旋转时，则左侧半规管的内淋巴因惯性而流向壶腹部，使静纤毛向动纤毛侧弯曲，导致毛细胞去极化而兴奋；与此同时，右侧半规管内淋巴的流向刚好相反，远离壶腹，此处的毛细胞动纤毛向静纤毛侧弯曲而产生超级化，神经冲动减少。人脑通过对来自两耳水平半规管传入信号的不同，来判断旋转运动的方向和状态。由于三个半规管是互相垂直的，所以人体可接受不同平面和不同方向旋转变速运动的刺激。产生不同的运动觉和位置觉，引起姿势反射，维持身体的平衡。

三、前庭反应与眼震颤

（一）前庭反应

前庭器官的传入冲动，除引起运动觉和位置觉外，还可引起各种姿势调节反射和自主性神经功能的改变。当半规管感受器受到过强、过长的刺激，或者在快速旋转和快慢不均匀的旋转过程中，通过前庭神经核与网状结构的联系，引起自主性神经失调，特别是在前庭功能敏感度过高的人，一般的旋转也会引起强烈的反应。这些反应包括出汗、面色苍白、眩晕、恶心呕吐、心跳加快和血压下降等。

（二）眼震颤

眼震颤（nystagmus）是最特殊的前庭反应，即躯体作旋转运动时，两侧眼球出现同步的往返运动的现象。眼震颤主要是半规管受刺激反射性地改变了眼外肌活动引起的。

眼震颤包括眼球运动的慢动相与快动相两种成分（图11-20）。以水平方向眼震颤为例，当头与身体向左旋转时，旋转开始由于内淋巴的惯性，使左侧壶腹嵴内的毛细胞受到的刺激增强，而右侧正好相反，从而反射性引起某些眼外肌的兴奋和另一些眼外肌的抑制，于是出现两侧眼球缓慢向右侧移动，为眼震颤的**慢动相**（slow component）；当眼球移到两眼裂右侧端而不能再移动时，两眼球突然快速返回到眼裂正中，此为眼震颤的**快动相**（quick component）。接着又出现新的慢动相和快动相反复不已；

当旋转变为匀速时,由于内淋巴与身体的旋转的速度相同,故毛细胞回到原位,眼震颤停止而眼球又居于眼裂中央;当旋转突然停止时,由于内淋巴的惯性,又出现眼震颤,但慢动相和快动相的方向与旋转开始时恰好相反。

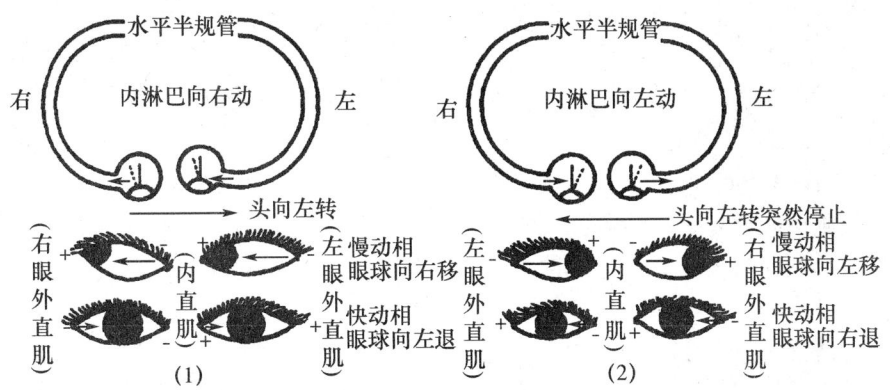

图 11-20 旋转变速运动时眼震颤方向示意图

水平半规管眼震颤的检测是临床上常用的前庭功能检查方法。眼震颤的正常持续时为 20~40s。持续时间过长或过短说明前庭功能过敏或减弱

> **案例**
> 某患者随旅游团乘大巴旅游,开车后 30min,烦躁、恶心、心慌、出冷汗,此后出现眩晕、呕吐。下车后逐渐缓解。去医院就诊,诊为晕动病。
> **问题与思考**
> 熟悉晕动病相关的前庭器官的功能。
> **提示**
> 晕动病(motion sickness)即晕车病、晕船病、晕机病和由于各种原因引起的摇摆、颠簸、旋转、加速运动等所致疾病的统称。
> 晕动病的发病机制尚未完全明了,主要与影响前庭功能有关。前庭器官内的椭圆囊和球囊的囊斑是感受上下和左右的直线运动,三个半规管毛细胞感受旋转运动。当囊斑或毛细胞受到一定量的不正常运动刺激所引起的神经冲动,依次由前庭神经传至前庭神经核,再传至小脑和下丘脑,因而引起一系列以眩晕为主要症状的临床表现。前庭受刺激后影响网状结构,引起血压下降和呕吐等自主性神经失调的症状。前庭神经核通过内侧纵束纤维至眼肌运动核引起眼球震颤。
> 预防可采用运动训练,给予一定量的定向信息冲突的刺激(如旋转、晃荡运动),增强适应能力,降低前庭敏感性;也可于乘车、船前半小时服用东莨菪碱 0.3~0.6mg。发病后脱离致病环境,症状一般即可消失。

第五节 嗅觉与味觉

一、嗅 觉

(一)嗅觉感受

产生**嗅觉**(olfactory)的**嗅觉感受器**(olfactory receptors)为**嗅细胞**(olfactory cell),位于上鼻道和

鼻中隔后上部的嗅上皮中。

嗅细胞为特化的双极神经元，是嗅觉传导通路中的第一级神经元，也是机体内唯一暴露于外界的神经元。人类嗅觉系统包括嗅上皮、嗅神经、嗅球、嗅束、嗅皮质等结构所组成的嗅觉传导路径，以及由大脑边缘系统有关结构参与组成的嗅反射路径。嗅觉是一种主观性感觉，目前对嗅刺激还难以正确定量测定。

嗅细胞有感受刺激和传导冲动的能力。从细胞体顶端伸出较长的树突，末端伸至嗅上皮表面的黏液层内，终端膨大呈球形称为**嗅泡**（olfactory vesicle）。由嗅泡表面伸出较长的纤毛称嗅纤毛。人的每个嗅泡约有 10～30 根嗅纤毛，在纤毛部细胞膜表面有多种对不同分子结构的化学物质有特殊结合能力的受体蛋白；嗅细胞体底部有一长轴突进入固有层内，轴突穿过基膜，无分支和髓鞘，集合成束，并由神经膜包裹形成嗅丝即嗅神经，穿过颅骨的筛板终止于嗅球。实验表明，每个嗅细胞只对一种或两种特异气味产生反应。

嗅觉感受器的适宜刺激几乎均为有机的、挥发性的化学物质。用以检测嗅觉的气味物质称嗅质，自然界能够引起嗅觉的气味物质可达 2 万余种，而人类能够分辨和记忆的气味约 1 万种。嗅觉的多种感受是由至少 7 种基本嗅质气味组合而形成的，这 7 种基本嗅质气味是：樟脑味、麝香味、花草味、乙醚味、薄荷味、辛辣味和腐腥味。大部分自然形成的嗅味实际上是几种嗅质分子的混合物，然而这些嗅味是作为一种单独的感知信号而被感知的。这种复杂的单独感知是嗅觉的显著特征。通常把对气味的敏感程度称为**嗅敏度**，其可用嗅阈值来衡量。把能引起嗅觉的气味物质的最小浓度称为**嗅阈值**（olfactory threshold）。人类嗅觉十分灵敏（嗅阈值低），而且适应较快。在某种嗅质连续刺激下，可引起嗅觉减退，此现象称为"嗅适应"。不同的刺激，嗅适应的时间不同。

（二）嗅觉信号的传递

嗅质分子被鼻腔中的黏液吸收，并扩散至嗅纤毛，与纤毛表面膜上的特异性的**嗅觉受体**（olfactory receptors，OR）相结合，这种结合可通过 G 蛋白引起第二信使 cAMP 产生，cAMP 可激活 Na^+ 通道的开放，引起 Na^+ 大量的内流；也可激活另一种 G 蛋白，然后依次激活 PKC，再引起胞内 IP_3 的增加，导致膜 Ca^{2+} 通道的打开，Ca^{2+} 大量流入胞内，引起感受器电位。后者以电紧张扩布触发轴突膜产生动作电位，动作电位沿轴突传向嗅球，进而经嗅觉传导道传向更高级的嗅觉中枢，引起嗅觉。

现已知道，不同性质的气体分子激活不同的第二信使转导系统，产生感受器电位。嗅细胞膜静息电位为 -55mV，大多数细胞以非常慢的速度连续产生动作电位，每 20 秒 1 次到每秒 2 或 3 次。多数气味物质可使嗅细胞膜去极化，动作电位次数增加到每秒 20～30 次。嗅神经发放冲动的频率与刺激强度有关。

近年来的研究表明，人类嗅觉感受器基因约有 1000 种（占人体基因总数的 3%）用来编码嗅细胞膜上的不同受体。每个受体基因在结构上与其他基因都有所不同，由这些基因编码的每个受体蛋白与嗅质结合的能力也有所不同。每个嗅细胞似乎只表达这 1000 种嗅受体基因中的一种。嗅觉具有群体编码的特性，每个嗅细胞与不同嗅质的结合程度不同，一个嗅细胞可对多种嗅质起反应，而一种嗅质又可激活多种嗅细胞。这就是为什么嗅细胞只有 1000 种，但人们能够识别和记忆 1 万种不同气味的基础。

二、味　　觉

味觉器官包括舌、软腭、咽、会厌等。舌背黏膜上分布有**乳头**（papillae）。

（一）味觉的感受器

在舌乳头中含有**味蕾**（taste bud）埋在黏膜上皮内，味蕾是**味觉**（gustatory）感受器在人类口腔和食道上共有大约 1 万个味蕾遍布，分布在人的舌部的味蕾平均为 2000～5000 个。每个味蕾由 50～150

个**味感受器细胞**（味细胞，gustatory receptor cell）、支持细胞和基底细胞组成。味细胞的顶端有纤毛，称为**味毛**（gustatory hairs）。味毛是味觉感受器的关键部位。味毛与舌表面溶于唾液中的化学物质接触，味信息通过感觉神经元的轴突从味蕾传递到中枢神经系统，这些感觉神经元直接与味感受器细胞的胞体形成兴奋性突触。

人类的味觉系统能感受和辨别多种味道，人类能辨别的基本味觉刺激物质称为**味质**。但众多的味道都是由咸、酸、甜、苦四种基本味质组合而成。这些味质在舌上的最敏感部位呈一定的空间分布，舌根部对苦味最敏感；舌尖对所有味道都敏感，尤其是对甜及咸的阈值低；舌的侧面对酸敏感。一般来说，不同物质的味道与其分子结构形式有关。味觉强度与物质的浓度有关，也与唾液腺分泌有关。味觉敏感度受食物或味质本身温度的影响。味感受器是一种快适应感受器，某种味质长时间刺激时，味觉的敏感度迅速降低，但此时对其他物质的味觉并不影响。

(二) 味觉信号的传递

在动物的单一味细胞上记录到感受器电位，有的味细胞可对一种以上的味质起反应，而有的味细胞则可对酸、甜、苦、咸均可发生反应。四种基本味觉的换能或跨膜信号的转换机制并不完全一样，Na^+盐作用于舌表面的味毛时，Na^+通过特殊的化学门控式Na^+通道从味毛进入细胞内引起味细胞产生感受器电位。味细胞没有轴突，它产生的感受器电位通过突触传递引起感觉神经末梢产生动作电位，传向味觉中枢，中枢可能通过来自传导四种基本味觉的专用线路上的神经信号的不同组合来认知各种味觉。

电生理研究表明，不同味觉的产生，一方面决定于味蕾兴奋时，味感受器引起的神经发放在时间上、空间上的模式，另一方面可能与味觉各级中枢细胞的整合机制有关。

(谭俊珍　苗　戎)

主要参考文献

1. 李国彰. 生理学. 第2版. 北京：人民卫生出版社，2011
2. 张志雄. 生理学. 第2版. 上海：上海科学技术出版社. 2011
3. 姚泰. 生理学. 第2版. 北京：人民卫生出版社，2010
4. 张自立，王振英. 系统生物学. 北京：科学出版社，2009
5. 〔美〕罗伯特·雷菲尼迪. 近日生理学. 陈善广，王正荣，等译. 第2版. 北京：科学出版社，2009
6. 〔荷〕F. C. 布杰德. 系统生物学哲学基础. 孙之荣，等译. 北京：科学出版社，2009
7. 朱大年. 生理学. 第7版. 北京：人民卫生出版社，2008
8. 李国彰. 生理学. 北京：科学出版社，2008
9. 查锡良. 生物化学. 第7版. 北京：人民卫生出版社. 2008
10. 李国彰. 神经生理学. 北京：人民卫生出版社，2007
11. 范少光，汤浩. 人体生理学. 第3版. 北京：北京医科大学出版社，2006
12. 冯志强. 整合应用生理学. 北京：科学出版社，2006
13. 周吕，柯美云. 神经胃肠病学与动力——基础与临床. 北京：科学出版社，2006
14. 林守清. 生殖内分泌学. 北京：人民卫生出版社，2006
15. 刘泰槰. 心肌细胞电生理学. 北京：人民卫生出版社，2005
16. 朱文玉，于英心. 医学生理学教学指导. 北京：北京医科大学出版社，2004
17. 刘景生. 细胞信息与调控. 第2版. 北京：中国协和医科大学出版社，2004
18. 朱文玉，于英心. 医学生理学. 北京：北京医科大学出版社，2004
19. 朱妙章，袁文俊，吴博威，等. 心血管生理学与临床. 北京：高等教育出版社，2004
20. 〔英〕J. G. 尼克尔斯. 神经生物学：从神经元到脑. 杨雄里，等译. 北京：科学出版社，2003
21. 金伯泉. 细胞和分子免疫学. 北京：科学出版社，2003
22. 章军建. 英汉汉英神经科学词典. 第2版. 武汉：湖北科学技术出版社，2003
23. 朱思明. 医用生理学. 北京：科学出版社，2002
24. 方秀斌. 神经肽与神经营养因子. 北京：人民卫生出版社，2002
25. 张吉. 针灸镇痛机制与临床. 北京：人民卫生出版社，2002
26. 贺石林，李俊成，秦晓群. 临床生理学. 北京：科学出版社，2001
27. 黄宛. 临床心电图学. 第5版. 北京：人民卫生出版社，2001
28. 陈灏珠. 实用内科学. 第11版. 北京：人民卫生出版社，2001
29. 贾宏均. 离子通道与心血管疾病——基础与临床. 北京：人民卫生出版社，2001
30. 陈军. 膜片钳实验技术. 北京：科学出版社，2001
31. 孙大业，等. 细胞信号转导. 第3版. 北京：科学出版社，2001
32. 〔美〕L. H. 奥佩. 心脏生理学——从细胞到循环. 高天祥，高天礼译. 北京：科学出版社，2001
33. 李澈. 窦房结. 北京：北京医科大学出版社，2001
34. 刘正湘. 实用心血管受体学. 北京：科学出版社，2001
35. 路长林. 神经肽基础与临床. 上海：第二军医大学出版社，2000
36. 谢启文. 现代神经内分泌学. 上海：上海医科大学出版社，1999
37. 苏静怡，李澈，苏哲坦. 心脏——从基础到临床. 北京：北京医科大学中国协和医科大学联合出版社，1999
38. 韩启德，文允镒. 血管生物学. 北京：北京医科大学中国协和医科大学联合出版社，1997
39. 张殿明，徐隆绍. 神经内分泌学. 北京：中国医药科技出版社，1991
40. 全国自然科学名词审定委员会. 生理学名词. 北京：科学出版社，1989
41. 唐朝枢，齐永芬. 心血管系统内分泌研究进展. 生理科学进展，2007，38（01）：19-24

42. 周华，宋洁，胡金兰，等. 平滑肌细胞上的钙库操纵性通道. 生理科学进展. 2005，36（4）：369-371
43. 文玉杰，李晓玫. 钠钾ATP酶的信号转导功能新进展. 生理科学进展. 2005，36（2）：159-162
44. 王刚，祝延，孔德虎，等. 离子通道病研究的现状和展望. 生理科学进展. 2004，35（3）：251-254
45. 刘登群，胡志安. 中枢神经系统H_2S的作用及机制研究进展. 生理科学进展. 2004，35（2）：170-173
46. 朱国庆，王玮. 中枢血管紧张素对心血管活动调节作用. 生理科学进展. 2003，34（4）：343-346
47. 吕军，臧伟进，春虹. 心肌细胞和血管平滑肌细胞收缩调控机制的研究进展. 生理科学进展. 2003，34（3）：207-212
48. 张承武，郑煜. 前包钦格复合体：产生呼吸节律的关键部位. 生理科学进展. 2002，33（2）：179-181
49. 王晶，潘敬运. 尾端腹外侧延髓心血管区的功能和调节机制. 生理科学进展. 2002，33（1）：77-79
50. 孙强，臧伟进，于晓江. 自主神经对心肌膜离子通道的调节. 生理科学进展. 2001，32（4）：340-343
51. 杨权. 下丘脑-垂体-肾上腺皮质轴应激. 生理科学进展. 2000，31（3）：222-226
52. 姚小皓，李学军. 水孔蛋白1的结构与功能. 生理科学进展. 2000，31（4）：345-348
53. 文允镒. 动脉血压及其调节. 生理科学进展. 2000，31（1）：85-92

附录一 《生理学》课程教学大纲

一、课程的性质与目的

《生理学》是研究人体生命活动规律的科学，是医学教育中重要的基础课程之一。通过《生理学》的学习，使学生系统地掌握正常人体各种生命现象的活动规律，了解生理功能的发生原理，以及内外环境因素对人体机能活动的影响，从而为后继基础医学课和临床医学课的学习及防治疾病的医疗实践奠定基础。

教学大纲按教学三级要求控制，分别为掌握、熟悉和了解。

二、教学内容和要求

第一章　绪论

掌握人体功能活动的调节方式：神经调节、体液调节、免疫调节和自身调节。生命活动的基本特征。生理功能的调节控制：反馈控制系统、前馈控制系统。**熟悉**生理学的研究方法。内环境与稳态的概念。生物节律。**了解**人体生理学的任务和研究内容。

第二章　细胞的基本功能

掌握细胞膜的物质转运功能：被动转运、主动转运、胞吐和胞纳。细胞的生物电现象：静息电位和动作电位及其产生原理。**熟悉**细胞的兴奋与兴奋性：刺激引起兴奋的条件，阈电位，阈下刺激、电紧张电位和局部反应，可兴奋细胞兴奋后兴奋性的周期性改变。兴奋在同一细胞上传导的原理。骨骼肌收缩原理：兴奋-收缩偶联，肌丝滑行过程；肌肉收缩的外部表现和力学分析：单收缩和强直收缩，前负荷与后负荷，等长收缩与等张收缩，影响肌肉收缩的因素。**了解**细胞的跨膜信号转导：G蛋白偶联受体介导的跨膜信号转导，酶偶联受体介导的跨膜信号转导，离子通道介导的跨膜信号转导。平滑肌的收缩功能。

第三章　血液

掌握各类血细胞的正常值及生理功能。血浆渗透压。血浆酸碱度（pH）及缓冲体系。血液凝固的基本过程和原理。ABO血型系统和Rh血型系统。**熟悉**血液的组成。各种血细胞的生理特性。抗凝和纤溶。**了解**红细胞的生成及破坏。血量、血细胞比容。红细胞脆性、血沉和交叉配血试验。

第四章　血液循环

掌握心肌的生物电现象：工作心肌细胞和自律细胞的跨膜电位及其形成原理。心肌生理特性：自律性、兴奋性、传导性、收缩性。心脏的泵血功能：心脏的泵血过程与泵血功能的评价，影响心泵功能的因素。动脉血压：动脉血压的概念及影响因素。微循环：微循环的概念、血流通路及微循环的调节。组织液生成与回流及其影响因素。心血管活动的调节：神经调节和体液调节。冠脉循环的特点及调节；**熟悉**心肌细胞的类型。心动周期和心率。影响静脉回心血量的因素。正常心音的特点及成因。

正常心电图的波型及其生理意义。动脉脉搏的波形和成因。淋巴液的生成和回流。脑循环和肺循环的特点及调节。**了解**各类血管的功能特点。血管系统中的血流动力学：血流量、血流速度和血流阻力。动脉血压的长期调节。静脉血压和静脉回流。

第五章　呼吸

掌握肺通气的动力。肺内压与胸膜腔内压；肺泡表面活性物质。肺活量和时间肺活量。肺泡通气量。呼吸气体的交换原理和交换过程。O_2和CO_2在血液中的运输。呼吸运动的调节：呼吸中枢，肺牵张反射，CO_2、H^+和低O_2对呼吸的影响。**熟悉**呼吸道口径的调节。肺通气的阻力：弹性阻力和非弹性阻力。氧解离曲线及其影响因素。影响肺泡气体交换的因素：呼吸膜，通气/血流比值。外周化学感受器和中枢化学感受器。**了解**呼吸道和肺泡的功能特征。肺容积。呼吸功。

第六章　消化和吸收

掌握胃肠道的神经支配和作用。主要的胃肠激素的主要生理作用。唾液的生理作用，以及分泌的调节。胃液的分泌：胃液的生理作用。消化期胃液分泌的调节。胃运动的主要形式。胃蠕动的调节。胃排空及其控制。胰液的生理作用以及分泌的调节。胆汁的分泌、排出，以及分泌的调节；小肠运动的主要形式。小肠内主要营养物质的吸收。**熟悉**消化道平滑肌的生理特性。引起胃酸分泌的内源性物质。胃液分泌的抑制性调节。吸收的部位和机制。**了解**消化道的内分泌功能。咀嚼和吞咽过程。小肠液的分泌。

第七章　能量代谢与体温

掌握影响能量代谢的主要因素；基础代谢与基础代谢率。人体正常体温及体温生理变动。体热平衡：产热器官和主要产热方式。皮肤的散热方式。**熟悉**能量的来源、转化和利用。发汗和汗腺。体温调节中枢。**了解**测定能量代谢的原理和方法。中枢温度感受器和外周温度感受器。体温调节的自动控制原理。

第八章　肾脏的排泄

掌握肾小球的滤过功能：滤过膜及其通透性，肾小球有效滤过压。肾小球的滤过功能的评价：滤过率和滤过分数。影响肾小球滤过的因素：肾小球有效滤过压，滤过膜的面积与通透性，肾血浆流量。肾小管和集合管的重吸收功能：Na^+、Cl^-、水、葡萄糖、HCO_3^-和K^+等物质的重吸收。肾小管和集合管的分泌功能：H^+的分泌、K^+的分泌、NH_3的分泌。**熟悉**肾脏的血液供应特征及肾血流量的调节。影响肾小管和集合管重吸收的因素：小管液中溶质的浓度、球-管平衡。尿液浓缩和稀释的基本原理和过程。抗利尿激素的生理作用、合成和释放的调节。醛固酮的作用，以及分泌的调节。**了解**排泄的概念。肾脏在排泄及维持内环境稳态中的意义；血浆清除率的概念。排尿反射。

第九章　内分泌

掌握腺垂体分泌的激素和作用。神经垂体释放的激素和作用。甲状腺激素的生理作用和分泌的调节。调节钙、磷代谢的激素：甲状旁腺激素、降钙素和维生素D_3的作用及分泌的调节；胰岛素和胰高血糖素的作用及分泌的调节。肾上腺髓质激素的作用。性腺与生殖：睾丸的功能，睾酮的作用及分泌的调节。雌激素、孕激素的作用。**熟悉**内分泌系统和激素的概念，激素的传递方式和作用机理。下丘脑-腺垂体系统和下丘脑-神经垂体系统。下丘脑调节性多肽。**了解**激素的一般作用和特征。甲状腺激素的合成、贮存和释放。卵巢内分泌与月经周期。胎盘内分泌。松果体激素、前列腺素、瘦素和胸腺激素的作用。

第十章　神经系统

第一节　神经系统的基本结构与功能　**掌握**神经纤维兴奋传导的特征。神经纤维的分类。**熟悉**神经纤维兴奋传导的机理和传导速度。神经纤维的轴浆运输。**了解**神经纤维的营养性功能。神经胶质细胞。

第二节 神经元之间的信息传递 **掌握**经典的突触传递：突触传递的基本过程，兴奋性突触后电位与抑制性突触后电位。神经骨骼肌肉接头的兴奋传递过程。外周神经递质的种类及其分布。胆碱能受体和肾上腺素能受体。**熟悉**突触的结构、分类。神经递质的概念及中枢神经递质的种类。**了解**神经-心肌接头和神经-平滑肌接头。缝隙连接。递质的合成、贮存、释放和失活。突触前受体。

第三节 反射中枢活动的一般规律 **掌握**神经中枢内兴奋传递的特征。中枢抑制：传入侧支性抑制、回返性抑制、突触前抑制。**熟悉**中枢神经元之间的联系方式。**了解**反射中枢的概念。

第四节 神经系统的感觉功能 **掌握**丘脑特异性投射系统和非特异性投射系统。大脑皮层躯体感觉代表区、内脏感觉代表区、视觉和听觉代表区；**熟悉**脊髓深、浅感觉传导路。皮肤痛觉，内脏痛和牵涉痛。脑干网状结构上行激动系统。大脑皮层嗅觉和味觉代表区。**了解**深部痛觉。大脑皮层本体感觉代表区。

第五节 神经系统对姿势和运动的调节 **掌握**肌牵张反射的概念和类型：肌紧张和腱反射。脊休克。小脑的功能。基底神经节对躯体运动的调节。大脑皮层的主要运动区。**熟悉**脊髓运动神经元的种类。运动单位和γ环路的概念。屈肌反射和对侧伸肌反射。脑干对肌紧张的调节：脑干网状结构易化区和抑制区。锥体系和锥体外系的功能。**了解**腱器官的功能。去大脑僵直。

第六节 神经系统对内脏活动的调节 **掌握**脊髓、脑干对内脏活动的调节。下丘脑对内脏活动的调节。**熟悉**自主神经系统在整体活动中的意义。大脑皮层、边缘系统对内脏活动的调节。**了解**自主神经系统的结构特征与功能特点。

第七节 脑的高级功能 **掌握**正常脑电图基本波型及其意义。**熟悉**睡眠的时相及产生机制。条件反射和两种信号系统。皮层功能的一侧优势。**了解**皮层诱发电位。大脑皮层的语言中枢。记忆的过程和形成机制。

第十一章 感觉器官

掌握眼折光能力的调节。眼的屈光不正及矫正。瞳孔对光反射。视网膜的感光细胞及其功能。中耳的功能。声音传入内耳的途径。**熟悉**感受器一般生理特性。眼的折光系统及成像原理。视敏度和视野。暗适应和明适应。耳蜗的生物电现象。前庭器官的功能。**了解**感觉器官的概念。双眼视觉和立体视觉。外耳的功能。前庭反应和眼震颤。嗅觉和味觉。

附录二　生理学名词缩写对照表

4-AP　4-aminopyridine　4-氨基吡啶
AA　arachidonic acid　花生四烯酸
ACh　acetylcholine　乙酰胆碱
ACTH　adrenocorticotropic hormone　促肾上腺皮质激素
AD　afterdepolarization　后去极化
Ad　adrenaline　肾上腺素
ADH　antidiuretic hormone　抗利尿激素
ADM　adrenomedullin　肾上腺髓质素
Ang　angiotensin　血管紧张素
ANP　atrial natriuretic peptide　心房钠尿肽
APA　action potential amplitude　动作电位振幅
APC　antigen-presenting cell　抗原呈递细胞
APD　action potential duration　动作电位时程
AQP　aquaporin　水孔蛋白
ARF　acute renal failure　急性肾衰竭
ARP　absolute refractory period　绝对不应期
ATN　acute tubular necrosis　急性肾小管坏死
BBB　blood-brain barrier　血-脑屏障
BCFB　blood-cerebrospinal fluid barrier　血-脑脊液屏障
BER　basic electrical rhythm　基本电节律
BFT　brown fat tissue　褐色脂肪组织
BMR　basal metabolic rate　基础代谢率
BNP　brain natriuretic peptide　脑钠尿肽
BPA　burst promoting activator　爆式促进激活物
BUN　blood urea nitrogen　血尿素氮
C　plasma clearance　血浆清除率
CaM　calmodulin　钙调蛋白
CCK　cholecystokinin　缩胆囊素
CCK-RP　CCK releasing peptide　缩胆囊素释放肽
CGRP　calcitonin gene-related peptide　降钙素基因相关肽
CHD　coronary heart disease　冠心病
CI　cardiac index　心指数
CICR　calcium-induced calcium release　钙触发钙释放
C_L　lung compliance　肺顺应性
CM　chylomicron　乳糜微粒
CM　cochlear microphonic potential　耳蜗微音器电位
CNP　C-type natriuretic peptide　C型钠尿肽
CO　carbon monoxide　一氧化碳
CO　cardiac output　心输出量
COPD　chronic obstructive pulmonary disease　慢性阻塞性肺疾病
COX　cyclooxygenase　环加氧酶
CP　creatine phosphate　磷酸肌酸
CREB　cAMP response element binding protein　cAMP反应元件结合蛋白
CRH　corticotropin-releasing hormone　促肾上腺皮质激素释放激素
CRP　cardiovascular regulatory peptide　心血管调节肽
CSE　cystathionine γ-lyase　胱硫醚 γ 裂解酶
CT　calcitonin　降钙素
C_T　thoracic compliance　胸廓顺应性
CVLM　caudal ventrolateral medulla　延髓尾端腹外侧部
DA　dopamine　多巴胺
DAD　delayed afterdepolarization　延迟后去极化
DHPR　dihydropyridine receptor　双氢吡啶受体
DIC　disseminated intravascular coagulation　弥散性血管内凝血
DRG　dorsal respiratory group　背侧呼吸组
E　epinephrine　肾上腺素
E_2　estradiol　雌二醇
EAD　early afterdepolarization　早期后去极化
ECG　electrocardiogram　心电图
ECL cell　enterochromaffin-like cell　肠嗜铬样细胞
EDHF　endothelium-derived hyperpolarizing factor　内皮超极化因子
EDRF　endothelium-derived relaxing factor　内皮舒张因子
EEG　electroencephalogram　脑电图
EF　ejection fraction　射血分数
EFP　effective filtration pressure　有效滤过压
E_K　K^+ equilibrium potential　钾离子平衡电位
E_{Na}　Na^+ equilibrium potential　钠离子平衡电位
EP　endogenous pyrogen　内源性致热原
EPO　erythropoietin　促红细胞生成素
EPP　end-plate potential　终板电位
EPSP　excitatory postsynaptic potential　兴奋性突触后电位
ERP　effective refractory period　有效不应期
ERV　expiratory reserve volume　补呼气量
ESR　erythrocyte sedimentation rate　红细胞沉降率
ET　endothelin　内皮素
FF　filtration fraction　滤过分数
FEV　forced expiratory volume　用力呼气量
FRC　functional residual capacity　功能余气量
FSH　follicle stimulating hormone　促卵泡激素

FVC	forced vital capacity	用力肺活量
FWS	fast wave sleep	快波睡眠
GABA	γ-aminobutyric acid	γ-氨基丁酸
GC	glucocorticoid	糖皮质激素
GC	guanylyl cyclase	鸟苷酸环化酶
GFR	glomerular filtration rate	肾小球滤过率
GH	growth hormone	生长激素
GHRH	growth hormone releasing hormone	生长激素释放激素
GHRIH	growth hormone release-inhibiting hormone	生长激素释放抑制激素
GIP	gastric inhibitory polypeptide	抑胃肽
Glu	glutamate	谷氨酸
Gly	glycine	甘氨酸
GnRH	gonadotropin-releasing hormone	促性腺激素释放激素
GTH	gonadotropic hormone	促性腺激素
H_2S	hydrogen sulfide	硫化氢
Hb	hemoglobin	血红蛋白
HbO_2	oxyhemoglobin	氧合血红蛋白
hCG	human chorionic gonadotropin	人绒毛膜促性腺激素
hCS	human chorionic somatomammotropin	人绒毛膜生长素
HD	Huntington disease	亨廷顿病
HLA	human leukocyte antigen	人白细胞抗原
HR	heart rate	心率
HRE	hormone response element	激素反应元件
HRP	hypothalamic regulatory peptides	下丘脑调节肽
HSP	heat shock protein	热休克蛋白
HTA	hypothalamic hypophysiotropic area	下丘脑"促垂体区"
IC	inspiratory capacity	深吸气量
IGF	insulin-like growth factor	胰岛素样生长因子
IGF-1	insulin-like growth factor-1	胰岛素样生长因子1
I_K	delayed rectifier potassium current	延迟整流K+电流
IML	intermediolateral column	中间外侧柱
INS	intrinsic nervous system	内在神经系统
IPSP	inhibitory postsynaptic potential	抑制性突触后电位
IR	insulin resistance	胰岛素抵抗
IRS	insulin receptor substrate	胰岛素受体底物
IRV	inspiratory reserve volume	补吸气量
ITP	idiopathic thrombocytopenic purpura	特发性血小板减少性紫癜
I_{to}	transient outward current	一过性外向电流
JSR	junctional SR	连接肌质网
LES	lower esophageal sphincter	食管下括约肌
LH	luteinizing hormone	黄体生成素
LRP	local response period	局部反应期
LSR	longitudinal SR	纵行肌质网
LT	leukotriene	白三烯
LTP	long-term potentiation	长时程增强
MAPK	mitogen activated protein kinase	丝裂原活化蛋白激酶
MCFP	mean circulatory filling pressure	循环系统平均充盈压
MEPP	miniature end-plate potential	微终板电位
MHC	major histocompatibility complex	主要组织相容性复合体
MIF	melanocyte-stimulating hormone release inhibiting factor	促黑(素细胞)激素释放抑制因子
MIT	monoiodotyrosine	碘酪氨酸
MLCK	myosin light chain kinase	肌球蛋白轻链激酶
MOT	motilin	胃动素
MRF	melanocyte-stimulating hormone releasing factor	促黑(素细胞)激素释放因子
MT, Mel	melatonin	褪黑激素
MW	minute work	每分功
NA	noradrenaline	去甲肾上腺素
NE	norepinephrine	去甲肾上腺素
NGF	nerve growth factor	神经生长因子
NIDDM	noninsulin-dependent diabetes mellitus	非胰岛素依赖型糖尿病
NO	nitric oxide	一氧化氮
NPN	non-protein nitrogen	非蛋白氮
NPRQ	non-protein respiratory quotient	非蛋白呼吸商
NPY	neuropeptide Y	神经肽 Y
NT	neurotrophin	神经营养因子
NTS	nucleus tractus solitarius	孤束核
ob gene	obese gene	肥胖基因
OR	olfactory receptors	嗅觉受体
OT	oxytocin	缩宫素
P	progesterone	孕酮
PAH	para-aminohippuric acid	对氨基马尿酸
PAI	plasminogen activator inhibitor	纤溶酶原激活物的抑制剂
PBC	pre-Botzinger complex	前包钦格复合体
PC	protein C	蛋白质 C
PCG	phonocardiogram	心音图
PD	Parkinson disease	帕金森病
PGI_2	prostacyclin	前列环素
PGs	prostaglandins	前列腺素
PIF	prolactin release inhibiting factor	催乳素释放抑制因子
PLA_2	phospholipase	磷脂酶 A_2
PNMT	phenylethanolamine-n-methyl transferase	苯乙醇胺氮位甲基转移酶
PO/AH	preoptic-anterior hypothalamus	视前区-下丘脑前部
PP	pancreatic polypeptide	胰多肽
PRF	prolactin releasing factor	催乳素释放因子
PRG	pontine respiratory group	脑桥呼吸组
PRL	prolactin	催乳素
PSP	postsynaptic potential	突触后电位
PTH	parathyroid hormone	甲状旁腺激素
RAAS	renin-angiotensin-aldosterone system	肾素-血管紧张

素-醛固酮系统
RAS   renin-angiotensin system   肾素-血管紧张素系统
RBC   erythrocytes, red blood cells   红细胞
RBF   renal blood flow   肾血流量
RPF   renal plasma flow   肾血浆流量
RQ   respiratory quotient   呼吸商
RRP   relative refractory period   相对不应期
rT3   3,3′,5′-triiodothyronine   反-三碘甲腺原氨酸
RTK   receptor tyrosine kinase   受体酪氨酸激酶
RV   residual volume   余气量
RVLM   rostral ventrolateral medulla   延髓头端腹外侧部
SⅠ   somatic sensory areaⅠ   第一感觉区
SⅡ   somatic sensory areaⅡ   第二感觉区
SM   somatomedin   生长激素介质（生长介素）
SNP   supranormal period   超常期
SR   sarcoplasmic reticulum   肌质网
SS   somatostatin   生长抑素
STATs   signal transduction and activators of transcription   信号转导与转录激活因子
SV   stroke volume   搏出量
SW   stroke work   每搏功
SWS   slow wave sleep   慢波睡眠
T   testosterone   睾酮
T3   3,5,3′-triiodothyronine   三碘甲腺原氨酸
T4   3,5,3′,5′-tetraiodothyronine, thyroxine   四碘甲腺原氨酸（甲状腺素）
TEA   tetraethylammonium   四乙胺
TF   tissue factor   组织因子（因子Ⅲ）
TFPI   tissue factor pathway inhibitor   组织因子途径抑制物
TG   thyroglobulin   甲状腺球蛋白
TH   thyroid hormone   甲状腺激素
TKR   tyrosine kinase receptor   酪氨酸激酶受体
TLC   total lung capacity   肺总容量
tPA   tissue-type plasminogen activator   组织型纤溶酶原激活物
TRH   thyrotropin-releasing hormone   促甲状腺激素释放激素
TSH   thyroid-stimulating hormone   促甲状腺激素
TTX   tetrodotoxin   河豚毒
TV   tidal volume   潮气量
TX   thromboxane   血栓烷（血栓素）
uPA   urokinase-type plasminogen activator   尿激酶型纤溶酶原激活物
VC   vital capacity   肺活量
VD_3 Vitamin D_3 维生素 D_3
VEDP   ventricular end-diastolic pressure   心室舒张末期压力
VEDV   ventricular end-diastolic volume   心室舒张末期容积
VEGF   vascular endothelial growth factor   血管内皮生长因子
VFC   ventricular function curve   心室功能曲线
VLM   ventrolateral medulla   延髓腹外侧区
VP   vasopressin   血管升压素
VRG   ventral respiratory group   腹侧呼吸组
WBC   leukocytes, white blood cells   白细胞

附录三 生理学名词中英文对照表

α阻断 α-block
4-氨基吡啶 4-aminopyridine, 4-AP
γ-氨基丁酸 γ-aminobutyric acid, GABA

A

阿替洛尔 atenolol
阿托品 atropine
氨基甲酰血红蛋白 carbaminohemoglobin
胺类激素 amine hormone
暗带 dark band
暗适应 dark adaptation
奥迪括约肌 Oddi sphincter

B

白蛋白 albumin
白内障 cataract
白三烯 leukotriene, LT
白细胞 leukocytes, white blood cells, WBC
白细胞减少 leukopenia
胞纳 endocytosis
胞吐 exocytosis
饱中枢 satiety center
爆式促进激活物 burst promoting activator, BPA
背侧呼吸组 dorsal respiratory group, DRG
被动张力 passive force
被动转运 passive transport
本体感觉 proprioception
本体感受性反射 proprioceptive reflex
苯乙醇胺氮位甲基转移酶 phenylethanolamine-N-methyl transferase, PNMT
泵-漏模式 pump-leak model
比奥呼吸 Biot respiration
比重 specific gravity
闭经 amenorrhea
编码 coding
表层温度 shell temperature
表面蛋白 peripheral protein
表面张力 surface tension
波尔效应 Bohr effect
搏出量 stroke volume, SV
补呼气量 expiratory reserve volume, ERV
补吸气量 inspiratory reserve volume, IRV
不感蒸发 insensible perspiration
不完全强直收缩 incomplete tetanus
不孕症 infertility

C

cAMP反应元件结合蛋白 cAMP response element binding protein, CREB
C型钠尿肽 C-type natriuretic peptide, CNP
操作式条件反射 operant conditioning reflex
层流 laminar flow
产热效应 calorigenic effect
长距细胞通讯 long distance cell communication
长时程记忆 long term memory
长时程增强 long-term potentiation, LTP
长吸中枢 apneustic center
肠肝循环 enterohepatic circulation
肠激酶 enterokinase
肠神经系统 enteric nervous system
肠嗜铬样细胞 enterochromaffin-like cell, ECL cell
肠-胃反射 enterogastric
肠抑胃素 enterogastrone
超常期 supranormal period, SNP
超极化 hyperpolarization
超极化后电位 hyperpolarizing after-potential
超射 overshoot
潮气量 tidal volume, TV
陈-施呼吸 Cheyne-Stokes respiration
成分输血 transfusion of blood components
重调定 resetting
触发活动 triggered activity
传导 conduction
传导阻滞 conduct block
传入侧支性抑制 afferent collateral inhibition
喘息中枢 gasping center
窗孔 fenestration
雌二醇 estradiol, E_2
雌激素 estrogen
刺激 stimulus
粗肌丝 thick filament
促黑（素细胞）激素释放抑制因子 melanocyte-stimulating hormone release inhibiting factor, MIF
促黑（素细胞）激素释放因子 melanocyte-stimulating hormone releasing factor, MRF

促红细胞生成素　erythropoietin, EPO
促甲状腺激素　thyroid-stimulating hormone, TSH
促甲状腺激素释放激素　thyrotropin-releasing hormone, TRH
促离子型受体　ionotropic receptor
促卵泡激素　follicle stimulating hormone, FSH
促肾上腺皮质激素　adrenocorticotropic hormone, ACTH
促肾上腺皮质激素释放激素　corticotropin-releasing hormone, CRH
促胃液素　gastrin
促性腺激素　gonadotropic hormone, GTH
促性腺激素释放激素　gonadotropin-releasing hormone, GnRH
促胰酶素　pancreozymin
促胰液素　secretin
催乳素　prolactin, PRL
催乳素释放抑制因子　prolactin release inhibiting factor, PIF
催乳素释放因子　prolactin releasing factor, PRF

D

大肠　large intestine
大细胞神经分泌系统　magnocellular neurosecretory system
呆小症　cretinism
代偿性间歇　compensatory pause
代谢综合征　metabolic syndrome
单纯扩散　simple diffusion
单个单位平滑肌　single-unit smooth muscle
单核细胞　monocyte
单收缩　single twitch
单突触反射　monosynaptic reflex
单位膜　unit membrane
胆固醇　cholesterol
胆碱能受体　cholinoceptor
胆盐　bile salt
胆汁　bile
弹性贮器血管　windkessel vessel
弹性阻力　elastic resistance
蛋白质 C　protein C, PC
蛋白质类激素　protein hormone
等容收缩期　isovolumic contraction phase
等容舒张期　isovolumic relaxation phase
等渗尿　isoosmotic urine
等渗溶液　isosmotic solution
等张收缩　isotonic contraction
等长收缩　isometric contraction
等长自身调节　homeometric autoregulation
低常期　subnormal period
低渗尿　hypotonic urine
低氧　hypoxia
低氧性肺血管收缩反应　hypoxic pulmonary vasoconstriction
递质共存　coexistence of transmitters
第二感觉区　somatic sensory area Ⅱ, SⅡ
第二信号系统　second signal system

第一感觉区　somatic sensory area Ⅰ, SⅠ
第一信号系统　first signal system
碘酪氨酸　monoiodotyrosine, MIT
碘锐特　diodrast
电紧张电位　electronic potential
电容电流　capacitive current
电突触　electrical synapse
电压门控通道　voltage-gated ion channel
电压钳技术　voltage clamp technique
定比重吸收　constant fraction reabsorption
定向突触　directed synapse
动脉脉搏　arterial pulse
动脉血压　arterial pressure
动纤毛　kinocilia
动作电位　action potential
动作电位时程　action potential duration, APD
动作电位振幅　action potential amplitude, APA
窦性心律　sinus rhythm
毒蕈碱受体（M 受体）　muscarinic receptor
短距细胞通讯　short distance cell communication
短时程记忆　short term memory
对氨基马尿酸　para-aminohippuric acid, PAH
对流　convection
多巴胺　dopamine, DA
多单位平滑肌　multi-unit smooth muscle
多尿　polyuria
多肽类激素　polypeptide hormone
多突触反射　multisynaptic reflex

E

耳蜗　cochlea
耳蜗内电位　endocochlear potential
耳蜗微音器电位　cochlear microphonic potential, CM
硫化氢　hydrogen sulfide, H_2S
二氧化碳解离曲线　carbon dioxide dissociation curve

F

发绀　cyanosis
发汗　sweating
发生器电位　generator potential
反馈　feedback
反馈控制系统　feedback control system
反-三碘甲腺原氨酸　3,3′,5′-triiodothyronine, rT3
反射　reflex
反射中枢　neural reflex
反应　response
房室延搁　atrioventricular delay
非弹性阻力　non-elastic resistance
非蛋白氮　non-protein nitrogen, NPN
非蛋白呼吸商　non-protein respiratory quotient, NPRQ
非定向突触　non-directed synapse

非寒战产热　non-shivering thermogenesis
非基因组效应　non-genomic effect
非联合型学习　nonassociative learning
非特异投射系统　non-specific projection system
非条件反射　unconditioned reflex
非突触性化学传递　non-synaptic chemical transmission
非胰岛素依赖型糖尿病　noninsulin-dependent diabetes mellitus, NIDDM
非正视眼　ametropia
肥胖基因　obese gene, ob gene
肺表面活性物质　pulmonary surfactant
肺感受器　pulmonary receptor
肺活量　vital capacity, VC
肺扩张反射　pulmonary inflation reflex
肺内压　intrapulmonary pressure
肺泡　alveolus
肺泡通气量　alveolar ventilation
肺泡无效腔　alveolar dead space
肺牵张反射　pulmonary stretch reflex
肺容积　pulmonary volume
肺容量　pulmonary capacity
肺水肿　pulmonary edema
肺顺应性　lung compliance, C_L
肺通气　pulmonary ventilation
肺萎陷反射　pulmonary deflation reflex
肺循环　pulmonary circulation
肺总容量　total lung capacity, TLC
分节运动　segmentation
分泌　secretion
分泌囊泡　secretory vesicle
分泌期　secretory phase
分配血管　distributing vessel
分压　partial pressure, P
酚妥拉明　phentolamine
锋电位　spike potenial
缝隙连接　gap junction
辐散　divergence
辐射　radiation
辅酯酶　colipase
负反馈　negative feedback
负后电位　negative after-potential
负性变传导作用　negative dromotropic action
负性变力作用　negative inotropic action
负性变时作用　negative chronotropic action
附性器官　accessory sexual organ
复极化　repolarization
副交感神经　parasympathetic nerve
腹侧呼吸组　ventral respiratory group, VRG
腹式呼吸　abdominal breathing

G

钙泵　calcium pump
钙超载　calcium over-load
钙结合蛋白　calbindin
钙瞬变　calcium transient
钙调蛋白　calmodulin, CaM
钙调节激素　calcium-regulating hormone
钙触发钙释放　calcium-induced calcium release, CICR
甘氨酸　glycine, Gly
肝素　heparin
感觉　sense
感觉器官　sense organ
感觉性失语症　sensory aphasia
感觉阈　sensory threshold
感受器　receptor
感受器电位　receptor potential
高渗尿　hypertonic urine
高血压　hypertension
睾酮　testosterone, T
睾丸　testis
更年期综合征　climacteric syndrome
工作心肌细胞　working myocardial cell
功能性合胞体　functional syncytium
功能余气量　functional residual capacity, FRC
孤束核　nucleus tractus solitarius, NTS
谷氨酸　glutamate, Glu
骨传导　bone conduction
骨骼肌牵张反射　muscle stretch reflex
鼓膜　tympanic membrane
固醇激素　sterol hormone
管-球反馈　tubuloglomerular feedback
冠脉循环　coronary circulation
冠心病　coronary heart disease, CHD
胱硫醚γ裂解酶　cystathionine γ-lyase, CSE

H

海马回路　hippocampus circuit
寒冷性肌紧张　thermal muscle tone
寒战产热　shivering thermogenesis
行波　travelling wave
行为性体温调节　behavioral thermoregulation
何尔登效应　Haldane effect
河豚毒　tetrodotoxin, TTX
核受体　nuclear receptor
褐色脂肪组织　brown fat tissue, BFT
亨廷顿病　Huntington disease, HD
恒温动物　homeothermic animal
横管　transverse tubule
横桥　cross bridge
横桥周期　cross-bridge cycling

红细胞　erythrocytes, red blood cells, RBC
红细胞沉降率　erythrocyte sedimentation rate, ESR
红细胞叠连反应　rouleaux formation of erythrocyte
红细胞凝集　erythrocyte agglutination
后电位　after-potential
后负荷　afterload
后去极化　afterdepolarization, AD
呼吸　respiration
呼吸道　respiratory tract
呼吸功　work of breathing
呼吸肌　respiratory muscle
呼吸膜　respiratory membrane
呼吸商　respiratory quotient, RQ
呼吸调整中枢　pneumotaxic center
呼吸性细支气管　respiratory bronchiole
呼吸运动　respiratory movement
呼吸中枢　respiratory center
壶腹　ampulla
花生四烯酸　arachidonic acid, AA
化学感受器　chemoreceptor
化学感受器反射　chemoreceptor reflex
化学门控通道　chemically-gated ion channel
化学性突触　chemical synapse
环加氧酶　cyclooxygenase, COX
环式　recurrent circuit
环戊烷多氢菲　cyclopentanoperhydrophenanthrene
缓激肽　bradykinin
换能作用　transduction
黄体生成素　luteinizing hormone, LH
回返性抑制　recurrent inhibition
回漏　back-leak
会聚　convergence
混合微胶粒　mixed micelle

J

机械门控通道　mechanically-gated ion channel
肌动蛋白（肌纤蛋白）　actin
肌钙蛋白　troponin
肌管系统　sarcotubular system
肌间神经丛　myenteric plexus
肌节　sarcomere
肌球蛋白（肌凝蛋白）　myosin
肌球蛋白轻链激酶　myosin light chain kinase, MLCK
肌肉收缩能力　contractility
肌丝滑行理论　myofilament sliding theory
肌原纤维　myofibril
肌质膜网 Ca^{2+}-ATP 酶　sarcoplasmic reticulum Ca^{2+}-ATPase
肌质网　sarcoplasmic reticulum, SR
基本电节律　basic electrical rhythm, BER
基础代谢　basal metabolism

基础代谢率　basal metabolic rate, BMR
基强度　rheobase
基因组效应　genomic effect
激动蛋白　kinesin
激动剂　agonists
激素　hormone
激素反应元件　hormone response element, HRE
激素原　prohormone
激肽　kinin
激肽释放酶　kallikrein
激肽原　kininogen
极化　polarization
急性肾衰竭　acute renal failure, ARF
急性肾小管坏死　acute tubular necrosis, ATN
急性肾小球肾炎　acute glomerulonephritis
急性实验法　acute experiment
集团蠕动　mass peristalsis
脊髓小脑　spinocerebellum
脊休克　spinal shock
继发性主动转运　secondary active transport
甲型、乙型和丙型血友病　hemophilia A, B, C
甲状旁腺　parathyroid
甲状旁腺激素　parathyroid hormone, PTH
甲状腺　thyroid
甲状腺激素　thyroid hormone, TH
甲状腺球蛋白　thyroglobulin, TG
钾离子平衡电位　K^+ equilibrium potential, E_K
钾漏通道　K^+ leak channel
间接测热法　indirect calorimetry
间质细胞　leydig cell
减慢充盈期　reduced filling phase
减慢射血期　reduced ejection phase
简化眼　reduced eye
腱反射　tendon reflex
腱器官　tendon organ
降钙素　calcitonin, CT
降钙素基因相关肽　calcitonin gene-related peptide, CGRP
降压反射　depressor reflex
降中波（重搏波）　dicrotic wave
降中峡　dicrotic notch
交叉配血试验　cross-match test
交叉伸肌反射　crossed extensor reflex
交感神经　sympathetic nerve
交换血管　exchange vessel
胶体渗透压　colloid osmotic pressure
节后纤维　postganglionic fiber
节前纤维　preganglionic fiber
拮抗剂　antagonist
结蛋白　desmin

解剖无效腔	anatomical dead space
紧张性收缩	tonic contraction
近点	near point of vision
近年	circannual
近视	myopia
近髓肾单位	juxtamedullary nephron
近小时	circhoral
近月	circalunar
近周	circaseptin
晶体渗透压	crystal osmotic pressure
精神性发汗	mental sweating
精子发生	spermatogenesis
静脉回心血量	venous return
静息电位	resting potential
静纤毛	stereocilium
静止性震颤	static tremor
局部电流	local current
局部反应期	local response period, LRP
局部兴奋	local excitation
局部兴奋期	local excite period
菊粉（菊糖）	inulin
咀嚼	mastication
巨噬细胞	macrophage
巨幼红细胞性贫血	megaloblastic anemia
聚合	convergence
聚集	aggregation
绝对不应期	absolute refractory period, ARP

K

抗利尿激素	antidiuretic hormone, ADH
抗凝系统	anticoagulative system
抗纤溶酶	antiplasmin
抗原呈递细胞	antigen-presenting cell, APC
柯蒂器（螺旋器）	Corti organ
可塑变形性	plastic deformation
可兴奋组织、细胞	excitable tissue, excitable cell
空间总和	spatial summation
控制论	cybernetics
口腔	oral cavity
口腔温度	oral temperature
跨壁压	transmural pressure
跨膜电位	transmembrane potential
跨膜信号转导	transmembrane signal transduction
跨细胞途径	transcellular pathway
快波睡眠	fast wave sleep, FWS
快动相	quick component
快速充盈期	rapid filling phase
快速射血期	rapid ejection phase
快通道	fast channel
扩散	diffusion
扩散系数	diffusion coefficient

L

朗飞结	node of Ranvier
酪氨酸激酶受体	tyrosine kinase receptor, TKR
类二十烷酸	eicosanoid
类固醇激素	steroid hormone
冷感受器	cold receptor
冷敏神经元	cold-sensitive neuron
离体实验	in vitro experiment
离子泵	ionic pump
离子通道	ion channel
离子学说	ionic theory
立体视觉	stereopsis
利用时	utilization time
粒细胞减少	neutropenia
粒细胞缺乏症	agranulocytosis
连接蛋白	connexin
连接肌质网	junctional SR, JSR
联合型学习	associative learning
链锁式	chain circuit
量子式释放	quantal release
淋巴细胞	lymphocyte
淋巴液	lymph
磷酸肌酸	creatine phosphate, CP
磷脂酶 A_2	phospholipase, PLA_2
铃蟾肽（蛙皮素）	bombesin
六烃季铵	hexamethonium
卵巢	ovary
氯转移	chloride shift
滤过分数	filtration fraction, FF
滤过裂隙膜	filtration slit membrane
滤过膜	filter membrane
滤过平衡	filtration equilibrium

M

脉搏波	pulse wave
脉搏图	sphygmogram
脉搏压（脉压）	pulse pressure
慢波	slow wave
慢波睡眠	slow wave sleep, SWS
慢动相	slow component
慢反应动作电位	slow response action potential
慢通道	slow channel
慢性肾小球肾炎	chronic glomerulonephritis
慢性实验法	chronic experiment
慢性阻塞性肺疾病	chronic obstructive pulmonary disease, COPD
盲点	blind spot
毛细胞	hair cell
毛细血管前括约肌	precapillary sphincter
每搏功	stroke work, SW

每分功　minute work，MW
每分输出量　minute volume
每分通气量　minute ventilation volume
门控　gating
弥散性血管内凝血　disseminated intravascular coagulation，DIC
迷路　labyrinth
迷走-迷走神经反射　vago-vagal reflex
迷走神经背核　nucleus dorsalis nerve vagi
糜蛋白酶　chymotrypsin
免疫调节　immune regulation
明带　light band
明适应　light adaptation
膜电导　membrane conductance
膜电位　membrane potential
膜反应曲线　membrane responsivenes curve
膜片钳技术　patch clamp technique

N

钠泵　sodium pump
钠-钾泵　sodium-potassium pump
钠离子平衡电位　Na^+ equilibrium potential，E_{Na}
囊斑　macula
囊泡运输　vesicular transport
脑-肠肽　brain-gut peptide
脑电图　electroencephalogram，EEG
脑钠尿肽　brain natriuretic peptide，BNP
脑桥呼吸组　pontine respiratory group，PRG
脑循环　cerebral circulation
内分泌　endocrine
内分泌系统　endocrine system
内分泌细胞　endocrine cell
内分泌腺体　endocrine gland
内分泌学　endocrinology
内呼吸　internal respiration
内环境　internal environment
内淋巴　endolymph
内淋巴电位　endolymphatic potential
内皮超极化因子　endothelium-derived hyperpolarizing factor，EDHF
内皮舒张因子　endothelium-derived relaxing factor，EDRF
内皮缩血管因子　endothelium-derived vasoconstrictor factor，EDCF
内皮素　endothelin，ET
内源性致热原　endogenous pyrogen，EP
内因子　intrinsic factor
内源性凝血途径　intrinsic coagulation pathway
内在神经系统　intrinsic nervous system，INS
内脏感觉区　visceral sensory area
内脏平滑肌　visceral smooth muscle
内脏痛　visceral pain
能量代谢　energy metabolism
逆流倍增　counter-current multiplication

逆流交换　counter-current exchange
逆蠕动　reversed peristalsis
逆向转运　antiport
黏度　viscosity
黏附　adhesion
黏膜下神经丛　submucosal plexus
黏液　mucus
黏液-碳酸氢盐屏障　mucus-bicarbonate barrier
黏液性水肿　myxoedema
鸟苷酸环化酶　guanylyl cyclase，GC
鸟苷酸环化酶受体　guanylyl cyclase receptor
尿崩症　diabetes insipidus
尿激酶型纤溶酶原激活物　urokinase-type plasminogen activator，uPA
尿素再循环　urea recycling
尿素转运体　urea uniporter
尿液浓缩　urine concentration
尿液稀释　urine diluting
尿意　micturition desire
凝集素　agglutinin
凝集原　agglutinogen
凝血酶　thrombin
凝血酶原激活物　prothrombin activator
凝血酶原酶复合物　prothrombinase complex
凝血因子　coagulation factor

O

呕吐　vomiting

P

P 物质　Substance P
帕金森病　Parkinson disease，PD
排便　defecation
排尿反射　micturition reflex
排泄　excretion
哌唑嗪　prazosin
旁分泌　paracrine
配体门控通道　ligand-gated ion channel
皮层脊髓侧束　lateral corticospinal tract
皮层脊髓前束　ventral corticospinal tract
皮层脊髓束　corticospinal tract
皮层脑干束　corticobulbar tract
皮层小脑　cerebrocerebellum
皮层诱发电位　evoked cortical potential
皮质肾单位　cortical nephron
贫血　anemia
平滑肌　smooth muscle
平静呼吸　eupnea
平均动脉压　mean arterial pressure
普拉洛尔（心得宁）　practolol
普萘洛尔（心得安）　propranolol

Q

期前收缩　premature systole
起搏电流　pacemaker current
起搏细胞　pacemaker cell
气传导　air conduction
气体扩散速率　gas diffusion rate
气胸　pneumothorax
牵涉痛　referred pain
牵张反射　stretch reflex
前包钦格复合体　pre-Botzinger complex, PBC
前负荷　preload
前激素原　preprohormone
前馈　feed-forward
前馈控制系统　feed-forward control system
前列环素　prostacyclin, PGI_2
前列腺素　prostaglandins, PGs
前庭器官　vestibular apparatus
前庭小脑　vestibulocerebellum
潜在起搏点　latent pacemaker
强度阈值　threshold intensity
强化　reinforcement
强直收缩　tetanus
球蛋白　globulin
球-管平衡　glomerulotubular balance
球囊　sacculus
球旁器　juxtaglomerular apparatus
球旁细胞　juxtaglomerular cell
球外系膜细胞　extraglomerular mesangial cell
球抑胃素　bulbogastrone
去大脑动物　decerebrate animal
去大脑僵直　decerebrate rigidity
去极化　depolarization
去极化后电位　depolarizing after-potential
去甲肾上腺素　noradrenaline, NA (norepinephrine, NE)
去氧血红蛋白　deoxyhemoglobin
全或无　all or none
醛固酮　aldosterone
醛固酮诱导蛋白　aldosterone-induced protein
缺铁性贫血　iron deficiency anemia
缺血性心脏病　ischemic heart disease

R

Rh 抗原　Rh antigen
Rh 阳性　Rh positive
Rh 阴性　Rh negative
热感受器　warm receptor
热敏神经元　warm-sensitive neuron
热休克蛋白　heat shock protein, HSP
人白细胞抗原　human leukocyte antigen, HLA
人绒毛膜促性腺激素　human chorionic gonadotropin, hCG
人绒毛膜生长素　human chorionic somatomammotropin, hCS
人体生理学　human physiology
妊娠　pregnancy
容积导体　volume conductor
容量感受器　volume receptor
容量血管　capacitance vessel
容受性舒张　receptive relaxation
蠕动　peristalsis
蠕动冲　peristaltic rush
乳糜微粒　chylomicron, CM
乳头　papillae

S

三碘甲腺原氨酸　3,5,3′-triiodothyronine, T_3
三联管　triad
三原色学说　trichromacy theory
散光　astigmatism
色盲　color blindness
色弱　color weakness
伤害性刺激　noxious stimulus
上行激活动系统　ascending activating system
上行抑制系统　ascending inhibitory system
少尿　oliguria
射乳反射　milk-ejection reflex
射血分数　ejection fraction, EF
摄食中枢　feeding center
深部温度　core temperature
深吸气量　inspiratory capacity, IC
神经、内分泌、免疫调节网络　neuroendocrine-immunoregulatory network
神经递质　neurotransmitter
神经分泌　neurocrine
神经胶质细胞　neuroglia
神经生长因子　nerve growth factor, NGF
神经肽 Y　neuropeptide Y, NPY
神经-体液调节　neurohumoral regulation
神经调节　neuroregulation
神经调质　neuromodulator
神经系统　nervous system
神经纤维　nerve fiber
神经营养因子　neurotrophin, NT
神经元　neuron
肾单位　nephron
肾上腺皮质　adrenal cortex
肾上腺素　adrenaline, Ad (epinephrin, E)
肾上腺素能受体　adrenoceptor
肾上腺髓质　adrenal medulla
肾上腺髓质激素　adrenal medullary hormone
肾上腺髓质素　adrenomedullin, ADM
肾素　renin

肾素-血管紧张素-醛固酮系统　renin-angiotensin-aldosterone system, RAAS
肾素-血管紧张素系统　renin-angiotensin system, RAS
肾糖阈　renal glucose threshold
肾-体液控制机制　renal-body fluid mechanism
肾小管　renal tubule
肾小管和集合管的重吸收　reabsorption of renal tubule and collecting duct
肾小球滤过　glomerular filtration
肾小球滤过率　glomerular filtration rate, GFR
肾血浆流量　renal plasma flow, RPF
肾血流量　renal blood flow, RBF
渗透脆性　osmotic fragility
渗透性利尿　osmotic diuresis
渗透压感受器　osmoreceptor
生电性钠泵　electrogenic sodium pump
生理无效腔　physiological dead space
生理学　physiology
生物电现象　bioelectricity phenomenon
生物节律　biorhythm
生长激素　growth hormone, GH
生长激素介质（生长介素）　somatomedin, SM
生长激素释放激素　growth hormone releasing hormone, GHRH
生长激素释放抑制激素　growth hormone release-inhibiting hormone, GHRIH
生长抑素　somatostatin, SS
生殖　reproduction
失读症　alexia
失写症　agraphia
施万细胞　Schwann cell
十烃季铵　decamethonium
时间总和　temporal summation
时相性收缩　phasic contraction
时值　chronaxie
食管下括约肌　lower esophageal sphincter, LES
食糜　chyme
食物的卡价　caloric value of food
食物的热价　thermal equivalent of food
视蛋白　opsin
视杆细胞　rod cell
视黄醛　retinal
视觉　vision
视敏度　visual acuity
视前区-下丘脑前部　preoptic-anterior hypothalamus, PO/AH
视网膜　retina
视野　visual field
视锥细胞　cone cell
视紫红质　rhodopsin
适宜刺激　adequate stimulus
适应　adaptation
适应性　adaptability
嗜碱粒细胞　basophil
嗜酸粒细胞　eosinophil
收缩期　systole
收缩压　systolic pressure
受体　receptor
受体介导式胞纳　receptor-mediated endocytosis
受体酪氨酸激酶　receptor tyrosine kinase, RTK
受体鸟苷酸环化酶　receptor-guanylyl cyclase
瘦素　leptin
舒血管神经纤维　vasodilator fiber
舒张期　diastole
舒张压　diastolic pressure
输血反应　transfusion reaction
双氢吡啶受体　dihydropyridine receptor, DHPR
双眼视觉　binocular vision
水孔蛋白　aquaporin, AQP
水利尿　water diuresis
水通道　water channel
水肿　edema
顺应性　compliance
丝裂原活化蛋白激酶　mitogen activated protein kinase, MAPK
四碘甲腺原氨酸（甲状腺素）　3, 5, 3′, 5′-tetraiodothyronine, T4, thyroxine
四乙胺　tetraethylammonium, TEA
松果体　pineal body
速尿（呋塞米）　furosemide
缩胆囊素　cholecystokinin, CCK
缩胆囊素释放肽　CCK releasing peptide, CCK-RP
缩宫素　oxytocin, OT
缩血管神经纤维　vasoconstrictor fiber

T

糖尿病　diabetes mellitus
糖尿病基因　diabetes gene
糖皮质激素　glucocorticoid, GC
特发性血小板减少性紫癜　idiopathic thrombocytopenic purpura, ITP
特殊传导系统　specific conduction system
特殊动力效应　specific dynamic effect
特殊感官　special sense organ
特异投射系统　specific projection system
疼痛　pain
体热平衡　body heat equipoise
体温　body temperature
体液　body fluid
体液调节　humoral regulation
条件反射　conditioned reflex
调定点　set point

调节力　accommodation force
跳跃式传导　saltatory conduction
铁蛋白　ferritin
听觉　audition
听域　frequency range of hearing
听阈　hearing threshold
通道　channel
通气/血流比值　ventilation/perfusion ratio
同化作用　assimilation
同向转运　symport
瞳孔对光反射　pupillary light reflex
瞳孔近反射　near reflex of the pupil
筒箭毒碱　tubocurarine
突触　synapse
突触后电位　postsynaptic potential, PSP
突触后抑制　postsynaptic inhibition
突触后易化　postsynaptic facilitation
突触可塑性　synaptic plasticity
突触前受体　presynaptic receptor
突触前抑制　presynaptic inhibition
突触前易化　presynaptic facilitation
湍流　turbulence
褪黑激素　melatonin, MT, Mel
吞噬　phagocytosis
吞咽　swallowing
吞饮　pinocytosis
椭圆囊　utriculus
唾液　saliva
唾液淀粉酶　ptyalin

W

外耳　external ear
外分泌　exocrine
外呼吸　external respiration
外淋巴　perilymph
外源性凝血途径　extrinsic coagulation pathway
外周化学感受器　peripheral chemoreceptor
外周静脉压　peripheral venous pressure
外周神经递质　peripheral neurotransmitter
外周温度感受器　peripheral temperature receptor
完全强直收缩　complete tetanus
晚光觉　scotopic vision
微穿刺技术　micropuncture technique
微胶粒　micelle
微循环　microcirculation
微终板电位　miniature end-plate potential, MEPP
维拉帕米（异搏定）　verapamil
维生素 B_{12}　Vitamin B_{12}
维生素 D_3　Vitamin D_3, VD_3
位砂膜　otolithic membrane

味觉　gustatory
味蕾　taste bud
味毛　gustatory hairs
味细胞　gustatory receptor cell
胃　stomach
胃肠激素　gastrointestinal hormone
胃蛋白酶　pepsin
胃蛋白酶原　pepsinogen
胃动素　motilin, MOT
胃排空　gastric emptying
胃酸　gastric acid
温热性发汗　thermal sweating
稳态　homeostasis
无尿　anuria
舞蹈病　chorea
物质代谢　material metabolism

X

西咪替丁　cimetidine
吸收　absorption
吸气切断机制　inspiratory off switch mechanism
细胞间通道　inter-cellular channel
细胞膜　cell membrane
细胞内受体　intracellular receptor
细胞旁途径　paracellular pathway
细肌丝　thin filament
下丘脑"促垂体区"　hypothalamic hypophysiotropic area, HTA
下丘脑-垂体-睾丸轴　hypothalamic-pituitary-testis axis
下丘脑-垂体-卵巢轴　hypothalamic-pituitary-ovary axis
下丘脑-垂体-肾上腺皮质轴　hypothalamic-pituitary-adreno-cortical axis
下丘脑调节肽　hypothalamic regulatory peptides, HRP
纤溶酶　plasmin
纤溶酶原（血浆素原）　plasminogen
纤溶酶原激活物的抑制剂　plasminogen activator inhibitor, PAI
纤溶系统　fibrinolytic system
纤维蛋白　fibrin
纤维蛋白溶解（纤溶）　fibrinolysis
纤维蛋白原　fibrinogen
相对不应期　relative refractory period, RRP
消化　digestion
消化系统　digestive system
小肠　small intestine
小脑性共济失调　cerebellar ataxia
小细胞神经分泌系统　parvocellular neurosecretory system
效应器蛋白　effector protein
协同转运　co-transport
心电图　electrocardiogram, ECG
心动周期　cardiac cycle
心房钠尿肽　atrial natriuretic peptide, ANP

心房牵张感受器　atrial stretch receptor
心房收缩期　atrial systole
心肺感受器　cardiopulmonary receptor
心功能　cadiac function
心功能不全　cardiac insufficiency
心肌梗死　myocardial infarction
心肌收缩能力　myocardial contractility
心肌细胞　myocardial cell
心交感神经　cardiac sympathetic nerve
心绞痛　angina pectoris
心力储备　cardiac reserve
心律失常　arrhythmia
心率　heart rate, HR
心迷走神经　cardiac vagus nerve
心室功能曲线　ventricular function curve, VFC
心室收缩期　ventricular systole
心室舒张末期容积　ventricular end-diastolic volume, VEDV
心室舒张末期压力　ventricular end-diastolic pressure, VEDP
心室舒张期　ventricular diastole
心输出量　cardiac output, CO
心血管调节肽　cardiovascular regulatory peptide, CRP
心血管中枢　cardiovascular center
心音　heart sound
心音图　phonocardiogram, PCG
心指数　cardiac index, CI
新陈代谢　metabolism
信号转导与转录激活因子　signal transduction and activators of transcription, STATs
兴奋　excitation
兴奋-收缩偶联　excitation-contraction coupling
兴奋性　excitability
兴奋性突触后电位　excitatory postsynaptic potential, EPSP
性腺　gonad
胸廓顺应性　thoracic compliance, C_T
胸膜腔　pleural cavity
胸膜腔内压　intrapleural pressure
胸式呼吸　thoracic breathing
胸腺　thymus
胸腺刺激素　thymulin
胸腺生长素　thymopoietin
胸腺素　thymosin
雄激素　androgen
休克　shock
嗅觉　olfactory
嗅觉感受器　olfactory receptors
嗅觉受体　olfactory receptors, OR
嗅泡　olfactory vesicle
嗅阈值　olfactory threshold
悬浮稳定性　suspension stability

血管紧张素　angiotensin, Ang
血管内皮生长因子　vascular endothelial growth factor, VEGF
血管升压素　vasopressin, VP
血管舒张素　kallidin
血红蛋白　hemoglobin, Hb
血浆　plasma
血浆蛋白　plasma protein
血浆清除率　plasma clearance, C
血浆渗透压　osmotic pressure of plasma
血量　blood volume
血流动力学　hemodynamics
血流量　blood flow
血流阻力　resistance of blood flow
血-脑脊液屏障　blood-cerebrospinal fluid barrier, BCFB
血-脑屏障　blood-brain barrier, BBB
血尿素氮　blood urea nitrogen, BUN
血清　serum
血栓烷（血栓素）　thromboxane, TX
血细胞　blood cells
血细胞比容　hematocrit
血小板　platelet, thrombocyte
血型　blood group
血型抗体　blood group antibody
血型抗原　blood group antigen
血压　blood pressure
血液　blood
血液凝固　blood coagulation
血液循环　blood circulation
循环系统平均充盈压　mean circulatory filling pressure, MCFP

Y

烟碱受体（N受体）　nicotinic receptor
延迟后去极化　delayed afterdepolarization, DAD
延迟整流 K^+ 电流　delayed rectifier potassium current, I_k
延髓腹外侧区　ventrolateral medulla, VLM
延髓头端腹外侧部　rostral ventrolateral medulla, RVLM
延髓尾端腹外侧部　caudal ventrolateral medulla, CVLM
盐皮质激素　mineralocorticoid hormone
颜色视觉　color vision
眼的调节　visual accommodation
眼震颤　nystagmus
氧饱和度　oxygen saturation
氧含量　oxygen content
氧合　oxygenation
氧合血红蛋白　oxyhemoglobin, HbO_2
氧化　oxidation
氧解离曲线　oxygen dissociation curve
氧热价　thermal equivalent of oxygen
氧容量　oxygen capacity
氧债　oxygen debt

叶酸 folic acid
夜盲症 nyctalopia
液态镶嵌模型 fluid mosaic model
腋窝温度 auxillary temperature
一侧优势 laterality cerebral dominance
一过性外向电流 transient outward current，I_{to}
一氧化氮 nitric oxide，NO
一氧化碳 carbon monoxide，CO
医学 medical science
胰蛋白酶 trypsin
胰岛素 insulin
胰岛素抵抗 insulin resistance，IR
胰岛素受体底物 insulin receptor substrate，IRS
胰岛素样生长因子 insulin-like growth factor，IGF
胰岛素样生长因子1 insulin-like growth factor-1，IGF-1
胰淀粉酶 pancreatic amylase
胰多肽 pancreatic polypeptide，PP
胰高血糖素 glucagon
胰腺 pancreas
胰液 pancreatic juice
胰脂肪酶 pancreatic lipase
疑核 nucleus ambiguus
乙酰胆碱 acetylcholine，ACh
异化作用 dissimilation
异长自身调节 heterometric autoregulation
抑胃肽 gastric inhibitory polypeptide，GIP
抑制 inhibition
抑制区 inhibitory area
抑制素 inhibin
抑制性突触后电位 inhibitory postsynaptic potential，IPSP
易化 facilitation
易化扩散 facilitated diffusion
易化区 facilitatory area
意向性震颤 intention tremor
饮水中枢 drinking center
营养通路 nutritional channel
营养性作用 trophic action
应激反应 stress reaction
应急反应 emergency reaction
应急学说 emergency reaction hypothesis
用力肺活量 forced vital capacity，FVC
用力呼气量 forced expiratory volume，FEV
用力呼吸 forced breathing
优势半球 dominant hemisphere
优势传导通路 preferential conduction pathway
有效不应期 effective refractory period，ERP
有效滤过压 effective filtration pressure，EFP
有效通气量 effective ventilation
余气量 residual volume，RV

育亨宾 yohimbine
阈刺激 threshold stimulus
阈电位 threshold potential
阈下刺激 subthreshold stimulus
阈值 threshold
原发性主动转运 primary active transport
原肌球蛋白（原肌凝蛋白） tropomyosin
远点 far point of vision
远距分泌 telecrine
远视 hyperopia
月经周期 menstrual cycle
月经 menstruation
晕动病 motion sickness
允许作用 permissive action
孕激素 progestin
孕酮 progesterone，P
运动单位 motor unit
运动性失语症 motor aphasia

Z

载体 carrier
再生障碍性贫血 aplastic anemia
在体实验 in vivo experiment
早期后去极化 early afterdepolarization，EAD
造血干细胞 hematopoietic stem cell
增生期 proliferative phase
张力 tension
折光系统 refractive system
震颤麻痹 paralysis agitans
蒸发 evaporation
整合 integration
整合蛋白 integral protein
正常起搏点 normal pacemaker
正反馈 positive feedback
正后电位 positive after-potential
正视眼 emmetropia
正性变传导作用 positive dromotropic action
正性变力作用 positive inotropic action
正性变时作用 positive chronotropic action
支持细胞 sertoli cell
支气管哮喘 bronchial asthma
直肠温度 rectal temperature
直接测热法 direct calorimetry
质膜 plasma membrane
质膜 Ca^{2+}-ATP 酶 plasma membrane Ca^{2+}-ATPase
致密斑 macula densa
中耳 middle ear
中间外侧柱 intermediolateral column，IML
中枢化学感受器 central chemoreceptor
中枢神经递质 central neurotransmitter

中枢抑制　central inhibition
中心静脉压　central venous pressure
中性粒细胞　neutrophil
终板电位　end-plate potential，EPP
终末池　terminal cisterna
轴突反射　axon reflex
昼光觉　photopic vision
昼夜或近日　circadian
主动张力　active force
主动转运　active transport
主性器官　primary sexual organ
主要组织相容性复合体　major histocompatibility complex，MHC
转录因子　transcription factor
转运体　transporter
锥体外系　extrapyramidal system
锥体系　pyramidal system
自动节律性　autorhythmicity
自发脑电活动　spontaneous electric activity of the brain
自分泌　autocrine
自律细胞　autorhythmic cell

自身磷酸化　autophosphorylation
自身调节　autoregulation
自主神经系统　autonomic nervous system
自主性体温调节　autonomic thermoregulation
总张力　total force
纵管　longitudinal tubule
纵行肌质网　longitudinal SR，LSR
足结构　foot structure
阻断剂　blocker
阻力血管　resistance vessel
组胺　histamine
组织型纤溶酶原激活物　tissue-type plasminogen activator，tPA
组织液　interstitial fluid
组织因子（因子Ⅲ）　tissue factor，TF
组织因子途径抑制物　tissue factor pathway inhibitor，TFPI
最大舒张电位（最大复极电位）　maximum diastolic potential
最大随意通气量　maximal voluntary ventilation capacity
最适初长度　optimal initial length
最适前负荷　optimal initial preload

附录四　生理学名词英中文对照表

3，3′，5′-triiodothyronine，rT3　反-三碘甲腺原氨酸
3，5，3′，5′-tetraiodothyronine，T4，thyroxine　四碘甲腺原氨酸（甲状腺素）
3，5，3′-triiodothyronine，T3　三碘甲腺原氨酸
4-aminopyridine，4-AP　4-氨基吡啶
α-block　α阻断
γ-aminobutyric acid，GABA　γ-氨基丁酸

A

abdominal breathing　腹式呼吸
absolute refractory period，ARP　绝对不应期
absorption　吸收
accessory sexual organ　附性器官
accommodation force　调节力
acetylcholine，ACh　乙酰胆碱
actin　肌动蛋白（肌纤蛋白）
action potential amplitude，APA　动作电位振幅
action potential　动作电位
action potential duration，APD　动作电位时程
active force　主动张力
active transport　主动转运
acuteexperiment　急性实验法
acute glomerulonephritis　急性肾小球肾炎
acute renal failure，ARF　急性肾衰竭
acute tubular necrosis，ATN　急性肾小管坏死
adaptability　适应性
adaptation　适应
adequate stimulus　适宜刺激
adrenal cortex　肾上腺皮质
adhesion　黏附
adrenal medulla　肾上腺髓质
adrenal medullary hormone　肾上腺髓质激素
adrenaline，Ad（Epinephrin，E）　肾上腺素
adrenoceptor　肾上腺素能受体
adrenocorticotropic hormone，ACTH　促肾上腺皮质激素
adrenomedullin，ADM　肾上腺髓质素
afferent collateral inhibition　传入侧支性抑制
afterdepolarization，AD　后去极化
afterload　后负荷
after-potential　后电位
agglutinin　凝集素
agglutinogen　凝集原
aggregation　聚集
agonists　激动剂
agranulocytosis　粒细胞缺乏症
agraphia　失写症
air conduction　气传导
albumin　白蛋白
aldosterone　醛固酮
aldosterone-induced protein　醛固酮诱导蛋白
alexia　失读症
all or none　全或无
alveolar dead space　肺泡无效腔
alveolar ventilation　肺泡通气量
alveolus　肺泡
amenorrhea　闭经
ametropia　非正视眼
amine hormone　胺类激素
ampulla　壶腹
anatomical dead space　解剖无效腔
androgen　雄激素
anemia　贫血
angina pectoris　心绞痛
angiotensin，Ang　血管紧张素
antagonists　拮抗剂
anticoagulative system　抗凝系统
antidiuretic hormone，ADH　抗利尿激素
antigen-presenting cell，APC　抗原呈递细胞
antiplasmin　抗纤溶酶
antiport　逆向转运
anuria　无尿
aplastic anemia　再生障碍性贫血
apneustic center　长吸中枢
aquaporin，AQP　水孔蛋白
arachidonic acid，AA　花生四烯酸
arrhythmia　心律失常
arterial pressure　动脉血压
arterial pulse　动脉脉搏
ascending activating system　上行激活动系统
ascending inhibitory system　上行抑制系统
assimilation　同化作用
associative learning　联合型学习
astigmatism　散光

atenolol 阿替洛尔
atrial natriuretic peptide, ANP 心房钠尿肽
atrial stretch receptor 心房牵张感受器
atrial systole 心房收缩期
atrioventricular delay 房室延搁
atropine 阿托品
audition 听觉
autocrine 自分泌
autonomic nervous system 自主神经系统
autonomic thermoregulation 自主性体温调节
autophosphorylation 自身磷酸化
autoregulation 自身调节
autorhythmic cell 自律细胞
autorhythmicity 自动节律性
auxillary temperature 腋窝温度
axon reflex 轴突反射

B

back-leak 回漏
basal metabolic rate, BMR 基础代谢率
basal metabolism 基础代谢
basic electrical rhythm, BER 基本电节律
basophil 嗜碱粒细胞
behavioral thermoregulation 行为性体温调节
bile 胆汁
bile salt 胆盐
binocular vision 双眼视觉
bioelectricity phenomenon 生物电现象
biorhythm 生物节律
Biot respiration 比奥呼吸
blind spot 盲点
blocker 阻断剂
blood 血液
blood cells 血细胞
blood circulation 血液循环
blood coagulation 血液凝固
blood flow 血流量
blood group 血型
blood group antibody 血型抗体
blood group antigen 血型抗原
blood pressure 血压
blood urea nitrogen, BUN 血尿素氮
blood volume 血量
blood-brain barrier, BBB 血-脑屏障
blood-cerebrospinal fluid barrier, BCFB 血-脑脊液屏障
body fluid 体液
body heat equipoise 体热平衡
body temperature 体温
Bohr effect 波尔效应
bombesin 铃蟾肽（蛙皮素）

bone conduction 骨传导
bradykinin 缓激肽
brain natriuretic peptide, BNP 脑钠尿肽
brain-gut peptide 脑-肠肽
bronchial asthma 支气管哮喘
brown fat tissue, BFT 褐色脂肪组织
bulbogastrone 球抑胃素
burst promoting activator, BPA 爆式促进激活物

C

cadiac function 心功能
calbindin 钙结合蛋白
calcitonin gene-related peptide, CGRP 降钙素基因相关肽
calcitonin, CT 降钙素
calcium over-load 钙超载
calcium-induced calcium release, CICR 钙触发钙释放
calcium pump 钙泵
calcium transient 钙瞬变
calcium-regulating hormone 钙调节激素
calmodulin, CaM 钙调蛋白
caloric value of food 食物的卡价
calorigenic effect 产热效应
cAMP response element binding protein, CREB cAMP反应元件结合蛋白
capacitance vessel 容量血管
capacitive current 电容电流
carbaminohemoglobin 氨基甲酰血红蛋白
carbon dioxide dissociation curve 二氧化碳解离曲线
carbon monoxide, CO 一氧化碳
cardiac cycle 心动周期
cardiac index, CI 心指数
cardiac insufficiency 心功能不全
cardiac output, CO 心输出量
cardiac reserve 心力储备
cardiac sympathetic nerve 心交感神经
cardiac vagus nerve 心迷走神经
cardiopulmonary receptor 心肺感受器
cardiovascular center 心血管中枢
cardiovascular regulatory peptide, CRP 心血管调节肽
carrier 载体
cataract 白内障
caudal ventrolateral medulla, CVLM 延髓尾端腹外侧部
CCK releasing peptide, CCK-RP 缩胆囊素释放肽
cell membrane 细胞膜
central chemoreceptor 中枢化学感受器
central inhibition 中枢抑制
central neurotransmitter 中枢神经递质
central venous pressure 中心静脉压
cerebellar ataxia 小脑性共济失调
cerebral circulation 脑循环

cerebrocerebellum 皮层小脑
chain circuit 链锁式
channel 通道
chemical synapse 化学性突触
chemically-gated ion channel 化学门控通道
chemoreceptor 化学感受器
chemoreceptor reflex 化学感受器反射
Cheyne-Stokes respiration 陈-施呼吸
chloride shift 氯转移
cholecystokinin, CCK 缩胆囊素
cholesterol 胆固醇
cholinoceptor 胆碱能受体
chorea 舞蹈病
chronaxie 时值
chronic experiment 慢性实验法
chronic obstructive pulmonary disease, COPD 慢性阻塞性肺疾病
chronic glomerulonephritis 慢性肾小球肾炎
chylomicron, CM 乳糜微粒
chyme 食糜
chymotrypsin 糜蛋白酶
cimetidine 西咪替丁
circadian 昼夜或近日
circalunar 近月
circannual 近年
circaseptin 近周
circhoral 近小时
climacteric syndrome 更年期综合征
coagulation factor 凝血因子
cochlea 耳蜗
cochlear microphonic potential, CM 耳蜗微音器电位
coding 编码
coexistence of transmitters 递质共存
cold receptor 冷感受器
cold-sensitive neuron 冷敏神经元
colipase 辅酯酶
colloid osmotic pressure 胶体渗透压
color blindness 色盲
color vision 颜色视觉
color weakness 色弱
compensatory pause 代偿性间歇
complete tetanus 完全强直收缩
compliance 顺应性
conditioned reflex 条件反射
conduct block 传导阻滞
conduction 传导
cone cell 视锥细胞
connexin 连接蛋白
constant fraction reabsorption 定比重吸收

contractility 肌肉收缩能力
convection 对流
convergence 聚合，会聚
core temperature 深部温度
coronary circulation 冠脉循环
coronary heart disease, CHD 冠心病
Corti organ 柯蒂器（螺旋器）
cortical nephron 皮质肾单位
corticobulbar tract 皮层脑干束
corticospinal tract 皮层脊髓束
corticotropin-releasing hormone, CRH 促肾上腺皮质激素释放激素
co-transport 协同转运
counter-current exchange 逆流交换
counter-current multiplication 逆流倍增
creatine phosphate, CP 磷酸肌酸
cretinism 呆小症
cross bridge 横桥
cross-bridge cycling 横桥周期
crossed extensor reflex 交叉伸肌反射
cross-match test 交叉配血试验
crystal osmotic pressure 晶体渗透压
C-type natriuretic peptide, CNP C型钠尿肽
cyanosis 发绀
cybernetics 控制论
cyclooxygenase, COX 环加氧酶
cyclopentanoperhydrophenanthrene 环戊烷多氢菲
cystathionine γ-lyase, CSE 胱硫醚 γ 裂解酶

D

dark adaptation 暗适应
dark band 暗带
decamethonium 十烃季铵
decerebrate animal 去大脑动物
decerebrate rigidity 去大脑僵直
defecation 排便
delayed afterdepolarization, DAD 延迟后去极化
delayed rectifier potassium current, I_k 延迟整流 K^+ 电流
deoxyhemoglobin 去氧血红蛋白
depolarization 去极化
depolarizing after-potential 去极化后电位
depressor reflex 降压反射
desmin 结蛋白
diabetes gene 糖尿病基因
diabetes insipidus 尿崩症
diabetes mellitus 糖尿病
diastole 舒张期
diastolic pressure 舒张压
dicrotic notch 降中峡
dicrotic wave 降中波（重搏波）

diffusion 扩散
diffusion coefficient 扩散系数
digestion 消化
digestive system 消化系统
dihydropyridine receptor, DHPR 双氢吡啶受体
diodrast 碘锐特
direct calorimetry 直接测热法
directed synapse 定向突触
disseminated intravascular coagulation, DIC 弥散性血管内凝血
dissimilation 异化作用
distributing vessel 分配血管
divergence 辐散
dominant hemisphere 优势半球
dopamine, DA 多巴胺
dorsal respiratory group, DRG 背侧呼吸组
drinking center 饮水中枢

E

early afterdepolarization, EAD 早期后去极化
edema 水肿
endothelium-derived hyperpolarizing factor, EDHF 内皮超极化因子
endothelium-derived vasoconstrictor factor, EDCF 内皮缩血管因子
effective filtration pressure, EFP 有效滤过压
effective refractory period, ERP 有效不应期
effective ventilation 有效通气量
effector protein 效应器蛋白
eicosanoid 类二十烷酸
ejection fraction, EF 射血分数
elastic resistance 弹性阻力
electrical synapse 电突触
electrocardiogram, ECG 心电图
electroencephalogram, EEG 脑电图
electrogenic sodium pump 生电性钠泵
electronic potential 电紧张电位
emergency reaction 应急反应
emergency reaction hypothesis 应急学说
emmetropia 正视眼
endocochlear potential 耳蜗内电位
endocrine 内分泌
endocrine cell 内分泌细胞
endocrine gland 内分泌腺体
endocrine system 内分泌系统
endocrinology 内分泌学
endocytosis 胞纳
endogenous pyrogen, EP 内源性致热原
endolymph 内淋巴
endolymphatic potential 内淋巴电位

endothelin, ET 内皮素
endothelium-derived relaxing factor, EDRF 内皮舒张因子
end-plate potential, EPP 终板电位
energy metabolism 能量代谢
enteric nervous system 肠神经系统
enterochromaffin-like cell, ECL cell 肠嗜铬样细胞
enterogastric 肠-胃反射
enterogastrone 肠抑胃素
enterohepatic circulation 肠肝循环
enterokinase 肠激酶
eosinophil 嗜酸粒细胞
erythrocyte sedimentation rate, ESR 红细胞沉降率
erythrocyte agglutination 红细胞凝集
erythrocytes, red blood cells, RBC 红细胞
erythropoietin, EPO 促红细胞生成素
estradiol, E_2 雌二醇
estrogen 雌激素
eupnea 平静呼吸
evaporation 蒸发
evoked cortical potential 皮层诱发电位
exchange vessel 交换血管
excitability 兴奋性
excitable tissue, excitable cell 可兴奋组织、细胞
excitation 兴奋
excitation-contraction coupling 兴奋-收缩偶联
excitatory postsynaptic potential, EPSP 兴奋性突触后电位
excretion 排泄
exocrine 外分泌
exocytosis 胞吐
expiratory reserve volume, ERV 补呼气量
external ear 外耳
external respiration 外呼吸
extraglomerular mesangial cell 球外系膜细胞
extrapyramidal system 锥体外系
extrinsic coagulation pathway 外源性凝血途径

F

facilitated diffusion 易化扩散
facilitation 易化
facilitatory area 易化区
far point of vision 远点
fast channel 快通道
fast wave sleep, FWS 快波睡眠
feedback 反馈
feedback control system 反馈控制系统
feed-forward 前馈
feed-forward control system 前馈控制系统
feeding center 摄食中枢
fenestration 窗孔
ferritin 铁蛋白

fibrin 纤维蛋白
fibrinogen 纤维蛋白原
fibrinolysis 纤维蛋白溶解（纤溶）
fibrinolytic system 纤溶系统
filter membrane 滤过膜
filtration equilibrium 滤过平衡
filtration fraction, FF 滤过分数
filtration slit membrane 滤过裂隙膜
first signal system 第一信号系统
fluid mosaic model 液态镶嵌模型
folic acid 叶酸
follicle stimulating hormone, FSH 促卵泡激素
foot structure 足结构
forced breathing 用力呼吸
forced expiratory volume, FEV 用力呼气量
forced vital capacity, FVC 用力肺活量
frequency range of hearing 听域
functional residual capacity, FRC 功能余气量
functional syncytium 功能性合胞体
furosemide 速尿（呋塞米）

G

gap junction 缝隙连接
gas diffusion rate 气体扩散速率
gasping center 喘息中枢
gastric acid 胃酸
gastric emptying 胃排空
gastric inhibitory polypeptide, GIP 抑胃肽
gastrin 促胃液素
gastrointestinal hormone 胃肠激素
gating 门控
generator potential 发生器电位
genomic effect 基因组效应
globulin 球蛋白
glomerular filtration 肾小球滤过
glomerular filtration rate, GFR 肾小球滤过率
glomerulotubular balance 球-管平衡
glucagon 胰高血糖素
glucocorticoid, GC 糖皮质激素
glutamate, Glu 谷氨酸
glycine, Gly 甘氨酸
gonad 性腺
gonadotropic hormone, GTH 促性腺激素
gonadotropin-releasing hormone, GnRH 促性腺激素释放激素
growth hormone release-inhibiting hormone, GHRIH 生长激素释放抑制激素
growth hormone releasing hormone, GHRH 生长激素释放激素
growth hormone, GH 生长激素
guanylyl cyclase, GC 鸟苷酸环化酶
guanylyl cyclase receptor 鸟苷酸环化酶受体

gustatory 味觉
gustatory hairs 味毛
gustatory receptor cell 味细胞

H

hair cell 毛细胞
Haldane effect 何尔登效应
hearing threshold 听阈
heart rate, HR 心率
heart sound 心音
heat shock protein, HSP 热休克蛋白
hematocrit 血细胞比容
hematopoietic stem cell 造血干细胞
hemodynamics 血流动力学
hemoglobin, Hb 血红蛋白
hemophilia A, B, C 甲型、乙型和丙型血友病
heparin 肝素
heterometric autoregulation 异长自身调节
hexamethonium 六烃季铵
hippocampus circuit 海马回路
histamine 组胺
homeometric autoregulation 等长自身调节
homeostasis 稳态
homeothermic animal 恒温动物
hormone 激素
hormone response element, HRE 激素反应元件
human chorionic gonadotropin, hCG 人绒毛膜促性腺激素
human chorionic somatomammotropin, hCS 人绒毛膜生长素
human leukocyte antigen, HLA 人白细胞抗原
human physiology 人体生理学
humoral regulation 体液调节
Huntington disease, HD 亨廷顿病
hydrogen sulfide, H_2S 硫化氢
hyperopia 远视
hyperpolarization 超极化
hyperpolarizing after-potential 超极化后电位
hypertension 高血压
hypertonic urine 高渗尿
hypothalamic hypophysiotropic area, HTA 下丘脑"促垂体区"
hypothalamic regulatory peptides, HRP 下丘脑调节肽
hypothalamic-pituitary-adrenocortical axis 下丘脑-垂体-肾上腺皮质轴
hypothalamic-pituitary-ovary axis 下丘脑-垂体-卵巢轴
hypothalamic-pituitary-testis axis 下丘脑-垂体-睾丸轴
hypotonic urine 低渗尿
hypoxia 低氧
hypoxic pulmonary vasoconstriction 低氧性肺血管收缩反应

I

idiopathic thrombocytopenic purpura, ITP 特发性血小板减少性紫癜

immune regulation 免疫调节
in vitro experiment 离体实验
in vivo experiment 在体实验
incomplete tetanus 不完全强直收缩
indirect calorimetry 间接测热法
infertility 不孕症
inhibin 抑制素
inhibition 抑制
inhibitory area 抑制区
inhibitory postsynaptic potential, IPSP 抑制性突触后电位
insensible perspiration 不感蒸发
inspiratory capacity, IC 深吸气量
inspiratory off switch mechanism 吸气切断机制
inspiratory reserve volume, IRV 补吸气量
insulin 胰岛素
insulin receptor substrate, IRS 胰岛素受体底物
insulin resistance, IR 胰岛素抵抗
insulin-like growth factor, IGF 胰岛素样生长因子
insulin-like growth factor-1, IGF-1 胰岛素样生长因子1
integral protein 整合蛋白
integration 整合
intention tremor 意向性震颤
inter-cellular channel 细胞间通道
intermediolateral column, IML 中间外侧柱
internal environment 内环境
internal respiration 内呼吸
interstitial fluid 组织液
intracellular receptor 细胞内受体
intrapleural pressure 胸膜腔内压
intrapulmonary pressure 肺内压
intrinsic coagulation pathway 内源性凝血途径
intrinsic factor 内因子
intrinsic nervous system, INS 内在神经系统
inulin 菊粉（菊糖）
ion channel 离子通道
ionic pump 离子泵
ionic theory 离子学说
ionotropic receptor 促离子型受体
iron deficiency anemia 缺铁性贫血
ischemic heart disease 缺血性心脏病
isometric contraction 等长收缩
isoosmotic urine 等渗尿
isosmotic solution 等渗溶液
isotonic contraction 等张收缩
isovolumic contraction phase 等容收缩期
isovolumic relaxation phase 等容舒张期

J

junctional SR, JSR 连接肌质网
juxtaglomerular apparatus 球旁器
juxtaglomerular cell 球旁细胞
juxtamedullary nephron 近髓肾单位

K

K^+ equilibrium potential, E_k 钾离子平衡电位
K^+ leak channel 钾漏通道
kallidin 血管舒张素
kallikrein 激肽释放酶
kinesin 激动蛋白
kinin 激肽
kininogen 激肽原
kinocilia 动纤毛

L

labyrinth 迷路
laminar flow 层流
large intestine 大肠
latent pacemaker 潜在起搏点
lateral corticospinal tract 皮层脊髓侧束
laterality cerebral dominance 一侧优势
leptin 瘦素
leukocytes, white blood cells, WBC 白细胞
leucopenia 白细胞减少
leukotriene, LT 白三烯
leydig cell 间质细胞
ligand-gated ion channel 配体门控通道
light adaptation 明适应
light band 明带
local current 局部电流
local excitation 局部兴奋
local excite period 局部兴奋期
local response period, LRP 局部反应期
long distance cell communication 长距细胞通讯
long term memory 长时程记忆
long-term potentiation, LTP 长时程增强
longitudinal SR, LSR 纵行肌质网
longitudinal tubule 纵管
lower esophageal sphincter, LES 食管下括约肌
lung compliance, C_L 肺顺应性
luteinizing hormone, LH 黄体生成素
lymph 淋巴液
lymphocyte 淋巴细胞

M

macrophage 巨噬细胞
macula 囊斑
macula densa 致密斑
magnocellular neurosecretory system 大细胞神经分泌系统
major histocompatibility complex, MHC 主要组织相容性复合体
mass peristalsis 集团蠕动
mastication 咀嚼

material metabolism 物质代谢
maximal voluntary ventilation capacity 最大随意通气量
maximum diastolic potential 最大舒张电位（最大复极电位）
mean arterial pressure 平均动脉压
mean circulatory filling pressure, MCFP 循环系统平均充盈压
mechanically-gated ion channel 机械门控通道
medical science 医学
megaloblastic anemia 巨幼红细胞性贫血
melanocyte-stimulating hormone release inhibiting factor, MIF 促黑（素细胞）激素释放抑制因子
melanocyte-stimulating hormone releasing factor, MRF 促黑（素细胞）激素释放因子
melatonin, MT, Mel 褪黑激素
membrane conductance 膜电导
membrane potential 膜电位
membrane responsivenes curve 膜反应曲线
menstrual cycle 月经周期
menstruation 月经
mental sweating 精神性发汗
metabolic syndrome 代谢综合征
metabolism 新陈代谢
micelle 微胶粒
microcirculation 微循环
micropuncture technique 微穿刺技术
micturition desire 尿意
micturition reflex 排尿反射
middle ear 中耳
milk-ejection reflex 射乳反射
mineralocorticoid hormone 盐皮质激素
miniature end-plate potential, MEPP 微终板电位
minute ventilation volume 每分通气量
minute volume 每分输出量
minute work, MW 每分功
mitogen activated protein kinase, MAPK 丝裂原活化蛋白激酶
mixed micelle 混合微胶粒
monocyte 单核细胞
monoiodotyrosine, MIT 碘酪氨酸
monosynaptic reflex 单突触反射
motilin, MOT 胃动素
motion sickness 晕动病
motor aphasia 运动性失语症
motor unit 运动单位
mucus 黏液
mucus-bicarbonate barrier 黏液-碳酸氢盐屏障
multisynaptic reflex 多突触反射
multi-unit smooth muscle 多单位平滑肌
muscarinic receptor 毒蕈碱受体（M受体）
muscle stretch reflex 骨骼肌牵张反射

myenteric plexus 肌间神经丛
myocardial cell 心肌细胞
myocardial contractility 心肌收缩能力
myocardial infarction 心肌梗死
myofibril 肌原纤维
myofilament sliding theory 肌丝滑行理论
myopia 近视
myosin 肌球蛋白（肌凝蛋白）
myosin light chain kinase, MLCK 肌球蛋白轻链激酶
myxoedema 黏液性水肿

N

Na^+ equilibrium potential, E_{Na} 钠离子平衡电位
near point of vision 近点
near reflex of the pupil 瞳孔近反射
negative feedback 负反馈
negative after-potential 负后电位
negative chronotropic action 负性变时作用
negative dromotropic action 负性变传导作用
negative inotropic action 负性变力作用
nephron 肾单位
nerve fiber 神经纤维
nerve growth factor, NGF 神经生长因子
nervous system 神经系统
neural reflex 反射中枢
neurocrine 神经分泌
neuroendocrine-immunoregulatory network 神经、内分泌、免疫调节网络
neuroglia 神经胶质细胞
neurohumoral regulation 神经-体液调节
neuromodulator 神经调质
neuron 神经元
neuropeptide Y, NPY 神经肽Y
neuroregulation 神经调节
neurotransmitter 神经递质
neurotrophin, NT 神经营养因子
neutropenia 粒细胞减少
neutrophil 中性粒细胞
nicotinic receptor 烟碱受体（N受体）
nitric oxide, NO 一氧化氮
node of Ranvier 朗飞结
non-directed synapse 非定向突触
non-specific projection system 非特异投射系统
nonassociative learning 非联合型学习
non-elastic resistance 非弹性阻力
non-genomic effect 非基因组效应
noninsulin-dependent diabetes mellitus, NIDDM 非胰岛素依赖型糖尿病
non-protein nitrogen, NPN 非蛋白氮
non-protein respiratory quotient, NPRQ 非蛋白呼吸商

non-shivering thermogenesis 非寒战产热
non-synaptic chemical transmission 非突触性化学传递
noradrenaline, NA 去甲肾上腺素
norepinephrine, NE 去甲肾上腺素
normal pacemaker 正常起搏点
noxious stimulus 伤害性刺激
nuclear receptor 核受体
nucleus ambiguus 疑核
nucleus dorsalis nerve vagi 迷走神经背核
nucleus tractus solitarius, NTS 孤束核
nutritional channel 营养通路
nyctalopia 夜盲症
nystagmus 眼震颤

O

obese gene, ob gene 肥胖基因
Oddi sphincter 奥迪括约肌
olfactory 嗅觉
olfactory receptors 嗅觉感受器
olfactory receptors, OR 嗅觉受体
olfactory threshold 嗅阈值
olfactory vesicle 嗅泡
oliguria 少尿
operant conditioning reflex 操作式条件反射
opsin 视蛋白
optimal initial length 最适初长度
optimal initial preload 最适前负荷
oral cavity 口腔
oral temperature 口腔温度
osmoreceptor 渗透压感受器
osmotic diuresis 渗透性利尿
osmotic fragility 渗透脆性
osmotic pressure of plasma 血浆渗透压
otolithic membrane 位砂膜
ovary 卵巢
overshoot 超射
oxidation 氧化
oxygen capacity 氧容量
oxygen content 氧含量
oxygen debt 氧债
oxygen dissociation curve 氧解离曲线
oxygen saturation 氧饱和度
oxyhemoglobin 氧合血红蛋白
oxytocin, OT 缩宫素

P

pacemaker cell 起搏细胞
pacemaker current 起搏电流
pain 疼痛
pancreas 胰腺
pancreatic amylase 胰淀粉酶

pancreatic juice 胰液
pancreatic lipase 胰脂肪酶
pancreatic polypeptide, PP 胰多肽
pancreozymin 促胰酶素
papillae 乳头
para-aminohippuric acid, PAH 对氨基马尿酸
paracellular pathway 细胞旁途径
paracrine 旁分泌
paralysis agitans 震颤麻痹
parasympathetic nerve 副交感神经
parathyroid 甲状旁腺
parathyroid hormone, PTH 甲状旁腺激素
Parkinson disease, PD 帕金森病
partial pressure, P 分压
parvocellular neurosecretory system 小细胞神经分泌系统
passive force 被动张力
passive transport 被动转运
patch clamp technique 膜片钳技术
pepsin 胃蛋白酶
pepsinogen 胃蛋白酶原
perilymph 外淋巴
peripheral venous pressure 外周静脉压
peripheral chemoreceptor 外周化学感受器
peripheral neurotransmitter 外周神经递质
peripheral protein 表面蛋白
peripheral temperature receptor 外周温度感受器
peristalsis 蠕动
peristaltic rush 蠕动冲
permissive action 允许作用
phagocytosis 吞噬
phasic contraction 时相性收缩
phentolamine 酚妥拉明
phenylethanolamine-N-methyl transferase, PNMT 苯乙醇胺氮位甲基转移酶
phonocardiogram, PCG 心音图
phospholipase, PLA_2 磷脂酶 A_2
photopic vision 昼光觉
physiological dead space 生理无效腔
physiology 生理学
pineal body 松果体
pinocytosis 吞饮
plasma 血浆
plasma clearance, C 血浆清除率
plasma membrane 质膜
plasma membrane Ca^{2+}-ATPase 质膜 Ca^{2+}-ATP 酶
plasma protein 血浆蛋白
plasmin 纤溶酶
plasminogen 纤溶酶原（血浆素原）
plasminogen activator inhibitor, PAI 纤溶酶原激活物的抑

制剂
plastic deformation 可塑变形性
platelet 血小板
pleural cavity 胸膜腔
pneumotaxic center 呼吸调整中枢
pneumothorax 气胸
polarization 极化
polypeptide hormone 多肽类激素
polyuria 多尿
pontine respiratory group, PRG 脑桥呼吸组
positive chronotropic action 正性变时作用
positive feedback 正反馈
positive after-potential 正后电位
positive dromotropic action 正性变传导作用
positive inotropic action 正性变力作用
postganglionic fiber 节后纤维
postsynaptic facilitation 突触后易化
postsynaptic inhibition 突触后抑制
postsynaptic potential, PSP 突触后电位
practolol 普拉洛尔（心得宁）
prazosin 哌唑嗪
pre-Botzinger complex, PBC 前包钦格复合体
precapillary sphincter 毛细血管前括约肌
preferential conduction pathway 优势传导通路
preganglionic fiber 节前纤维
pregnancy 妊娠
preload 前负荷
premature systole 期前收缩
preoptic-anterior hypothalamus, PO/AH 视前区-下丘脑前部
preprohormone 前激素原
presynaptic facilitation 突触前易化
presynaptic inhibition 突触前抑制
presynaptic receptor 突触前受体
primary active transport 原发性主动转运
primary sexual organ 主性器官
progesterone, P 孕酮
progestin 孕激素
prohormone 激素原
prolactin release inhibiting factor, PIF 催乳素释放抑制因子
prolactin releasing factor, PRF 催乳素释放因子
prolactin, PRL 催乳素
proliferative phase 增生期
propranolol 普萘洛尔（心得安）
proprioception 本体感觉
proprioceptive reflex 本体感受性反射
prostacyclin, PGI_2 前列环素
prostaglandins, PGs 前列腺素
protein C, PC 蛋白质 C
protein hormone 蛋白质类激素

prothrombin activator 凝血酶原激活物
prothrombinase complex 凝血酶原酶复合物
ptyalin 唾液淀粉酶
pulmonary deflation reflex 肺萎陷反射
pulmonary edema 肺水肿
pulmonary inflation reflex 肺扩张反射
pulmonary stretch reflex 肺牵张反射
pulmonary ventilation 肺通气
pulmonary capacity 肺容量
pulmonary circulation 肺循环
pulmonary receptor 肺感受器
pulmonary surfactant 肺表面活性物质
pulmonary volume 肺容积
pulse pressure 脉搏压（脉压）
pulse wave 脉搏波
pump-leak model 泵-漏模式
pupillary light reflex 瞳孔对光反射
pyramidal system 锥体系

Q

quantal release 量子式释放
quick component 快动相

R

radiation 辐射
rapid ejection phase 快速射血期
rapid filling phase 快速充盈期
reabsorption of renal tubule and collecting duct 肾小管和集合管的重吸收
receptive relaxation 容受性舒张
receptor 感受器，受体
receptor potential 感受器电位
receptor tyrosine kinase, RTK 受体酪氨酸激酶
receptor-guanylyl cyclase 受体鸟苷酸环化酶
receptor-mediated endocytosis 受体介导式胞纳
rectal temperature 直肠温度
recurrent circuit 环式
recurrent inhibition 回返性抑制
reduced ejection phase 减慢射血期
reduced eye 简化眼
reduced filling phase 减慢充盈期
referred pain 牵涉痛
reflex 反射
refractive system 折光系统
reinforcement 强化
relative refractory period, RRP 相对不应期
renal blood flow, RBF 肾血流量
renal glucose threshold 肾糖阈
renal plasma flow, RPF 肾血浆流量
renal tubule 肾小管
renal-body fluid mechanism 肾-体液控制机制

renin 肾素
renin-angiotensin-aldosterone system, RAAS 肾素-血管紧张素-醛固酮系统
renin-angiotensin system, RAS 肾素-血管紧张素系统
repolarization 复极化
reproduction 生殖
resetting 重调定
residual volume, RV 余气量
resistance of blood flow 血流阻力
resistance vessel 阻力血管
respiration 呼吸
respiratory bronchiole 呼吸性细支气管
respiratory center 呼吸中枢
respiratory membrane 呼吸膜
respiratory movement 呼吸运动
respiratory muscle 呼吸肌
respiratory quotient, RQ 呼吸商
respiratory tract 呼吸道
response 反应
resting potential 静息电位
retina 视网膜
retinal 视黄醛
reversed peristalsis 逆蠕动
Rh antigen Rh 抗原
Rh negative Rh 阴性
Rh positive Rh 阳性
rheobase 基强度
rhodopsin 视紫红质
rod cell 视杆细胞
rostral ventrolateral medulla, RVLM 延髓头端腹外侧部
rouleaux formation of erythrocyte 红细胞叠连反应

S

sacculus 球囊
saliva 唾液
saltatory conduction 跳跃式传导
sarcomere 肌节
sarcoplasmic reticulum Ca^{2+}-ATPase 肌质膜网 Ca^{2+}-ATP 酶
sarcoplasmic reticulum, SR 肌质网
sarcotubular system 肌管系统
satiety center 饱中枢
Schwann cell 施万细胞
scotopic vision 晚光觉
second signal system 第二信号系统
secondary active transport 继发性主动转运
secretin 促胰液素
secretion 分泌
secretory phase 分泌期
secretory vesicle 分泌囊泡
segmentation 分节运动
sense 感觉
sense organ 感觉器官
sensory aphasia 感觉性失语症
sensory threshold 感觉阈
sertoli cell 支持细胞
serum 血清
set point 调定点
shell temperature 表层温度
shivering thermogenesis 寒战产热
shock 休克
short distance cell communication 短距细胞通讯
short term memory 短时程记忆
signal transduction and activators of transcription, STATs 信号转导与转录激活因子
simple diffusion 单纯扩散
single twitch 单收缩
single-unit smooth muscle 单个单位平滑肌
sinus rhythm 窦性心律
slow channel 慢通道
slow component 慢动相
slow response action potential 慢反应动作电位
slow wave 慢波
slow wave sleep, SWS 慢波睡眠
small intestine 小肠
smooth muscle 平滑肌
sodium pump 钠泵
sodium-potassium pump 钠-钾泵
somatic sensory area I, S I 第一感觉区
somatic sensory area II, S II 第二感觉区
somatomedin, SM 生长激素介质（生长介素）
somatostatin, SS 生长抑素
spatial summation 空间总和
special sense organ 特殊感官
specific conduction system 特殊传导系统
specific dynamic effect 特殊动力效应
specific gravity 比重
specific projection system 特异投射系统
spermatogenesis 精子发生
sphygmogram 脉搏图
spike potenial 锋电位
spinal shock 脊休克
spinocerebellum 脊髓小脑
spontaneous electric activity of the brain 自发脑电活动
static tremor 静止性震颤
stereocilium 静纤毛
stereopsis 立体视觉
steroid hormone 类固醇激素
sterol hormone 固醇激素
stimulus 刺激

stomach 胃
stress reaction 应激反应
stretch reflex 牵张反射
stroke volume, SV 搏出量
stroke work, SW 每搏功
submucosal plexus 黏膜下神经丛
subnormal period 低常期
Substance P P物质
subthreshold stimulus 阈下刺激
supranormal period, SNP 超常期
surface tension 表面张力
suspension stability 悬浮稳定性
swallowing 吞咽
sweating 发汗
sympathetic nerve 交感神经
symport 同向转运
synapse 突触
synaptic plasticity 突触可塑性
systole 收缩期
systolic pressure 收缩压

T

taste bud 味蕾
telecrine 远距分泌
temporal summation 时间总和
tendon organ 腱器官
tendon reflex 腱反射
tension 张力
terminal cisterna 终末池
testis 睾丸
testosterone, T 睾酮
tetanus 强直收缩
tetraethylammonium, TEA 四乙胺
tetrodotoxin, TTX 河豚毒
thermal equivalent of food 食物的热价
thermal equivalent of oxygen 氧热价
thermal muscle tone 寒冷性肌紧张
thermal sweating 温热性发汗
thick filament 粗肌丝
thin filament 细肌丝
thoracic breathing 胸式呼吸
thoracic compliance, C_T 胸廓顺应性
threshold 阈值
threshold intensity 强度阈值
threshold potential 阈电位
threshold stimulus 阈刺激
thrombin 凝血酶
thrombocyte 血小板
thromboxane, TX 血栓烷（血栓素）
thymopoietin 胸腺生长素

thymosin 胸腺素
thymulin 胸腺刺激素
thymus 胸腺
thyroglobulin, TG 甲状腺球蛋白
thyroid 甲状腺
thyroid hormone, TH 甲状腺激素
thyroid-stimulating hormone, TSH 促甲状腺激素
thyrotropin-releasing hormone, TRH 促甲状腺激素释放激素
tidal volume, TV 潮气量
tissue factor pathway inhibitor, TFPI 组织因子途径抑制物
tissue factor, TF 组织因子（因子Ⅲ）
tissue-type plasminogen activator, tPA 组织型纤溶酶原激活物
tonic contraction 紧张性收缩
total force 总张力
total lung capacity, TLC 肺总容量
transcellular pathway 跨细胞途径
transcription factor 转录因子
transduction 换能作用
transfusion of blood components 成分输血
transfusion reaction 输血反应
transient outward current, I_{to} 一过性外向电流
transmembrane potential 跨膜电位
transmembrane signal transduction 跨膜信号转导
transmural pressure 跨壁压
transporter 转运体
transverse tubule 横管
travelling wave 行波
triad 三联管
trichromacy theory 三原色学说
triggered activity 触发活动
trophic action 营养性作用
tropomyosin 原肌球蛋白（原肌凝蛋白）
troponin 肌钙蛋白
trypsin 胰蛋白酶
tubocurarine 筒箭毒碱
tubuloglomerular feedback 管-球反馈
turbulence 湍流
tympanic membrane 鼓膜
tyrosine kinase receptor, TKR 酪氨酸激酶受体

U

unconditioned reflex 非条件反射
unit membrane 单位膜
urea recycling 尿素再循环
urea uniporter 尿素转运体
urine concentration 尿液浓缩
urine diluting 尿液稀释
urokinase-type plasminogen activator, uPA 尿激酶型纤溶酶原激活物

utilization time 利用时
utriculus 椭圆囊

V

vago-vagal reflex 迷走-迷走神经反射
vascular endothelial growth factor, VEGF 血管内皮生长因子
vasoconstrictor fiber 缩血管神经纤维
vasodilator fiber 舒血管神经纤维
vasopressin, VP 血管升压素
venous return 静脉回心血量
vesicular transport 囊泡运输
ventilation/perfusion ratio 通气/血流比值
ventral respiratory group, VRG 腹侧呼吸组
ventral corticospinal tract 皮层脊髓前束
ventricular diastole 心室舒张期
ventricular end-diastolic pressure, VEDP 心室舒张末期压力
ventricular end-diastolic volume, VEDV 心室舒张末期容积
ventricular function curve, VFC 心室功能曲线
ventricular systole 心室收缩期
ventrolateral medulla, VLM 延髓腹外侧区
verapamil 维拉帕米（异搏定）
vestibular apparatus 前庭器官
vestibulocerebellum 前庭小脑
visceral pain 内脏痛
visceral sensory area 内脏感觉区
visceral smooth muscle 内脏平滑肌
viscosity 黏度
vision 视觉
visual accommodation 眼的调节
visual acuity 视敏度
visual field 视野
vital capacity, VC 肺活量
Vitamin B_{12} 维生素 B_{12}
Vitamin D_3, VD_3 维生素 D_3
voltage clamp technique 电压钳技术
voltage-gated ion channel 电压门控通道
volume conductor 容积导体
volume receptor 容量感受器
vomiting 呕吐

W

warm receptor 热感受器
warm-sensitive neuron 热敏神经元
water channel 水通道
water diuresis 水利尿
windkessel vessel 弹性贮器血管
work of breathing 呼吸功
working myocardial cell 工作心肌细胞

Y

yohimbine 育亨宾